Homöopathie und...

Eine Schriftenreihe - ein Glasperlenspiel

Achte Ausgabe:

Undinen und Leviathane

von Gabriele Steinhäuser und Dieter Elendt

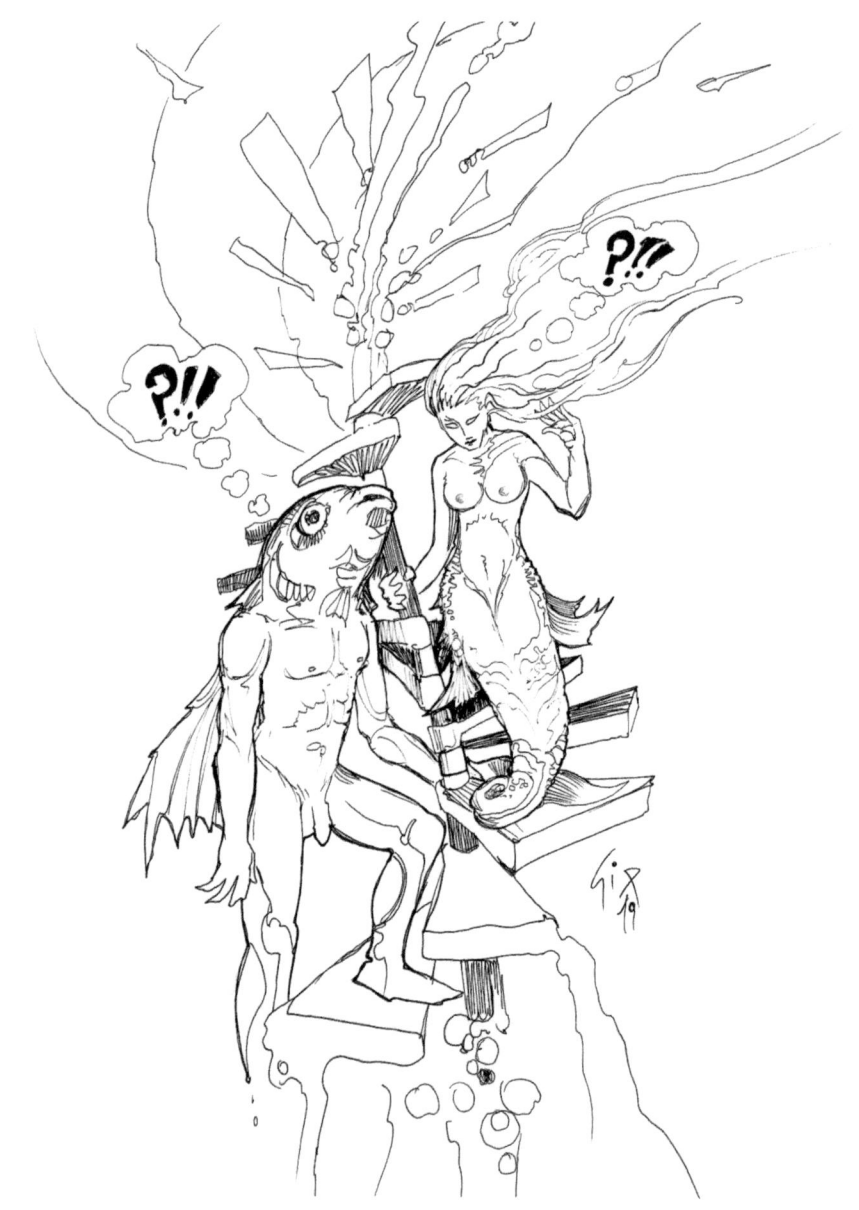

Homöopathie und...

Eine Schriftenreihe - ein Glasperlenspiel

Herausgeber: Dieter Elendt

Achte Ausgabe, April 2020:

Undinen und Leviathane

Gabriele Steinhäuser und Dieter Elendt

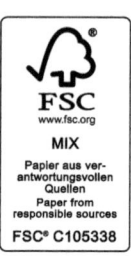

Bibliografische Informationen der Deutschen Nationalbibliothek:
Die Deutsche Nationalbibliothek verzeichnet diese Publikation in der
deutschen Nationalbibliografie; detaillierte Informationen sind im Internet über <http://dnb.dbb.de> abrufbar.

© 2020: Für den Text: Die Autoren, für das Frontispiz: Giuliano Montisci
Herstellung und Verlag: BoD- Books on Demand, Norderstedt
ISBN 9783751908238

Unseren Freunden und unseren Lehrern, was manchmal
(ganz in der Tiefe)
dasselbe meinen kann

Inhaltsverzeichnis

Prolog

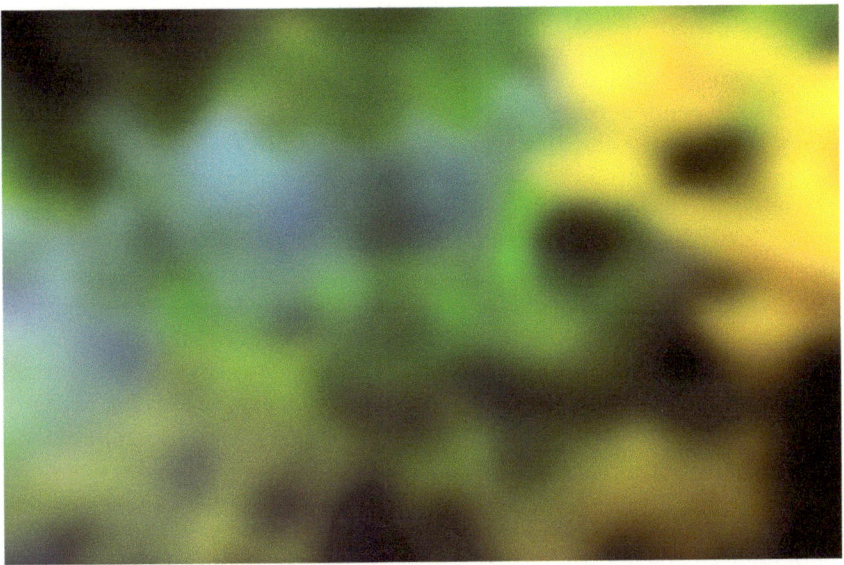

Noch unscharf waren unsere Bilder am Beginn dieser Arbeit, und etwas unscharf werden sie wohl auch bleiben. Vielleicht hat das mit jener Welt zu tun, in der die Undinen leben...

Die Geschichte der Undinen (Melusinen, Sirenen...) ist alt. Wir finden diese Wesen bereits in der Odyssee als Sirenen[1], jene verderbenden Frauen, die den Menschen (den Mann) mit ihrem betörenden Gesang locken – in den Tod locken: KOMM!
Wir finden sie wieder bei Paracelsus, der eine "wissenschaftliche" Abhandlung über sie schreibt. Melusinen heißen sie da und Paracelsus legt die Auffassung vor, dass sie keine Seele besitzen.
Ihre größte Blüte erleben sie in der Romantik, aber sie sind seitdem niemals wieder verschwunden. So finden wir sie etwa im Emblem der Kaffeehauskette "Starbucks" oder im Film "Arielle". Aber auch wenn sie nicht

---

[1] Ursprünglich sind die Sirenen Mischwesen aus Mensch und Vogel, später sind sie aber als Mischung von Mensch und Fisch aufgefasst worden.

ausdrücklich erwähnt oder abgebildet werden, sind sie doch hinter- oder untergründig ständig präsent, als psychische Möglichkeit.

Uns stellte sich die Frage der Auswahl von Undinen-Geschichten und die Frage ihrer Ordnung. Die erste Möglichkeit der Ordnung wäre eine historische gewesen. Wir haben uns dagegen entschieden, denn unser gemeinsamer Ausgangspunkt war die historisch ziemlich neue Undinen-Geschichte von Ingeborg BACHMANN.

Allen Undinen-Geschichten gemeinsam ist, dass es eine Grenze gibt, eine Grenze zwischen zwei oder mehr Welten und die Möglichkeit, diese Grenze zu überschreiten. Da gäbe es als Ordnungsprinzip die Bewegungsrichtung. Entweder die Undinen ziehen den jungen Mann (Hans) ins Wasser oder sie versuchen selbst, an Land zu kommen. Man könnte hierbei auch von Regression und Progression sprechen, von Aufstieg oder Abstieg.

Entschieden haben wir uns schließlich (mit einer Ausnahme: "Soulskin" – eine Geschichte, die am Anfang und am Ende stehen wird – gewissermaßen als Rahmen) für den Grad der Pathologie der Beteiligten als Ordnungsprinzip. Von dieser Ausnahme abgesehen werden wir beginnen mit Geschichten, in denen die Protagonisten eine Entwicklung nehmen, die wir als normal bezeichnen wollen und die sie weiter bringt. Am Schluss werden Geschichten stehen, in denen uns die Protagonisten als ziemlich pathologisch erscheinen.

Unsere Herangehensweise wird recht unterschiedlich sein. Es wird Betrachtungen aus der Außen- und der Innenperspektive geben. Die aus der Innenperspektive sind in *Gabriola* gesetzt. Wir werden die Verbindung der drei Welten genauso im Blick haben wie die Erforschung der jeweiligen Welt. Wir werden uns mit homöopathischen Mitteln beschäftigen und mit der Miasmenlehre. Und wir müssen uns mit der Frage nach der Seele beschäftigen (die die Undinen angeblich nicht besitzen).

Dies ist ein gemeinsam geschriebenes Buch. Die "Zwischenstücke" stammen von Gabi Steinhäuser, die Repertorisationen stammen von Dieter Albin Elendt. An allen anderen Texten haben wir beide Anteil. Wer darauf besteht zu wissen, wer jeweils federführend war, dem sei als Tipp mitgegeben, dass Dieter Albin Elendt einen gewissen Fußnoten-Fetisch hat. Aber man wird es auch sonst erkennen können. Man wird auch manchmal von "Ich" und manchmal von "Wir" in Bezug auf die Autoren lesen. Das hat durchaus seinen Sinn.

Wir hatten zunächst keinen Plan, als wir begannen, uns mit dem Thema zu beschäftigen. Wir ließen es auf uns zukommen und warteten, was auftauchte – wie die Bilder des katathymen Bilderlebens (Protokolle im Anhang).

Und so entstanden beim Lesen und Diskutieren der Geschichten, von denen wir hier schreiben, manchmal eher analytische Betrachtungen, manchmal Reflexionen, manchmal Essays, die scheinbar von innen heraus wuchsen.

Manchmal entstanden zusätzlich Fotos und manchmal ließen sich passende Fotos oder Bilder mühelos auffinden – vielleicht, weil unser Blick ein anderer wurde. Und irgendwann ergab sich scheinbar von allein eine Ordnung in beiden Strängen: der Innen- wie der Außenperspektive. Dieser mussten wir nur noch folgen.

Das Ganze ist also kein wissenschaftliches Werk, sondern eher auch insgesamt ein Essay. Wir bitten, uns nachzusehen, dass wir uns daher auch nicht zu 100% an die wissenschaftliche Zitierweise halten.

Unseren Leserinnen und Lesern wünschen wir, dass sie die eine oder andere Einsicht gewinnen können, womöglich (vorzüglich!) auch solche, die wir nicht niedergeschrieben haben. Auf alle Fälle möchten wir, dass der Kontakt zum "Undinen-Bewusstsein" möglich wird.

Als erstes wäre eine grundlegende Frage zu beantworten: Es gibt natürlich nicht wirklich Undinen, die einen Fischschwanz haben. Was bedeutet es also, sich mit einem Thema auseinanderzusetzen, dem keine biologische Realität entspricht?
Eine Antwort soll im ersten Kapitel versucht werden.

Sömmerda, Icod de los vinos, im April 2020

Kontakt zu den Verfassern:

crotaluscascavella@icloud.com

Undinen, Nymphen, Nixen, Seelen, Schatten, die sich abtrennen lassen, <u>gibt</u> es das eigentlich?

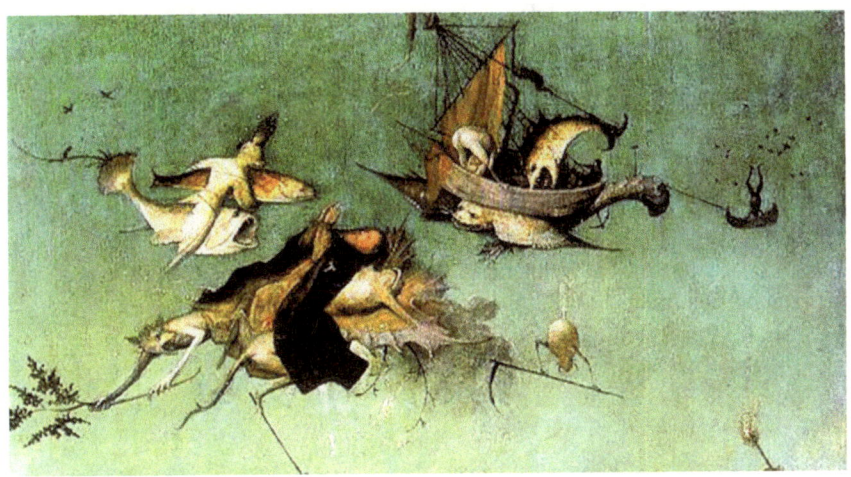

Wir fragten uns das. Gabi meinte, dass es all das selbstverständlich geben müsse, sonst könnten wir doch nicht darüber schreiben. Wahrscheinlich hat sie Recht. Nur müssten wir eigentlich mit der Frage beginnen, was die Formulierung "es gibt..." eigentlich bedeutet. Aber das geht eindeutig in unserem Rahmen zu weit.

Beginnen wir also an einer anderen Stelle: bei PARACELSUS. Zwar gibt es natürlich von den Nymphen bzw. Undinen schon aus der Antike Berichte, aber Paracelsus scheint uns der erste zu sein, der eine Art wissenschaftliche Abhandlung über jene Wesen geschrieben hat – daneben auch über die Sylphen, Pygmäen und Salamander. Sehen wir uns an, was er da über die Undinen (bzw. Nymphen) schreibt:

> *Also nämlich die Wasserleute kommen aus ihren Wassern heraus zu uns, lassen sich kennen, handeln und wandeln mit uns, gehen wieder hinweg in ihr Wasser, kommen wieder, alles dem Menschen zu einem Ansehen göttlicher Werke. Nun aber sind sie Menschen, aber allein im Tierischen, ohne die Seele[2]. Daher ge-*

---

[2] Hieraus ergibt sich zwanglos, dass die Seele, wie sie PARACELSUS an dieser Stelle versteht, nicht die Lebenskraft sein kann, denn zweifellos leben die Wasserfrauen.

schieht es nun, daß sie zum Menschen verheiratet werden, also daß eine Wasserfrau einen Mann aus Adam nimmt, und hält mit ihm Haus, und gebiert. Von den Kindern wisset, daß solches Gebären dem Mann nachschlägt; darum, daß der Vater ein Mensch ist aus Adam, darum wird dem Kind eine Seele eingegossen, und es wird gleich einem rechten Menschen, der eine Seele hat und das Ewige. Weiter aber, so ist das auch in gutem Wissen, zu ermessen, daß auch solche Frauen Seelen empfangen, indem sie vermählt werden, also daß sie wie andere Frauen vor Gott und durch Gott erlöst sind.³

Es gibt dann noch weitere Angaben zu den Nymphen bzw. Undinen, die man zusammenfassen kann: Da sie ihrem Ursprung verbunden bleiben, ist es sehr gefährlich, sie auf dem Wasser zu beleidigen. Sie fallen dann ins Wasser und lassen sich nicht mehr auffinden. Sie bleiben aber am Leben, und wenn der Mann dann eine andere Frau nimmt, wird die Undine kommen und ihn töten.

Vieles davon finden wir in den Undinen-Geschichten, die wir hier erwähnen, wieder.

Wenn ANDERSEN sein Märchen schreibt, ist das Poesie, selbst wenn DISNEY⁴ das Ganze verfilmt, ist es noch ganz nett, aber wir wissen doch alle, seit wir erwachsen sind, dass es das alles nicht gibt, dass es hübsche Produkte der Phantasie sind und nichts weiter.

PARACELSUS ist da anders. PARACELSUS schildert die Undinen als wirkliche Wesen – geradezu wissenschaftlich. Hier geht es nicht um Phantasie, von der er weiß, dass sie Phantasie ist und dass es in Wirklichkeit keine Undinen gibt. Hier geht es um Realismus – auch wenn wir meinen, dass dieser Realismus falsch ist.

Aber verdammt noch mal: es gibt doch keine Undinen! Was ist mit diesem Paracelsus los?

---

3 Paracelsus: "Mikrokosmos und Makrokosmos. Okkulte Schriften", Wiesbaden 1994
⁴ "Arielle, die Meerjungfrau", USA 1989, Regie: John Musker, Ron Clemens.
Die Vorlage ist wohl das Märchen von Andersen, dort hat die Seejungfrau jedoch keinen Namen. es erhebt sich die Frage, was der Name bedeutet. Zweifellos ist es die weibliche Form des Namens "Ariel". Ariel ist der Name eines Engels (oder auch Dämons). Im "Faust" tritt er am Anfang des zweiten Teils auf und sorgt dafür, dass Faust *von erlebtem Graus* gereinigt wird. Es scheint also irgendwie um Reinheit zu gehen. An dieser Stelle muss man auch an das gleichnamige Waschmittel denken, dass angeblich nicht nur sauber, sondern rein wäscht.

Ich möchte da zunächst ganz pragmatisch antworten, mit einem meiner Lieblingsbeispiele: Es gab eine Zeit, da man glaubte, es gebe keine schwarzen Schwäne. Das hat man bis zu dem Zeitpunkt geglaubt, als jemand einen schwarzen Schwan auf den Tisch stellte. Gut, da ist vielleicht noch die eine oder andere Ausflucht der Weißschwan-Fraktion möglich, aber irgendwann muss wohl akzeptiert werden, dass es auch schwarze Schwäne gibt.

Nun ja, mit den Undinen stellt es sich natürlich noch ein wenig anders dar. Ein schwarzer Schwan wäre immerhin ein _mögliches_ Lebewesen. Bei der Undine ist aus verschiedenen Gründen anzuzweifeln, dass es sie geben könnte. Machen wir uns nichts vor: Es ist extrem unwahrscheinlich, dass es in Teichen oder im Meer solche Wesen physisch gibt.

Wie kommt dann PARACELSUS auf diese abstruse Theorie?

Die erste Möglichkeit ist, dass er lügt. Das bräuchte eine Motivation, die aber bald gefunden sein könnte: Er möchte sich als Wissenschaftler interessant machen. Rein hypothetisch wohlgemerkt.

Die zweite Möglichkeit ist, dass er tradiertes "Wissen" weiterverbreitet. Das verschiebt unser Problem jedoch nur.

Die dritte Möglichkeit ist, dass er tatsächlich schon Undinen gesehen hat. Das würde aus unserer heutigen Sicht bedeuten, dass er halluziniert. Oder es würde auch ohne die Sichtung von Undinen bedeuten, dass er seine Phantasie mit der Realität verwechselt (was dem Halluzinieren ziemlich nahe kommt). Bei alledem ist aber der Realismus PARACELSUS' sehr deutlich. Es gibt sehr realistische Halluzinationen. Realismus kann man als die Überzeugung auffassen, dass das, was ich denke und wahrnehme, mit der äußeren Wirklichkeit übereinstimmt (oder dass es zumindest einen "Algorithmus" gibt, der eine Entsprechung zwischen der wirklichen Welt, ihrer Wahrnehmung und dem Denken über sie ermöglicht).

Mit diesem Realismus ist z.B. der Realismus gemeint, den PIAGET bei Kindern beschrieb, indem er sie ganz einfach befragt hat. Ich will nur ein Beispiel dafür geben[5] (P= Piaget, T= ein Kind von sechseinhalb Jahren):

P.: _Hast du schon einmal gesehen, daß sich die Wolken bewegen?_
T.: _Ja._

---

[5] Piaget, J.: Das Weltbild des Kindes, München 1994, S. 138

P.: *Kannst Du sie in Bewegung versetzen?*

T.: *Ja, wenn man geht.*

P.: Was bewirkt das, wenn man geht?

T.: Das setzt sie in Bewegung.

P.: Was setzt sie in Bewegung?

T.: Wir, denn wenn wir gehen, folgen sie uns nach.

P.: Wie kommt es, dass sie uns nachfolgen?

T.: Weil man geht.

P.: Woher weißt du das?

T.: Deshalb, wenn man in die Luft schaut, bewegen sie sich vorwärts.

P.: Wenn du willst, daß sie auf die andere Seite gehen, kannst du das auch?

T.: Man dreht sich um, und dann geht man rückwärts.

P.: Und was tun die Wolken?

T.: Sie gehen rückwärts.

PIAGET fragt dann noch ähnlich über den Mond, und bekommt ähnliche Antworten. Diese Antworten sind vollkommen realistisch. Wenn ich gehe, bleibt das Haus hinter mir zurück, aber der Mond bleibt immer (oder lange Zeit) an derselben Stelle - also folgt mir der Mond, aber das Haus nicht. Genauso realistisch ist es, wenn ich sehe, dass sich die Sonne um die Erde dreht. Realistisch bedeutet nicht, dass etwas wahr sei.

Aus unserer Sicht enthält dieser Realismus auch eine magische Komponente, nämlich die Illusion, dass das Kind die Bewegung der Wolken verursacht. Das Kausalitätsgefühl des Kindes muss aber nicht notwendig mit unserem übereinstimmen, und außerdem: Welche Möglichkeit hätte das Kind schon, anders zu erklären, dass sich die Wolken mitbewegen, wenn es geht[6]?

PIAGET unterscheidet zwischen Objektivität und Realismus. Der Realismus entsteht dadurch, dass sich das Kind noch nicht bewusst von der Natur differenziert, dass es zwar ein Ich <u>ist</u>, sich dieses Ichs aber nicht vollkommen <u>bewusst ist</u>. Das kindliche Ich denkt über die Welt, es weiß aber noch nicht, dass es von der Welt getrennt ist. Der Wille zur Objektivität hingegen geht von der Trennung von Ich und Welt aus (eine unbewiesene Primärannahme) und versucht, um wahrere Aussagen über die Welt zu tätigen, das Ich "herauszurechnen".

---

[6] Manchmal frage ich mich, ob irgendwann das, was wir heute als Wissenschaft ansehen, von anderen Menschen oder anderen Wesen so betrachtet wird wie die zitierte Deutung des Kindes.

Der Realismus des Kindes kommt eine ganze Zeit ohne Objektivität aus bzw. erstreckt sich die Objektivität auf einzelne Felder, während auf anderen der Realismus führt. Das gleiche Kind kann objektives Wissen haben – z.B. im Sinne des Guinness-Buches der Rekorde – und sich dennoch fürchten, in den Keller zu gehen.

Wir sagen dem Kind, wenn es sich vor Gespenstern fürchtet, dass es keine Gespenster gibt. Aber unser Begriff von "Es gibt..." ist womöglich ein ganz anderer als der des Kindes[7].

Mit der Angst, in den Keller zu gehen, ergibt sich noch ein anderer Aspekt des kindlichen Realismus: Das, was ich denke, das, was ich sehe und höre, auch das, wovor ich mich fürchte und was ich so gern möchte: all das ist real.

Das Kind ritt im Wald auf den Schultern des Vaters und rief auf einmal aus: "Guck mal, da oben ist ein dicker Waldteufel!" Ich bin der Überzeugung, dass das Kind – es war mein Sohn – diesen Waldteufel gesehen hat. Nicht gesehen im Sinne der Welt, deren Lichtstrahlen ein Abbild auf der Netzhaut wie auf einem Fotoapparat erzeugen, das dann durch das Gehirn zu Sinneseindrücken weiterverarbeitet wird, sondern im Sinne einer anderen Art des Sehens. Ich weiß noch, dass ich mir als Kind das Sehen durch Strahlen erklärte, die aus dem Auge heraustreten. Davon finden wir noch etwas bei GOETHE:

Wär nicht das Auge sonnenhaft,
Die Sonne könnt es nie erblicken;

Heute nennen wir dieses Sehen eines Waldteufels gemeinhin eine Halluzination. Kindern verzeihen wir diese unbesehen (nun ja, auch nicht mehr immer).

Erwachsene sollten dieses realistische (und magische) Denken gefälligst ablegen[8].

---

[7] Manchmal des Nachts, wenn ich wach bin, höre ich eigenartige Geräusche. Ich bin mir dann nicht mehr zu 100% sicher, ob es nicht doch Gespenster geben könnte. Das Kind, das Bewusstsein des Kindes, ist nicht ausgelöscht nur dadurch, dass wir erwachsen geworden sind.

[8] Ich frage mich schon lange, wie es sein kann, dass Leute tatsächlich meinen, die Erde sei eine Scheibe. Das ist so vollkommen beknackt, dass diese Meinung sich nur durch eine Verschwörungstheorie halten kann. Dennoch: Wenn ich auf dem Teide stehe und das Meer ringsum sehe – das sieht schon verdammt wie eine Scheibe aus. Bei mir hat (in diesem Fall, aber nicht immer) das objektive Wissen den Realismus aufgefressen.

PARACELSUS war erwachsen, als er seine "wissenschaftliche" Arbeit über die Undinen schrieb.

Wir wissen, dass er an anderen Stellen total wissenschaftlich argumentierte, aber dann so etwas... Er hat ja gar an anderer Stelle von der Herstellung des Homunkulus geschrieben, so deutlich, dass das nur so zu begreifen ist, dass er daran glaubte, solches sei möglich und er habe es vollbracht. Es liest sich alles so vollkommen ernst gemeint, dass einem kaum in den Sinn kommt, er habe etwa seine Undinen-Geschichten irgendwie metaphorisch oder allegorisch gemeint.

Davon ausgehend bleiben eigentlich nur zwei Möglichkeiten zur Erklärung: Entweder PARACELSUS war geisteskrank oder sein Bewusstsein war anders als das unsere, aber eben nicht krank. Der erstere Standpunkt ist sehr leicht anzunehmen, der zweite würde vom Krankheitsbegriff Abstand nehmen und vom Entwicklungsgedanken ausgehen.

Ob nun im 16. Jahrhundert der Bewusstseinsstand so weit unterschieden von unserem war, dass diese Geschichten von Undinen als wahr angesehen werden konnten, das bedürfte einer weiteren Untersuchung, in der man in einem weiteren Rahmen den gesamten Kontext des Wissens und der Spekulationen zu PARACELSUS' Zeiten mit einbeziehen müsste. In unserem Rahmen geht das zu weit.

Aber irgendwie möchten wir schon davon ausgehen, dass PARACELSUS nicht wahnsinnig war.

Es gibt ein Beispiel, das uns zeitlich näher liegt und womöglich ein paar Parallelen zu Paracelsus aufweist: Carl Gustav JUNG. Er war auch Wissenschaftler, er beschäftigte sich mit Mythen und er befand sich zeitweise am Rande einer Psychose (wenn er nicht die Grenze – falls es sie gibt – bereits überschritten hatte).

Er sagte einmal so ungefähr, es lasse sich mit Mythen genauso Wissenschaft betreiben wie mit physischen Gegenständen.

Dem liegt etwas zu Grunde, was nicht selbstverständlich ist. Phantasie und auch Wahn unterliegen Regeln. Diese mögen zwar nicht immer auf den ersten Blick einsehbar sein, aber sie sind da. Der Wahninhalt ist nicht beliebig und zufällig. Es gibt einen psychischen Inhalt, der dem zu Grunde liegt. JUNG nannte das die Archetypen (bzw. in ihrer Gesamtheit das kollektive Unbewusste). Diese psychische Institution geht über die große Kränkung hinaus, die FREUD formulierte: dass das Ich nicht Herr im eigenen Hause sei, sondern dass es da (gewissermaßen im Keller) noch das Unbewusste gebe. JUNG geht noch weiter, indem er meint, dass es hinter (oder unter) diesem persönlichen noch ein kollektives Unbewusstes jenseits der Individualität gibt und das Individuum gewissermaßen daraus emergiert, aber immer noch Verbindungen zu jenem Urgrund hat. Mit anderen Worten besagt das, dass wir nicht nur nicht Herr im eigenen Hause sind, sondern dass es nicht einmal das eigene Haus ist, dass wir nur zur Miete wohnen.

Es könnte sein, dass sich das kollektive Unbewusste konkret in Phantasien und daraus resultierenden Geschichten äußert – bis hin zu Wahnideen –, die eben nicht beliebig sind, sondern die für eine bedeutsame psychische Struktur oder Entwicklung stehen. Diejenigen, die z.B. diese Geschichten von den Undinen verfasst haben, mussten demzufolge an diese untergründige psychische Struktur angekoppelt haben.

Wenn ich dann umgekehrt eine solche Geschichte lese, gerät diese Struktur in mir in Resonanz – es passiert etwas mit mir – und es passiert sogar etwas mit der Geschichte (was andere natürlich nur bemerken können, wenn ich es ihnen sage).

Das würde aber bedeuten, dass sich die Frage "Gibt es...?" ganz anders stellt. Die Frage wäre dann, ob es in mir eine psychische Struktur gibt – egal ob sie mir bewusst ist oder nicht –, die mit den Geschichten von den Undinen in Resonanz gerät. In diesem Sinne gibt es tatsächlich Undinen.

Ich muss aber noch einmal auf den Realismus zurückkommen. Den kindlichen Realismus und den Realismus, den ich hier irgendwie PARACELSUS zuschreibe, sollte man in Beziehung setzen zu dem Erkenntnis-Modell, das wir heute unter "Realismus" verstehen. Nach diesem ist Realismus die Überzeugung, dass die Welt tatsächlich so ist, wie die Hypothesen und Theorien, die wir von ihr haben, behaupten.

Ein gewichtiges Gegenargument gegen den Realismus besteht darin, dass historisch schon viele Hypothesen und Theorien über die Welt verlassen werden mussten, weil sie nicht mehr haltbar waren. Seitens des Realisten könnte hierauf erwidert werden, dass die Wissenschaft – als Vertreterin des Realismus gesehen – heute viel weiter ist und dass heute keine Hypothesen und Theorien mehr verworfen werden müssen, sondern lediglich erweitert, dass also das Grundwissen über die Welt richtig und eben realistisch ist.

Ein zweites Argument ist das evolutionäre: Der Affe (der Mensch), dessen geistiges Modell der Welt nicht mit der Wirklichkeit der Welt übereinstimmt, ist in diesem Moment ein toter Affe (oder Mensch)[9].

Ob sich der heutige Realismus wirklich qualitativ von dem des PARACELSUS unterscheidet, wage ich nicht zu beurteilen, die Leser und Leserinnen mögen sich selbst ihre Gedanken darüber machen.

---

[9] Frei zitiert nach Konrad LORENZ.

Empirismus wäre eine zweite Möglichkeit. Wir beschreiben die Welt nach unseren Beobachtungen und wir nehmen an, dass diesen Beobachtungen tatsächlich etwas "da draußen" entspricht. Die Art der Entsprechung ist hingegen mitunter problematisch zu beurteilen, weil wir das "Da Draußen" eben nur indirekt kennen, auf dem Umweg über unsere Sinnesorgane (bzw. deren Erweiterungen[10]). Aber es muss eine solche Entsprechung geben, sonst könnten wir die Welt nicht erkennen (und dass wir sie partiell erkennen können, beweist sich in der Ausnutzung dieser Erkenntnis in der Technik). Der Empirismus geht aber auch an manchen Stellen über die Beobachtungen hinaus: Es geht auch um Konzepte und darum, dass man mit ihnen Erfolge bei der Welterklärung haben kann, die auch praktische Konsequenzen haben.

Hinsichtlich der Undinen könnte man mit einigen Zugeständnissen innerhalb des Empirismus in etwa sagen: "Das Undinen-Konzept (oder das Seelen-Konzept) ist akzeptabel, weil es uns Einsichten in die Funktionsweise der menschlichen Psyche ermöglicht."

Der heutige Realismus und der Empirismus sind allerdings beide hinterlegt mit dem Objektivitätsgedanken, was heißt, dass die Psyche entweder "herausgerechnet" bzw. selbst objektiviert werden soll. (Ob das wohl geht?)

Noch ein wenig schärfer als der Empirismus ist der Konstruktivismus. Dieser besagt, dass die Theorien über die Welt mehr oder weniger nur praktische Übereinkünfte sind, um das eine oder andere in ihr zu erreichen. Ob es eine Entsprechung unserer Theorien und Hypothesen in der Welt gibt, können wir prinzipiell nicht wissen.

Was ist es mit diesen drei "Ismen" und den Undinen, den abgeschnittenen Schatten, den Seelen? Ich kann sie nicht eindeutig zuordnen. Die drei Ismen sind Konzepte im Rahmen dessen, was wir <u>heute</u> Wissenschaft nennen.
JUNGs Aussage, man könne auch mit Mythen Wissenschaft betreiben, gilt kaum mehr, außer vielleicht in Nischen.
Die Idee, dass bestimmte seelische Gegebenheiten zu einem bestimmten (und nicht nur zufälligen) Ausdruck drängen und dass die Kommunikation dieses Ausdrucks im Gegenüber wiederum diese seelischen Gegebenheiten in Resonanz bringt, was für ihre Weiterverbreitung sorgt, scheint

---

[10] GOETHE: *Mikroskope und Fernröhre verwirren eigentlich den reinen Menschensinn.*

mir aber gut zu unserem Thema zu passen, ohne dass jemand hingegangen ist mit dem Vorhaben "Jetzt mache ich mal die Archetypen deutlich". Und homöopathisch? Natürlich ist es möglich, in den *"Wahnideen"*-Rubriken nachzusehen, aber ich denke, dass das dem Thema nicht immer gerecht wird. Wer eine Geschichte über die Undinen schreibt, hat nicht unbedingt Wahnideen (außer wenn er tatsächlich meint, sie zu sehen oder zu hören). Schön ist aber, dass man auch Wesen, die es im physischen Sinne nicht gibt, homöopathisch und psychodynamisch betrachten kann und unter Umständen sogar etwas lernen kann, was uns persönlich weiterhilft oder aber unseren Patienten.

Natürlich "gibt" es keine Undinen, natürlich kann man seinen Schatten nicht abschneiden.
Bei der Seele ist es schwieriger, zu entscheiden, ob es sie "gibt". Aber die Seele als ein "Etwas" aufzufassen, das es gibt in dem Sinne, dass man es anfassen oder wägen kann (21 Gramm, wird gesagt), scheint mir doch problematisch.
Ich möchte all das als Metaphern oder Allegorien auffassen für etwas, das Wirklichkeit besitzt, was wir aber nicht anders formulieren können. So einfach ist das eigentlich, wenn wir nicht nur auf Naturwissenschaft beharren.

Darauf Margarete:

> *Das ist alles recht schön und gut;*
> *Ungefähr sagt das der Pfarrer auch,*
> *Nur mit ein bißchen andern Worten.*   Faust, 3459ff

So ungefähr sagen das auch Wissenschaftler, insbesondere solche der irgendwie psychologisch orientierten Richtung, die nicht immer den genannten Erkenntnismodellen folgen können, weil ihre Wissenschaft sonst irgendwie absurd würde.

Damit kann man diese Geschichten einordnen als Produkte des menschlichen Geistes, die psychische Zusammenhänge allegorisch oder metaphorisch ausdrücken, und man ist fein raus.

Aber manchmal, wenn ich nachts wach liege, mischt sich in die merkwürdigen Geräusche, die ich mir nicht erklären kann und in denen ich ab und zu immer noch heimlich Gespenster vermute, auch eine ferne Stimme, flehend und fast schon verstummend: "KOMM..."[11]

Auf den folgenden Seiten kommen wir zu unserem Ausgangspunkt: der grandiosen Erzählung von Ingeborg BACHMANN mit dem Titel "Undine geht". Merkwürdigerweise haben wir beide unabhängig voneinander mit diesem Werk begonnen. So soll die Auseinandersetzung damit auch am Anfang stehen.

---

[11] Natürlich, da haben wir es: Wahnvorstellungen und Halluzinationen. So einfach ist das für manche. Aber zum Glück nicht für alle.

Geh doch, Undine!

Ingeborg BACHMANN hat einen Text mit dem Titel "Undine geht" geschrieben, der mich, obwohl ich ihm zum Teil widersprechen möchte, doch stark anzieht. Ich bin mir nicht sicher, ob es dieser *Lockruf des Muschelhorns* ist: *Komm, komm...* oder ob es andere Gründe gibt.

Mit *Ihr Menschen, ihr Ungeheuer* beginnt der Text, was zu implizieren scheint, dass Undine eben kein Mensch ist. Und natürlich wird direkt gesagt, dass Menschen Ungeheuer sind. Was – manchmal – stimmt[12].

Manchmal kommt Undine aus dem Wasser und begegnet einem Menschen, der unweigerlich "Hans" heißt. Sie heißen immer Hans (und sie sind immer Ungeheuer bzw. Monster).

Und mit diesem Hans rechnet Undine ab, bevor sie, wie sie glaubt, endgültig geht (ich glaube es ihr nicht, vielmehr glaube ich, dass sie es immer wieder neu versucht - bis sie womöglich einen findet, der nicht Hans heißt und nicht Hans ist).

Hans...

So heißen viele Männer, aber ich meine, so sollte kein Mann heißen. Ich kenne einen Mann, der diesen Namen abgelegt hat. Ich heiße Dieter, das ist auch nicht viel besser (am schlimmsten wäre Hans-Dieter[13]) und auch ich habe diesen Namen, wenn auch nur Freunden gegenüber, vor kurzem abgelegt und nenne mich Albin.

Sehen wir uns assoziativ ein paar Leute namens Hans an:

Hans...

> *Hänschen klein, ging allein*
> *In die weite Welt hinein.*

---

[12] *Monstra sunt in genere humano* - Monster sind Teil des Menschengeschlechts - sagt Augustinus und eben diese Äußerung empfinde ich als zutiefst human (auch wenn ich sonst den einen oder anderen Vorbehalt gegenüber Augustinus habe). Sie sagt, dass innerhalb des Menschlichen auch Abweichungen möglich sind, dass es nicht darum geht, dass wir alle durchschnittlich werden (worauf es den Durchschnitt nicht mehr gäbe), sondern sie besagt, dass wir auch die Monstren unter uns Menschen bis zu einem gewissen Grad akzeptieren sollten. Die Grenze ist für mich relativ klar: Schaden für andere. Der Elefantenmensch ist diesseits der Grenze, der freundliche Massenmörder von nebenan jenseits.

[13] Aber immerhin hieß einer der wenigen Politiker, die ich wertschätze, Hans-Dietrich (Genschman).

Stock und Hut steht im gut,
Er ist wohlgemut

Doch die Mutter weinet sehr,
Hat ja nun kein Hänschen mehr,
So besinnt sich das Kind,
Kehrt nach Haus geschwind.

Hänschen klein kehrt zurück zur Mutter. Das Weinen der Mutter ist der Lockruf, der ihn zurück bringt – in homöopathisch miasmatischen Begriffen von der Psora zurück in die Carcinosinie. Gruselig finde ich diese Vorstellung. Wohl kann ich mir eine vorübergehende Regression vorstellen und wohl kann sie auch psychisch notwendig sein, um in der Regression manche Dinge zu klären und dann sozusagen "neuen Anlauf" nehmen zu können, die Betonung liegt aber dabei auf dem Wort "vorübergehend". Wir werden sehen, dass diese Rückkehr, diese Regression viel mit dem Lockruf der Undinen zu tun hat.

Hans... im Glück

Da verdient einer so viel Gold, dass man in heutigen Begriffen von einem Monatsverdienst von ca. 20.000 $[14] sprechen muss, verplempert das

---

[14] Hans erhielt für sieben Jahre Arbeit einen Goldklumpen so groß wie sein Kopf. Wenn man das Volumen des menschlichen Schädels mit 2 Litern schätzt und die Dichte des Goldes gerundet mit 20 kg/l annimmt, trägt Hans da ca. 40 kg Gold mit sich herum (ca. 1300 Feinunzen). Heute kostet eine Feinunze ca. 1300 Dollar, woraus sich der Gesamtwert des Goldklumpens von ca. 1,7 Millionen Dollar ergibt und ein Monatsgehalt von 20.000 Dollar. Diese Rechnung geht davon aus, dass die Kaufkraft des Goldes zu Hansens Zeiten die gleiche war wie heute. Solches ist nicht sicher nachweisbar, wird aber durchaus behauptet. So soll in Gold umgerechnet eine Tunika das Gleiche gekostet haben wie heute ein Anzug. Auch der Brotpreis sei in Gold der gleiche wie heute gewesen.
Gleichwohl macht es aber einige Mühe, 40 kg Gold mit sich herumzuschleppen. Und es ist durchaus denkbar, dass man das loswerden will, sogar sympathisch, wenn jemand das Gold als solches nicht schätzt, weil der Nutzen, der sich damit verbindet, nicht allzu groß ist. Für ein normales Reitpferd 1,7 Millionen Dollar zu bezahlen, zeugt aber andererseits auch von Dummheit. Mich würde nicht wundern, wenn der Schleifstein, den Hans am Ende in den Brunnen fallen lässt (in das Reich der Undine) ebenfalls 40 kg gewogen hätte.
Dummheit wäre eine Formulierung, die wohl in einer Perspektive (der sykotischen) stimmt, aber nicht ausreicht. Die bloße Frage nach dem praktischen Nutzen ist es, die Hans einen solchen Verfall erleben lässt. Wüsste er mehr über den Wert des Goldes - jenseits vom Nutzen und auch jenseits vom Wert als Zahlungsmittel -, hätte er möglicherweise anders gehandelt. Aber für jemanden, dessen Wunsch im Kern die Rückkehr

Ganze und kehrt zurück zur Mutter. Auch hier sehen wir die ultimative Totalregression in die Carcinosinie.

Nach Hause gehen, zurück gehen, ist ein Thema von Hans, vorzüglich zur Mutter[15].

Hans...

Johannes Faustus heißt er. GOETHE nannte ihn Heinrich (womöglich um die Ähnlichkeit zu seinem ersten Vornamen ein wenig zu verschleiern? Margarete/Gretchen[16] ist das Gegenstück. Ich denke, dass sich Faust lange Zeit wie ein Hans benimmt (wobei sich erst noch erschließen wird, was wir mit "Hans" meinen). An dieser Stelle kann aber bereits gesagt werden, dass Fausts Beziehung zu Margarete eben eine Hans-Beziehung war. Bei Helena wird das dann ein wenig anders, aber auch nicht grundlegend.

Andere Undinen-Assoziationen im "Faust" werden noch erwähnt werden.

Hänsel und Gretel

Da heißt der Johannes nicht einmal mehr Hans, sondern - noch geringer – Hänsel. Und Margarete heißt Gretel.

Hier haben wir anfangs nicht die Verlockung des Unbewusst-Werdens, sondern die andere Art einer problematischen Carcinosinie: den Hinauswurf. Zwar soll eine Brotspur den Weg zurück weisen, aber die Welt bemächtigt sich dieser Rückkehrgarantie.

Wissend, dass es einen Weg zurück nicht mehr gibt, werden die beiden (insbesondere Hänsel) anfällig für Verlockungen, die ähnliches versprechen: KOMM, komm, es gibt wunderbare Lebkuchen! Und nicht nur das, auch weiche Betten...

Hier ist nicht das Wasser, sondern das Feuer die schließliche Bedrohung...

Gemeinsam zu den Undinen-Geschichten ist aber das Verschlungenwerden. Und hier wie dort ist Hans das primäre Opfer.

---

zur Mutter (zur Carcinosinie) ist, kann das syphilinische Gold wahrscheinlich keinen Anreiz bieten.

[15] Bei NOVALIS ist dieses Nachhausegehen eine Rückkehr zum Vater.

Mir scheint, dass die Rückkehr zur Mutter noch tiefer (und noch regressiver) ist. NOVALIS als Romantiker muss miasmatisch wahrscheinlich mit der Tuberkulinie in Verbindung gebracht werden. Gerade in der Tuberkulinie besteht diese unstillbare Sehnsucht zurück, aber andererseits auch eine Tendenz zur Progression, wie sie sich in der Utopie der "progressiven Universalpoesie" manifestiert hat.

[16] Als Margarete ist sie eine jugendliche Frau, als Gretchen ist sie Hure.

Es scheint, als sei die böse Hexe der verschlingende Aspekt der Mutter. Als die Kinder die Hexe getötet haben und nach Hause zurückkehren, ist die Mutter gestorben. Die beiden bringen kostbare Edelsteine mit zurück und Perlen. Die Edelsteine sind miasmatisch kaum einzuordnen[17], die Perlen hingegen gehören irgendwie (schon vom Stoff her, der Calcium carbonicum stark ähnelt) zur Psora bzw. zum carcinosinisch-psorischen Übergang. Es ist also letztendlich doch eine Rückkehr. Gold hingegen, das vom Wert her auch zu erwarten gewesen wäre, kommt nicht vor, also keine Syphilinie, keine Befreiung.

Hans
Guck-in-die-Luft

Ich mag den "Struwwelpeter" gar nicht – wegen seiner Verachtung, seiner drakonischen Strafen und seiner gnadenlosen Moral. Das Leben ist anders (oder sollte anders sein).
Den Hans Guck-in-die-Luft mag ich hingegen irgendwie. Er hat den Kopf in den Wolken, er ist nicht so richtig von dieser (sykotischen) Welt, er geht einfach seinen Weg, auch wenn er ihm zum Verderben gereicht. Dass er einen Hund umrennt, halte ich für ein Gerücht, es sei denn, dieser Hund sei alt, taub und blind. Nun gut: er fällt ins Wasser. Sozusagen ins Reich der Undinen.
Ich finde, der Hans-guck-in-die-Luft ist kein typischer Hans. Er hält nicht fest (wie auch Hans im Glück nicht). Dennoch fehlt ihm etwas, um nicht mehr Hans zu sein. Wir hoffen, dass sich dem Leser während der Lektüre dieses Buches irgendwie erschließt, was es ist, das Hans zum Nicht-Hans macht.

Was Hänschen nicht lernt, lernt Hans nimmermehr.

Das ist eine ziemlich gruselige Formulierung, die ich der schwarzen Pädagogik zuordnen möchte. Wer diesen Ratschlag in der Erziehung befolgt, sorgt dafür, dass gewiss Hänschen zum Hans wird.

---

[17] Die meisten wertvollen Edelsteine sind entweder Kohlenstoff (Diamant), Aluminiumverbindungen (Rubin, Saphir) Siliciumverbindungen (Opal) oder Verbindungen aus Silicium und Aluminium (Smaragd). Homöopathisch scheint mir von den Herkunftssubstanzen her der Diamant (Adamas) eher carcinosinisch geprägt zu sein, die anderen genannten Edelsteine eher sykotisch.
Das ist erstens hochspekulativ und zweitens unvollständig. Es würde aber zu dem Grimmschen Märchen von Hänsel und Gretel passen.

Und überdies stimmt es nicht. Wir können lebenslang lernen. Wir können sogar lernen, nicht mehr Hans zu sein.

Trotzdem bleiben wir unvollkommen.

Die Lockung der Undine – *der Ton des Muschelhorns* – ist es, der den Menschen (den Mann – nur den Mann?) zu ihr treibt. Eine Sehnsucht wird dadurch fühlbar, deren Inhalt gar nicht so klar formuliert werden kann: KOMM!
Die andere Sehnsucht ist die von Undine nach der Menschenwelt (was in ANDERSENS "kleiner Seejungfrau" sehr deutlich wird, aber auch hier bei Ingeborg BACHMANN).

Vielleicht ist es nur möglich, sich zu treffen, wenn die eine Bewegungsrichtung der anderen irgendwie entspricht.

Wenn ihr Undinen uns Männer ins Wasser ziehen wollt, wo wir entweder ertrinken oder uns wie Homunkulus auflösen (oder wo noch etwas ganz anderes passiert), dann mag das wohl eine gewisse Anziehungskraft haben, einer gewissen Sehnsucht entsprechen (spätestens seit FREUD wissen wir, dass die Selbstauflösung auch ein Attraktor ist), aber mit dieser Anziehungskraft ist auch eine (meist größere) Angst verbunden. Könnt ihr das verstehen?
Und, Undine, wenn du diese Angst verstehen kannst, warum verunglimpfst Du uns dann für unser Festhalten? Schließlich können wir nicht wirklich wissen, wohin uns dieses "KOMM!" führen wird. Du sagst es uns ja nicht, sondern Du lockst nur. Wir müssen es selbst herausfinden, und sei es durch die Selbstauflösung.
Oder geschieht eben das, was wir wollen? Oder eben das, wovor wir die größte Angst haben?

Zieht ihr uns herab oder kommt ihr zu uns nach oben aus dem Wasser? Auf den ersten Blick scheint das "Oben und Unten" recht schnell geklärt. Wasser ist gegenüber dem Land immer unten. Entspricht dem auch eine Ordnung innerhalb des Psychischen? Seid ihr uns Männern (selbst wenn wir Hans heißen) unterlegen, vertretet ihr eine minderwertige psychische Funktion – wie manchmal behauptet wurde? Und wir, die wir Hans heißen, die höherwertige, die Ratio? Ist es so, dass Männer für die Rationalität zuständig sind und Frauen (besonders Undinen) für das Gefühl? Welchen Blödsinn müssen wir beide sonst noch ertragen?

Aber du, Undine von Ingeborg, du gehst noch weiter. Du sprichst auch von unseren Frauen und du siehst auch sie als Ungeheuer. Ja, du sagst nicht "Ihr Männer! Ihr Ungeheuer", sondern "Ihr Menschen! Ihr Ungeheuer!".

Daran ist etwas. Wir haben uns – ob Männer oder Frauen – eingerichtet, irgendwie in einem (sykotischen) Kompromiss eingerichtet. Wir sind nicht perfekt (und ehrlich gesagt, ich möchte es auch nicht sein).

Und dann kommst du... mit deinem Muschelton... der für uns stehen kann, für all das, was wir nicht leben, nicht nur wegen des Kompromisses, sondern weil es einfach nicht geht, alles zu leben, was an Möglichkeiten in uns steckt. Die Verführung des ganz Anderen, des Ungelebten, ist das. Irgendwann merken wir aber, dass wir dafür <u>alles</u> loslassen müssten, was wir bisher kennen. Dass wir "entwerden" müssten.

Du nimmst uns dieses sykotische Verhaftetsein übel. Und du hast aus deiner Sicht Recht damit. Wir nehmen es uns ja manchmal selbst übel. Aber manchmal wäre das Ausbrechen, in dem wir den Ton des Muschelhorns folgen, unmenschlich – uns selbst wie unseren Nächsten gegenüber. Aber du bist ja kein wirklicher Mensch.

Bei alldem, was du Ungeheuerliches an uns findest: Wen meinst du eigentlich? Alle Menschen? Das wäre möglicherweise zu allgemein. Alle Männer? Alle, die Hans heißen? Letzteres könnte ich irgendwie sogar verstehen. Du kennst ja nur Männer, die Hans heißen. Ich heiße Albin.

Bei euch ist alles im Fluss, wir brauchen Dauerhaftigkeit (wissend, dass es die nicht gibt).

Aber dann gibt es in deinem Text, Ingeborg, jene schöne Stelle, an der du dann doch sagst, dass es an uns Dinge gibt, die du magst. Ich weiß nicht genau, ob du da von uns Menschen, von uns Männern oder von Hans redest.

Ich denke, dass es vielleicht um uns Männer geht und dass du an dieser Stelle das Weibliche bist. Es kann anders sein, aber so begreife ich es am besten. Das heißt, dass ich dich jetzt als Menschin sehe, dass ich davon absehe, dass von euch gesagt wird, ihr hättet keine Seele (was ich nicht glaube), und ihr könntet diese nur erwerben, wenn ihr einen Menschen heiratet. All das lassen wir jetzt einmal beiseite.

Als Frau also will ich dich jetzt sehen, Undine Bachmann, als Menschenfrau (als Frau, die uns Männer hinan- oder hinabzieht – GOETHE hat beide Formulierungen erwogen, dann sich aber für das "Hinan" entschieden)

28

Du schreibst davon, was du an uns bewunderst. Und das erste ist gleichzeitig das, dem ich als erstes zustimmen möchte: Unser Irren macht uns dir sympathisch. Ja!!!

> *Si enim fallor sum.*

sagte Augustinus. Indem ich irren kann, bin ich. Unser Irren und das Wissen, dass wir uns irren können, sind wohl unsere größten Leistungen. Denn Irren ist nur unter zwei Bedingungen ausgeschlossen: Wenn man Gott ist oder wenn man die Erfahrung, dass es mich und mir gegenüber eine Welt gibt, noch nicht gemacht hat und daher über diese Welt als etwas Getrenntes (noch) nicht denken kann.

"Si enim fallor sum" ist weniger bekannt als "Cogito ergo sum", aber wahrer, wie ich meine. Könnten wir uns nicht irren, wären wir wirklich alle gleich.

Bei dir, Undine, ist das anders. Du hast kein Problem mit Erkenntnis[18] (episteme). Für dich ist immer alles da, im Wasser. Du bist ungetrennt. Und ihr Undinen seid euch alle gleich (Siehe das Bild auf S. 137)

Das zweite, was Du an uns schätzt, ist unsere Beziehung zu Dingen. Das ist etwas, was Du nicht kennst, denn Du bist wahrscheinlich in dem Bewusstseinszustand, in dem es keine Dinge gibt. Nur das Wasser, mit dem du fast eins bist, nur durch eine dünne Haut getrennt wie der "runde Fisch" der Alchimisten. Und das ist völlig in Ordnung.

Ja, wir können mit Dingen umgehen, wir können sie behutsam anfassen, wir können ihre Funktion begreifen und erklären (wir können die Dinge aber auch zum Mord verwenden, was nicht vergessen werden sollte).

Du hast etwas vergessen, was ich an uns schätze und was auch du schätzen solltest. Während du im unendlichen Wasser treibst und dich danach sehnst, womöglich einmal an Land zu kommen und während du – vielleicht aus der Frustration darüber – den einen oder anderen von uns zu dir hinunterziehst und ersäufst, <u>bauen</u> wir.

Ihr Frauen (hier nicht: ihr Undinen) könnt eins, das wir Männer nie können werden (und wenn die Technik es ermöglichen könnte, wäre es grauenvoll): Ihr könnt gebären und ernähren. Ihr müsst nur zustimmen und sonst nichts tun, sondern es nur geschehen lassen. Das können wir Män-

---

[18] Man könnte allerdings euch Undinen mit einer anderen Art von Erkenntnis in Verbindung bringen, mit der Metischen Vernunft. Harald ATMANSPACHER hat darüber geschrieben.

ner nicht. Wir können oftmals nicht geschehen lassen, oder wir müssen das mühsam lernen. Wir müssen tun[19]. Bauen. Ihr (jetzt wieder: ihr Undinen) lasst euch treiben, wir krempeln die Ärmel hoch. Dass wir damit auch oft Schaden anrichten, steht auf einem anderen Blatt. Ihr richtet keinen Schaden an (außer vielleicht manchmal an uns – wenn wir eurem Lockruf nachgeben und uns dabei selbst vergessen).

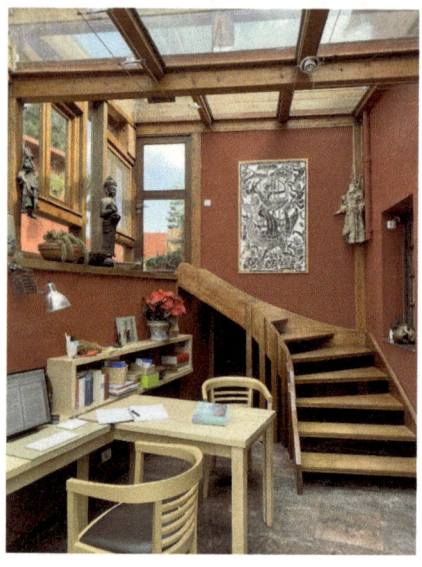

Aber sieh dir, Undine, diese Treppe und dieses Glashaus darüber an: Verdammt noch mal, das habe ich gebaut! Mit meinen Händen (und der einen oder anderen Maschine). Du, Undine (nicht: "du, Frau") kannst das nicht. Du brauchst das nicht. Bei euch wächst alles von allein. Du könntest es schon. Aber dafür müsstest du an Land kommen. Mensch werden, womöglich Monster werden. Vom Monstrum, als das wir dich manchmal sehen, zu dem Monstrum, das wir in deinen Augen sind.

Was können wir tun, wie können wir zusammenkommen?

Wenn es darum geht, uns hinabzuziehen dorthin, wo wir uns auflösen oder ersaufen und wenn es darum geht, uns als Ungeheuer zu verunglimpfen, dann ist es womöglich besser, wenn du wirklich gehst, Undine (wie schon gesagt, glaube ich nicht, dass du jemals gehen wirst).

Wenn es darum geht, dass du unbedingt Mensch werden willst, so kann ich das vielleicht gut finden, denn ich lebe nun einmal in der Menschenwelt. Aber ich kann auch sehen, dass du mit diesem Schritt etwas verlierst - etwas, das wir Menschen alle verloren haben oder nur noch in merkwürdigen Gefühlen und Träumen ahnen.

---

[19] Hannah ARENDT, eine der besten von uns, hat das in einem Buch deutlich gemacht: "Vita activa oder vom tätigen Leben".

Wenn es aber darum geht, dass wir uns treffen – am Ufer vielleicht, dann sage ich zu dir: KOMM! Nicht nur einmal, sondern: bleib bitte bei mir!
Das sage ich wissend, dass ich dich brauche (dass wir einander brauchen, du und ich).
Dass ihr uns hinunterzieht und wir euch hinaufziehen (oder von mir aus andersherum), und dass diese Richtungen keine Wertungen sind. Dass wir einander anziehen.

> *alle wissen, das schön das schöne*
> *so gibt es das häßliche*
> *alle wissen, daß gut das gute*
> *so gibt es das böse*
> *denn:*
> *voll und leer gebären einender*
> *leicht und schwer vollbringen einander*
> *lang und kurz bedingen einander*
> *hoch und niedrig bezwingen einander*
> *klang und ton stimmen einander*
> *vorher und nachher folgen einander*

Laudse

dein Albin (nicht Hans und nicht Dieter),

der seit bald 16 Jahren auf Teneriffa lebt und noch nicht ein einziges Mal im Meer schwimmen war, aber dennoch meint, sich mit dir treffen zu können. Am Strand vielleicht? Oder auf halber Strecke zwischen Meer und Vulkan?
Und in Ruhe, nicht unbedingt unsere Sichtweisen darstellen wollend, innehaltend, eine Pause machend im ständigen Reden und Argumentieren. Gemeinsam auf einer Bank sitzend und vielleicht schweigend, denn auch dann – oder vielleicht auch gerade dann – kann das dialogische Wort gesprochen werden, wie BUBER schrieb).

Eine letzte Frage habe ich noch an dich, Undine: Tanzt du eigentlich Tango?

Undine bleibt

Sie liebt die schlafenden Gesichter der Männer neben ihrem auf dem Kissen, wenn sie – wie fast immer – vor ihnen erwacht. Es ist nicht so, dass sie sich nicht auch allein genüsslich wecken lassen könnte von der aufgehenden Sonne, sich strecken und rekeln und breit machen und ausprobieren, ob sie an die Bettpfosten stößt, ausgestreckt in der Diagonalen.

Aber sie liebt es einfach, sanft, damit sie nicht erwachen, den Kopf in ihre Armbeuge zu legen oder auf ihre lebendig warme, mehr oder weniger behaarte Brust, den Herzschlag zu hören und den Atem, sie mag die leise Beunruhigung während langer Atempausen und liebt den ersten tiefen Atemzug danach.

Sie mag die bewegte Mimik und das Zucken der Muskulatur während sie träumen, Schschttt... murmelt sie dann streichelnd und „Alles ist gut."

Sie mag deren Hände – schlanke und feingliedrige kennt sie, kleine mit kurzen Fingern, die zuweilen einen lustigen Kontrast bilden zu muskulösen Armen und breiten Schultern, große mit rauer Haut und derben Nägeln, denen man die körperliche Arbeit ansieht. Sanft können sie alle sein, forschend, neugierig, beruhigend. Im Schlaf sehen sie einander ähnlich, halboffen liegen sie dann da oder leicht zur Faust geschlossen wie die eines Kindes.

Sie erinnert sich, wenn es so ist: daran, dass die Grenzen zwischen Haut und Haut verschwinden können, wie die zwischen Haut und Wasser. Das leichte Auf und Ab des Brustkorbs unter ihrem Kopf ist dann wie das Auf und Ab der Wellen, wenn sie die Augen schließt.

Sie vergisst, wenn es so ist: all das routinierte Nebeneinanderher und Aneinandervorbei, Sprachlosigkeit, erschöpfendes Bemühen und ermüdende Kämpfe, dass irgendwann die Verletzungen tiefer werden und das Schweigen hilflos, die Haut trocken, die Schuhe zu eng.

Schschtt... murmelt sie dann beruhigend und meint diesmal sich damit. Und „Alles ist gut."

Es ist selten gut mit den Männern, die HANS heißen.

Irgendwann, nicht mehr Undine, nicht Mensch, nicht Ungeheuer, durstig, gefangen unter unpassenden Gewändern, mit kurzem Haar und schmerzenden Füßen in viel zu engen Schuhen hatte sie sich ihres Namens erinnert. Von da an begab sie sich auf die Suche. Zunächst wusste sie nicht, wonach. Vorsichtig schaute sie sich um, bevor sie sich von den Schuhen befreite. Zielsicher führten die sensiblen Sohlen sie an die Flüsse, an die Meere, zu den Quellen. Dort legte sie auch die unpassenden Gewänder ab.

Sie ließ sich von der Strömung treiben und von den Wellen wiegen, ging unter, sank tiefer und tiefer und wurde wieder Undine. Es war ihr, als käme sie nach Hause. Plötzlich war sie frei.

Unter ihren Müttern Isis und Aphrodite, ihrer Großmutter Net, ihren Schwestern den Nymphen und den vogelköpfigen Sirenen vergaß sie die Männer, um derentwillen sie geglaubt hatte, all das verlassen zu müssen. Sie vergaß ihre Verletzungen und Vorurteile, sie vergaß Machtmissbrauch, Manipulation und Kalkül, schließlich vergaß sie sich selbst. Undine. Selbst die Grenze zwischen ihr und dem Wasser schwand.

Es waren nicht nur die Männer, um derentwillen sie einst ging. Zwar hatte sie immer etwas vermisst, sobald sie von sich wusste, auch wenn ihre Welt heil und ganz und sie selbst so aufgehoben schien, weil sie das war, was sie kannte. Väter hätte sie gern gehabt und Brüder an ihrer Seite. Und später träumte sie von einem, den sie betören könnte mit ihrem Haar, ihren zarten Gliedern und ihrem Gesang, von einem, der ihr bewundernd zuschaute, wenn sie im Reigen tanzte. Ihn wollte sie locken und umfangen und mitnehmen in ihre Welt, mit ihm wollte sie sich vermählen, um beseelt zu werden und die Menschenwelt kennenzulernen. KOMM...Es war mehr als nur das. Sie wollte selbst zu jemandem werden. KOMM...

Zunächst war ihr gleich, ob sie Hans hießen, oder Hänschen, sie wollte nur spielen. Sie traf auch auf keinen, der anders hieß als HANS. Sie war noch zu sehr Undine.

Irgendwann lernte sie, deren Anderssein anziehend zu finden und deren Körper schön und wohltuend.
Sie brachte deren Kinder zur Welt und zog sie auf. Man kann schwerlich zu einem Vater werden, wenn man HANS heißt. Man kann wohl zur Mutter werden, wenn man noch sehr Undine ist. Sie weinte, wenn sie in die Welt gingen... Manche kamen zurück wie Gretel und Hans, manche niemals mehr wie ihr Sohn Parzival.
Sie war vermählt und beseelt und Teil der Menschenwelt. Sie erlebte die Macht all der Männer, die HANS hießen und erschrak über die ihre. Als ihre Haut auszutrocknen begann, Schuhe und Gewänder nicht mehr passten und die Füße schmerzten, vernahm sie selbst den Ruf des Muschelhorns. KOMM...
Schaum, spritzende Gischt, das Donnern der Brandung, schließlich Stille, Schweben, Sinken, Dunkelheit...

ICH weiß nicht, wie es passierte, aber ich war verändert, als ich wieder von mir wusste. ICH musste zurück. Ich war schon zu viel Mensch. Menschenfrau. Noch immer liebte ich die schlafenden Gesichter der Männer neben meinem auf dem Kissen. Noch immer fand ich deren Anderssein anziehend und deren Körper schön und wohltuend. Erneut gebar ich deren Kinder. Erneut zog ich sie einsam groß.

KOMMT... rief ich, zeigt ihnen eure Welt. Steigt mit ihnen auf eure Berge, spielt mit ihnen eure wilden Spiele, kämpft eure Wettkämpfe, zeigt ihnen, wie ihr mit Dingen umgeht und Lasten tragt, erklärt ihnen die Maschinen, sprecht zu ihnen, wie ihr die Erde seht und die Gestirne und vor allem: zeigt ihnen eure Zartheit. Zeigt, wie es ist, wenn ihr zuhört und versteht auf eure Art, die meiner ähnlich sein kann und doch anders ist, wenn sie von euch kommt. Zeigt ihnen, wie ihr tötet und verführt und Macht missbraucht, weil das so ähnlich dem sein kann, wie ich es tue und warnt sie wie ich davor. Denn auch das ist anders, wenn es von euch kommt.

Ich war dieses Mal schon mehr Mensch. Als mich die Kinder verließen, weinte ich meinen Abschiedsschmerz und lebte weiter: als Undine, als Ungeheuer, als Menschin, in der Menschenwelt, in den Meeren, den Flüssen, den Quellen. Und so kamen die Kinder zurück, ab und an nur, für eine Weile. An ihrer Unruhe sah ich, dass auch sie etwas vermissten. Sie kamen nicht als Gretel und Hans. Und ich staunte und war glücklich darüber. Es machte die Abschiede leichter.

Mir blieb, was ich geworden war aus mir heraus und durch die Männer neben mir auf meinem Kissen. Mir blieb, was ich von ihnen gelernt hatte und behalten wollte: meine Hände zu gebrauchen und Dinge zu schaffen, die von Dauer sind; ihre Vernunft und ihre Art zu denken; ihre Spiele; ihre schlafenden Gesichter, die mir dann so abgrundtief ehrlich, verletzbar und kostbar erschienen und etwas von ihren Träumen erzählten; das leise Heben und Senken ihrer Brust unter meinem Kopf, ihr Herzschlag. Mir blieb, dass ich mich einsam fühlte in ihrer Gegenwart und sie vermisste.

Manchmal gab es einen, der mich morgens erwachend anschaute. Dann umfing und umschlang ich ihn und versuchte ihn mitzunehmen in meine Welt, weil mir noch immer etwas fehlte, weil ich die seine nicht kannte und dort wohl auch nicht hätte leben können und wir eine gemeinsame nicht gefunden hatten. KOMM...
Verzeiht, wenn ich euch Schaden zugefügt habe. Es ging mir nicht um Rache, wenn ich auch all das kenne, von meinen Müttern, Großmüttern und Göttinnen. Ich weiß, es ist auch in mir – manchmal spüre ich es sehr deutlich. Ich hielt euch fest, weil ich euch immer vermisste. Ich kannte eure Berge nicht, nicht eure Maschinen, nicht eure Träume. Ich habe eure Nüchternheit nicht verstanden, nicht eurer Streben nach Effizienz und erst spät euren Verrat, wenn ihr mich für austauschbar hieltet. Für euch waren wir alle Undine, für mich wart ihr alle HANS. Auch dann noch, wenn ihr meine Wunden und meine Erschöpfung durchaus bedauern konntet und von eurem Anteil daran wusstet. Ja, solche Dinge passieren leider. Das Leben geht weiter. Wo gehobelt wird, fallen nun mal Späne. Ein Unglück ist das, wenn man Hans heißt. Ein jeder muss sehen, wo er bleibt. Es sucht sich ja auch keiner seinen Namen aus.

Ich war schon Menschin. Ich litt darunter und ich war stolz darauf. Es hob mich von euch ab. Ihr folgtet dem Ruf des Muschelhorns,... KOMM...

Ihr verzehrtet euch nach den jungen Körpern meiner Schwestern, nach ihren zarten Gliedern, ihrem Haar, ihrem Gesang, ihrer Unversehrtheit und Arglosigkeit, die den Zauber des Neuanfangs versprachen; ihrer Bewunderung. Der Platz auf dem Kissen neben mir blieb leer – für eine Weile, weil diese Einsamkeit – für eine Weile – leichter zu ertragen war als die an eurer Seite.

Manchmal hörte ich noch von euch: wenn eine meiner Undineschwestern von einem der schlafenden Männer neben sich auf dem Kissen erzählte, wenn meine Schwester Ran von den Seelen der Ertrunkenen sprach, über die sie wachte. Ich war schon Menschin und alterte.

Und ich begann zu ahnen, dass ihr auch anders heißen könntet als HANS. Ich begann zu ahnen, dass auch ihr etwas vermisst und eure Sehnsucht, die mir oft so anders schien als meine, der meinen ähnlich sein kann.

Mag sein, dass meine Stimme einst zu betörend war, mein Haar zu verlockend, mein Griff zu fest, meine Sehnsucht missverständlich. Mag sein, dass ihr Schaden genommen habt unter Wasser. Verzeiht... Hätte ich mehr von euch gewusst, hätte ich eure Angst wohl verstanden. Sie ist mir vertraut. Wäret ihr weniger HANS gewesen und ich weniger Undine, hätten wir einander wohl begegnen können.

Und DU, dessen Gesicht mir gerade so anders scheint als die anderen, so seltsam wach und warm, SCHAU MICH AN, wenn du kannst. Mein Haar ist kurz, meine Stimme rau und meine Gestalt schon die einer Menschin. Dennoch muss ich manchmal abtauchen bis zum Grund, wenn meine Haut trocken ist und die Füße schmerzen. Folge mir, wenn du kannst. Wenn nicht – sei gewiss, ich finde zurück. Wenn du es nicht willst, lasse ich dich nicht allein. Hilf mir, mich nicht zu verlieren in deiner Nähe. Noch bin ich zu sehr Mensch. Wenn du kannst, spüre meine Vorsicht, mit der ich dich tröste, umarme, beherberge – und dass du frei bist dabei. Ich muss trösten, umarmen und beherbergen. Das ist meine Natur, anders geht es nicht.

Ich wüsste so gern, wer du bist. Manchmal würde ich dir gern folgen, wenn du mich behutsam führst.

Wie wäre es, wenn wir beide vollends wach und von Ungeheuern zu Menschen würden, unsere Ängste und Verletzungen ablegten, unsere Bedürftigkeiten und unsere Namen und begännen, zu tanzen?

KOMM...

It simply takes two to tango.

Soulskin

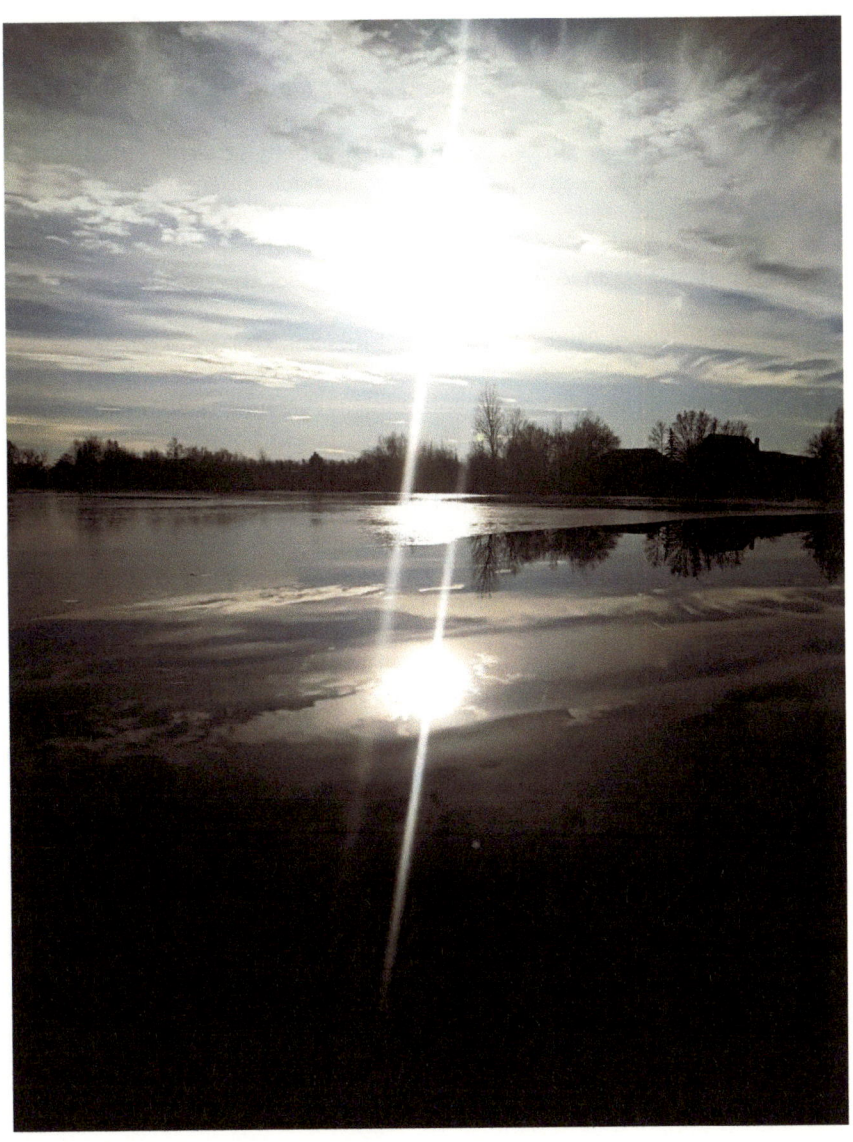

Die Psychoanalytikerin und Geschichtenerzählerin Clarissa Pinkola ESTES erzählt und interpretiert in ihrem Buch „Die Wolfsfrau" [20] eine Version des Märchens von der „Seelenhaut". Es erinnert durchaus an Undinegeschichten.

Es geht in diesem Märchen um einen einsamen traurigen Mann, der in nordischen Regionen lebt, in denen es so kalt ist, dass die gesprochenen Worte in der Luft gefrieren und es geht um ein Mischwesen aus Robbe und Menschenfrau.

Dieser einsame Mann ging tagtäglich auf Robbenjagd und schlief nachts gut und tief, sehnte sich aber fortwährend nach einem Menschen, mit dem er sein Leben teilen könnte. In seinem Volk erzählte man alte Geschichten, in denen es hieß, dass Seehunde dereinst einmal Menschen gewesen wären, was man heute noch an deren Augen erkennen könne, an dem weisen und liebevollen Blick.

Als der Mann eines Tages noch nach Einbruch der Dunkelheit auf die Jagd ging, entdeckte er einen glitzernden Felsen im Meer, auf dem eine Gruppe nackter Frauen im Mondlicht tanzte. Fasziniert schaute der Mann zu, während er sich unbemerkt näherte. Versteckt beobachtete er sie und fühlte beim Anblick der Frauen die Bürde seiner Einsamkeit von sich abfallen, stahl eines der Seehundfelle, die auf dem Felsen lagen und verbarg es unter seinem Parka. Die Frauen tanzten und riefen einander zu mit den schönsten Stimmen, die der Mann je vernommen hatte.

Schließlich schlüpfte eine nach der anderen vergnügt in ihr Seehundfell und kehrte ins Meer zurück- bis auf die eine, deren Fell der Jäger gestohlen hatte. Er trat aus seinem Versteck und bat die Frau, seine Frau zu werden und seine Einsamkeit zu beenden, verbunden mit dem Versprechen, nach 7 Sommern erhielte sie ihr Fell zurück und könne frei entscheiden, ob sie bleiben oder gehen wolle. Obwohl die Frau zunächst sagte, sie könne das nicht, da sie zum *Anderen, zu Dem Dort Unten* gehöre, blieb sie schließlich bei ihm und brachte einen Sohn zur Welt. Ihm erzählte sie die Sagen und Geschichten der Unterwasserwesen, die sie kannte und ihre Sehnsucht nach der Welt, aus der sie kam, schwang mit.

Jahre vergingen und die Menschenhaut der jungen Frau wurde trocken und brüchig, bis sie ihr in Fetzen vom Leib fiel und das Licht ihrer seelenvollen Augen erlosch. Eines Nachts wurde der Sohn der beiden durch einen lauten Streit der Eltern aus dem Schlaf gerissen. Die Frau flehte den Mann an, ihr das Fell zurückzugeben, wie er es versprochen hatte. Der weigerte sich wütend brüllend und beschimpfte die Frau als gewissenloses Weib, das Mann und Kind verlassen wolle.

---

[20] München 1997

Ein alter Seehund zeigte schließlich dem Jungen das Versteck des Felles und der brachte es seiner Mutter, die sogleich hineinschlüpfte, ihren Atem in die Lungen des Sohnes hauchte, mit ihm zum Meeresgrund tauchte und für sieben Tage die Unterwasserstadt besuchte, in der ihr Vater, der alte Seehund, lebte. Von ihm befragt, wie es ihr da oben ergangen sei, sagte sie, sie hätte einen Mann verwundet, der alles getan hätte, um sie zu behalten, aber sie könne nicht zurück, sonst müsse sie sterben. Der Junge jedoch müsse in die Menschenwelt zurückkehren – es sei unvermeidbar, so schmerzhaft es auch sein möge, er könne noch nicht dauerhaft in der Unterwasserwelt leben. So geschah es und der Sohn wurde schließlich ein großer Sänger, Geschichtenerzähler und Trommler seines Volkes, der im Morgennebel mit einer Seerobbe Zwiesprache hielt, die niemand fangen konnte, denn sie war die Unantastbare mit den weisen, wilden, seelenvollen Augen.

Versuch einer Repertorisation der Robbenfrau

1	Gemüt - Beschwerden durch - Bevormundung	39
2	Gemüt - Beschwerden durch - Enttäuschung	53
3	Gemüt - Beschwerden durch - Grobheit anderer	20
4	Gemüt - Beschwerden durch - Kränkung, Demütigung	80
5	Gemüt - Fliehen, versucht zu	109
6	Gemüt - Nachgiebigkeit	72
7	Gemüt - Verlangen, Wunsch nach - unterdrückt sein Verlangen, seine Wünsche	3
8	Gemüt - Wasser - liebt	20
9	Sehen - Schwach, Schwachsichtigkeit	147
10	Haut - Empfindlichkeit	176
11	Haut - Hautausschläge - abschilfernd	109
12	Haut - Trocken	244

	staph.	lyc.	puls.	ph-ac.	nat-m.	ign.	sil.	sep.	phos.	merc.
	11/24	10/19	10/18	9/19	9/18	9/16	9/16	9/15	9/14	8/15
1	2	2	-	-	1	2	1	1	-	1

	staph.	lyc.	puls.	ph-ac.	nat-m.	ign.	sil.	sep.	phos.	merc.
2	4	2	3	3	3	4	-	1	1	3
3	3	2	1	1	3	-	-	-	-	-
4	4	3	2	3	3	3	1	1	1	1
5	2	1	1	2	-	1	-	2	1	1
6	1	2	3	1	1	1	2	1	1	-
7	1	-	-	-	-	-	1	-	-	-
8	-	-	1	-	-	-	1	-	1	-
9	2	2	2	2	2	2	2	2	3	2
10	1	1	1	3	2	1	3	2	1	3
11	2	1	2	2	1	1	2	3	2	2
12	2	3	2	2	2	1	3	2	3	2

Wir sehen eine deutliche Betonung der Tuberkulinie. Es ist jedoch zu bemerken, dass insbesondere bei Staphysagria im Hintergrund auch die Carcinosinie steht. Mit Lycopodium ist ein vorwiegend sykotisches Mittel dabei – mit der Sykose setzt sie sich ja gerade auseinander. Und schließlich finden wir unter den ersten 10 Mitteln auch noch Mercurius und damit die Syphilinie.[21].

Und der Mann?

Bei dem Fischer ist die Repertorisation schwieriger. Spontan dachte ich bei ihm auch an ein Mittel, das in eine gestörte Tuberkulinie gehört. Und das könnte auch Staphysagria sein, oder Natrium muriaticum, oder Sepia... Aber das betrifft nur den Anfang, dieses Ausgeschlossensein von der Dorfgemeinschaft (oder das Gefühl davon), diese Einsamkeit. Und dass jemand, der (aus welchen Gründen auch immer) allein lebt, Sehnsucht nach Gesellschaft empfindet, ist auch normal. Dass sich diese Sehnsucht verstärkt, als er die Seehund-Frauen tanzen sieht, ist auch vollkommen normal.

---

[21] Alternativ denke ich auch an Cuprum, bei dem man an Folteropfer (oder aber auch an Folterer) denken kann. Und das, was in der Geschichte geschieht, kann man durchaus als Folter bezeichnen. Assoziativ denke ich dabei auch an Aphrodite, die dem Meer entsteigt und deren Metall Kupfer ist. Hierauf werden wir zurückkommen.

Das mag alles sein. Aber was dann stattfindet, ist problematisch bis verbrecherisch und jenseits der gerade erwähnten Mittel. Das ist Missbrauch, das ist Nötigung, Brutalität und Grausamkeit. Mir fiel an dieser Stelle der freundliche Serienmörder um die Ecke ein und ich musste an Hyoscyamus, Stramonium und vielleicht Anacardium denken.

1	Gemüt - Beschimpfen, beleidigen, schmähen	108
2	Gemüt - Gleichgültigkeit, Apathie - Leiden; gegen - anderer Menschen	4
3	Gemüt - Grausamkeit	56
4	Gemüt - Kleptomanie	37
5	Gemüt - Moralischem Empfinden; Mangel an	68
6	Gemüt - Selbstsucht, Egoismus	65
7	Gemüt - Unzuverlässig - Versprechen; in bezug auf seine	8
8	Gemüt - Verlassen zu sein; Gefühl	192

	anac.	bell.	plat.	ars.	lach.	sulph.	stram.	hyos.	nux-v.	verat.
	6/12	6/11	6/11	6/8	6/8	6/8	5/11	5/10	5/10	5/9
1	2	2	1	1	1	1	3	2	3	2
2	1	-	-	-	-	-	-	-	-	-
3	4	1	2	2	2	1	2	2	2	1
4	-	3	1	1	1	2	1	1	2	-
5	2	3	2	1	1	-	3	3	1	3
6	1	1	3	1	1	2	-	-	2	2
7	-	1	-	-	-	1	-	-	-	-
8	2	-	2	2	2	1	2	2	-	1

"Kleptomanie" ist natürlich etwas zu stark für einen einmaligen Diebstahl. Aber ganz offenbar ist es so, dass er sich wirklich nicht beherrschen kann. Selbstsucht ist das. Diese Rubrik ist wichtig, ebenso wie die Rubrik Nr. 7. Man kann jetzt diskutieren, welche Rubrik wichtiger ist als welche und womöglich auch noch andere ins Spiel bringen. Der Kern der Sache bliebe aber der gleiche.

Zunächst gibt es bei diesem Fischer offenbar eine tiefe Spaltung. Dem entspricht vor allem Anacardium, das an der Spitze steht. Platin aber ebenfalls. Wir fühlen eine tiefe Sehnsucht nach Liebe, die sich aber nicht erfüllen kann, weil er untaugliche Mittel verwendet, um Liebe zu gewinnen und weil er selbst nur rudimentär liebesfähig ist.

Das ist für Platin typisch. Eine Rubrik, die diese Ambivalenz verdeutlicht, obwohl sie so auf den Fischer nicht zutrifft, ist "*Verstößt Menschen gegen ihren Willen*". In unserer Geschichte ist es eher andersherum: Die Robbenfrau wird gegen ihren Willen festgehalten. Die Tendenz ist aber die gleiche.

Auch bei Lachesis finden wir Spaltung, aber weniger tief gehend bzw. kompensiert. Die Spaltung von Lachesis und ihre Kompensation ist es, die zu kreativen Leistungen befähigt. Davon ist bei dem Fischer nichts zu spüren – allerdings bei dem Sohn der beiden.

Arsenicum album scheidet für mich schon deshalb aus, weil Arsenicum album seine Versprechen hält. Eine Welt würde zusammenbrechen, wenn es nicht so wäre!

Sulphur? Nein, denn Sulphur hat ein starkes narzisstisches Ich, das man beim besten Willen bei dem Fischer nicht vermuten kann. Egoistisch, selbstsüchtig ist er wohl, aber vom Ich her schwach. Sulphur würde auch selten traurig und einsam sein; oder wenn doch, versuchen, das durch gesellschaftlichen Kontakt mit der bekannten Jovialität zu kompensieren.

So bleiben zur Auswahl noch die Nachtschattengewächse, deren drei große Mittel Belladonna, Stramonium und Hyoscyamus unter den ersten 10 sind. Ja. Nachtschatten passt. Es handelt sich um eine Situation der Grenze – gleich im doppelten Sinne: Das Ganze spielt sich an der Grenze von Meer und Land ab und es geht um die Haut als Grenzorgan. Zu den Nachtschatten passt auch der tuberkulinische Beginn und die zerstörerisch-syphilinische Ausformung.

Interessant ist auch, dass unter den ersten Mitteln nur ein Mineral und ein Tier ist, ansonsten alles Pflanzen. Das spräche dafür, dass es um Empfindung geht. Ja, es geht um Empfindungen. Aber es geht bei dem Fischer gerade um <u>fehlende</u> Empfindungen.

Aber es gibt noch mehr zu sagen:

Das ist eine Geschichte, die in Menschen, die sich für modern und selbstbestimmt halten, euphemistisch ausgedrückt Ambivalentes auslösen kann. Sie kann für ziemliche Verwirrung sorgen. Und sie ist vielschichtig. Es geht um ein Märchen. Das bedeutet, dass es wohl einen gesellschaftlichen und kulturellen Hintergrund widerspiegelt (hier ist es der eines Eskimovolkes), dass es im Zuge mündlicher Überlieferung sowohl mit Inhalten oder Botschaften unterschiedlichster Art „angereichert" worden sein kann (bzw. dass auch Aspekte verlorengegangen sein oder eliminiert worden sein können) und ebenso, dass es auch VOR dem Gesellschaftlichen angesiedelt ist. Das ist nicht leicht auseinanderzuhalten.

Aenne SCHMÜCKER[22], die sich mit Lebensauffassungen der Inuit auseinandersetzte, beschreibt trotz des Einflusses von Mission und Zivilisation den Glauben an eine enge Verbindung zwischen Mensch und Tier und Schicksalsgemeinschaften zwischen ihnen im Nachtodesleben. Überhaupt scheint der Glaube an die Wandlungsfähigkeit von einer tierischen zur menschlichen Gestalt eine typische Vorstellung von archaischen Jägergemeinschaften gewesen zu sein.

Auch Atreju aus der "Unendlichen Geschichte" hat diese Weltsicht: Menschen und Purpurbüffel töten einander und sind doch auf das engste miteinander verbunden.

Vielleicht erklärt diese enge Verbundenheit, was uns heute seltsam erscheint: dass sie töten und verzehren können, was sie als verwandt ansehen – allerdings nicht, ohne sich vorher mit dem Geist des Tieres „kurzzuschließen", vielleicht erklärt es die Gelassenheit im Umgang mit dem Tod, vielleicht erklärt es solche zunächst grausam anmutenden Rituale wie die tibetische „Himmelsbestattung", bei der der Verstorbene in der freien Natur von Leichenzerstücklern zerteilt und an die vorher angelockten Geier verfüttert wird, um so ohne jeden Umweg unmittelbar zur Nahrung als heilig angesehener Tiere zu werden, die niemals töten, um sich zu ernähren.

Dies könnte in einer sehr ursprünglichen Form des Bewusstseins wurzeln, in der der frühe Mensch sich mit der Umwelt verschmolzen fühlte und im Tier Vorfahren und gleichwertiges Mitgeschöpf sah – das magische Weltbild des frühen Homo sapiens und zumindest teilweise das Weltbild des Kindes in der Phase des magischen Denkens. Wenn wir Zeichnungen kleiner Kinder und paläolithische Höhlenzeichnungen vergleichen, beeindruckt deren Ähnlichkeit.

Könnte es sein, dass das Soulskin-Märchen in seiner Vielschichtigkeit auf kleinere und größere Zyklen verweist, die nebeneinander oder ineinander verschachtelt existieren können, aber gleichen Gesetzmäßigkeiten unterliegen? Wir könnten dabei an das Miasmenmodell denken; an entwicklungspsychologische Modelle, auf die es sich bezieht, an KOHLBERG, PIAGET oder FERENCZI. Wir können an JUNG denken und seine Vorstellun-

---

[22] "Die Lebensauffassung der Eskimo", Bremerhaven 1958

gen von Ich und Selbst, wir können ebenso an östliche Traditionen denken, die davon ausgehen, dass mit dem kohärenten Ich nicht Schluss ist, sondern es im Gegenteil erst richtig losgeht – mit dessen Überwindung nämlich, und dass es einen Weg zum Überbewussten gibt, ohne dass das bisherige Bewusstsein dabei verlorengeht.

Die Robbenfrau ist ein Mischwesen. Man könnte das mit dem "Typhon" von WILBER und CAMPBELL in Verbindung bringen, der Weltsicht eines Menschen, der gerade dabei ist, sich mental vom Tierischen zu differenzieren. Man könnte es ebenso mit dem "Zentaur" in Verbindung bringen, ebenfalls einem Mischwesen aus Mensch und Tier, das allerdings das Animalische integriert hat und selbst über das Ego hinausgewachsen ist. Das wäre das Individuelle. Beide Autoren beschreiben, dass individuelle und gesellschaftliche Entwicklung nicht konform gehen müssen: dass es also den Schamanen mit hochentwickeltem Bewusstsein in einer kaum entwickelten Gesellschaft gegeben haben könnte – wenn auch außerordentlich selten.
Cairon aus der "Unendlichen Geschichte" wäre eine solche Gestalt.
Auch das Gegenteil kennen wir: die zunächst individuelle Tendenz zu Diktatur und Polizeistaat inmitten einer demokratischen Ordnung, die umso bedrohlicher wird, je mehr Anhänger sie findet; die Totalregression von Soldaten im Krieg.
Die bei Nacht an Land kommenden Robbenfrauen könnten etwas Zukünftiges vorwegnehmen, die ins Meer Zurückkehrende Rückentwicklung symbolisieren – oder eine „neue Runde auf dem Karussell", wie Tiziano TERZANI das ausdrückt. Wir könnten es also im Märchen von der Seelenhaut mit Regression ebenso zu tun haben wie mit Progression, mit einer niederen Entwicklungsstufe des Bewusstseins ebenso wie mit einer hohen. Wir können an Ontogenese denken und an Phylogenese, an äußere Prozesse und an innere – und das auf verschiedenen Ebenen – an solche, die der Zeit unterworfen sind und an solche, die sich ihr entziehen – im Märchen sind sie leichter zu erkennen. Irgendwo in all dem sind auch Undine und Hans verborgen.

Sehen wir einmal ganz banal unseren alltäglichen Erfahrungsbereich an und unsere Haltung dazu, die geprägt ist von unserer Sozialisation. Und schon liest sich die Geschichte ein wenig anders.

Worum geht es aus diesem Blickwinkel? Eine Gruppe weiblicher Wesen, die zum *Anderen,* zu *Dem Dort Unten* gehören, begibt sich bei Nacht in die Menschenwelt, um das Seehundfell abzulegen und – Frau geworden –

fröhlich und selbstvergessen im Mondlicht zu tanzen.

Es ist nicht die Rede davon, dass es darum ginge, eine Seele zu gewinnen, aber sie werden zumindest zeitweise zu Menschen, die einander allerdings sehr ähnlich zu sein scheinen.

Die alten Geschichten erzählen, die Seehunde seien einst Menschen gewesen.

Eine Auf- und Ab-Bewegung ist offensichtlich, es gibt einen Hinweis auf ein zyklisches Geschehen und auch etwas Zeitloses schwingt mit: Nach ihrer Rückkehr und Zurückverwandlung ist die Robbenfrau die „Unantastbare", die niemand fangen kann. Ein einsamer, trauriger Mann beobachtet die tanzenden nackten Frauen, unvermittelt fällt die Bürde der Einsamkeit von ihm ab, er stielt eines der Felle, bittet die Bestohlene darum, seine Frau zu werden (eigentlich zwingt er sie) und verspricht, nach sieben Sommern könne sie entscheiden, ob sie bleiben oder gehen wolle, dann erhielte sie ihr Fell zurück und sei frei. Allerdings hält er sich nicht an sein Versprechen. Er versteckt das Fell und als die Frau es nach Ablauf der Frist zurückhaben will, beschimpft er sie wütend als gewissenloses Weib, das Mann und Kind verlassen wolle.

Das ist schon heftig. Damit sind wir im Sumpf (und Klischee) destruktiver Paarbeziehungen. Eine offensichtliche Bedürftigkeit, die auf Kosten anderer und fernab jeder Fähigkeit, den anderen als Du wahrzunehmen (völlig egal welche Frau, Hauptsache Frau) befriedigt werden soll und offenbar befriedigt werden kann (frei nach FREUD: viel ES, wenig ICH, kaum ÜBER-ICH), Voyeurismus, Diebstahl, Erpressung, Gefangennahme, seelische Gewalt und Manipulation von Seiten des Mannes, erschreckende Naivität und Unterwürfigkeit auf Seiten der Frau (bei der ebenso fraglich ist, inwieweit sie Individuum ist und möglicherweise auch, inwieweit sie bedürftig ist – sie wird in der Welt des Jägers zwar nicht gesünder auf körperlicher Ebene, trotzdem macht sie eine Erfahrung, die sie eben diese Welt überwinden lässt und wird damit möglicherweise heiler...), bis sie sich dann – als es für sie um Leben und Tod geht – schließlich mit Hilfe ihres Kindes befreit und in ihre Heimat zurückkehrt. Allerdings hat das den Preis einer frühen Trennung (das Kind kann nicht älter sein als knapp 7 Jahre und sie muss es bei dem Mann lassen, der ihr das angetan hat) und sie ist geplagt von massiven Schuldgefühlen dem Mann gegenüber.

Allerdings hat sie sich verändert. Als psorisch-tuberkulinisches Wesen lebte sie sieben Jahre in einer sykotischen Welt und wird als „Unantastbare" syphilinisch. Und es entsteht etwas Neues, ein Verbindungsglied zwischen ihr und dem Menschenmann und eines zwischen den Welten in

Form des Kindes, das durch Zwiesprache mit der Mutter den Kontakt zu *Dem Anderen, zu Dem Dort Unten* hält und dem schließlich als Sänger, Geschichtenerzähler und Trommler seines Volkes etwas Integratives gelingt.

Damit sind wir in Rollenbildern, die über Jahrhunderte galten, in Teilen der Welt noch heute gelten und auch wenn wir – modern und aufgeklärt wie wir sind – glauben, sie seien aus unseren Köpfen verschwunden, stellt sich die Frage, ob sie es auch aus unseren Seelen sind. In den Praxen (und nicht nur da) begegnen uns solche Geschichten nach wie vor, in unterschiedlicher Ausprägung.

Wir sind mit diesem Märchen in gesellschaftlichen Verhältnissen, die diese Rollenbilder prägen, denn es ist ja erzählt und überliefert worden. Zwar erfahren wir über das Volk des Jägers lediglich, dass man in ihm alte Geschichten darüber erzählt, dass Seehunde einst Menschen gewesen seien, aber wir wissen, dass der Jäger einsam ist. Ich stelle mir eine altertümliche Inuit-Siedlung vor, in der Menschen schon wegen des Klimas auf Gedeih und Verderb darauf angewiesen sind, Partnerschaften einzugehen, miteinander auszukommen und zusammenzuhalten. Selbstverständlich muss ein solches Aufeinanderangewiesensein nicht bedeuten, dass sich keine tiefen und echten emotionalen Beziehungen entwickeln können, aber in dem Falle wäre die – zumindest emotionale – Einsamkeit doch unwahrscheinlicher als in einer Notgemeinschaft.

Ich fühle mich an Erzählungen von Menschen aus der Generation meiner Eltern und Großeltern erinnert. Geschichten von Flucht und Vertreibung gibt es da, Geschichten von Lebensgefahr, Hunger, Not und Gewalt. „Wir mussten zusammenhalten, wir haben gelernt, durchzuhalten, die Regeln des Zusammenlebens waren klar..." – das hörte ich oft. Manchmal ein: „Wie gut, dass ihr Jungen es heute besser habt, wir hatten keine Wahl...", manchmal ein „... solche Möglichkeiten wie ihr hätte ich gern gehabt...", selten so etwas wie „...euch geht es zu gut, sonst könntet ihr nicht auseinanderrennen...", "... eine gut bezahlte Stellung kündigen, wie kann man so leichtsinnig sein...".
Wir sind bei dem, was gesellschaftliche Verhältnisse und Rollenbilder mit Menschen machen – oft generationsübergreifend.
Wir sind bei dem, was Menschen, Männer und Frauen aufgrund all dessen miteinander machen können und damit notgedrungen mit ihren Kindern und diese wiederum mit ihren, wenn es ganz schlimm kommt.
Wir sind bei moralischen Zwängen und Wertungen, zu denen diese Zwän-

ge verleiten, die ebenfalls mit gesellschaftlichen Verhältnissen und Rollenbildern zu tun haben. Wieso wird eine Frau zum „gewissenlosen Weib", wenn sie tut, was zum Überleben notwendig ist? Was bringt einen Mann dazu, so zu handeln wie der einsame Jäger? Was bringt die Frau dazu, das zu erdulden? Sicher, ihr Seehundfell wurde ihr geraubt, dennoch – hätte sie sich nicht wehren können? (Ein geklautes Fell ist noch nicht automatisch etwas, was einen in die traumatische Zange nimmt. Für die Robbenfrau Vehikel zur Heimkehr, gewiss, dennoch...)

Aber auch: Ist es eigentlich eine unerschütterliche Tatsache, dass Gewalt von Männern ausgeht und Frauen mütterlich, liebevoll und durchaus auch klug, aber nicht gewalttätig sind und deshalb leicht zum Opfer werden? Oft scheint es so zu sein. Und dennoch begegnet uns zuweilen das Gegenteil: Männer die – nach langer Zeit – beschämt darüber erzählen, von ihrer Partnerin geschlagen, gedemütigt und ausgesperrt worden zu sein, die mit einem Säugling, den die Mutter aus welchen guten Gründen auch immer nicht annehmen konnte auf der Straße standen und nach dem Wählen einer Notrufnummer die hilflose Botschaft hörten: „Ja wenn sie eine Frau wären, könnten sie ins Frauenhaus, aber so..."
Kann es sein, dass die Dunkelziffer solcher Dinge betreffend größer ist, als wir das vermuten, weil die Scham und die Vorstellung davon, wie Mann denn nun zu sein habe, daran hindern, von dergleichen zu berichten? Hat all das mit Hans und Undine zu tun? Was passiert eigentlich, wenn solche Geschichten öffentlich werden? Wie reagieren in der Frauenbewegung engagierte Frauen auf all das? Könnte der Gedanke aufkommen, solch bedauerliche Ausnahmen, wenn sie denn publik würden, seien doch eher geeignet, ein patriarchales System aufrechtzuerhalten? Jugendliche Mädchen fallen mir ein, die erzählen, dass sie sich zusammenschließen und alkoholisiert schon mal einen Kerl zusammentreten, wenn ihnen danach ist, und solche, die sexistische und frauenverachtende Raptexte absolut geil finden...

Hat Undine auch ein solch zerstörerisches Potential, ob nun in der einen oder anderen Richtung? Kann Ausgrenzung und Unterdrückung eine Ursache für so etwas sein oder Haltlosigkeit, oder Orientierungslosigkeit? Wie ist das mit unserer Bereitschaft, uns zu positionieren? Ist unsere Haltung dem Vater mit Säugling auf der Straße gegenüber die gleiche, wie die einer Mutter gegenüber, wenn sie in einer vergleichbaren Situation wäre? Denken wir über einen Mann, der eine Partnerin in eine solche Situation bringt, genauso wie über eine Frau, die dergleichen tut? Denken wir über einen Mann, der sein Kind nicht annehmen kann, genauso wie über eine Frau, der es so geht?

Ich bin nicht sicher. Und ich bin auch nicht sicher – wenn wir denn unterschiedlich über dergleichen dächten – ob ich das richtig finden, oder ob ich mich darüber empören sollte. Und diese Unsicherheit hat mit Rollenbildern zu tun, mit Undine und Hans und möglicherweise mit etwas, was tiefer liegt und dem wir versuchen wollen, uns zu nähern.

Wir sind ebenso beim Individuationsprozess und einmal mehr stellt sich die Frage, wer Undine nun eigentlich ist, und wer Hans, an welchen Punkten ihre Entwicklung vergleichbar ist und an welchen sie sich unterscheidet.

Sind sie ein gesellschaftlich geprägtes Konstrukt? Sind sie eine Entwicklungsstufe auf dem Weg des Bewusstwerdens, etwas noch nicht Entfaltetes, eine innerseelische Struktur, die in jedem von uns ist, die wir durchlaufen und von der wir uns irgendwann differenzieren können, wenn es gut läuft?

Sind sie etwas „Steckengebliebenes", das zu einer inhomogenen Entwicklung führt und im schlimmsten Falle pathologisch entarten kann? Sind sie archetypisch verankert?

Unterliegen sie zeitlichen, territorialen und kulturellen Veränderungen? Sind sie in ihrem Geschlecht dann überhaupt so eindeutig festgelegt, wie es zunächst scheint? War einer von beiden zuerst da? Bedingen sie einander?

Sind dem Undinebewusstsein, so rudimentär es zuweilen erscheinen mag, größere Zyklen zugänglich als die, die uns in unserem Alltag selbstverständlich sind? Können wir dann möglicherweise von ihr lernen?

Und wie ist das mit Hans? Ontogenetisch wie phylogenetisch kommt auch er aus dem Wasser – aber wie ist das in seiner Seele? Sind ihm die gleichen Dinge zugänglich wie Undine, oder andere, oder erlebt er sie einfach nur aus anderer Perspektive?

Ist ihm das Wasser Heimat, ist er dem Nöck, dem Wassermann verwandt oder ist er ein Kind der Erde, das einsam in die Meere flüchtet wie Kapitän Nemo oder ist er einer, dem das Meer lediglich „Braut" ist, Geliebte und Bedrohung gleichermaßen?

Ist er einer wie der hasserfüllte Ahab, der im Meer einen *einsamen Tod auf ein einsames Leben stirbt* und nicht wie Ishmael von der nach ihren vermissten Kindern suchenden Rachel als eine weitere Waise geborgen werden kann? Bewegen wir uns seelisch möglicherweise alle auf weiblichem Grund?

Es stellt sich die Frage, ob Undine und Hans bleiben müssen, wer sie sind oder ob sie sich verändern können und dürfen und damit auch ihr Miteinander und – einmal angenommen, das wäre so – an welcher Stelle denn UNDINE und HANS zu jemand anderem werden.

Es stellt sich die Frage, ob solch destruktive Verstrickungen wie die zwischen dem einsamen Jäger und der Robbenfrau sich dadurch auflösen ließen und ob sich etwas Positives, vielleicht Integratives daraus entwickeln kann. Es stellt sich die Frage, wie wir uns Undine und Hans denn nähern können. Wenn an dem eben Gesagten etwas Wahres ist, reicht die kognitive Ebene nicht.

Das Symbol der Meerjungfrau ist alt. Undine, Nixe, Meerjungfrau- mittlerweile werden die Begriffe häufig synonym gebraucht. Die Ethnologin und Psychologin Sharukh HUSAIN vermutet erste Darstellungen als Bilder der fischschwänzigen Aphrodite, die Männer in das Unterwasserreich hinabziehen konnte. Barbara G. WALKER[23] spricht von „einem Elementargeist des Wassers", dem „erstgeborenen Kind der wässrigen Urmutter" in Anlehnung an THALES VON MILET.

Sie begegnet uns in Märchen und Sagen, als mythologische und als literarische Figur. Mal ist sie – selbst Halbgöttin – an der Seite der Götter, mal finden wir sie als Kindfrau, der selbst eine eigenständige Seele abgesprochen wird, an der Seite eines Menschenmannes. Mal ist sie eine, die Forderungen an den Mann stellen kann wie die, nicht ihre letzten Geheimnisse offenbaren zu müssen; die nach zeitlichem und räumlichem Rückzug und respektvoller Behandlung (was HANS im allgemeinen nicht erfüllen kann); mal ist sie naiv und beschränkt, leidend und entsagend bis zur Selbstauflösung an seiner Seite, mal rechnet sie gnadenlos ab und macht aus ihrer Verachtung keinen Hehl; mal ist sie erotischen und sexuellen Abenteuern gegenüber keineswegs abgeneigt, mal nahezu keusch.

Die Auf- und Abwärtsbewegung ist ihr immer eigen, ebenso die Nähe zu Tod und Geburt, ebenso wie Instinkt, Naturverbundenheit und Intuition. All das und ihr Äußeres weisen darauf hin, dass sie mehreren Welten gleichermaßen angehört und sie – mehr oder weniger gut – zu verbinden vermag, auch wenn das Wasser ihr eigentliches Element ist. Als Begleiterin der Götter und als Märchenfigur ist sie Teil eines zyklischen Geschehens.[24]

---

[23] Walker, B.G. "Die geheimen Symbole der Frauen. Lexikon der weiblichen Spiritualität", München 1977
[24] Shahruk Husain "Die Göttin", Köln 2001

Bei näherer Betrachtung scheint sich etwas herauszukristallisieren, was Ken WILBER als Tiefen- bzw. Oberflächenstrukturen bezeichnet: ihr Verhalten und der Grad, in dem sie überhaupt als Ich in Erscheinung tritt (die Oberflächenstrukturen) einerseits; das Eingebundensein in ein zyklisches Geschehen und ein Dualsystem (harmlos, fürsorglich und umsorgend... vs. bedrohend, verschlingend, gefährlich...), die Tiefenstrukturen, andererseits. Tendenziell scheint letzteres in der Mythologie und der Volksdichtung fast durchgehend erhalten zu sein, anders als bei den Undinen der Romantik.

Wenn wir Undine auf all diesen Ebenen betrachten sind bei etwas, worauf das sich C. Pinkola ESTES als jungianische Analytikerin bezieht: beim weiblichen Individuations- und Einweihungsprozess, bei der zyklischen Wesensnatur der Frau, bei der unbedingten und oft vernachlässigten oder gar ignorierten Notwendigkeit seelischer Heimkehr, beim Bezug des Weiblichen zum Wasser, wir sind bei den Archetypen.

Kaum jemand, so schreibt die Autorin in der Interpretation und Deutung des Soulskin-Märchens, könne sich zum Individuum entwickeln ohne jemals seelisch beraubt zu werden, handle es sich nun um eine Chance, die verlorenginge, um das Selbstgefühl, Hoffnungen oder Träume, um den Glauben an das Gute im Menschen oder die Ausbeutung einer Liebe. Im allgemeinen sei das eine Folge von Unerfahrenheit und seelischem Schlummer und es könne zu größerer Reife und Wachheit führen, aber auch dazu, quasi wie in einer Endlosschleife erneut beraubt zu werden, wenn man den Kontakt zu sich verloren hätte. Druck von außen könne ebenso die Ursache sein wie innerer Druck, äußere Räuber, *einsame Robbenfänger, die von weichen Busen träumen, an denen sie ihren Hungerschrei ersticken können...*" (ESTES) könnten ebenso kraftraubend sein wie der einsame Mann als innere Instanz der Frau. Zweifellos ist das so. Wir kennen es aus der Praxis ebenso wie aus dem eigenen Leben. Wir kennen es von Männern ebenso wie von Frauen, auch wenn die äußeren und inneren Räuber im Leben der Männer von anderer Gestalt sein mögen.

Aber es gibt auch Unterschiede. Im Gegensatz zu den Undinen der Volksdichtung wirken die Hans-Figuren im Märchen gelinde gesagt eher flach. So auch der einsame Robbenjäger. Könnte es daran liegen, dass für ihn das Meer zwar Nahrungsquelle ist und dass es die Vorstellung des „ewigen Jagdgrundes" im Meer gibt, er aber in der Ebene lebt; anders als Undine, der als Wasserwesen möglicherweise auch dessen Aggregatzustände vertraut sind? Hat sie etwas Merkuriales? Und wenn ja – kann sie es erinnern, auf welcher Ebene auch immer?

Könnte sie es über das rein Instinktive hinaus und hätte sie gelernt, sich die Ebene des Jägers zu erschließen, ohne dass sie sich die Seelenhaut stehlen lässt, das Licht ihrer seelenvollen Augen erlischt und ihr die Menschenhaut in Fetzen vom Leib fällt, wäre sie wohl nicht mehr ausschließlich Undine. Würde sie in der Ebene ziellos und wie der berühmte Hamster im Rad, angemalt und verkleidet, mit chirurgisch optimiertem Körper und hormonell auf Gleichstrom geschaltet in klimatisierten Shoppingcentren oder als Influencerin in pink gestylten Appartements ohne jede Erinnerung dahinstöckeln, wäre sie nicht einmal mehr Undine.

Der Jäger-Hans kennt die Geschichte, die in seinem Volk erzählt wird. Es ist zu vermuten, dass er sie oft gehört hat, vielleicht auch, dass er so empfindet; es ist unwahrscheinlich, dass er sie verstanden und ihre Bedeutung erkannt hat. Hätte er das, wäre er wohl nicht mehr Hans.

Was bedeutet das nun für uns, für Undine und Hans und unser Vorhaben?

Zunächst bedeutet es, dass wir sie aufspüren müssen: in Oberflächenstrukturen und Tiefenstrukturen, innen und außen und auf den verschiedensten Ebenen, mit Wissen, Verstand und Werkzeugen, Phantasie und Intuition.

Es bedeutet, dass wir ihnen zuhören müssen und wir wollen das auf eine bestimmte Weise tun: wach, offen, frei und möglichst unvoreingenommen; mit einem Abstand, der den Wunsch, ihnen nah zu sein, ebenso wenig übermächtig werden lässt wie unsere Angst vor ihnen – und doch ganz in ihrer Nähe, im Innen wie im Außen.

Es bedeutet, dass wir sie nicht einsperren. Nicht in Gedankengebäude und Vorurteile und auch nicht in uns selbst. Bei Undine verbietet es sich, weil das Zyklische und die Dualität Teil ihres Wesens sind.

Sie einzusperren würde bedeuten, eine vielleicht mögliche Progression zu verhindern und vielleicht könnte es destruktives Potential forcieren – einfach deswegen, weil Gewalt, auf welcher Ebene und wie subtil auch immer sie stattfinden mag, kalt und krank macht. Letzteres gilt gleichermaßen für Hans.

Wenn all das nur ein wenig gelänge – vielleicht könnten wir ihn oder sie dann hören: so einen Sänger, eine Trommlerin, einen Geschichtenerzähler, der die Welten vereint, *die Da Unten* und *die Hier Oben*, die Welt von Robbenfrau und einsamem Fischer und die von Undine und Hans.

Vielleicht begegnen sie einander dann sogar irgendwo zwischen Land und Meer – als die, die sie werden könnten, wäre das möglich. Vielleicht tanzen sie sogar Tango und bemerken dabei, dass die Aktivität des einen mal defensiver ist als die des anderen und das Defensive aktiver bis es dann wieder wechselt..., so paradox das vielleicht auch klingen mag.

Vielleicht könnten sie eine Freiheit spüren, in der alles Fixieren und Definieren von Undine und Hans gar nicht mehr so wichtig ist und das Rauben einer Seelenhaut ebenso undenkbar wie das Hinabziehen des anderen bis auf den Grund – es sei denn, er hätte Vergnügen am Tauchen.

Dem Menschsein kämen sie näher dadurch.

Und dem damit verbundenen Schmerz.

Schmerz und Angst

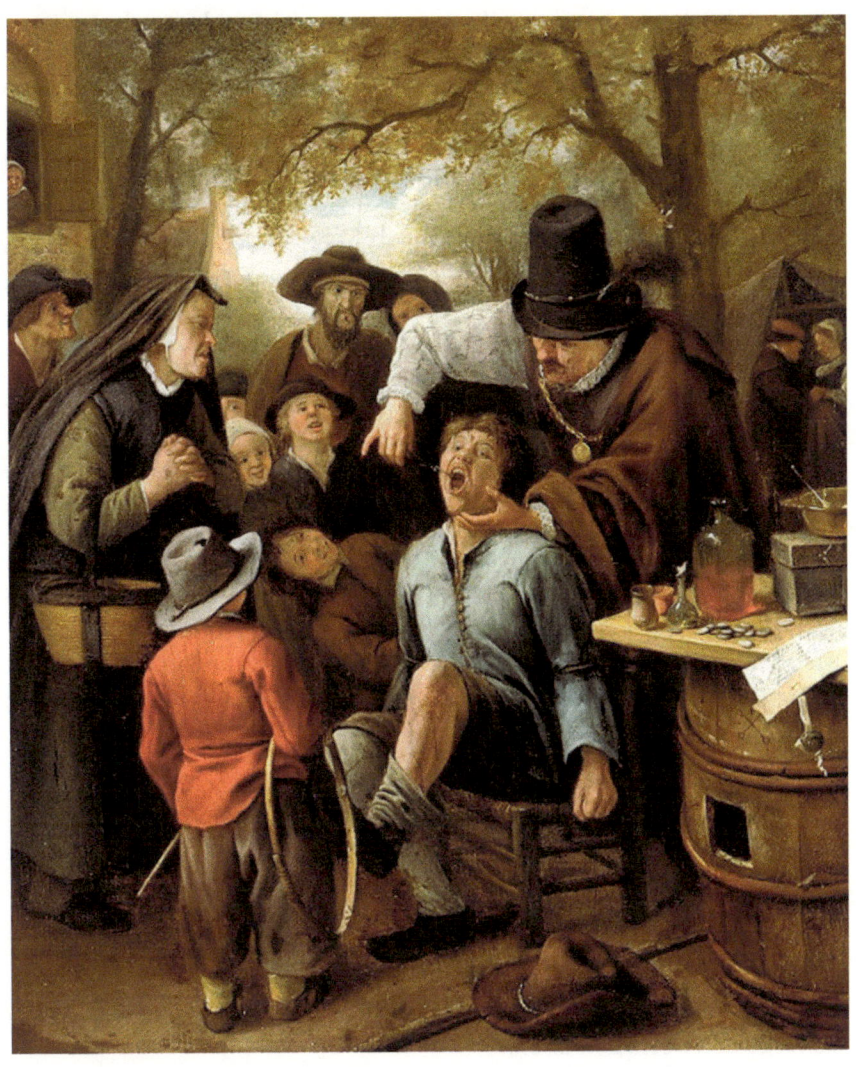

Ich (Albin) habe mir einmal einen Zahn ohne örtliche Betäubung ziehen lassen. Ich habe Angst vor Spritzen (Silicea). Aber das war nur ein Grund. Ich wollte auch wissen, ob man das aushalten kann.

Nein, man kann es nicht aushalten, denn es ist ein Schmerz der Klasse 10 von 10. Aber bevor man begreift, dass man es nicht aushalten kann, ist es vorbei. Den darauf folgenden Schmerz der Klasse 4 (etwa die Größenordnung von normalen Zahnschmerzen) empfindet man eher als eine gewisse Taubheit.

Und der Schrei, das Ausatmen des Schmerzes, den gibt es nur in seinem Anfang, denn dann ist es bereits vorbei (wenn der Zahnarzt weiß, was er tut).

Einige Jahre zuvor hatte ich eine akute Pulpitis eines Schneidezahns. In Vergleich würde ich es als Stufe 8 ansehen. Nach zwei Stunden Kühlen mit Eis aus der Tiefkühltruhe (Schmerzlinderung auf 5) half auch das nicht mehr und ich begab mich mit wirren Haaren in die Zahnklinik. Leider war gerade Frühstückszeit. Ich ging in den Frühstücksraum und rief laut, mir müsse sofort geholfen werden. Zum Glück war jemand dabei, der begriff, wovon ich sprach und mir sofort den Zahn aufbohrte. Hierzu war keine Lokalanästhesie notwendig, denn der Schmerz des Bohrens bis in den Wurzelkanal war nicht spürbar und brachte sofortige Erleichterung. Die Prozedur dauerte keine Minute.

Offenbar kommt es auf die Aussicht an, ob der Schmerz auch wieder aufhört. Ihr Frauen wisst, wovon ich spreche (ich weiß nicht wirklich, was Ihr während der Geburt erlebt). Ein Schmerz, der viele Stunden dauern kann, der aber endet und von dem man weiß, dass er endet und in ein entgegengesetztes Gefühl mündet. Wenn alles gut läuft.

Das ist auch der Schmerz, den die ANDERSENsche kleine Meerjungfrau über sich ergehen lässt. Sie glaubt, dass es ein Ende des Schmerzes gibt und dass danach alles gut wird. Oder sie glaubt, dass man ein gewisses Maß an Schmerzen erdulden kann dafür, dass man auch etwas dafür gewinnt: Mensch zu sein, Individuum zu sein, eine Seele zu erhalten.

Vermutlich hat der Mensch, der gerade geboren wird, auch Schmerzen. Stanislav GROF hat darüber berichtet. Vielleicht sind diese so stark, dass sie vergessen werden müssen.

Und der zu gebärende Mensch hat während des Geburtsvorgangs vermutlich keine Ahnung, ob diese Schmerzen jemals enden werden.

Und dann? Wahrscheinlich gibt es auch den Schmerz darüber, geboren worden zu sein. Ich kann mich nicht wirklich dorthin begeben, aber ich meine, er könnte zwei Aspekte haben: Als erstes den der Sehnsucht zurück in den Zustand der vollkommenen Einheit im Uterus und als zweites den Aspekt der Konfrontation mit dem Anderen. Dass es dieses Andere überhaupt gibt, müssen wir zwar erst lernen, aber wir lernen es alle. Und dieses Andere macht Angst. Teilweise lernen wir, auch den Zustand der Einheit als das Andere zu begreifen (das Andere, das nicht mehr erreicht werden kann, das wir aber dennoch immer wieder anstreben).

Auch diese Vorstellung des Anderen, das nicht mehr erreicht werden kann, kann neben der Sehnsucht dorthin auch Angst erzeugen. Es symbolisiert sich in den Undinen, die den Mann herabziehen und ersäufen. Meist geschieht das für den Mann durchaus lustvoll. Moral: Man muss sich dagegen wehren. Man(n) muss wachsam sein.

Ich denke, dass diese Angst eigentlich auch für Frauen gilt. Aber vielleicht seid ihr der Welt der Undinen doch ein klein wenig näher als wir Männer...

Wehren kann man sich durch Herrschaft. Macht Euch die Erde untertan! Welcher Anspruch! Welcher Narzissmus! Den habt Ihr Undinen nicht. Ihr seid verbunden, Ihr könnt noch von Naturgeistern sprechen, wo wir (ob nun Männer oder Frauen) nur Naturgesetze sehen (und zumeist keine Ahnung haben, was es denn bedeutet, wenn wir von Naturgesetzen reden – es sei denn, wir sprächen die offizielle Sprache der Philosophie, was aber auch jenseits des Undinen-Bewusstseins liegt).

Symbolisiert sind diese beiden psorischen Haltungen – die Angst vor dem Anderen und die kompensatorische Herrschaft über das Andere – in den homöopathischen Mitteln Calcium carbonicum und Sulphur. Und wenn letzteres kompensatorisch ist, dann liegen unter diesem Herrschaftsanspruch gewiss eine Angst und ein Schmerz.

Das mag nur Stärke 1 sein, aber das hält lebenslang und dagegen kann man nur wenig tun. Ein wenig fremd bleiben wir der Welt.

Fremd bin ich eingezogen, fremd zieh ich wieder aus.
(Winterreise)

Ich glaube, ihr Undinen empfindet diese Fremdheit nicht so, wie wir Menschen, solange ihr in eurem Element bleibt und damit in der Carcinosinie. Verlasst ihr es, müsst Ihr Schmerzen leiden wie wir.

Aber keine Sorge: der Schmerz und die Angst hören mit der Psora nicht auf! In der Psora kommen noch hinzu der Schmerz, gehorsam sein zu müssen und die Angst, für Ungehorsam bestraft zu werden. Das ist eine unbedingte Gehorsamsforderung: "Du gehst jetzt ins Bett!"

Oh, die tuberkulinischen Ängste...! Zentral ist wohl die, nicht dazuzugehören, ausgeschlossen zu sein aus der Peer-Gruppe, nirgendwo hinzugehören. Oder die Angst, dass andere über mich lachen, wenn ich tanze oder wenn ich einem Mädchen oder einem Jungen sage, dass... (nicht wissend, was ich eigentlich sagen will, nur das Gefühl kennend, das ich ihm gegenüber empfinde – und auch das nicht wirklich).

Und dann die Schmerzen, wenn das Befürchtete dann doch geschieht... wenn die Anderen wirklich lachen, wenn dieses Mädchen oder dieser Junge sich über mich lustig macht (Natrium muriaticum), wenn erste zaghafte Beziehungen zerbrechen (Ignatia). Wenn wir dann nachts nicht schlafen können und an die Dinge denken, die sich in den Schatten verbergen könnten (Phosphor)... Man kann in der Tuberkulinie wunderbar in einer Gruppe aufgehoben sein, aber es ist auch eine unendliche Einsamkeit möglich. Und die schmerzt sehr.

Kompensation kann dann die Sykose sein (wenn man es schafft, dorthin zu gelangen). Aber dort gibt es neue Ängste und neue Schmerzen.

In der Sykose gehen wir Verträge ein (z.B. einen ARBEITSVERTRAG). Wir geben Freiheit auf. Das tut manchen weh, andere finden eher Sicherheit darin. Und wir haben Angst, nicht genügen zu können. Manche haben sogar die Angst, dass jetzt bald herauskommen wird, dass wir in Wirklichkeit nichts taugen (Lycopodium). Wir glauben, dass es wichtig ist, Karriere zu machen und es tut weh, wenn das nicht gelingt. Wir haben Angst vor Armut, vor finanzieller Abhängigkeit, vor dem Verlust des Jobs. Und nicht zu vergessen: Es gibt auch die Angst, dass das jetzt 40 oder 50 Jahre immer so weitergeht. Die Angst, ein Rädchen zu sein und der Schmerz, von anderen Rädchen wie in einem Uhrwerk angetrieben zu werden.

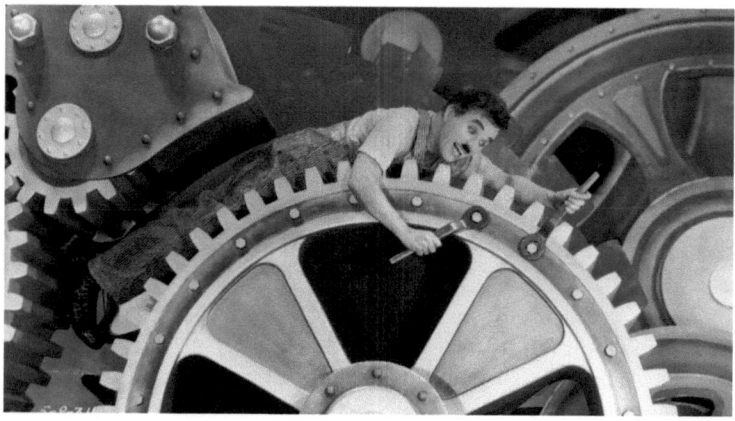

Den meisten geht es ihr ganzes Leben so. Aber eine Angst kommt hinzu, die man als sykotisch bis syphilinisch bezeichnen kann: Die Angst vor dem Ende. In der Tuberkulinie gibt es sie noch selten (es sei denn, man hätte Tuberkulose). In der Psora gibt es kaum Gedanken an den Tod.

Manche wechseln in die Syphilinie.
Schmerz gibt es dort immer noch, aber deutlich weniger Angst, denn die Entscheidung (!), in die Syphilinie zu gehen, geht teilweise bereits über die Angst hinaus. Sind wir wirklich in der Syphilinie und nicht nur am Übergang, wird möglicherweise auch die Angst vor dem eigenen Ende verschwinden. Und Rädchen sind wir in der Syphilinie nicht mehr, diese Funktion haben wir verlassen. Aus den Verträgen sind wir ausgestiegen (auch wenn wir die Klauseln weiter einhalten – jetzt aber freiwillig).
Leider gibt es auch die andere Form der Syphilinie, in der manche Menschen anderen Menschen Angst und Schmerzen machen. Das ist offensichtlicher, weshalb viele Miasmatiker die Syphilinie als zerstörerisch ansehen. Das ist sie auch. Aber jene, die in der Syphilinie leben und nicht zerstörerisch sind, werden eben nicht so leicht wahrgenommen, weil sie sich selbst nicht in den Vordergrund stellen, weil sie unauffällig wirken.

Und dann? Nun ja, dann kommt entweder das Ende oder es beginnt dann irgendwie ein neuer Zyklus. Und neue Schmerzen und Ängste.

Zwischenstück: Schmerz

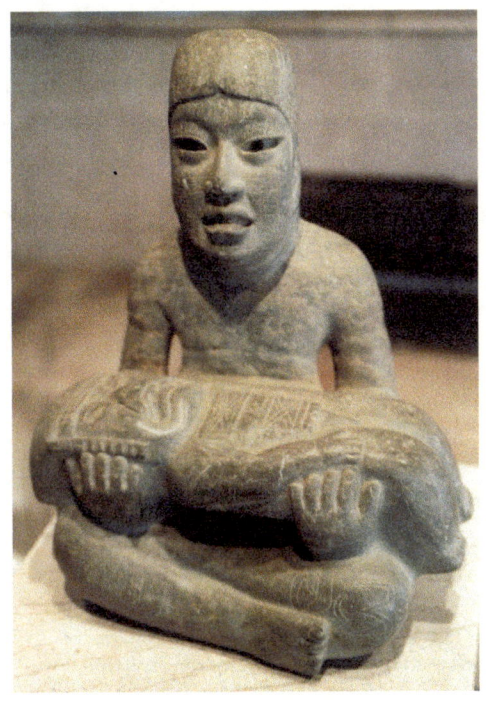

Sein Unglück
ausatmen können,
tief ausatmen, so dass man wieder einatmen kann
Und vielleicht auch sein Unglück
sagen können in Worten
in wirklichen Worten
die zusammenhängen
und Sinn haben
und die man selbst noch
verstehen kann und die vielleicht sogar
irgendwer sonst versteht
oder verstehen könnte
Und weinen können
das wäre schon fast wieder Glück.

Erich Fried: Aufhebung

Erzählen würde ich gern, nun, da ich geblieben bin. Davon, was ich mit Schmerz erlebte, würde ich dir gern erzählen, ... von dem, den ich erlitt und zu ertragen lernte; von dem, den ich zu lieben lernte wie einen Freund; von dem, den ich zufügte; von dem, den ich teilte und von dem, den ich lindern konnte. Hör mir zu, wenn du magst.

Zuhören würde ich gern. Erzähl, wenn du kannst, was du mit Schmerz erlebtest. Auch wenn es dem, was ich erfuhr, vielleicht ähnlich ist, wird es anders sein, wenn es von dir kommt.

Der erste, den ich erinnere, war der, den ich empfand, als die Strömungen mich an die Klippen trieben, verspielt und unerfahren wie ich war und begierig, die Menschenwelt zu entdecken; als Treibholz mich verletzte im Hochwasser nach der Schneeschmelze und die Ruten der Weiden mich striemten wenn ich auftauchte aus den Meeren, den Flüssen, den Quellen. Damals erschien er mir wie ein ungebändigtes Tier, ein Ungeheuer, dem ich nicht entkommen konnte. Anfangs wehrte ich mich gegen ihn, als sei auch ich ein ungebändigtes Tier.

Meine Schwestern, Mütter, Großmütter und Göttinnen pflegten meine Wunden und blieben an meiner Seite, bis ich genesen war. Mein Schmerz band uns aneinander und er lehrte mich Vorsicht. Die Fürsorge, die ich erlebte, erleichterte mir, ihn zu ertragen. Heilsam war sie...

Schlaf dich gesund Undine, ruh aus, lass dich von den Wellen tragen und wiegen; lausche unseren Liedern; begrüße die Bilder, die im Traum zu dir kommen und sei gewiss: Alles wird gut. Ja, mühsam ist das und langwierig, manchmal wird es anders gut, als du dir das wünschst, aber es wird gut...

Wir wachen bei dir. Wenn die Strudel kommen mit der Verlockung, dich hinabzuziehen, dahin, wo kein Schmerz dich erreichen kann, mit dem Versprechen, du könnest zu Meerschaum werden; zu aufsteigenden Nebeln, die weder Erinnerung kennen noch den Drang, eine Seele zu gewinnen und zu werden, hab keine Sorge. Noch ist nicht die Zeit dafür. Wir wachen bei dir, wir halten dich. Schlaf dich gesund Undine, ruh aus...

Ich schlief, bis ich gestärkt erwachte. Der Schmerz wurde schwächer, bis er irgendwann verging. Allmählich, als ich mehr und mehr Mensch wurde, begann ich auch zu verstehen. Ich lernte seine verwandelnde Kraft kennen, die Wunderbares hervorbringen kann- und Furchtbares.

Ich wollte werden. Die Menschenwelt kennenlernen, eine Seele gewinnen... Es wurde mir nicht geschenkt – und es schmerzte. Sie waren so anders als ich.

Sie fühlten nicht den Schmerz, den ich fühlte, wenn sie die Weiden verstümmelten, die Flüsse und Meere verschmutzten, wenn die Quellen versiegten.

Es wäre leichter gewesen, wenn ich hätte vergessen können, wenn die Geister der Natur nicht mehr zu mir gesprochen, ich mich in ihnen nicht mehr hätte erkennen können.

Dennoch — manchmal fühlte ich mich den Menschen nah. Wenn sie im Dämmern verträumt an den Ufern saßen und dem Rascheln des Schilfs lauschten, ihre Vorstellungskraft sich im Mondlicht öffnete oder im schüchternen Licht des eben erwachenden Morgens sahen sie mich. Freilich nur als eine Gestalt aus dem Märchenbuch, die allenfalls Platz hatte in den Phantasien der Kinder, die unwirkliche Schöne mit den sehnsüchtigen Augen; dem langen Haar, das einen umschlingen und fesseln und in die Tiefe ziehen konnte, wenn man dem glauben wollte, was die Alten erzählten..., dem betörenden Gesang... KOMM... Ja, meine Sehnsucht wurde so übermächtig wie meine Hoffnung, wenn es so war.

Ich wollte werden. Und ich wurde Mensch, nach und nach, als ich all die kennenlernte, die HANS hießen. Ich wurde Ungeheuer, bevor ich sie verließ.

Ich müsse etwas opfern, sagten meine Göttinnen. Vielleicht klingt das groß, wenn du es hörst, aber das war es nicht. Zunächst war es ganz einfach. Ich liebte ihre schlafenden Gesichter neben meinem auf dem Kissen, das Auf und Ab des Brustkorbs unter meinem Kopf, ihren Herzschlag; ich liebte es, wenn die Grenze zwischen Haut und Haut schwand wie die zwischen Haut und Wasser.
Was scherte es mich, auf schmerzenden Füßen zu laufen, hatte ich doch den schwebenden Gang der Tänzerin. Was scherte mich der Verlust meiner Stimme, wo mir doch die sprechenden Augen blieben. Auge in Auge, so war das Versprechen, gäben sie mir Seele und behielten doch die eigene. Auge in Auge, so glaubte ich, könne ich — Menschin geworden — selbst Seele geben und behielte die eigene dabei.
Was scherte es mich, wenn sie schliefen... Schlaf', Hans, schlaf dich gesund, ...sprachen meine Augen,...ruh' aus, lass dich tragen und wiegen, lausche den Liedern der Meere, auch wenn ich sie dir nicht singen kann; begrüße die Bilder, die im Traum zu dir kommen und sei gewiss, alles wird gut. Ich wache bei dir.
Wenn die Strudel kommen mit der Verlockung, dich hinabzuziehen, dahin, wo kein Schmerz dich erreichen kann, hab keine Sorge. Noch ist es nicht an der Zeit. Ich wache bei dir, ich halte dich.
Meine Sehnsucht, dass du mich erwachend anschaust, ist so groß wie meine Hoffnung, dass auch dein Schmerz schwächer wird und irgendwann vergeht. Was schert es mich, wenn meine Haut trocken wird mit der Zeit... Ich wache gern bei dir. Wenn mein betörendes Haar dir Angst macht, flechte ich es zu strengen Zöpfen. Ruh aus, Hans, ich verstehe deinen Schmerz. Was ich verstehe, halte ich aus. Lange, zumindest noch eine Weile. Schlaf', Hans, schlaf dich gesund...

Ich bin so müde, Hans, sprachen irgendwann meine Augen. Ich bin so müde. Die straffen Zöpfe möchte ich lösen, für eine Weile nur, einfach neben dir liegen mit offenem Haar in deiner Armbeuge oder mit dem Kopf auf deiner lebendig warmen Brust; schlafen, die Bilder begrüßen, die im Traum zu mir kommen, und — weil du mich hältst und bei mir wachst – wissen, alles ist gut. Das ist es doch...? Hans! Hans?

Du schläfst, Hans. Deine Mimik ist bewegt, wenn du träumst. Schttt, alles ist gut. Meine Sehnsucht, du könntest mich irgendwann erwachend anschauen, ist so groß wie meine Hoffnung. Ich verstehe deinen Schmerz. Ich fühle ihn. Ruh' aus, Hans, schlaf', schlaf' dich gesund...

Hans, was tun wir einander an, in den kostbaren Momenten, in denen wir einander erwachend anschauen...?, riefen irgendwann meine Augen. Was soll all das routinierte Nebeneinanderher und Aneinandervorbei, die ermüdenden Kämpfe, das erschöpfende Bemühen, Kalkül, Manipulation und Machtmissbrauch? Hat all das mit Liebe zu tun in deiner Welt? Wollten wir nicht gemeinsam zu Menschen werden, Seele geben und die eigene behalten dabei? Wach auf, Hans! Hans!!! Hans?...

Sei vorsichtig, Hans. Du bist wehrlos, wenn du schläfst. Meine Gestalt ist wohl zart und meine Macht mag sanfter scheinen als deine, aber ich spüre sie deutlich. Du fühlst meinen Schmerz nicht, Hans? Du flüchtest dich in den Schlaf und all die bunten Träume, Verlockungen und Ablenkungen? Nun, ich kann dir zeigen, wie er sich anfühlt. Vielleicht erwachst du davon. Du bist wehrlos, wenn du schläfst.

Und dein Gesicht auf dem Kissen neben mir erscheint mir dann so unendlich kostbar...
Ja, ich weiß, Hans, mühsam ist das mit dem Schmerz. Ich weiß und ich verstehe. Was ich verstehe, halte ich aus, eine Weile noch. Noch tue ich es gern und es adelt mich ja auch. Ein Unglück mag es sein, wenn man Hans heißt. Es sucht sich ja auch keiner seinen Namen aus. Und ich liebe es, den Kopf in deine Armbeuge zu legen oder auf deine lebendig warme Brust...Eine Seele will ich gewinnen...

Du brauchst Zeit, Hans. Schlaf, ich wache bei dir...

Ich kann es nicht mehr ertragen, Hans!, schrien irgendwann meine Augen. Ich kann deinen Schmerz nicht mehr ertragen, der einfach nicht enden will. Hat er mit dem zu tun, was wir einander antun?

Wach auf, Hans, schau mich an! Dein Schmerz höhlt mich aus und der meine, langsam und schleichend tun sie das; ich bin nicht Undine, nicht Menschin. Ich habe Angst! Ich habe den schwebenden Gang der Tänzerin verloren,; meine Hoffnung und all meine Freude, meine sprechenden Augen vermögen nichts gegen deinen Schlaf.

Ich spüre die Strudel mit der Verlockung, mich hinabzuziehen, dahin, wo kein Schmerz mich erreichen kann, dem Versprechen, du könnest zu Meerschaum zu werden, zu Nebeln, die weder Erinnerung kennen noch den Drang zu werden und weiß, es ist noch nicht an der Zeit. Halt mich Hans, bevor ich mich verliere! Mit dir will ich Mensch werden. Hans!! Hans? ...

Auge in Auge, so war das Versprechen, gäbst du mir Seele und behieltest die deine. Auge in Auge, so glaubte ich, könne ich – Menschin inzwischen – Seele geben und behielte die eigene dabei. Erinnerst du dich, was wir einander versprachen? Spürst du meinen

Schmerz? Braucht es ein Opfer? Mein Haar könnte ich schneiden...

Sei vorsichtig, Hans. Noch fällt es mir schwer und lockig bis über die Hüften, wenn ich die straffen Zöpfe löse. Du bist wehrlos, wenn du schläfst. Du würdest es nicht bemerken, wenn ich dich damit betörte und fesselte und mitzöge bis auf den Grund ...Du wärest weniger einsam da unten, als ich neben dir bin. Es ist das Reich meiner Schwester Ran, die über die Seelen der Ertrunkenen wacht. Ja, sie wacht. Wach auf, Hans! Hans!! Hans? Ich schneide mein Haar...

Ich gehe, Hans, sagten irgendwann meine Augen. Ich muss gehen. Auch, wenn mir die Erinnerung an dein schlafendes Gesicht neben mir auf dem Kissen kostbar ist, weil es mir dann so abgrundtief ehrlich und verletzbar erschien. Auch dann, wenn es mich traurig macht, an das Auf und Ab deines Brustkorbs unter meinem Kopf, an deinen Herzschlag zu denken. Ich muss gehen. Dieser einsame, aushöhlende, zerstörende Schmerz macht mich zum Ungeheuer. Mensch wollte ich werden, eine Seele gewinnen... Ich gehe, Hans.

KOMM ... , riefen meine Schwestern, Mütter, Großmütter und Göttinnen. Schlaf dich gesund, Undine, ruh aus, lass dich von den Wellen tragen und wiegen, lausche unseren Liedern; begrüße die Bilder, die im Traum zu dir kommen und sei gewiss, alles wird gut. Ja, mühsam ist das und langwierig, manchmal wird es anders gut, als du dir das wünschst, aber es wird gut... Wir wachen bei dir. Wenn die Strudel kommen, mit der Verlockung, dich hinabzuziehen, dahin, wo kein Schmerz dich erreichen kann, mit dem Versprechen, du könnest zu Meerschaum werden, zu Nebeln, die weder Erinnerung kennen noch den Drang, eine Seele zu gewinnen und zu werden, hab keine Sorge. Noch ist nicht die Zeit dafür.
Wir wachen bei dir, wir halten dich. Schlaf dich gesund, Undine, ruh aus. Wenn du kannst, erzähl von deinem Schmerz. Ist es nur dieser einsame, der dich erschöpfte und aushöhlte und drohte, dich zum Ungeheuer zu machen? Oder ist es auch der, den wir vom Gebären kennen...? Erinnere dich, wenn du kannst, erzähle, wenn du magst...

Ich erinnerte mich.
Der Schmerz des Gebärens, der des Sich-Öffnens und Vorwärtsdrängens ist mir bis heute kostbar. Auch wenn er mir, als ich ihn zum ersten Mal erlebte, erschien wie ein ungebändigtes Tier, ein Ungeheuer, dem ich nicht entkommen konnte. Es war mir, als ob die Weiden mich striemten wenn ich aus den Quellen auftauchte, das Treibholz mich verletzte in den Flüssen nach der Schneeschmelze, die Brandung der Meere mich gegen die Klippen schleuderte, verspielt und unerfahren wie ich war und begierig, die Menschenwelt kennenzulernen...
Wach auf Undine! ...riefen meine Mütter, Großmütter und Göttinnen. Gebärde dich nicht wie ein ungebändigtes Tier. Hör auf zu kämpfen. Begrüße ihn wie den liebsten

Freund, umarme ihn wie einen Geliebten. Lass dich von ihm wie von den Wellen tragen und wiegen. Vertrau dich ihm an. Atme, Undine, und tanze! Wach musst du sein! So wach wie nie vorher. Lausche unseren Liedern, achte auf die Bilder, die zu dir kommen und sei gewiss, alles wird gut.

Begib dich in die Strudel, wenn sie dich fassen mit der Verlockung, dich hinabzuziehen, dahin, wo kein Schmerz dich erreichen kann; mit dem Versprechen, du könnest zu Meerschaum zu werden, zu aufsteigenden Nebeln, die weder die Erinnerung kennen noch den Drang, zu werden; zu Wolken, zu Regen irgendwann um zurückzufinden in die Meere, die Flüsse, die Quellen... Das wird es dir leichter machen. Schmerzfrei kannst du atmen, für eine Weile, in den Tiefen, den aufsteigenden Nebeln... Begib dich in die Strudel, Undine und sei gewiss, du findest zurück, dieses Mal...

Ich atmete. Ich hieß den Schmerz willkommen und lernte ihn zu lieben wie den liebsten Freund, ich umarmte ihn wie einen Geliebten.

Ich tanzte mit ihm. Er führte mich. Ich vertraute mich ihm an, um mich alsbald von ihm zu entfernen; er folgte mir, ich floh und wand mich ihm wieder zu, ich lockte ihn, er fing mich ein, wir begaben uns ineinander, ich beherbergte ihn; er öffnete mich und führte mich, als er meine Erschöpfung spürte, zu den Strudeln, die mich hinabzogen dahin, wo er mich nicht erreichte. Er ließ mich mit den Nebeln aufsteigen, dahin, wo es weder Erinnerung gibt noch den Drang zu werden, nur Weite und Stille und Bilder. Ein ruhig dahingleitender Falke, kreisend, die Gebärende im Blick...KOMM... Irgendwann die tiefe Gewissheit: Es wird gut, mein Kind, alles wird gut, KOMM...

Ich fand zurück als er nach mir rief und verbündete mich mit seiner vorwärtsdrängenden Kraft, als es an der Zeit war. Gemeinsam gebaren wir die Kinder all der Männer, die Hans hießen.

Noch berauscht von gerade Erlebten, wie eingesogen vom tiefen, wissenden Blick des soeben Geborenen, der sich so bald verliert, spürte ich ihm nach. Ich vermisste ihn nahezu. Er war verschwunden, Freund, Geliebter, Bruder und Gefährte, gelöscht fast bis auf eine feine, tiefe Erinnerungsspur in meinem Körper.

Leben, Liebe und Schmerz – für mich gehören sie zusammen seitdem.

Gib keinem ein Schwert, der nicht gelernt hat, zu tanzen, sagen die Weisen.

Ich weiß nicht, ob es einfach zu mir kam oder ob es mir verliehen wurde, ob es vielleicht für mich bestimmt war- aber mein Schwert gehörte von da an zu mir. Ich benutzte es selten: als ich mein Haar opferte, um einen Knoten zu lösen ab und an; ab und an lag es zwischen mir und den schlafenden Gesichtern der Männer auf meinem Kissen.

Ich ging tatsächlich noch einmal zurück, zu all denen, die Hans hießen. Ihre schlafenden Gesichter berührten mich noch immer. Ich sah sie an und fühlte meinen Schmerz, oder war es der ihre? Ich weiß es nicht. War es der, der aushöhlt und zerstört oder der des Sich- Öffnens und Vorwärtsdrängens? War es der des Erkennens? Auch das weiß ich nicht. Ich sah in die schlafenden Gesichter. Wehrlos waren all die Männer, die Hans hießen. Schutzlos, während sie schliefen.

Meine Rechte umfasste fest den Griff meines Schwertes, als ich das sah. Eine kurze schnelle Bewegung aus der Schulter heraus gab es, dann hielt sie still.

Menschen sind wir, nicht Ungeheuer.

Ich wand mich ab und begann zu tanzen, als täte ich es zum ersten Mal, verhalten, tastend, ein wenig hölzern, in der Hoffnung, ich könne erneut etwas Lebendiges gebären aus Schmerz- und Liebe.

Und du mit dem seltsam wachen warmen Blick... du schaust mich ja an. Meiner rauen ungeübten Stimme lauschst du, nun, wo ich sie wieder habe. Hast du eigentlich ein Schwert?

Wie wäre es, wenn wir unser beider Schwerter nebeneinanderlegten und begännen zu tanzen? Vielleicht würde ich dir gern folgen, wenn du mich behutsam führst.

Komm...

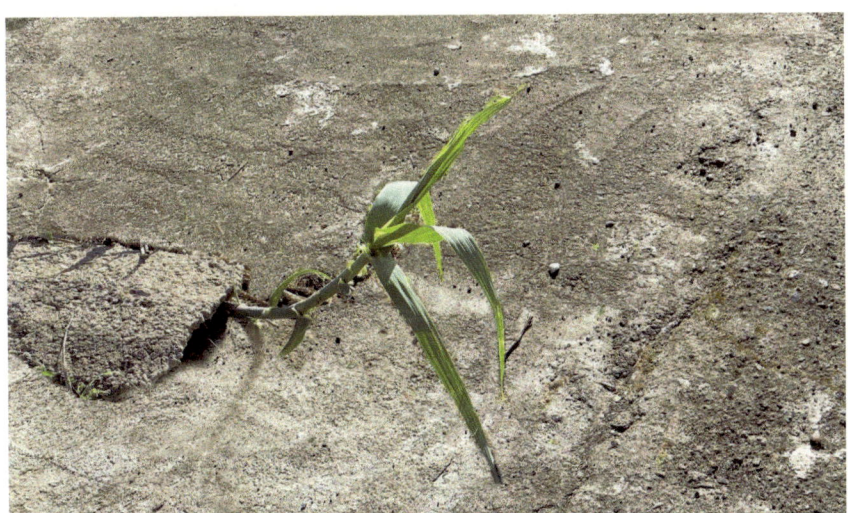

Die Regentrude

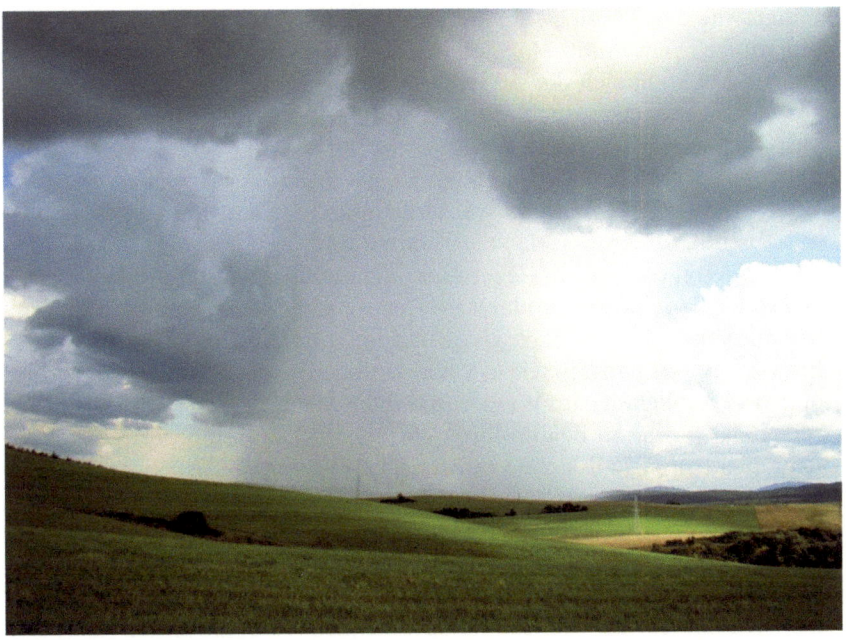

Maren und Andrees, die Protagonisten in Theodor STORMs Kunstmärchen sind – anders als die Undinen von Andersen, la Motte Fouqué und Bécquer – Kinder „unserer" Welt. Sie sind in der Ebene herangewachsen, in einem ziemlich sykotischen Dorf.

Die Verbindung zum Undine- und Hans-Thema findet sich in den Tiefenstrukturen. Zum einen sind das die Bewegungsrichtungen – allerdings bewegt sich Maren vom Außen und der Ebene der Menschenwelt in das „Unten" der inneren Welt, anders als Undine, die sich vom Innen ins Außen und – zumindest zu Beginn – von unten nach oben bewegt. Die Verbindung findet sich in der Aufgabe, sich die heimische Ebene zu erschließen und damit auch auf sie einzuwirken, darin, sie zu verlassen und die Welten dadurch zu verbinden (und damit zu WERDEN): das Oben und das Unten, das Innen und das Außen, das Göttliche und das

Menschliche, das Weibliche und das Männliche, *Spukezeug* – soweit es denn seine Berechtigung hat – und Wetterglas.

Andrees geht – anders als die Hans-Figuren im Märchen – diesen Weg ein Stück weit mit, aber er tut es auf andere Art als Maren: er fühlt vor, sondiert die Lage, trägt seine Freundin schon mal auf den Schultern, weiß, an welchem Punkt Maren allein weitergehen muss und ermutigt sie dazu, und er stellt sich der Aufgabe, Eckeneckepenn im direkten Kontakt das wachmachende Sprüchlein und den Weg zur Regentrude abzuluchsen.

Auch Maren und Andrees nehmen in gewisser Weise vorweg, was aus Undine und Hans gemeinsam werden könnte, wenn nicht einer den anderen bräuchte, um eine Seele zu gewinnen und der andere so mit sich beschäftigt wäre, dass er ein Gegenüber nicht einmal wirklich wahrnehmen, geschweige denn dessen Anderssein wertschätzen kann, wenn es nicht um überwältigende Bedürftigkeit ginge und nicht um Macht.

Eine weitere Gemeinsamkeit mit den Undinengeschichten ist die Verbindung des Weiblichen zum Wasser und die Bedeutung des Wassers an sich. Anders als Undine zu Beginn ihres Werdens IST Maren beseelt – und das sicher nicht nur, weil sie einen Menschenmann liebt. Auch Andrees ist beseelt, beide sind wach und im Leben. Dementsprechend gestaltet sich ihr Miteinander. Da scheint eine Menge gut gelaufen zu sein, trotz alleinlebender Eltern, so dass es bei beiden weitergehen kann und schließlich – zumindest in der Dorfgemeinschaft – Standesgrenzen und auch der Konflikt zwischen alt- und neugläubig überwunden werden können.

Wir haben es also mit zwei – trotz ihrer Jugend – entwickelten Ichs zu tun, die wirklich aufeinander bezogen sind. Natürlich haben sie nicht den Endpunkt dieser Entwicklung erreicht, denn dazu sind sie zu jung. Aber es gibt keine wahrnehmbaren Störungen der Persönlichkeitsentwicklung.

Maren ist die Tochter des allein lebenden reichen Wiesenbauern, Andrees der Sohn der verwitweten Mutter Stine. Maren fehlt also die Mutter, bei Andrees fehlt der Vater. Beide entsprechen nicht dem Bild von Undine und Hans – zumindest nicht dem, das wir ursprünglich hatten. Maren ist tatkräftig und tüchtig, obwohl der Vater sagt, sie hätte Arbeit nicht nötig (*meine Tochter ist kein Dienstbot*); Andrees versorgt die Wirtschaft der Mutter, ist keineswegs so schlicht und flach wie die Hansfiguren im Volksmärchen und hat das Ansehen des Wiesenbauern, obwohl der einer Verbindung mit seiner Tochter   skeptisch gegenübersteht (*...wenn er meinte, er könnte sich in die Wirtschaft einfreien...*).

Der Leser spürt von Anfang an, dass diese beiden füreinander bestimmt sind, dass es aber Gegenkräfte gibt. Mit anderen Worten liegt trotz der gefühlten Notwendigkeit dieser Verbindung eine soziale Störung vor.

Noch schlimmer aber ist eine Störung der Natur, die nicht nur die direkt handelnden Personen betrifft, sondern alle:

Langanhaltende Hitze und Trockenheit haben dazu geführt, dass Mutter Stines Felder verdorren und das Vieh verschmachtet. Sie verpfändet ihre Grundstücke an den Wiesenbauern, da sie ein Darlehen nicht zurückzahlen kann. Allerdings erscheinen die Gegensätze nicht unüberbrückbar: Der Wiesenbauer ist schlau und geschäftstüchtig, aber nicht gänzlich unmenschlich und Mutter Stine hat trotz finanzieller Not durchaus ihren Stolz und Gefühl für den eigenen Wert: sie steht hinter ihrer Weltsicht, sie steht auch hinter ihrem Sohn und dem jungen Paar, auch wenn der Wiesenbauer meint, seine Tochter könne durchaus eine bessere Partie machen. Zwischen Mutter Stine und dem Wiesenbauern gibt es nicht nur ein Vermögensgefälle – auch was den Glauben angeht, gibt es Differenzen. Mutter Stine gehört zu den *Altgläubigen*, die davon ausgehen, dass die Dürre darauf zurückzuführen sei, dass die Regentrude eingeschlafen sein müsse, der Wiesenbauer vertraut *neugläubig* seinem Wetterglas.

Ein wenig erinnert das an den Monopol-Anspruch der Wissenschaft, der häufig dazu führt, andere Auffassungen gänzlich zu ignorieren, sodass ein Disput gar nicht erst zustande kommen kann. Auch das Wetterglas ist eine zweifellos gute Erfindung – wenn sein Besitzer nicht davon ausgeht, im Besitz der Wahrheit zu sein. Im Märchen dürfen sich die Dinge fügen.

Die Regentrude schläft. Sie schläft deshalb, weil die Menschen nicht mehr zu ihr kommen. Sie verweigern die Verbindung zu einer anderen Welt. Die Entsprechung zwischen den Welten ist abgebrochen bzw. hat sich ins Zerstörerische gewandelt.

Wenn Menschen die Regentrude besuchen, wird sie wach und die Besucher werden initiiert, indem sie Kontakt zum Göttlichen / zu den personifizierten Naturkräften bekommen. Die Götter brauchen die Menschen und die Menschen brauchen die Götter[25]. Reißt der Kontakt ab, geht es keiner der beiden Welten gut. Der Feuermann übernimmt die Macht. Ein Teil der Macht steht ihm zu, aber die Regentrude muss sein komplementäres Gegenstück sein, wenn die Welt im Gleichgewicht bleiben soll. Und

---

[25] Hier muss gesagt werden, dass eine Trude eigentlich keine Göttin ist, sondern ein hierarchisch niedrigerer Geist. Dennoch gehört sie einer anderen Sphäre als der Menschenwelt an.

obwohl die Menschen in einer anderen Welt leben als die Regentrude, können sie sie erwecken: einfach dadurch, dass sie Verbindung zu ihrer Welt aufnehmen.

Diese Verbindung ist auf der einen Seite die Verbindung zwischen den Welten: der göttlichen und der menschlichen Welt. Andererseits ist sie aber auch die Verbindung zwischen der Innen- und der Außenwelt; die Verbindung zwischen dem Mädchen und dem Jungen, die eben dadurch zu Frau und Mann werden; die Verbindung zwischen psychischen Strukturen der Oberfläche und der Tiefe, Bewusstsein und Unbewusstem und womöglich noch vielem mehr. Bei STORMs Märchen können wir von einer Krise reden, die zu einer Bewährungsprobe und letztlich einer Initiation führt, die vieles zunächst Widersprüchliches am Ende vereint. Aber kommen wir zurück zur Handlung:

Der Disput um das *tote Ding Wetterglas* und das *Spukeding,... Hirngespinst,... Garnichts...* Regentrude führt dazu, dass der Wiesenbauer verkündet, *sollte die Regenfrau binnen heut und vierundzwanzig Stunden Regen [...] schaffen*, dann solle Andrees die Maren freien. Maren nutzt geistesgegenwärtig die Gelegenheit, den Vater beim Wort zu nehmen und zusätzlich den Schulzen als Zeugen zu bemühen, auch, wenn sie das Sprüchlein der Regenfrau noch nicht kennt und ebensowenig den Weg zu ihr, einfach, *weil ihr so ums Herz war*. Das ist tuberkulinische Unbeschwertheit in einem sykotischen dörflichen System – aber zumindest Maren durchschaut die Mechanismen und tut innerhalb der Sykose, was sie kann, um ihren Liebsten zu heiraten, auch, wenn das nicht ganz standesgemäß ist.

Im Gespräch zwischen Mutter Stine und Maren am Spinnrad (eine monotone Tätigkeit, die geeignet ist, in andere Bewusstseinsbereiche zu führen) kommt die Rede auf den Feuermann Eckeneckepenn, der zum Schabernack Unheil tun könne, wie damals, als die Urahne Stines dereinst die Regentrude erweckt habe – ein Hinweis auf etwas Zyklisches und quasi ein „Feld" für das weitere Geschehen.

Von eben dem Feuermann berichtet Andrees, als er mit einem verdursteten Schaf vom Feld kommt. Er sei ihm begegnet, *einem knorpsigen Männlein im feuerroten Rock und roter Zipfelmütze, [...] arg und missgeschaffen [...], die großen braunroten Hände [...] auf dem Rücken gefaltet, [...]* mit gellendem Lachen, das sich mit schnarrender, quäkender Stimme über die Flegel und Bauerntölpel lustig macht. Der Feuermann ist zweifellos ein maskulines Gegenstück der Regentrude, beide sind personifizierte Gegensätze: Wasser und Feuer, Gut und Böse, männlich und weiblich. Bei beiden könnte man auch an einen externalisierten, nicht integrierten, noch nicht erschlossenen Seelenanteil von Andrees bzw. Maren denken.

Nicht mehr ins Bewusstsein integriert bzw. in der Wetterglas-Zeit fast vergessen ist das Sprüchlein, mit dem man die Regentrude erwecken kann:

Dunst ist die Welle,
Staub ist die Quelle,
Stumm sind die Wälder,
Feuermann tanzt über die Felder.
Nimm dich in acht,
Eh' du erwacht
Holt dich die Mutter
Heim in die Nacht.

Das klingt schon beängstigend und gar nicht nach einer Einladung!

Man fühlt sich an die Schöpfungsgeschichte erinnert und an den verschlingenden Aspekt der großen Mutter, daran, dass dem Schamanen, der seiner Berufung nicht folgt, im schlimmsten Falle der Tod droht.

Man könnte das als Warnung verstehen, den Weg nicht unbedacht zu gehen, die eigene Kraft und die eigenen Möglichkeiten zu bedenken und sich der Unterstützung anderer zu versichern. Es IST gefährlich, sich dem Unbewussten zu öffnen, und umso gefährlicher, je tiefer man schläft bzw. je fragiler das Ich ist. Der Grad der Wachheit und das Tempo des Vorwärtsgehens sollten zumindest irgendwie miteinander zu tun haben. Bei Nacht lässt es sich nun mal auf einem wenigstens halbwegs beleuchteten Weg sicherer gehen als im Stockdusteren. Davon, dass ein vertrauter wohlwollender Begleiter, der scheinwerferartig die dunklen Flecken auf der Seele beleuchtet, die einem selbst nicht zugänglich sind, außerordentlich hilfreich sein kann, einmal ganz abgesehen... Sicherlich kann auch er nicht vor dem Unbewussten an sich schützen, wenn es gut läuft aber sehr wohl vor dem Extrem der Vermeidung wie auch vor dem der Selbstüberschätzung. Wenn man nun nicht umhin kommt, sich auf den Weg zu machen, aus welchen Gründen auch immer, ist beständiges Schlafwandeln ebenso wenig nützlich wie der tollkühne Sprung in ein unberechenbares tiefes Gewässer durch einen Nichtschwimmer. Und natürlich gibt es das Unberechenbare und Nichtkalkulierbare, die Untiefen und die Strudel.

Das Sprüchlein der Regentrude weist darauf hin, dass etwas massiv aus dem Gleichgewicht geraten ist. Wo, wann und auf welcher Ebene auch immer das passiert, in Umwelt oder Gesellschaft oder in Beziehungen oder in uns selbst, ob nun im Innen oder im Außen- wenn es so ist, wird es immer gefährlich. Und im schlimmsten Falle holt uns die Mutter heim in die Nacht. In der Syphilinie muss man immer sterben, egal wie... – sagt Albin.

Maren allerdings zeigt keine Spur von Angst. Sie ist entschlossen, mit dem Sprüchlein die Regentrude zu wecken, das Versprechen des Vaters einzulösen und Andrees zu heiraten, obwohl beide den Weg nicht kennen. Sie vertraut Andrees, der ja sonst doch immer Rat weiß. Sie IST beseelt- aber durch die Liebe erschließt sie sich noch einmal andere Möglichkeiten.

In der Tat sucht Andrees den Feuermann wieder auf und die beiden scheinen eine besondere Verbindung zueinander zu haben: als Andrees schon glaubt, nichts mehr erreichen zu können, wird er vom Feuermann angerufen, der zudem weiß, dass Andrees mit ihm reden wollte, der kleine Finger hätte es ihm gesagt, der klüger sei als mancher große Kerl. Da liegt natürlich der Gedanke an Intuition nahe. Andrees schreckt vor der fremden und bedrohlichen Gestalt nicht zurück, sondern lässt sich im Gegenteil mit einer ziemlichen Portion Bauernschläue auf sie ein, ohne sich selbst dabei zu verlieren – und beweist eben diese Intuition auch in der Unterwelt, (der gängigen Meinung, das sei eher ein weibliches Monopol, zum Trotz). Als der Feuermann Andrees nach dem Gespräch auffordert, Wasser in den Zuber zu gießen, *verprasselt es in Dampfwolken.*

Integration ist eine langwierige und mühsame Angelegenheit, der Umgang mit Gegensätzen, wo auch immer sie auftauchen mögen, verlangt Übung, zuweilen auch Vorsicht und eine ordentliche Portion Glück.

Am nächsten Morgen machen sich Maren und Andrees auf, um die Regentrude zu erwecken. Maren muss deshalb den Vater anlügen und hat auch ein schlechtes Gewissen, aber, so seufzt sie, *was tut man nicht um seinen Schatz...* Darum geht es also. Die Liebe beflügelt, macht dem Mädchen Mut, sich selbst inneren und äußeren Zwängen zu widersetzen; inspiriert, über sich selbst hinauszuwachsen... Mutter Stine versorgt die beiden mit dem Met der Urahne, der sich in der Unterwelt als Lebenselixier erweist, eine zeitlose Kraft hat und wiederum etwas Zyklisches symbolisiert:

> *Als er den Stöpsel abgezogen verbreitete sich ein Duft, als seien die Tausende von Blumen noch einmal zur Blüte auferstanden, aus deren Kelchen vor vielleicht mehr als hundert Jahren die Bienen den Honig zu diesem Tranke zusammengetragen hatten.*

Kaum hatten die Lippen des Mädchens den Rand der Flasche be-
rührt, so schlug sie schon die Augen auf.

Das Paar gelangt an die mächtige ausgehöhlte Weide, durch deren Stamm
ein Weg scheinbar in den Abgrund der Erde führt.

Merkwürdigerweise führt die Treppe aber gleichzeitig nach oben – ähnlich wie bei Frau Holle, wo die märchenhafte Geometrie eindeutig von
nicht-euklidischer Natur ist: Der Brunnen führt in den Himmel.
Da haben wir auch eine Parallele zu Faust: Als der zu den Müttern auf-
bricht (man kann die Regentrude durchaus als ein mütterliches Wesen
sehen), wird ihm von Mephistopheles der Satz mit auf den Weg gegeben:

So sinke denn! Ich könnt auch sagen: Steige! 6275

'S ist einerlei, welche Richtung eine neu gewonnene Dimension hat.

Der Weg führt über die Wurzeln einer Weide. Leonhardt REITER [26] verweist auf die Verbindung der Weide mit dem Mond und der Großen Mutter, sie wächst in Wassernähe, gilt als zauberkräftiger Baum, ist wegen
ihrer hohen Biegsamkeit Sinnbild für Flexibilität und Standhaftigkeit und
wurde sowohl bei den Germanen als auch bei den Griechen auf Tod und
Jenseits bezogen. Andrees erkundet zunächst allein den Weg, kommt
zurück und trägt das Mädchen auf den Schultern die steile und ausgebrö-
ckelte, wie einen Schneckengang gewundene Treppe hinab, bis sie einen
Schimmer des Sonnenlichts unter sich spüren und eine gänzlich unbe-
kannte Gegend vor sich sehen, obwohl die Sonne noch dieselbe zu sein
scheint. Die beiden gehen, *als sei ihnen der Weg gewiesen [...] durch ein
ödes unabsehbares Tiefland, das so von aller Art Rinnen und Vertiefun-
gen zerrissen war, als bestehe es nur aus einem endlosen Gewirre verlas-
sener See- und Strombetten.* Ein beklemmender Dunst wie von
vertrocknetem Schilf erfüllt die Luft. Sie gelangen schließlich in einen
großen, ungeheuren Garten mit einer Fülle unbekannter Blumen, die
allerdings alle welk und ohne Duft sind und inmitten der höchsten Blüte
von tödlicher Glut getroffen zu sein scheinen.

Man muss bei dem Bild des Gartens natürlich an den Garten des Ursprungs – den Garten Eden – denken. Dieser Garten ist in STORMs Märchen verdorrt. Schöpfung findet nicht mehr statt.

---

[26] "Symbole in Märchen, Mythen und Therapie", Thüngersheim 2010

Es gibt eine zweite Assoziation:

> *Meine Schwester, liebe Braut, du bist ein verschlossener Garten,*
> *eine verschlossene Quelle, ein versiegelter Born. Deine Gewächse*
> *sind wie ein Lustgarten von Granatäpfeln mit edlen Früchten,*
> *Zyperblumen mit Narden, Narde und Safran, Kalmus und Zimt,*
> *mit allerlei Bäumen des Weihrauchs, Myrrhen und Aloe mit al-*
> *lerbesten Würzen. Ein Gartenbrunnen bist du, ein Born lebendi-*
> *ger Wasser, die vom Libanon fließen.*

Die Verbindung von dieser Stelle aus dem Hohen Lied zu Liebe und Sexualität ist schwer zu übersehen. Aber zu diesem Vollzug kann es noch nicht
kommen. Erst muss das Mädchen Maren (Kore) zur schlafenden Regentrude (Persephone) gehen und sie zu Demeter erwecken. Dafür bekommt
sie ihre überindividuelle Identität als Frau.
Hieran hat Andrees keinen Anteil. Hieran <u>kann</u> er keinen Anteil haben.

Maren weiß, dass sie nun allein weitergehen muss. Was nun folgt, erinnert noch deutlicher an die schamanische Reise. Sie geht in die Einsamkeit und begegnet dem Tod in Form des ausgetrockneten Flussbettes mit
all den toten Fischen. Der dort stehende riesige schlafende fremdartige
graue Vogel, ein Reiher, doch viel größer, ist nach L. REITER ein Vogel der
Sonne und symbolisiert Wachsamkeit, Besonnenheit und Wiedergeburt,
in der christlichen Tradition sei er ein Sinnbild der Trauer. Gleich allen
Vögeln verbinde er die Elemente Erde, Luft und Wasser – allerdings
scheint er zu schlafen. Nur kurz blitzt es schwarz unter der weißen Au-
genhaut hervor, als Maren mit leichten Schritten an ihm vorübergeht.
Maren beginnt sich in dieser entsetzlichen ausgedörrten Einsamkeit zu
fürchten, versagt sich jedoch, nach Andrees zu rufen. Zunächst erscheint
es ihr, als ginge sie unter den Baumwipfeln wie in einer Kirche, dann steht
sie in einem leeren, sandigen Becken und erkennt, grau von Staub und
bedeckt von dürrem Laub eine schöne mächtige Frauengestalt, wenn auch
mit schlaffen Wangen, eingesunkenen Augen und bleichen Lippen: die
Regentrude, die ihr weniger wie eine Schlafende denn wie eine Tote erscheint.
Maren spricht den Spruch, es rauscht durch die Wipfel der Bäume, von
fern donnert es leise und ein greller Ton, wie der Wutschrei eines bösen
Tieres, zerreißt die Luft, bevor die Regentrude erwacht, bemüht, aus
schweren Träumen zu kommen. Sie weist Maren an, einen Krug zu ihren
Füßen aufzunehmen und begibt sich mit ihr auf den Weg zu einem Brunnen von dem sie sagt, dass Maren ihn aufschließen müsse. Er befindet
sich innerhalb eines Baues aus grauem, unregelmäßig aufgetürmtem Ge-

stein, der von einem auch fast ausgetrocknen Strom umgeben ist – ein zerbrochener Nachen liegt zerborsten auf der trockenen Schlammdecke des Strombettes... das erinnert an den Styx der Unterwelt, nur dass es keinen Fährmann gibt und der Nachen zerbrochen ist.

Der Styx ist ambivalent konnotiert: Achilles wurde von seiner Mutter im Styx gebadet, was ihn nahezu unverwundbar machte; das Wasser galt andererseits als giftig. In der Tat scheint Maren noch einmal über eine Grenze gehen zu müssen, es ist gefährlich - und sie muss es allein tun. Die Regentrude bleibt zurück, allerdings nicht, ohne Maren Instruktionen zu geben: sie solle von dem noch vorhandenen Wasser schöpfen und nur mutig voranschreiten...

Maren erschließt sich eine Tiefenstruktur Schritt für Schritt ohne dem irrigen Glauben zu verfallen, sie sei schon ganz in ihr heimisch. Als die trockene Schlammdecke aufreißt und eine große braunrote Faust mit krummen Fingern daraus hervorfährt und nach ihr greift, schreit Maren auf, schließt dann jedoch auf Geheiß der Regentrude die Augen, geht mit geschlossenen Augen weiter, füllt den Krug mit Wasser, als sie es an ihrem Fuß fühlt; erreicht das andere Ufer und einen unermesslich großen Raum in dessen Mitte sich der durch eine Falltür verschlossene Brunnen befindet. Das ist Vertrauen – in die eigene Kraft, die Intuition, in die Hoffnung, dass auch schwierige Dinge zu einem guten Ende kommen können, gepaart mit Demut und Bescheidenheit.

Auch der Brunnen bietet eine reiche Symbolik: er wird durch Menschen mühsam gegraben und macht dadurch das Grundwasser nutzbar. Damit verkörpert er den nährenden Aspekt der Großen Mutter. Er führt ins Dunkel (der verschlingende Aspekt), macht Verschüttetes zugänglich und verbindet verschiedene Ebenen miteinander. Maren muss die Abdeckung aufschließen und erkennt rechtzeitig, dass der Schlüssel, der im Licht glänzt, von Glut, nicht vom Golde rot ist. Wenn wir ausgehend von der Symbolik des Goldes annehmen, dass es für Ganzheit, Weisheit, Erkenntnis und Erleuchtung steht, erkennt Maren, dass sie auf dem Weg und keineswegs am Ziel ist. Mit dem Wasser aus dem Krug kühlt sie den Schlüssel und öffnet die Falltür. Ein feuchter Duft steigt auf, alles wird erfüllt von feinem, feuchtem, wie zartem Gewölk emporsteigendem Staube...

Da haben wir wieder eine Aufwärtsbewegung und das in einen anderen Aggregatzustand verwandelte Wasser. Es brauchte jemand, der den Brunnen öffnete und quasi den Weg frei machte, aber auch den Feuermann. Ohne Temperaturunterschied wäre es nicht gegangen.

Und mehr noch: Aus der Verbindung von Feuer und Wasser entsteht Leben! Wenn wir oben den Feuermann als böse bezeichnet haben und die Regentrude als gut, so stimmt das nur begrenzt. Das Böse besteht eher darin, dass das Gleichgewicht gestört ist.

Wenn Maren den jungfräulichen Aspekt der Großen Mutter verkörpert und die Regentrude den der reifen Frau geht es nun mit dem Öffnen des Brunnens um die Alte und den Todesaspekt, der gleichzeitig Leben schenkt. Maren stürzt sich, anders als die Protagonistinnen in Frau Holle, nicht hinein sondern öffnet ihn lediglich.

Gerade hatte noch die Todesgöttin (die uns heim in die Nacht holt) die Herrschaft, jetzt verbinden sich die drei Aspekte wieder: Kore, Demeter und Persephone.

Zwei gefährliche Stellen gibt es noch, eine für Maren und eine für Andrees:

Die Regentrude fragt Maren nach ihrem Liebsten. Sie antwortet, das sei einfach nur irgendeiner aus dem Dorf. Sie wertet Andrees damit ab. Aber sie ist gerade nicht in der Menschenwelt, sondern in der Nähe des Ewig-Weiblichen.

Und Andrees, der nicht mit in den heiligen Bezirk der Regentrude gehen konnte, sondern schlafen musste, erblickt kurz die Regentrude und erliegt fast der Gefahr der Anima-Besessenheit. Natürlich ist die wieder erblühte Regentrude das Idealbild aller Frauen, aber dieses Idealbild gilt nicht in der Menschenwelt[27].·

Beide finden aber zurück zu der menschlichen Welt und den menschlichen Empfindungen. Und das ist gut so.

Der Rückweg gestaltet sich kürzer und erheblich leichter als der Hinweg – auch das kommt bekannt vor – und Maren weiß bald nicht mehr, ob sie nun den Gesang der Regentrude aus der Ferne vernimmt oder nur das Rauschen des niederfallenden Regens.

Das Paar findet sich auf dem Dorfbach wieder, die Wiesen von Marens Vater sind überflutet, das Heu schwimmt... *Lass nur, Maren, der Preis ist, denk ich, nicht zu hoch, und meine Felder tragen ja nun umso besser.*, beruhigt Andrees.

---

[27] Jeder Versuch, dieses Idealbild zu erreichen, muss scheitern, denn wir sind Menschen und als solche Unvollkommen. Siehe Paris und Helena und vor allem Faust und Helena im ersten und dritten Akt des "Faust".

Die beiden sind wieder inmitten der sykotischen Dorfgemeinschaft- aber es hat sich viel verändert. Der Wiesenbauer verzeiht der Tochter die Lüge, akzeptiert Andrees als Schwiegersohn und verschmerzt seinen Ernteverlust:

> *...so ist es am Ende doch so übel nicht, wenn Höhen und Tiefen beieinanderkommen...da wollen wir die Sache allfort in Richtigkeit bringen!*

Und als die beiden ein paar Wochen später heiraten, gehen Mutter Stine und der Wiesenbauer Hand in Hand hinter ihnen her. Eine Erinnerung an die Reise der beiden gibt es im Außen vor der Kirchentür (im inneren Erleben wird eine Erinnerung nicht nötig sein): ein weißes Wölkchen erscheint und ein paar leichte Regentropfen fallen in Marens Brautkranz. „Das bedeutet Glück!" rufen die Leute. Maren und Andrees wissen, dass es weit mehr ist als das. Und dann schweigt die Orgel und der Priester verrichtet sein Werk.

Es ist in der Tat der Hieros gamos, nicht nur die Hochzeit zwischen Maren und Andrees, sondern gleichzeitig die Hochzeit zwischen dem JUNGEN und dem MÄDCHEN, zwischen Wasser und Feuer, Yin und Jang, außen und innen, Animus und Anima, oben und unten. Die Kräfte sind im Gleichgewicht und der Widerspruch zwischen „Gut und Böse" ist aufgehoben.

Wo ist Undine? Sie scheint durch Marens Tiefenstrukturen zu schimmern. Vielleicht ist sie auch in den Wolken verborgen oder in der Tiefe des Brunnens, bei der Mutter, in der Heimat, irgendwo jenseits von Regentrude und Feuermann, Gut und Böse, männlich und weiblich... bis sie wieder Gestalt annimmt. Der die Erde befruchtende Regen tut ja ein maskulines Werk, wenngleich das Wasser weibliches Element ist.

Aus welchen Gründen auch immer etwas massiv ins Ungleichgewicht gerät: Nicht der Feuermann kann es ändern und nicht die Regentrude, nicht die Undine der Romantik und nicht Hans. Es liegt in der Verantwortung von Menschen wie Maren und Andrees, etwas dagegen zu unternehmen, in sich selbst, in den Beziehungen zu anderen Menschen und zu dem, was sie umgibt – mit Mut und Kraft, Verstand und Bauernschläue, Intuition und Phantasie, Vertrauen und auch Glück, allein und – wenn es ganz gut läuft – gemeinsam.

Homöopathisch...

Welches Mittels bedürfen Maren und Andrees? Bedürfen sie überhaupt eines Mittels? Wir denken, dass dem nicht so ist. Sie nehmen eine ganz normale und gute Entwicklung. Die Hauptrubrik, die man verwenden könnte, heißt „Mutig". Aber das ist nun ganz gewiss kein behandlungsbedürftiges Symptom.

Miasmatisch kann man dennoch nachdenken: Sehr wahrscheinlich geht es primär um die Tuberkulinie und von dort ausgehend um die Androhung, *heim in die Nacht* zu gehen bzw. geholt zu werden, was eine Regression in die Carcinosinie bedeuten würde. Die Begegnung mit der Regentrude kann man ebenfalls als tuberkulinisch begreifen, aber man könnte sie auch als syphilinisch ansehen. Der Schluss, die Eheschließung und die Rückkehr in die Dorfgemeinschaft, sollte als sykotisch angesehen werden. Und das ist gut so. Es ist an der Zeit hierfür, so wie es irgendwann auch an der Zeit sein mag, die Sykose zu verlassen und weiter zu gehen.

Eine Bemerkung möchte ich (Albin) noch machen:
Diese Zeilen

> *Nimm dich in acht,*
> *eh' du erwacht,*
> *holt dich die Mutter*
> *heim in die Nacht.*

haben in dem Kind, das sie las, Grauen ausgelöst. Ich habe sie mir auch, lange ohne Rekapitulation, über vielleicht 50 Jahre gemerkt. Das muss etwas bedeuten.

Die Mutter, die mich in die Welt gebracht hat, in das Licht, kann mich jederzeit – jedenfalls bevor ich erwacht bin – wieder zurückholen in die Nacht. Nyx ist das, die erste Göttin, noch unpersönlich, noch abstraktes Prinzip. Eros ist ihr Sohn, der erste persönliche Gott, das Erwachen des Menschen und der Welt. Um dieses Erwachen (man kann es als psorisch oder tuberkulinisch betrachten) geht es in der Geschichte von der Regentrude. Zwar ist vordergründig vom Schlafen und Erwachen der Regentrude die Rede, aber dem geht das Erwachen von Maren und Andrees parallel. Ein Erwachen zur Tuberkulinie, wie wir meinen. Mit der Tuberkulinie ist einerseits dieses Erwachen verknüpft, das jeder von uns kennt, der einmal 14 war, andererseits aber auch eine große Sehnsucht zurück in die Carcinosinie (in die Nacht), und als drittes ein großes Grauen vor beidem.

Eine letzte Bemerkung, eine kleine Geschichte, von der wir nicht mehr sagen können, woher sie stammt:

> Im Dorf hatte es lange nicht geregnet, die Ernte drohte auszufallen. Daher wurde nach dem Regenmacher gerufen.
> Als der Regenmacher ins Dorf kam, spürte er sofort, dass es ihm nicht gut ging, dass er nicht mehr im Gleichgewicht war. Er spürte auch soziale Unausgewogenheiten, die er nicht klar einordnen konnte.
> Er baute sich eine Hütte mitten im Dorf und versuchte nichts weiter, als sein inneres Gleichgewicht wieder herzustellen. Das gelang ihm.
> Gleichzeitig ereigneten sich zwei weitere Dinge: Der soziale Friede im Dorf kehrte zurück und es regnete.

Wir möchten jenen, die das lesen, eine Frage stellen: Hat der Regenmacher bewirkt, dass es regnet?[28]

---

[28] Man könnte diese Frage auch übertragen: "Hat der Homöopath und/oder sein Mittel oder die Intervention des Psychotherapeuten bewirkt, dass es dem Patienten besser geht?" und wenn ja, war es das ausschließlich?

Skelettfrau

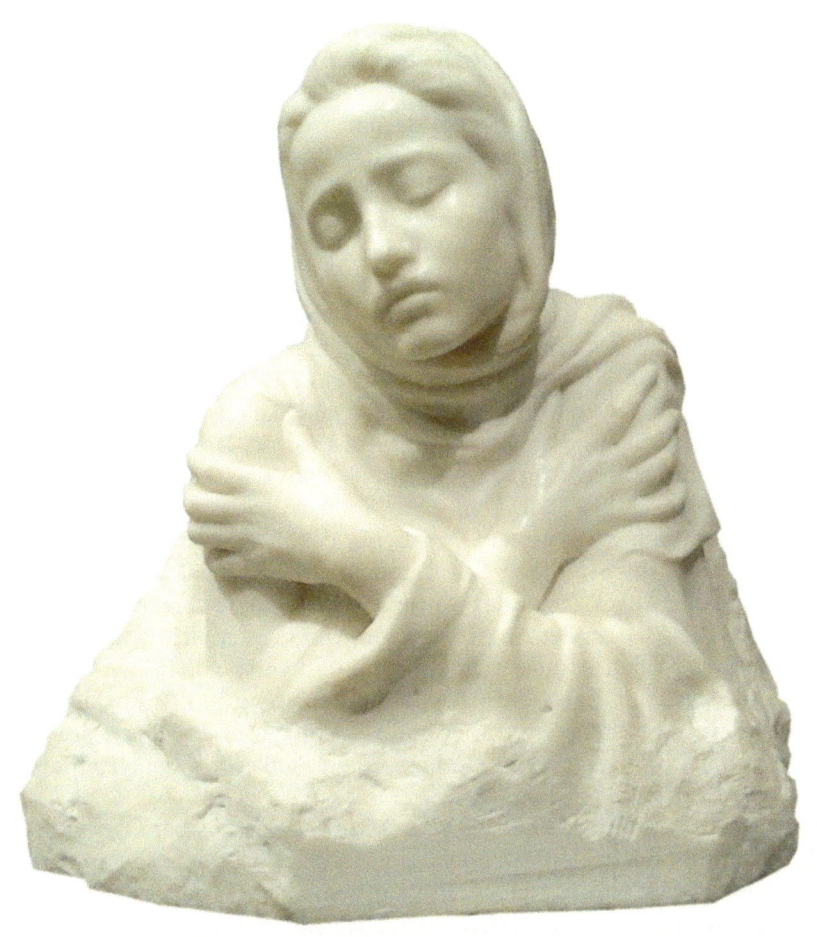

Im Märchen von der Skelettfrau, das ebenfalls von Clarissa Pinkola ESTES erzählt und interpretiert wird, geht es nicht um Undine an sich, aber um einen Aspekt, der ihre Tiefenstruktur prägt: die enge Verbindung zwischen Leben und Tod, das Zyklische ihres Wesens.

Es geht um Hans, der in dieser Geschichte lediglich als (zwar noch jugendlicher, aber nicht gespaltener) Hans beginnt, den „Eignungstest für Liebhaber" besteht und der Skelettfrau zum Seelenpartner wird, nachdem sie sich auf seinem Herzen ins Leben zurücktrommelt und er dadurch, dass er sich ihrer zyklischen Natur öffnet, selbst reift und Zugang zu seiner Seelenwelt bekommt. Es geht darum, was aus Undine und Hans gemeinsam werden kann, wenn es gut läuft. Es ist eine gruselig beginnende wunderbare Liebesgeschichte.

Sie spielt ebenfalls in einem Eskimovolk und beginnt mit dem physischen Tod eines Mädchens – in der Syphilinie.

Sie hatte gegen ein Gesetz verstoßen – keiner konnte sich mehr daran erinnern, welches es war – und der Vater hatte sie zur Strafe von einem Felsen hinab ins Eismeer gestoßen, sodass sie ertrunken war. Sie lag für lange Zeit am Meeresgrund, bis nur noch ihr Skelett übriggeblieben war, das von der Strömung um- und umgedreht wurde. Die Fischer und Jäger hielten sich der Bucht fern, weil es hieß, dass der Geist der Skelettfrau dort umginge.

Ein junger Fischer aus ferner Gegend, der davon nichts wusste, angelte in seinem Kajak in eben dieser Bucht und das Skelett des Mädchens verfing sich in seiner Angel. Als er das Gewicht spürte, freute er sich und glaubte, einen Riesenfisch an der Angel zu haben, von dem er sich lange ernähren könne. Das Skelett bäumte sich zwar auf und versuchte frei zu kommen, jedoch vergeblich. Es verstrickte sich unentrinnbar in der Angel, der Fischer zog es aus dem Meer empor und war entsetzt angesichts dessen, was er da sah. Er versetzte dem Gerippe einen Schlag mit dem Paddel und ruderte ans Ufer.

Voller Angst rannte er über Eis und Schnee, seine kostbare Angel in der Hand, an der die Skelettfrau noch immer hing, nicht ohne sich unterwegs ein paar Fische einzuverleiben, die auf dem Wege lagen. In seinem Iglu angekommen, sank der Fischer erleichtert und erschöpft auf sein Lager und dankte den Göttern im Glauben, dem Verderben noch einmal entronnen zu sein.

Als er jedoch seine Öllampe anzündete, stellte er entsetzt fest, dass gar nicht weit von ihm ein völlig durcheinandergeratener Knochenhaufen lag, verstrickt in eine Angelleine. Der Fischer wusste selbst nicht, was ihn dazu brachte, die Knochen zu entwirren und alles an die richtige Stelle zu bringen, die Einsamkeit in seinen langen Nächten oder dass das Gerippe im warmen Schein der Öllampe nicht mehr ganz so gruselig aussah – er tat es einfach und, mehr noch, er begann Mitleid dem Gerippe zu empfinden und kleidete es nach getaner Arbeit sogar noch in warme Felle. Danach schlief der Fischer erschöpft ein, und während er träumte, rann eine Träne über seine Wange. Als die Skelettfrau das bemerkte, kroch sie an seine Seite und trank die Träne. Und sie war für sie *wie ein Strom, der den Durst eines ganzen Lebens zu löschen vermag.*

Als ihr Durst gestillt war, ergriff sie das Herz des Mannes, trommelte mit ihren Knochenhänden darauf und sang ein Lied dazu: *Fleisch, Fleisch, Fleisch,...Haut, Haut, Haut...* Und je länger sie sang, desto mehr Fleisch und Haut legte sich auf ihre Knochen, bis ihr Körper warm und weich war und alles hatte, was er brauchte.

Als sie damit fertig war, sang sie die Kleider des Mannes von seinem Leib, kroch zu ihm unter die Decke, gab ihm die Trommel seines Herzens zurück und schmiegte sich an ihn, Haut an lebendige Haut. So erwachten die beiden, eng umschlungen.

Die Menschen sagten, dass die beiden von diesem Tage an nie Mangel leiden mussten, weil sie von den Freunden der Frau, den Geschöpfen des Meeres, ernährt und beschützt wurden.

Es ist schwierig, bei ihm eine Repertorisation vorzunehmen (bei der Skelettfrau ist es unmöglich), gerade weil es da eigentlich gar keine Symptome im Sinne von Krankheit gibt. Dieser junge Mann tut einfach das, was ihm richtig erscheint, ohne nachzudenken, ob das im gesellschaftlichen Sinne auch in Ordnung ist. Dennoch interessierte uns, in welche Richtung das geht, auch wenn er, wie wir uns sicher sind, gar kein Arzneimittel braucht. Also doch ein Versuch einer (sehr unvollkommenen) Repertorisation:

1	Gemüt - Abenteuerlustig	5
2	Gemüt - Beeindrucken, empfänglich für Eindrücke; leicht zu	54
3	Gemüt - Freiheit - tun, was er tun muß; bemerkenswerte Freiheit zu	7
4	Gemüt - Mitgefühl, Mitleid	98
5	Gemüt - Mutig	52
6	Gemüt - Verlangen, Wunsch nach - voller Verlangen	59
7	Gemüt - Weinen - unwillkürlich	50

	carc.	puls.	ign.	phos.	lach.	nat-m.	tub.	dulc.	op.	coff.
	6/10	5/11	5/9	5/7	5/5	4/8	4/8	4/5	4/5	4/4
1	1	-	-	-	-	-	2	-	-	-
2	3	3	1	1	1	2	3	1	-	1
3	-	-	-	-	-	-	-	-	1	-
4	3	1	2	3	1	2	-	1	-	1
5	1	2	2	1	1	-	2	2	2	-
6	1	2	1	1	1	1	1	1	1	1
7	1	3	3	1	1	3	-	-	1	1

Es überwiegen tuberkulinische Mittel, was uns zu passen scheint. Carcinosinum an der Spitze ist auch nachvollziehbar, obwohl wir lieber eines der tuberkulinischen Mittel wählen würden. Entscheiden können und müssen wir uns nicht. In die Praxis würde dieser Mann erst einmal gar nicht kommen, denn es geht ihm schließlich gut und ehrlich gesagt, wenn er doch käme, wären eher ein freundliches Schulterklopfen und ein Glückwunsch angezeigt als ein Arzneimittel.

Auf den ersten Blick haben die beiden, die da zueinanderfinden, recht unterschiedliche Voraussetzungen.
Ein wegen einer Gesetzesübertretung vom eigenen Vater mit dem Tode bestraftes und bis auf die Knochen reduziertes Mädchen (sogar die Bucht, in der es auf dem Meeresgrund treibt, wird von den einheimischen Fischern gemieden) verfängt sich in der Angelleine eines jungen Fischers aus einer fernen Gegend. Ihr Treiben als Skelett auf dem Grund des Meeres kann man als carcinosinisch nach einer zerstörerischen Syphilinie ansehen, er scheint mit Mut und tuberkulinischer Abenteuerfreude seine Heimat verlassen zu haben – mit dem Kajak über das Eismeer. Dazu passt, was wir zu Beginn der Geschichte erfahren: seine Freude über den vermeintlichen Riesenfisch an der Angel, der ihn schon eine Weile ernähren kann und für den er sicher auch bewundert wird. Es würde nicht verwundern, wenn er die Hoffnung hätte, als erfolgreicher junger Jäger ein schönes junges Mädchen zu gewinnen.
Es kommt anders. Er zieht das Skelett an Land und macht unmittelbar und auf erschreckende Weise Bekanntschaft mit dem Tod. Beides, das Reduziertsein bis auf die Knochen und die Krise, sei es nun eine persönliche Krankheit, die Krankheit anderer oder die Begegnung mit dem Tod

erinnern an schamanische Initiationen. Tod- und Wiedergeburtserfahrungen gelten unabdingbar für schamanische Meisterschaft, eine jähe Begegnung mit dem Tod kann nach Roger N. WALSH ("Der Geist des Schamanismus", Düsseldorf 2003) die Krise sein, die bis ins Mark erschüttert und alle bisherigen Überzeugungen in Frage stellt, ein Katalysator für die weitere Entwicklung, sei es nun im Innen oder im Außen.

Bei dem jungen Mann scheint beides zu passieren. Auf einer äußeren Reise ist er schon. Typisch wäre, wenn er eine Freundin suchte, um sexuelle Erfahrungen zu machen, vielleicht auch um eine innere Leere zu füllen; den idealen Partner, quasi als Ergänzung und Stütze seiner selbst, noch austauschbar...HANS-Verhalten eben, Undine-Verhalten gleichermaßen, typisch für die Tuberkulinie. Stattdessen hat er ein Gerippe an der Angel, das einen Undine-Aspekt verkörpert; vor dem er flieht und das er trotz seines Bemühens und aller Paddelschläge nicht loswerden kann.

C.P. ESTES spricht vom Archetypus von Leben-Tod-Leben-Natur, von den Kräften des ewigen Werdens, Vergehens und Neuwerdens, von einem Kreislauf, der auf allen Existenzebenen im physischen und psychischen Bereich zu beobachten sei und der Frauen allein durch ihren Zyklus und die Fähigkeit zu empfangen und zu gebären im Blut läge; von einer inneren Autorität, die Teil ihres Wesens sei.

Und in der Lebensauffassung der Eskimos haben nach Aenne SCHMÜCKER (Op.cit.) die Knochen eines Lebewesens, das, was zuletzt zerfällt, eine Verbindung zum Geist (so wie die Knochen der Syphilinie entsprechen und Mercurius, das zentrale Mittel der Syphilinie, dem Geist entspricht).

Einmal an Land gezogen nimmt die Skelettfrau mit den Fischen auf ihrem Weg zunächst erstmalig wieder materielle Nahrung auf. Das ist Progression, eine Aktivität, während sie noch passiv gezogen wird, ein Schritt auf dem Weg ins Leben, schon in der Oberwelt, während der Fischer noch glaubt, ihr entkommen zu sein.

Im Schutzraum seines Iglus passiert dann etwas Unerwartetes: beim warmen Licht der Öllampe überwindet der Fischer Abscheu und Angst und beginnt, den unsortierten Knochenhaufen zu ordnen.

Er muss, woher auch immer, ein Wissen darüber haben, wie es denn nun richtig ist. Und mehr noch: er beweist erneut Seelenstärke, er empfindet nämlich Mitleid und kleidet das zurechtgerückte Gerippe noch in warme Felle. Herzenswärme ist das, was diesmal nährt – und auch das Nähren aus dem Eigenen heraus ist ja zumindest auf der Körperebene etwas ursprünglich Weibliches. Der junge Fischer kann das und tut das. Das hat nichts mehr damit zu tun, in dem anderen lediglich ein Objekt zu sehen. Und vermutlich hat er keine Ahnung, was sein Tun letztendlich auslöst. Durch das Ordnen des Skeletts erfährt er so etwas wie eine Initiation in eine fundamentale Gesetzmäßigkeit des Lebens.

ER tut es – gewissermaßen mit einer „Ursubstanz" von ihr, ihren Knochen, oder – in der Lebensauffassung der Eskimos – eben mit dem, was unmittelbaren Bezug zu ihrem Geist hat.

In Gegenwart des Gerippes schläft er schließlich erschöpft ein und vergießt träumend eine Träne, die für die *Skelettfrau wie ein Strom ist, dessen Wasser den Durst eines ganzen Lebens* löscht. Sein Schlaf wird kaum der des Verdrängens und der Ablenkung zu sein, sondern vielleicht einer des Heilens, mit Sicherheit einer des Kraftschöpfens nach einer langwierigen, geduldigen und aufopferungsvollen Arbeit, im Vertrauen darauf, dass Dinge gut werden.

Die Träne des Fischers, die mit Sicherheit mit dem zu tun hat, was er beim Sortieren der Knochen erlebte, mit den Knochen und mit sich selbst, bringt die Skelettfrau weiter ins Leben. Dass er dem, was sie verkörpert, nahgekommen ist, mehr noch, dass er es wohl erkannt und verinnerlicht hat, ist erneut Nahrung, – das Wasser des Lebens – für die Skelettfrau, auch diesmal nicht auf der Körperebene; und es ist Nahrung für die Beziehung der beiden zueinander. Im Märchen haben Tränen die Fähigkeit, Blinde sehend zu machen (Rapunzel), sie stehen im Zusammenhang mit unbewussten Anteilen und symbolisieren deren Auftauchen und das Hervorbrechen eingefrorener Gefühle, dass das Leben im wahrsten Sinne des Wortes wieder in den Fluss kommt. Was auch immer in diesem Iglu in jedem der beiden passieren mag: durch ihre Progression und seine Regression im Schlaf scheinen sich ihre Rhythmen zu synchronisieren. Und dann trommelt sie singend auf sein Herz. SIE tut es, gewissermaßen mit einer „Ursubstanz" von ihm.

Dass rhythmische Stimulationen durch Gesang, Tanz oder eben Trommeln in veränderte Bewusstseinszustände führen können, weiß man seit langem und diese Techniken wurden und werden von Mystikern vieler Traditionen benutzt. Das Trommeln erinnert an den Herzschlag der Mutter, im Schamanismus ist es ein Mittel der Kommunikation mit den Göttern, im Krieg war es ein Mittel der Kommunikation zwischen Menschen. Genau darum geht es auch zwischen den beiden: Kontakt, Kommunikation (wenn auch noch nicht durch das gesprochene Wort) und, mehr noch, um Transformation.

Das Herz wird in alten indischen Weisheitslehren nicht als Zentrum des Organismus, sondern als Gefühlszentrum, sogar als „Mittelpunkt des Universums" betrachtet (Barbara G. WALKER), C. P. ESTES spricht von dem Herzen als *zentralem Motor der gesamten Psyche*, dem einzigem Organ, das *reine, unschuldige Wahrnehmungen und Gefühle hervorbringen* und darüber hinaus schöpferisch tätig werden und Dinge ins Leben rufen kann.

Und so singt die Skelettfrau und trommelt dabei auf sein Herz und holt sich damit selbst zurück ins Leben, bis ihr Körper warm und weich und mit allem versehen ist, was einen Frauenkörper ausmacht. Dann singt sie ihm die Kleider vom Leib, gibt ihm die Trommel seines Herzens zurück und schmiegt sich an ihn. Beide erwachen eng umschlungen und werden von den Geschöpfen des Meeres ernährt und beschützt.

Mag sein, dass sie tiefer tauchen kann als er, mag sein, dass sie sich deutlicher erinnert, mag sein, dass sie größere Zyklen kennt und durchlaufen hat. Das ist nicht wichtig.
Die Dualität und das Zyklische des Lebens mag ihm weniger vertraut sein als ihr. Auch das ist nicht wichtig.
Wichtig ist das gemeinsame Erwachen, wichtig sind Mitgefühl und Herzenswärme, wichtig ist, dass beide etwas zu verschenken haben, wichtig ist der gemeinsame schöpferische Weg, der beide gemeinsam über das jeweilige Ich hinauswachsen lässt.
Wenn sie da beide so liegen – es hat einen carcinosinischen Aspekt und auch einen syphilinischen – Haut an lebendiger Haut, beide beleibt und beseelt. Und es ist nicht wirklich klar, ob sie dem Menschlichen näher kommen oder dem Göttlichen.
Vielleicht ist auch das nicht so wichtig, weil die Grenzen verschwimmen oder sich gar auflösen, einfach so. So kann es gehen.

It simply takes two to tango.

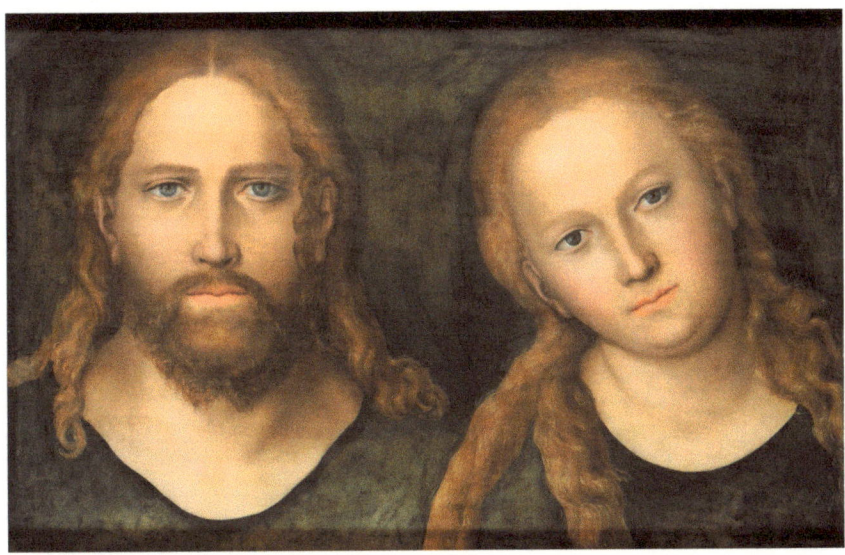

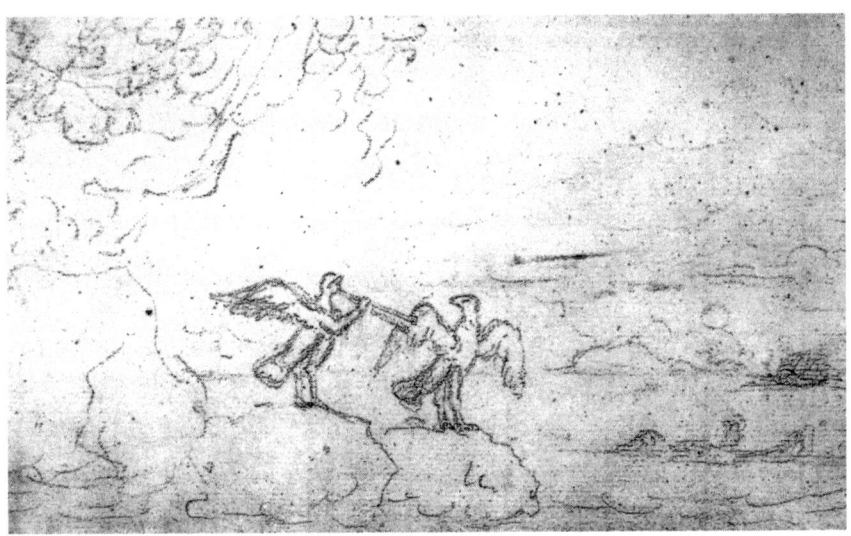

Im "Faust" treten keine Undinen auf. Dennoch passt manches vom Geschehen zu unserem Thema.

Dabei interessieren auf der einen Seite die Abenteuer zweier Personen (bzw. Wesen): Faust und Homunkulus. Andererseits wäre auch etwas zu sagen zum ausufernden Personal des Geschehens der "klassischen Walpurgisnacht", insbesondere weil sich darunter viele Wasserwesen befinden.

1) Faust

> *Wo ist sie?* 7056[29]

Am Ende des ersten Aktes fanden wir Faust bewusstlos vor, *von Helena paralysiert* (6569). Vorher war er durch den mutigen Gang zu den Müttern in die Lage gekommen, Paris und Helena auf unserer Welt zu repro-

---

[29] Benutzt wurde bei allen Zitaten die SCHÖNE-Ausgabe: Text-Band und Kommentar-Band, Frankfurt am Main 1999

duzieren. Er entbrannte in Begierde zu Helena, wurde aber dadurch, dass er sie berührte, bewusstlos.

Bewusstlos finden wir ihn auch am Beginn des zweiten Aktes. Erst als er – wie Homunkulus riet – den Fuß auf griechischen Boden setzt (zwecks des Besuches der klassichen Walpurgisnacht), erwacht er mit der Frage *Wo ist sie?* (noch einmal in 7070) auf den Lippen und macht sich sogleich auf die Suche nach dem Objekt seiner Begierde: Helena.

Homunkulus, der so viel weiß, kann Faust nicht den Weg weisen, sondern trägt ihm auf, er möge *von Flamm' zu Flamme spürend gehen* (7059), mit anderen Worten: sich durchfragen. Als erstes kommt er auf diesem Wege zu den Sphinxen, die ihm aber nicht weiterhelfen können, jedoch meinen, der Kentaure Chiron wäre dazu eventuell in der Lage. Wo er zu finden ist, wissen sie indes nicht (*der sprengt herum in dieser Geisternacht, 7200*).

Zu erwähnen ist an dieser Stelle, dass Faust hier schon einer großen Gefahr ausgesetzt ist: Parallel zu den Sphinxen, die ihn auf Chiron verweisen, bieten ihm auch die Sirenen die Offenbarung von Geheimnissen an:

> *Wie Ulyß bei uns verweilte,* 7203
> *Schmähend nicht vorübereilte,*
> *Wußt' er vieles zu erzählen;*
> *Würden alles dir vertrauen,*
> *Wolltest du zu unsern Gauen*
> *Dich ans grüne Meer verfügen.*

Tatsächlich hat Odysseus die Sirenen kennengelernt, wenn auch nur ihren Gesang – an den Mast gebunden, um ihnen nicht vollkommen zu verfallen. Auf den ersten Blick lügen also die Sirenen, wenn sie behaupten, Odysseus sei bei ihnen gewesen, habe ihnen Geheimnisse verraten und sei heil wieder von ihnen weggefahren. Immerhin könnte auch Odysseus, der Listenreiche lügen[30]. Keiner von uns war dabei.

GOETHE beschreibt hier eine ähnliche Ambivalenz, wie sie zu den Undinen besteht. Die (durchaus auch als sexuell zu begreifende) Verlockung ist groß. Sofern wir ihr nachgeben, kann zweierlei folgen: Die Erfüllung oder eine harte Strafe (in der Regel der Tod)[31].

---

[30] Und KAFKA sinniert sogar, die Sirenen hätten geschwiegen.

[31] Auf den ersten Blick scheinen die Sirenen völlig andere Wesen zu sein als die Undinen. Beide haben menschliche Attribute, die Sirenen sind aber zusätzlich Vögel und die Undinen zusätzlich Fische. Interessanterweise sind aber in der Rezeption irgendwann aus den Mensch-Vogel-Wesen Mensch-Fisch-Wesen geworden und man kann tatsäch-

Faust beschließt, dem Ratschlag der Spinxen zu folgen. Daraufhin kommt er zum Peneius, wo er auf Nymphen trifft, also auf Wesen, die mit den hier eigentlich im Zentrum des Interesses stehenden Undinen wiederum einiges gemeinsam haben. Eine wichtige Gemeinsamkeit ist abermals die Verlockung, der der müde Wanderer ausgesetzt ist:

> *Am besten geschäh' dir*   7263
> *Du legtest dich nieder,*
> *Erholtest im Kühlen*
> *Ermüdete Glieder,*
> *Genössest der immer*
> *Die meidenden Ruh'*
> *Wir säuseln, wir rieseln*
> *Wir flüstern dir zu.*

Eine Verlockung ist das fürwahr. Die Suche könnte ein Ende haben. Faust ist von der Szenerie auch durchaus angetan. Und sie löst etwas in ihm aus: In der offensichtlichen Regression fühlt er eine Reminiszenz:

> *So wunderbar bin ich durchdrungen*   7273
> *Sind's Träume, sind's Erinnerungen?*
> *Schon einmal warst du so beglückt.*

Wahrscheinlich geht es bei dieser unvollständigen Erinnerung um Gretchen/Margarete. Aktiviert wird ein Teil der Emotionen, nicht die Erinnerung an das äußere Geschehen. Es wird nicht das einzige Mal bleiben. Lethes Flut ist im Schenken von Vergessen nicht zu 100 % erfolgreich.
Aber die Betrachtung dieser Szene reicht Faust nicht, er will weiter gehen, möchte die Königin der Nymphen sehen. In diesem Moment denkt er nicht mehr an Helena, sein Streben geht in eine andere Richtung.
Es folgt die Schilderung einer Szene, in der eine Gruppe von Schwänen in Richtung der Königin drängt – einer allen voraus. Es ist klar, dass es sich hier um die Beschreibung der Zeugung von Helena handelt. Interessanterweise handelt es sich hier um eine inhaltliche Wiederholung, denn ab Vers 6903 hat Homunkulus bereits die Träume des bewusstlosen Faust gelesen und dort die Beschreibung eben dieser Szene gefunden.

---

lich diese Wandlung der Gestalt als eine Wurzel unserer Vorstellungen von den Undinen begreifen.

Raum- und Zeitstrukturen lösen sich offenbar auf (später wird gar der Mond im Zenit verharren)[32]. Wir könnten der Carcinosinie nahe sein, wo es diese Strukturen noch nicht oder nur in Ansätzen gibt.

Tatsächlich droht Faust zu versinken in dieser Idylle. Dieses Versinken können wir durchaus mit den Verlockungen der Undinen in Beziehung setzen. Vielleicht würden wir danach nie wieder etwas von ihm hören, wie es bei den jungen Männern, die von den Undinen ins Wasser gezogen werden, die Regel ist.

Aber die Struktur der Zeit setzt wieder ein: In der Form von Rhythmus, in der Form von *Schall von Pferdes Hufe* (7316). Chiron, der niemals Rastende, kommt.
Fausts regressive Tendenzen, die fast zu seiner Auflösung geführt hätten, sind schlagartig beendet. Er sitzt auf und lässt sich von Chiron führen. Das Ziel ist Manto, die uns GOETHE als Tochter Äskulaps vorstellt[33].
Manto lädt Faust in die Unterwelt ein, zu Persephone zu gehen, um von ihr Helena zu erbitten. Die tiefste Regression steht vor Faust: Der Weg in den Ais. Jene, die dort wohnen, sind nur noch Schatten ihrer selbst, sie haben ihre Persönlichkeit verloren. Stark muss man sein, um davor geschützt zu werden.
Von Faust hören wir im langen Rest des zweiten Aktes nichts mehr. Er wird erst im dritten Akt wieder auftreten und dann tatsächlich Helena begegnen.

Wie kann man das Geschehen um Faust im zweiten Akt homöopathisch-miasmatisch interpretieren?
Da sollte man wahrscheinlich schon etwas früher anfangen. Man könnte das Bestreben Fausts, Helena für sich zu gewinnen, als maßlose Selbstüberhebung bezeichnen und womöglich als syphilinisch sehen. Die Berührung macht ihn dann unbewusst - carcinosinisch. Er träumt auch einen Traum (jenen, den Homunkulus liest, den man als carcinosinisch bezeichnen kann: Die Vereinigung von "Oben" (Zeus) und "Unten" (Leda,

---

[32] Diese Auflösung ist für Goethes Zeit ungewöhnlich. Heute kennen wir das eher – etwa aus den Filmen von David LYNCH –, irgendwie befremdet es aber immer noch.
[33] In "Wirklichkeit" ist sie die Tochter des Sehers Teiresias. Vielleicht macht GOETHE sie deshalb zur Tochter Äskulaps, weil es hier um Heilung geht. Eine Heilung durch das Erlangen des Fehlenden wäre das. Helena ist es, die Faust fehlt, das ist klar. Aber nicht Helena als Objekt, sondern als Du. Und dort ist er psychisch einfach nicht. Er will Helena besitzen. Im dritten Akt wird das etwas anders, scheitert aber dennoch.

die Menschenwelt), wobei man beachten muss, dass diese Szene in einem Umfeld stattfindet, das man den Nymphen zugehörig betrachten kann. Das Erwachen in Griechenland wäre dann eine neue Psora.
Eine alternative Deutung halte ich für wahrscheinlicher: Sie beginnt noch etwas früher – mit Fausts Gang zu den Müttern, den man wahrscheinlich als carcinosinisch sehen sollte. Das Wiederauftauchen aus jenem tiefen Grunde wäre dann als psorisch zu begreifen, das Begehren von Helena als psorisch-tuberkulinisch. Er fleht zu den Müttern, sie mögen ihn gewähren lassen, aber sie tun das offensichtlich nicht und er wird wieder unbewusst: carcinosinisch. Von da an deckt sich diese Deutung mit der obigen.

In beiden Fällen ist Faust von Helena psorisch-tuberkulinisch "besessen" und macht sich auf die Suche nach ihr, auf eine Suche, die ihn bis zu Persephone führen wird. Diese Entscheidung, Mantos Ratschlag zu folgen und tatsächlich den Weg in den Ais zu wählen, scheint mir über die Tuberkulinie hinauszugehen und recht eindeutig von syphilinischer Natur zu sein.

Bei allen unterschiedlichen Interpretationsmöglichkeiten erscheint mir aber eines doch sehr sicher: Von der Sykose finden wir hier keine Spur. Die Sykose ist in der Gestalt von Wagner zu Hause geblieben, der nicht mitkommen durfte, obwohl er es war, der den Homunkulus schuf.

2) Homunkulus

Es wird ein Mensch gemacht. 6836

Ein Aspekt des Undinen-Themas ist – wie bereits bemerkt wurde – die Menschwerdung.
Homunkulus hat allerdings mit den Undinen manches gemeinsam, aber manches unterscheidet ihn auch. Er stellt eine merkwürdige Form der Menschwerdung dar: Homunkulus ist gemacht. Wagner, Fausts ehemaliger Famulus, ist jetzt der Laborleiter und er hat die Rezeptur gefunden, nach der *durch Mischung, denn auf Mischung kommt es an* (6850) ein Mensch erzeugt werden kann. Und das Projekt gelingt. Freilich gelingt es nicht durch die bloße alchimische Prozedur. Es bedarf auch noch eines anderen Einflusses, der an dieser Stelle von Mephistopheles ausgeht, wie Homunkulus erkennt:

Du aber Schalk, Herr Vetter, bist du hier? 6885
Im rechten Augenblick, ich danke dir.

Offenbar reicht die richtige Mischung nicht aus. Leben ist mehr als das[34]. Es braucht so etwas wie einen Geistfunken. Peter STEIN gestaltet das in seiner vollständigen Aufführung so, dass Mephistopheles kurz einen Finger an das alchimistische Gefäß legt.

Homunkulus ist wohl *ein artig Männlein* (6874), gleichwohl aber kein Mensch wie wir Menschen kennen. Er kann aus seiner Phiole nicht heraus. Und es scheint ihm noch mehr zu fehlen, wobei ich Schwierigkeiten habe zu formulieren, was das ist. Es wird aber im Text irgendwie deutlich werden.

> *Natürlichem genügt das Weltall kaum,*   6883
> *Was künstlich ist, verlangt geschloßnen Raum.*

Dieses Nicht-Heraus-Können verweist alchimisch auf den [35]Mercurius, das Geist-Prinzip. Mercurius ist der flüchtende Diener (Servus fugitivus) oder der flüchtende Hirsch (Cervus fugitivus), der, wenn das Werk gelingen soll, festgehalten werden muss.

Wer oder was ist also Homunkulus? Er ist zunächst ein Geistwesen, dem es an einem normalen menschlichen Körper mangelt. Die Kommunikation mit ihm funktioniert aber ohne Probleme, was bedeutet, dass er über die menschlichen Eigenschaften verfügen muss, die zur Kommunikation erforderlich sind – ganz basal wären das ein Wissen um sich selbst und darum, dass die anderen nicht gleich und nicht vollkommen fremd, sondern eben ähnlich sind. Eine gleiche (oder eine übersetzbare) Sprache wäre der gemeinsame Nenner mit den anderen.

Man sollte also schon von der Fähigkeit zur Kommunikation her annehmen, dass es sich um ein Individuum handelt[36]. Tatsächlich gebraucht er mehrfach das Wort "Ich", öfters als seine Gegenüber. Man müsste ihn also

---

[34] Friedrich WÖHLER glückte 1828 – also zu GOETHEs Lebzeiten – die Synthese von Harnstoff, der bisher nur als Produkt lebender Organismen bekannt war. Naturwissenschaftler dachten damals oft, durch diese Synthese sei die Sonderstellung des Lebendigen in der Natur widerlegt, indem es nun keinen stofflichen Unterschied mehr gebe (bzw. der Anfang dazu gemacht sei). Dass dem nicht so ist, wissen wir heute. Wenn Wagner dachte, es käme auf die richtige <u>Mischung</u> an, irrte er. Es geht um die <u>Organisation</u> des Ganzen, ob sie nun wie im "Faust" durch einen mephistophelischen "Geistfunken" zustande kommt oder ob es sich um Selbstorganisation handelt.
[35] Mercurius ist der römische Hermes und von Hermes kommt der Begriff des hermetischen Verschlossenseins. Mercurius ist schon als metallisches Quecksilber das Flüchtige, aber auch das Geistprinzip ist flüchtig (*man hört sein Brausen wohl...*).
[36] Damit korrigiere ich eine frühere Aussage in meinem Buch "Der reizende Teufel" Norderstedt 2008, S.335).

als Individuum ansehen. Er weiß auch vollkommen um seinen Zustand[37] und er würde sich zweifellos im Spiegel erkennen (wenn er denn überhaupt eine Gestalt hat). Psora also, ohne die Carcinosinie durchlaufen zu haben, was mir als schwer vorstellbar erscheint.

Andererseits verfügt Homunkulus über besondere Fähigkeiten. Er kann einen Traum von Faust lesen, er weiß, was in diesem Moment an anderen Orten dieser Welt geschieht.

Da sollten wir von Hellsichtigkeit[38] reden. Hellsichtigkeit ist etwas anderes als <u>Kommunikation</u>, auch wenn das Gesehene möglicherweise (nicht immer und nicht immer so wie es gesehen wurde) danach kommuniziert werden kann. Der Vorgang des Hellsehens erfordert <u>Kommunion</u> - mit anderen menschlichen oder nichtmenschlichen Wesen, mit der Natur, mit wem oder was auch immer. Wer sich als vollkommen getrennt von der Welt erlebt und wessen narzisstisches Ich der Welt gegenübersteht, wird sehr wahrscheinlich geringe Fähigkeiten zu dieser Kommunion haben. Wer hingegen noch teilweise in einem Zustand der Verschmelzung lebt, könnte solche Fähigkeiten in stärkerem Maße empfinden. Die Grenzen

---

[37] Es gibt dabei natürlich Ungereimtheiten. Er erkennt sein *Väterchen* (6880) Wagner und seinen *Vetter* (6885) Mephistopheles sofort. Woher kann er dieses Wissen haben, wenn er plötzlich als bewusstes Wesen aus unbelebter Materie entstanden ist. Oder gab es doch im alchimischen Feuer so etwas wie ein Proto-Bewusstsein? Eine schlafende Seele? Wird diese schlafende Seele durch das Hinzukommen des Geistes geweckt? Die Konstruktion des Panpsychismus ließe das zu, würde auch bedeuten, dass man womöglich doch im Vorfeld so etwas wie eine Carcinosinie – ein Schlafen im Stein – vermuten könnte.

[38] Es muss betont werden, dass ich hier nicht Stellung beziehe zu der Frage, ob es so etwas wie Hellsichtigkeit wirklich gibt (in einem "objektiven" Sinne – welche Formulierung in diesem Zusammenhang jedoch als merkwürdig unpassend erscheint). Sollte es sie geben, müsste sie aber notwendigerweise mit der Durchlässigkeit der Grenzen des Individuums zu tun haben. Sollte es sie nicht geben, ließen sich die entsprechenden Phänomene als Wahnideen begreifen. Letzteres wäre sehr wahrscheinlich durch eine schwache Ich-Struktur bedingt, in der das Ich seine Abgrenzungsfunktion nicht erfüllen kann und dadurch von unbewussten Inhalten und/oder von der Welt überflutet wird. Die Durchlässigkeit der Grenzen (und das Ich ist ein Organ der Grenze) muss aber nicht bedeuten, dass das Ich schwach ist, sondern dass es manchmal auch Dinge geschehen lassen kann – auf dem Wege zum Selbst.
Zu erwähnen ist noch, dass GOETHE selbst von dieser Hellsichtigkeit des Homunkulus geschrieben hat:
... dass in ihm ein allgemeiner historischer Weltkalender enthalten sei, er wisse nämlich in jedem Augenblick anzugeben, was seit Adams Bildung bei gleicher Sonn-Mond-, Erd- und Planetendarstellung unter Menschen vorgegangen sei. (TRUNZ:, Goethe. Faust, München 2002, S.446) Wenn wir unter Hellsehen gemeinhin so etwas wie eine außersinnliche Wahrnehmung verstehen, so scheint es sich bei der GOETHEschen Beschreibung eher um so etwas wie einen rückwärts gerichteten LAPLACEschen Dämon zu handeln.

eines Menschen, der solche Phänomene erlebt oder produziert, <u>müssen</u> durchlässig sein[39].

Daher würde ich vermuten, dass es solche Phänomene vor allem in der Carcinosinie gibt (bzw. dass sie dort ihre Wurzel haben). Und in der Tat habe ich Hellsichtigkeit und ähnliche Phänomene (bzw. entsprechende Wahnideen) insbesondere bei Personen mit einer starken carcinosinischen Komponente erlebt[40].

Gibt es noch ein Miasma, in dem wir hellsichtige Phänomene ansiedeln könnten? Ich denke, dass die Tuberkulinie mit ihren starken Verbindungen zur Carcinosinie[41] hier in Frage kommt. Einige der schon genannten Mittel mit Hellsichtigkeit kann man durchaus auch der Tuberkulinie zuordnen, so etwa Anhalonium, Cannabis indica und partiell auch Stramonium [42]. Hinzu kommen hier noch nicht genannte Mittel wie Medorrhinum, Nux moschata und Phosphor (um nur einige und höhergradige zu nennen).

Warum könnte es in der Tuberkulinie ebenfalls Hellsichtigkeit geben? Wir beginnen in der Tuberkulinie, unseren psorischen Narzissmus aufzugeben und andere ein Stück weit in unsere Nähe und in unsere äußeren Sphären hinein zu lassen. Das heißt nichts anderes, als dass Grenzen durchlässig werden, was Einfühlung in den jeweils anderen möglich macht.

Umgekehrt ist natürlich die Tuberkulinie auch das Thema jener, denen es nicht gelingt, etwas durchlässiger zu werden – etwa Natrium muriaticum, wo eine große Angst vor möglichen Verletzungen besteht und die Grenze u.a. mit dem Abwehrmittel der Rationalisierung gesichert wird. Rationalisierung ist eine schlechte Voraussetzung für Hellsichtigkeit.

Auf der anderen Seite stehen dann zu weite Öffnungen der Grenze, die einen ungesteuerten Einbruch der Welt in die eigene Psyche zur Folge haben können (wie etwa bei den Nachtschattengewächsen). Hieraus

---

[39] Vier der acht Mittel in der Rubrik "*Verschmelzung mit der Umgebung*" finden sich auch in der Rubrik "*Hellsehen*": Anhalonium, Cannabis indica, Carcinosinum und Stramonium.

[40] Ich denke, dass so etwas wie eine dissoziative Störung zur Erklärung von solchen Phänomenen herangezogen werden kann (wobei man das nicht unbedingt nur als psychische Störung betrachten muss, sondern auch von einer besonderen Fähigkeit reden könnte). Meines Erachtens haben viele (wenn nicht die meisten) dissoziativen Störungen ihre Wurzel in dem Entwicklungsstadium, das wir im homöopathischen Zusammenhang als Carcinosinie bezeichnen.

[41] Die Tuberkulinie ist unter anderem charakterisiert von einer starken Sehnsucht nach einem Ort und einer Zeit, wo und wann alles in Ordnung war – und von der aktiven Suche danach. Das kann man durchaus als Sehnsucht nach der Carcinosinie bezeichnen.

[42] M.E. bewegen sich die meisten Nachtschattengewächse psychisch zwischen Tuberkulinie und Syphilinie.

ergibt sich dann oft eine direkte Linie zu den zerstörerischen Aspekten der Syphilinie.

Ja, ich denke, dass man diese Hellsichtigkeit von Homunkulus auch der Tuberkulinie zuordnen könnte, wenngleich mir eine Tuberkulinie ohne die Verbindung zur Carcinosinie recht merkwürdig erscheint.

Und die dritte Möglichkeit wäre die Syphilinie. In der Syphilinie gibt es zwei Wege: Entweder der narzisstische Egoismus wird auf die Spitze getrieben, was zu bösartigen und zerstörerischen Aktionen führen wird, oder aber das Ich ist nicht mehr ausschließlicher Identifikationspunkt, sondern erweitert sich zum Selbst. Das Selbst ist aber nicht mehr unbedingt an die persönlichen und Körpergrenzen gebunden, so dass dort schließlich auch wieder so etwas wie Hellsichtigkeit möglich sein könnte.

Genug aber vom Thema des Hellsehens und verwandter Begriffe. Wohlgemerkt wiederhole ich hier, dass ich die Frage, ob es so etwas wie Hellsichtigkeit tatsächlich "gibt", nicht beantworte, denn das kann ich nicht.

Die Frage, wo wir Homunkulus an dieser Stelle miasmatisch einordnen könnten, ist noch unbeantwortet.

Ausschließen können wir die Sykose, schon allein durch die Abfuhr, die Homunkulus seinem "Schöpfer" Wagner erteilt[43]:

> *Du bleibst zu Hause Wichtigstes zu tun.* 6988
> *Entfalte du die alten Pergamente,*
> *Nach Vorschrift sammle Lebens-Elemente*
> *...*
> *Solch einen Lohn verdient ein solches Streben:* 6996
> *Gold, Ehre, Ruhm, gesundes langes Leben*
> *Und Wissenschaft und Tugend – auch vielleicht.*

Mir scheint auch, dass es wenig Anhaltspunkte für eine ausgeprägte syphilinische Seite gibt (jedenfalls bis zu dieser Stelle). Die Carcinosinie habe ich schon weitgehend ausgeschlossen. Es bleiben also die Psora (die mir im Falle von Homunkulus eher sulphurisch-narzisstisch geprägt erscheint) und die Tuberkulinie. Ich denke, dass beide Miasmen in etwa zu gleichen Teilen vertreten sind. Jedenfalls bis zu dieser Stelle.

---

[43] In Wagner realisiert sich noch in anderer Weise die Sykose: Während Fausts Streben nach dem <u>Höchsten</u> ging, bescheidet sich Wagner mit dem <u>Machbaren</u> (obwohl diese Machbarkeit ohne Hilfe in Bezug auf Homunkulus in Frage steht). siehe ELENDT: "Der reizende Teufel", Norderstedt 2008).

Begeben wir uns wieder zur Handlung:

Homunkulus schlägt vor, sich mit Faust und Mephistopheles auf die Reise zur klassischen Walpurgisnacht zu begeben.
Man kann über die Beweggründe hierüber nachdenken.

Erstens gab es zur Goethezeit ein Bestreben unter der Mittel- und Oberschicht von Intellektuellen, die antiken Stätten aufzusuchen. Graecophilie ist ein ausgesprochenes Kennzeichen des romantischen Geistes (es kann auch Italien sein – wie bei GOETHE, der sich allerdings kaum als Romantiker bezeichnen würde – oder das christliche Mittelalter – wie bei NOVALIS[44]). In jedem Falle handelt es sich aber um eine Sehnsucht zurück in ein Goldenes Zeitalter, an einen Ort und in eine Zeit, an dem und in der alles in Ordnung war. Zeitgeschichtlich kann man diese Rückwärtswendung der Romantik durchaus mit der Tuberkulinie in Zusammenhang bringen. Indem Homunkulus ebenfalls bestrebt ist, nach Griechenland zu reisen, bestätigt das die hier schon vorgeschlagene Hypothese, es handele sich bei Homunkulus um die Tuberkulinie.

Zweitens wird uns Homunkulus als nach Tätigkeit strebend vorgestellt:

> *Dieweil ich bin, muß ich auch tätig sein.*   6888
> *Ich möchte mich sogleich zur Arbeit schürzen,*
> *Du bist gewandt, die Wege mir zu kürzen.*

(letzterer Vers an Mephistopheles)

Speziell kann man bei diesem Verlangen nach Aktivität auch von dem Verlangen nach Reisen sprechen. Die beiden Hauptmittel Tuberkulinum und Calcium phosphoricum sollten beide als vordergründig tuberkulinisch angesehen werden. Daneben gibt es aber auch unter anderem Carcinosinum, Phosphorus und Mercurius in der Rubrik, also neben der Tuberkulinie auch die Carcinosinie und die Syphilinie. Von Sykose ist nicht viel zu sehen.

Drittens ist sein eigentliches Bestreben eindeutig:
Er hat das Gefühl, dass er irgendwie unvollständig ist und er möchte vollständig werden. Woher er die Vorstellung hat, das könne ihm in Griechenland zur klassichen Walpurgisnacht geschehen, erschließt sich mir

---

[44] In seinem in meinen Augen unsäglichen Essay "Die Christenheit oder Europa"

nicht. Aber suchen muss er wohl nach einer Lösung, auch wenn es egal sein sollte, wo er beginnt.

Es erhebt sich hier die Frage, was es denn ist, was ihm fehlt. Ein menschlicher Körper fehlt ihm, das ist klar. Aber ist es womöglich noch mehr? Einer Antwort auf diese Frage möchte ich mich später annähern.

Viertens geht es ihm auch um Faust (sein Kommentar: *Bedeutend!* – 6904). Er ahnt, dass dieser dort genesen kann – wenngleich er zwischendurch meint, sich lieber des Faust entledigen zu wollen (Nun fort mit ihm – 6936).

Fünftens erschein es mir, als wolle er mit diesem Besuch seinen Vetter Mephistopheles ein wenig foppen. Dieser ist auch erst zur Reise bereit, nachdem ihm Homunkulus die Begegnung mit den thessalischen Hexen in Aussicht gestellt hat. Und Mephistopheles wird ziemlich gefoppt in Griechenland (was allerdings hier nicht unser Thema ist).

Homunkulus in der klassischen Walpurgisnacht – Anaxagoras und Thales

Faust, Mephistopheles und Homunkulus erleben alle drei ihr eigenes Abenteuer. Einmal begegnen sich aber nach der Trennung Homunkulus und Mephistopheles noch:

MEPHISTOPHELES
Wohin des Wegs, du Kleingeselle?   7829

HOMUNKULUS
Ich schwebe so von Stell' zu Stelle
Und möchte gern im besten Sinn entstehn,
Voll Ungeduld mein Glas entzwei zu schlagen;
Allein was ich bisher gesehn
Hinein da möcht' ich mich nicht wagen.
Nur, um dirs im Vertraun zu sagen:
Zwei Philosophen bin ich auf der Spur,
Ich horchte zu, es hieß: Natur! Natur!
Von diesen will ich mich nicht trennen,
Sie müssen doch das irdische Wesen kennen;
Und ich erfahre wohl am Ende
Wohin ich mich am allerklügsten wende.

Homunkulus formuliert hier sehr klar sein eigenes Anliegen. Er möchte *entstehn*, ein ganzer Mensch werden. Dieses Anliegen hat GOETHEs Homunkulus mit ANDERSENs kleiner Meerjungfrau gemeinsam, auch wenn die Ausgangsverfassung beider unterschiedlich sein mag. Bevor es mit den beiden Naturphilosophen weitergeht, gibt Mephistopheles dem Homunkulus noch einen Rat mit:

> *Wenn du nicht irrst, kommst du nicht zu Verstand!*   7847
> *Willst Du entstehn, entsteh' auf eigne Hand!*

Homunkulus befolgt diesen Rat nicht, sondern sucht sich Hilfe. Könnte es sein, dass er über diese eigne Hand gar nicht verfügt? Dass es das ist, was ihm fehlt? Dann wäre möglicherweise die fatale Situation vorhanden, dass das, was ihm fehlt, genau das ist, was er sucht, was er aber braucht, um es zu erlangen. Ich kann nicht wirklich formulieren, was das ist. Individualität, ein Ich, habe ich ihm ja schon unterstellt. Ist das aber womöglich ein Ich ohne dahinter stehendes und dieses Ich stützendes Selbst?
Die Naturphilosophen, denen er begegnet, sind Anaxagoras und Thales. Und sie sind im Streit (Naturphilosophen sind wahrscheinlich immer im Streit, so wie auch Naturwissenschaftler[45]). Homunkulus sagt zu ihnen:

> *Lasst mich an eurer Seite gehn*   7857
> *Mich selbst gelüstet's zu entsteh'n*

Um das Entstehen geht es diesen Philosophen auch, aber auf andere Weise. Während Homunkulus persönlich vollständig werden will, denken die Philosphen über die ganz großen Fragen nach, nach dem Ursprung von ALLEM. In der Tat sieht THALES (sofern man den Zitaten glaubt, denn er selbst hat keine Schriften hinterlassen) das Wasser als den Ursprung von allem an. Für GOETHE ist hingegen ANAXAGORAS der Vertreter des Feuers als Ursprung[46]. Das Streitgespräch zwischen den beiden will ich nicht näher beleuchten, es scheint aber so zu sein, dass es die große Frage des Homunkulus nicht wirklich beantwortet.

---

[45] Im Falle der Naturwissenschaftler zweifle ich gelegentlich an deren Streitfähigkeit. Es gibt ja mittlerweile Bestrebungen zu einer Art von Scientokratie, in der die Mehrheitsmeinung als Wahrheit deklariert wird. Opfer davon ist gegenwärtig auch die Homöopathie.

[46] Das ist möglicherweise so nicht ganz richtig. Zwar sah ANAXAGORAS die Sonne als glühenden Stein an, und unterstellte ihr jedoch meines Wissens, dass sie (bzw. das Feuer) der Urgrund von allem sei. Vielmehr geht es in seiner Auffassung vom Entstehen um die Entmischung des Amorphen, wodurch es Form gewinnt und unterscheidbar wird. Gleichwohl hat Goethe die beiden Philosophen in den Streit um Neptunismus und Vulkanismus verwickelt (wobei GOETHE selbst ein Vertreter des Neptunismus war – er meinte, der Granit sei ein Sedimentgestein).

Das alles hat auch zu tun mit den Prinzipien von Evolution und Revolution (Wasser und Feuer), wobei Goethe immer der Befürworter von Evolution war. Wenn ANAXAGORAS den Homunkulus zum König des "revolutionär-vulkanistisch" entstandenen Pygmäen-Reiches machen will (SCHÖNE, Kommentarband, S. 557) und Homunkulus dieses Angebot ausschlägt, so hat er sich an dieser Stelle für Thales entschieden, dem er auch weiter folgt.

Auch Thales kann ihm nicht weiterhelfen, aber er bringt ihn an die Felsbuchten des ägäischen Meeres, wo ein gewaltiges Meeresfest gefeiert wird.

Homunkulus in der klassischen Walpurgisnacht – Das Meeresfest an den Felsbuchten des ägäischen Meeres

Bevor auf die Handlung und ihre homöopathisch-psychodynamische Deutung eingegangen werden kann, muss eine kurze Zusammenfassung der wichtigsten auftretenden Wesen vorangeschickt werden.

Schon vor dem Eintreffen von Homunkulus und Thales treten die Sirenen sowie die Nereiden/Tritonen auf.

Sirenen: Sie sind aus der Odyssee bekannt. Es sind jene Wesen, die den Seefahrer mit ihrem betörenden Gesang locken und dadurch zu Tode bringen (auf welche Weise das geschieht, ist nicht ganz eindeutig). Diese Fähigkeit zur Verführung macht sie durchaus den Undinen ähnlich, obwohl sie eigentlich keine Wasserwesen sind, sondern eher am Ufer des Meeres leben (in der Odyssee auf einer Insel). Aber ursprünglich sind sie Vogelfrauen. Dass Goethe eben das meinte, zeigt die oben abgedruckte Bühnenskizze von seiner Hand. Interessanterweise haben sie sich irgendwann im Mittelalter teilweise in Fischfrauen verwandelt, was sie den Undinen noch ähnlicher macht. Mehr noch: Die Sirenen scheinen eine Quelle für die zentraleuropäischen Undinen-Vorstellung gewesen zu sein. Haben sie in 7203 (oben bereits zitiert) wahrscheinlich versucht, Faust durch die in Aussicht gestellte Enthüllung von Geheimnissen zu verführen, scheinen sie in dieser Situation an den Felsbuchten des ägäischen Meeres nicht mehr so gefährlich zu sein. Sie distanzieren sich sogar von den thessalischen Hexen, die in der Lage sind, den Mond auf die Erde zu ziehen. Die Sirenen rufen lieber Luna an:

Schöne Luna, sei uns gnädig![47]   8043

---

[47] Das erinnert im Voraus natürlich an Vers 12102f:
Jungfrau, Mutter, Königin,
Göttin bleibe gnädig

Zu bemerken ist an dieser Stelle, dass der Mond während der Szene im Zenit verweilt, ein Hinweis auf die Zeitlosigkeit des Geschehens.

Die Nereiden

Sie sind die Töchter des Meergottes Nereus und der Okeanide Doris, 50 an der Zahl (es gibt auch anderslautende Zählungen). Sie sind nun in der Tat Meerwesen – wenn auch ohne Fischschwanz). Von ihnen ist jedoch meines Wissens nicht bekannt, dass sie mit Verführungskünsten menschliche Männer ins Verderben führen, vielmehr retten sie den Seeman aus dem Schiffbruch (während sich die Sirenen am mit dem Schiff untergegangenen Gut erfreuen (8055)).

GOETHE unterscheidet die Kinder von Doris und Nereus in die Doriden (also die Kinder von Doris) und die Nereiden (die Kinder von Nereus) – eine als merkwürdig auzusehende Unterteilung, die sonst nicht gebräuchlich ist.

Die Doriden scheinen unserem Thema, den Undinen noch näher zu sein. Ab 8395 bitten sie ihren Vater Nereus, die Knaben, die sie gerettet haben, behalten zu dürfen, was Nereus nicht gestattet. Darüber sind die Doriden, aber auch die geretteten Jünglinge betrübt[48].

Galatea

ist die liebste Tochter von Nereus. Sie nähert sich auf einem Muschelwagen und sie hat eine zentrale Bedeutung im folgenden Geschehen.

Nereus

ist ein Meergott, der die Gabe der Prophetie hat. Wegen dieser Gabe ist er auf die Menschen nicht gut zu sprechen, da er ihnen gern riet, sie seinen Rat aber oft nicht beachteten (Paris und Odysseus werden als Beispiele genannt) und dadurch Unheil anrichteten oder erlitten.

Proteus

Ist auch ein Meergott, der ebenfalls über die Gabe der Prophetie verfügt, der aber gar nicht gern über das, was er sieht, spricht. Um sich den Fragen nach der Zukunft zu entziehen, hat er außerdem die Gabe der Gestaltwandlung entwickelt. Bei GOETHE ist es allerdings so, dass Proteus dem

---

[48] Man muss sagen, dass das der sonstigen Undinen-Literatur nicht widerspricht. Entweder die ins Wasser gezogenen Jünglinge sind einfach ertrunken, weshalb wir nichts weiter von ihnen gehört haben oder sie leben an der Seite der Undinen und wir hören deshalb nicht mehr von ihnen, weil sie es noch nie so gut hatten (8422)

Homunkulus den entscheidenden Rat gibt (*Im weiten Meere mußt du anbeginnen*, 8260).

Die Tritonen

sind ebenfalls Meereswesen und stammen von dem Meergott Triton ab. Sie sind wahrscheinlich als männlich zu denken. Von der Gestalt her ähneln sie unseren Undinen, denn sie haben einen Fisch- (oder Delphin-) schwanz. Sie treten bei GOETHE zusammen mit den Nereiden auf.

Die Telchinen von Rhodos

Das sind keine Meerwesen, sondern Schmiede. Sie haben den Dreizack des Poseidon/Neptun geschmiedet. Sie werden von den Sirenen als dem Sonnengott Helios geweiht bezeichnet (3285). Sie selbst scheinen aber eher dem Mond zugewandt zu sein und ihn (sie, Luna) zu verehren (3289). Sie werden aber auch als Söhne des Meeres bezeichnet. Das mag sein, aber ihre Tätigkeit führen sie auf dem Land aus. Sie sind es auch, die die ersten Götterbilder in Menschengestalt fertigten (8301).

Zu den **Kabiren** wird gleich etwas gesagt werden.

Zunächst aber zu dem, was passiert.

Mich verwundert etwas, dass hier sozusagen die B-Auswahl der Götter auftritt. Statt Poseidon kommen Nereus und Proteus, statt Aphrodite kommt Galatea.

KERÉNYI [49] interpretiert das so, dass es sich hier eben nicht um die Antike handelt, sondern (mit dem historischen Faust) um das Mittelalter, so dass eher die nächste Generation der Götter auftreten sollte. Das mag sein, aber es erklärt nicht das Auftreten der sehr alten chthonischen Gottheiten der Kabiren.

Allerdings sprechen diese nicht selbst, sondern sie werden einfach nur herangeschafft, sind also irgendwie instrumentalisiert.

Der Grund hierfür ist ein Streit zwischen den Sirenen und den Nereiden. Die Sirenen – Vogel-Mensch-Wesen und als solche von unserer Welt nach "oben" orientiert – betrachten die Nereiden als bloße (minderwertige) Fische und fordern sie heraus, zu beweisen, dass sie mehr sind. Wir haben also hier alle drei Welten vertreten in Wesen, die in (mindestens) jeweils

---

[49] Karl Kerényi: "Das ägäische Fest; Erläuterungen zur Szene 'Felsbuchten des Ägäischen Meers' in Goethes Faust II, Wiesbaden 1950

zweien davon zu Hause sind. Das hat viel mit unserer Untersuchung über die Wasserwesen zu tun.

Als Beweis dafür, dass sie mehr sind als Fische, ziehen die Nereiden und Tritonen nach Samothrake und bringen von dort die Kabiren, jene rätselhaften Gottheiten, die jedoch nichts tun, einfach nur da sind. Gebracht werden sie *auf Chelonen's Riesen-Schilde*, dem Panzer einer mythischen Schildkröte.

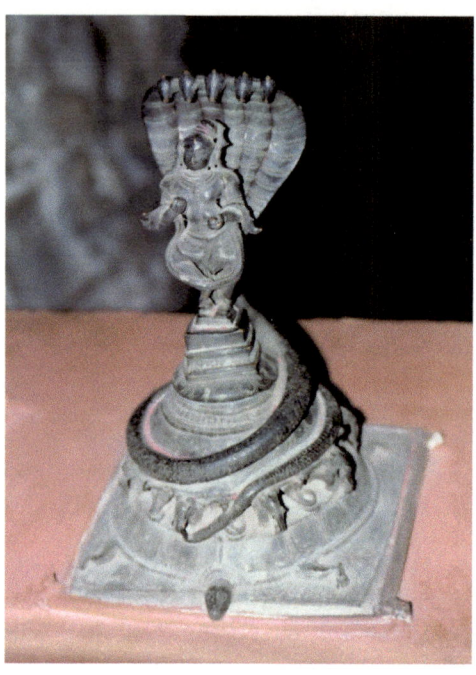

Die Schildkröte symbolisiert im Hinduismus den tiefsten Grund der Welt (und wird als Symbol für Vishnu gesehen [50]). Im Museum von Madurai findet sich eine Darstellung des Schichtenaufbaus der Welt. Ganz unten befindet sich eine Schildkröte, die eine Anzahl von Elefanten trägt, auf denen schließlich unsere Welt ruht. Über dieser Welt gibt es noch geistige Wesen. Ein Wesen gibt es, welches sich durch alle Welten bewegen kann: Die Schlange. Wenn man genau hinsieht, scheint es aber so zu sein, dass die unterste Stufe, die der Schildkröte, auch von der Schlange nicht mehr berührt wird. Handelt es sich hier um eine sehr tiefe Ebene des Seins, die selbst von der Welten verbindenden Schlange nicht mehr erreicht wird?

In einem ebenfalls hinduistischen Mythos ruht der Weltenberg auf dem Rücken der Schildkröte und ist umgeben vom Milchozean. Dämonen und Götter drehen mit Hilfe einer um ihn gewickelten Schlange den Weltenberg und buttern so den Milchozean, was zum Aufsteigen der 12 Köstlichkeiten (aber auch der Gifte) führt.

---

[50] RONNBERG, A., MARTIN, K: "Buch der Symbole", Köln 2011

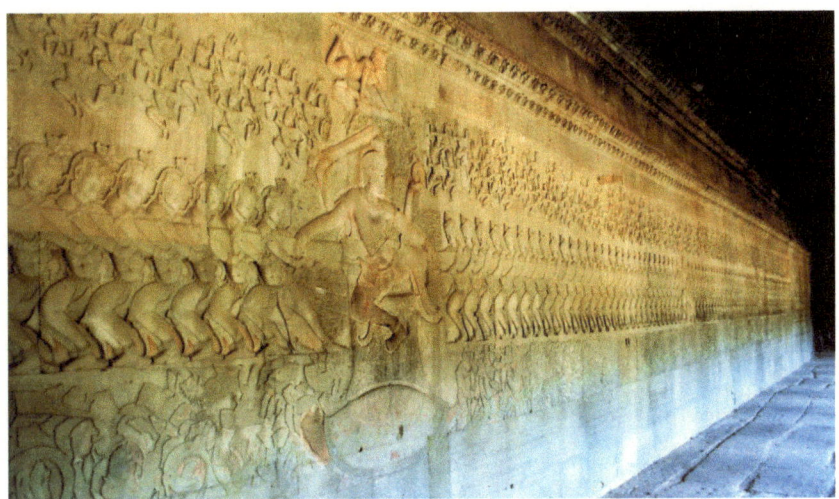

Wenn man den Milchozean von der Symbolik her vielleicht noch mit der Carcinosinie in Verbindung bringen kann, liegt die Sphäre der Schildkröte so weit unter den menschlich fassbaren Gegebenheiten, dass eine solche Zuordnung innerhalb unseres bescheidenen Systems nicht mehr möglich ist.

Auf dem Panzer einer Schildkröte[51] (dieser Schildkröte?) bringen die Nereiden und Tritonen die Kabiren von Samothrake. Das könnte ein Zeichen dafür sein, dass die Kabiren der Sphäre der Schildkröte zugehören oder ihr doch nahe stehen und dass auch die Nereiden und Tritonen einen Zugriff hierhin haben. Also sind letztere wirklich *mehr als Fische* (wie die Undinen).

In einer Darstellung vom Quirlen des Milchozeans schwimmen in demselben Fische und andere Wasserwesen (obwohl die Welt als solche noch gar nicht existiert). Diese sind dem Grund, wie er durch die Schildkröte gebildet wird, näher als der Weltenberg, näher als die Götter und Dämonen.

Wer oder was sind aber die Kabiren, die in der hier besprochenen Szene zwar vorhanden sind, aber nicht wirklich am Geschehen teilnehmen?

---

[51] Der eigentliche Mythos um Chelone ist jener, dass Chelone der Hochzeit von Zeus und Hera fernblieb und zur Strafe in eine Schildkröte verwandelt wurde. Zum Geschehen um die Kabiren passt dieser Mythos allerdings nicht so recht.

Diese scheinbare Teilnahmslosigkeit bedeutet übrigens nicht, dass sie nicht durch ihre bloße Anwesenheit Einfluss nehmen, so wie etwa Mephistopheles durch seine bloße Anwesenheit das Entstehen des Homunkulus ermöglicht hat.

Irgendwie scheinen die Kabiren notwendig zu sein für das, was in den Felsbuchten des ägäischen Meeres geschieht. Wer sind sie also?

Die Kabiren

Es scheint so, dass GOETHE von den Kabiren insbesondere durch drei Werke informiert war: CREUZERs "Mythologie der alten Völker, besonders der Griechen (Leipzig 1810), HEDERICHs "Gründliches mythologisches Lexicon" (Leipzig 1770) und SCHELLINGs Büchlein "Über die Gottheiten von Samothrake" (Stuttgart und Tübingen 1815). Es scheint auch so zu sein, dass er die Quellen kritisch sah, was manche dazu gebracht hat, in der Erwähnung der Kabiren eine Satire zu sehen. Dieser Auffassung wird hier nicht gefolgt, wenngleich ich durchaus bemerke, dass Goethe komplizierte Zusammenhänge mit (scheinbar) leichter Hand verdeutlicht.

CREUZER sieht die Kabiren als duale Gottheiten und setzt sie mit den Dioskuren in Beziehung. Castor und Pollux hätten den Namen sozusagen usurpiert, der eigentlich vorher eher die Dualität zwischen Sonne und Mond meinte und den man auch auf eine grundlegende Dualität ausweiten kann. Diese Polarität passt wohl zum Grundtenor des "Faust", aber nicht so recht zu der Szene, in der die Kabiren auftreten (bzw. genannt werden).

Auch bei NEUMANN finden wir eine solche Polarität, im Sinne von männlich-weiblicher Dualität der Kabiren [52]. Aber GOETHE hat NEUMANN nicht gelesen.

Gelesen hat er aber SCHELLINGs Schrift "Über die Gottheiten von Samothrake".

SCHELLING beginnt damit, dass er die vier namentlich bekannten kabirischen Gottheiten aufführt, ihre griechischen Entsprechungen erwähnt und ihnen weitere Charakteristika zuschreibt. Das ergibt zunächst folgende Zuordnung:

Axieros	–	Demeter
Axiokersa	–	Persephone
Axiokersos	–	Hades
Kasmilos	–	Hermes

---

[52] Die große Mutter, Düsseldorf 1997

SCHELLING fragt sich weiter nach der Einordnung dieser Gottheiten in die vorliegende griechische Götterhierarchie. Dabei fällt ein wichtiger Satz:

> ... *wenn die verschiedenen Götter nicht abwärts gehende, immer mehr sich abschwächende Ausflüsse einer höchsten und obersten Gottheit, wenn sie vielmehr Steigerungen einer untersten, zu Grunde liegenden Kraft sind, die sich endlich alle in eine höchste Persönlichkeit verklären; alsdann nämlich sind sie wie Glieder einer vom Tiefsten ins Höchste aufsteigenden Kette, oder wie Sprossen einer Leiter, deren tiefere nicht übergehen darf, wer die höheren erklimmen will...*

In dieser gewissermaßen umgekehrten Blickrichtung haben auch die Welt und die Menschen ihren Platz.

Speziell für Homunkulus enthält diese Auffassung die Lehre, dass es nicht möglich ist, Stufen zu überspringen (oder dass es dabei zumindest Probleme gibt). Homunkulus wird also zunächst zurückgehen müssen, um vorwärts gehen zu können[53].

Man sieht in den oben genannten Zuordnungen auch einen Unterschied: Die ersten drei sind chthonische Gottheiten (bis auf Demeter, die zwar Olympierin ist, aber doch unserer Welt und auch der Unterwelt recht nahe steht). Abgesetzt davon ist Hermes (Kasmilos/Kadmilos), der als Bote fungiert. Für SCHELLING stehen jenen "unteren" drei Kabiren auch noch obere gegenüber, mit Hermes als Mittler. Auf diese Weise erklären sich GOETHEs merkwürdige Zahlenspiele zwischen 3 und 4 bzw. 7 und 8 als Anzahl der Kabiren.

Für SCHELLING sind die Kabiren *Kräfte, durch deren Wirken und Walten das Weltganze besteht*. Er nennt sie auch *Hephäste*. Hephaistos ist zwar ein Olympier, aber seine Tätigkeit als Schmied ist eine ziemlich weltliche. Man könnte meinen, er sei das Sinnbild für die Schöpfung der Welt der Menschen, zumindest der nützlichen Dinge in ihr[54].

---

[53] Solches kennen wir auch aus der Psychotherapie und teilweise aus der homöopathischen Miasmenlehre.
[54] Wenn er in der Ilias dem Achilleus einen neuen Schild schmiedet und auf ihm sozusagen die ganze Welt darstellt, so wird er dabei gewissermaßen zum Schöpfer dieser Welt, was die anderen Götter in dieser Unmittelbarkeit nicht erreichen. Auch die Kabiren werden als Schmiede gesehen. Diese Verbindung vom Weltschöpfer zum Schmied

Was bedeutet all das für unsere Betrachtung von Homunkulus?

Erstens – ich erwähnte es bereits – muss Homunkulus zurückgehen, um vorwärts gehen zu können. Er muss der von den Kabiren vorgegebenen Stufenfolge folgen.

Zweitens ordnet Schelling den Axiokersos nicht nur, wie oben beschrieben, dem Hades zu, sondern auch dem Osiris und dem Dionysos. Damit wird die Polarität von Tod und (Wieder-) Geburt deutlich gemacht – das, was Homunkulus als Weg des Werdens bevorsteht.

Drittens wird die Kette des Seins deutlich (die aurea catena), in der jedes Wesen seinen Platz hat. Die Nereiden sind nicht nur Fische, die Sirenen sind Vogel-Land-Wesen und Homunkulus hat seinen Platz noch nicht gefunden.

Viertens wird die Notwendigkeit der Anwesenheit der Kabiren klar. Gewissermaßen bürgen sie für diese Verhältnisse, über die sich niemand hinwegsetzen kann (jedenfalls nicht auf Dauer). Selbst die Olympier sind an sie gebunden.

Eine Ergänzung sei zur SCHELLINGschen Auffassung noch angebracht: Ein Aspekt der "unteren" Kabiren, insbesondere von Axieros, ist der von Mangel, Hunger und Sucht.
Miasmatisch könnte man diese Zuschreibung (wenn schon nicht die Kabiren selbst) mit der Psora (nach ORTEGA[55]) und mit der Tuberkulinie in Verbindung bringen – auf einer ganz basalen Ebene. Das wären dann auch die Miasmen, die oben bereits mit Homunkulus in Verbindung gebracht wurden. Und in der Tat befällt Homunkulus eine Art Sucht als er um jeden Preis zu Galatea strebt und sein Gefäß an ihrem Muschelthron

---

finden wir auch schon im Rigveda (Zitat DEUSSEN: Allgemeine Geschichte der Philosophie, Erster Band, Erste Abteilung, Leipzig 1920)

Zusammen schweißte diese Welt
Als Grobschmied Brahmaṇaspati
Da ward, noch vor der Götter Zeit,
Aus dem Nichtseienden, was ist

[55] ORTEGA, P.S.: "Die Miasmenlehre Hahnemanns. Diagnose, Therapie und Prognose der Chronischen Krankheiten", Heidelberg 1998

zerschellen lässt (und danach carcinosinisch ganz von vorn anfängt, Schritt für Schritt Mensch wird).

Dieses Zerschellen können wir als eine Dreiheit von Hochzeit, Tod und Geburt betrachten (eine Dreiheit, die es übrigens auch bei Andersens kleiner Seejungfrau gibt, wenn auch irgendwie umgekehrt).

Ganz deutlich handelt es sich bei der Auflösung von Homunkulus um eine Vermählung von Wasser und Feuer:

> *Welch feuriges Wunder verklärt uns die Wellen,*   8474
> *die gegen einander sich funkelnd zerschellen?*
> *So leuchtet's und schwanket und hellet hinan:*
> *Die Körper sie glühn auf nächtlicher Bahn,*
> *Und rings ist alles von Feuer umronnen,*
> *So herrsche denn Eros, der alles begonnen.*

Irgendwie löst Homunkulus dabei auch den uralten Streit von Thales und Anaxagoras auf.

Ich halte es für falsch, hier nur von einem Meeresfest oder Wasserfest zu sprechen. Das Feuer ist in Gestalt von Homunkulus höchst gegenwärtig, die Luft ist in Form der beschwingten Sirenen gegenwärtig und die Erde sowieso, da dieses Fest sich ja an der Grenze von Wasser und Festland abspielt.

Vordergründig sind aber der Gegensatz und die Vermählung von Feuer und Wasser:

> *Heil dem Meere! Heil den Wogen!*   8480
> *Von dem heiligen Feuer umzogen;*
> *Heil dem Wasser! Heil dem Feuer!*
> *Heil dem seltnen Abenteuer!*

Aber auch die anderen Elemente sind gegenwärtig:

> *Heil den mildgewordnen Lüften!*   8484
> *Heil geheimnisvollen Grüften!*
> *Hochgefeuert seid allhier*
> *Element' ihr alle vier!*

Dieser hymnische Schlussgesang, der das Ende des zweiten Aktes darstellt, betont noch einmal die Wichtigkeit des Geschehenen.

Hier wird auch klar, warum an den Felsbuchten des ägäischen Meeres nur die "B-Mannschaft" der griechischen Götter versammelt ist: Es sind eben die "unteren Götter", es geht hier nicht um den Olymp, sondern es geht um unsere Welt und es geht um die Schöpfung in dieser. Man kann das Geschehen letztendlich als Menschwerdung verstehen, oder weiter gehend als die Entstehung des Lebens auf der Erde. Das gilt auch dann, wenn mit Thales ein Mensch bereits an den Felsbuchten steht.

Insofern sind diese "unteren Götter" dennoch sehr mächtig, insbesondere, wenn die Kabiren bei ihnen sind.

3) Faust und Homunkulus

Beide verschwinden aus dem Geschehen, Homunkulus, indem er sich auflöst, Faust, indem er in die Unterwelt geht. Man kann bei beiden an eine Regression bis hin zur Carcinosinie denken. Bei Homunkulus wäre das jedoch falsch, wenn man bedenkt, dass er auf Grund der Art seines Entstehens noch nie carcinosinisch war und daher nicht dorthin regridieren kann Er erreicht die Carcinosinie, aus der er dann Mensch werden kann, nicht durch Regression, sondern dadurch, dass er über die Syphilinie hinausgeht.

Die Resultate sind unterschiedlich. Homunkulus wird – wenn auch in ferner Zukunft – ein ganzer Mensch werden. Faust hingegen wird sich im dritten Akt in einer Situation wiederfinden, an deren Wirklichkeitsgehalt berechtigte Zweifel bestehen. GOETHE bezeichnet diesen dritten Akt ja auch als eine *klassisch-romantische Phantasmagorie*[56].

Warum gibt es diesen Unterschied? Homunkulus gibt sich ganz her und kann auf der anderen Seite ganz Mensch werden. Faust bleibt so ziemlich derselbe und will derselbe bleiben. Sein Trachten richtet sich auf die Erlangung von Helena. Seine Frage ist: "Was muss ich tun, um das Gewünschte zu erlangen?" Sein Begehren können wir als tuberkulinisch ansehen, seine Suche nach Helena ebenfalls. Mir scheint aber, dass sich da auch ein gewisser sykotischer Einschlag zeigt, eine Idee von Geschäft und Handel, was bei Homunkulus überhaupt nicht vorhanden ist.

GOETHE wollte eigentlich die Szene, in der Faust und Manto Persephone gegenüberstehen und für die Freilassung von Helena plädieren, ausgestal-

---

[56] Es muss jedoch anerkannt werden, dass die Helena des dritten Aktes gegenüber der des ersten doch erheblich an Realität gewonnen hat. Über den Grad dieser Wirklichkeit kann man natürlich streiten.

ten, hat aber dann darauf verzichtet. Ein möglicher Grund hierfür könnte sein, dass die schließliche Freisprechung von Helena eine Tatsächlichkeit gewesen wäre und daher der dritte Akt keine Phantasmagorie hätte sein können. Ein zweiter Grund könnte in unserer Interpretation sein, dass es in dem Gespräch mit Persephone irgendwie um eine Verhandlung und einen Deal gegangen wäre, was die sykotische Seite an Faust betont hätte. Sykotisch wollte Goethe Faust aber wahrscheinlich nur wenig sehen[57] (wobei Goethe natürlich den Begriff der Sykose nicht gebraucht hat).

KERENYI (op.cit.) geht weiter: Er nimmt eine Verbindung an zwischen dem Geschehen um Homunkulus und dem um Helena. Er spricht von der Wiedergeburt der Helena aus der mystischen Hochzeit des Homunkulus und der Galatea. Sozusagen hilft Homunkulus Faust (wir wissen ja, dass er über Fausts Bewusstes und Unbewusstes – zumindest durch den Traum – informiert ist).

4) Mittelbezogene homöopathische Betrachtung

Nachdem zur miasmatischen Zuordnung im obigen Text schon einiges gesagt wurde, soll jetzt (mit allen gehörigen Vorbehalten) versucht werden, zu möglichen Mittelzuordnungen zu kommen.

1	Gemüt - Bewußtlosigkeit - Gemütsbewegungen, nach	13
2	Gemüt - Monomanie	46
3	Gemüt - Mutig	52
4	Gemüt - Traum; wie in einem	111
5	Gemüt - Verlangen, Wunsch nach - voller Verlangen	59
6	Gemüt - Verlangen, Wunsch nach - voller Verlangen - Frau; nach der idealen	3
7	Gemüt - Verlangen, Wunsch nach - voller Verlangen - Unerreichbarem, nicht Erhältlichem; Verlangen nach	7
8	Schlaf - Komatös	144

---

[57] Ich halte Goethe selbst im Kern für sykotisch, gestaltet hat er jedoch im "Faust" eine Geschichte, in der die Sykose fast keine Rolle spielt.

	op.	lach.	ign.	nux-m.	puls.	verat.	sulph.	acon.	bell.	ant-c.
	6/12	6/10	5/10	5/9	5/8	5/8	5/7	5/6	4/8	4/6
1	2	3	3	1	-	1	-	2	-	-
2	-	1	2	1	1	1	1	1	1	-
3	2	1	2	-	2	1	1	1	2	-
4	3	2	-	3	-	2	2	1	2	2
5	1	1	1	1	2	-	1	-	-	1
6	-	-	-	-	-	-	-	-	-	1
7	1	-	-	-	1	-	-	-	-	-
8	3	2	2	3	2	3	2	1	3	2

Die Rubriken 6 und 7 sind eigentlich sehr treffend, enthalten jedoch jeweils nur wenige Mittel. Insbesondere Nr. 7 erscheint mir wichtig, da von Manto bestätigt:

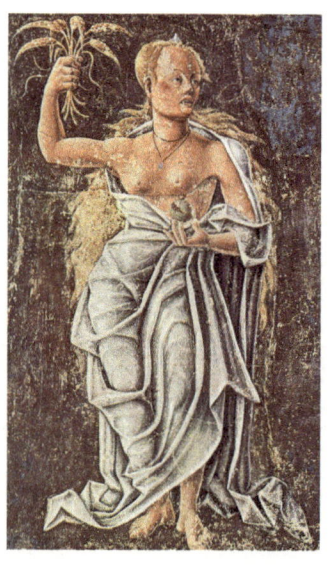

Den lieb' ich der Unmögliches begehrt
7488

Hier finden wir tatsächlich Opium. Auch die Bewusstlosigkeit passt dazu, ebenfalls der Mut, sich zu Persephone aufzumachen. Und schließlich auch das hier in der Repertorisation nicht wiedergegebene Verlangen, sich bei den Nymphen auszustrecken und sich dem, was da kommt, hinzugeben. Gerettet wird er durch den rhythmischen Hufschlag des Chiron. Wir wissen, dass rhythmisches Trommeln Patienten im Drogenrausch vom Opiat-Typ stabilisieren und bei Bewusstsein halten kann.

Opium passt auch symbolisch, denn wie

wir wissen, macht sich ja Faust bald auf den Weg zu Persephone. Weizen und Mohn sind die Insignien von Demeter/Persephone Siehe Bild auf der vorigen Seite). Und das Reich des Todes bzw. seines kleinen Bruders Morpheus, passt auch gut zu Opium.

An zweite Stelle würde ich Nux moschata setzen, ein zentrales Mittel in der Rubrik Nr. 4. Ignatia scheint mir nicht zu passen, außer vielleicht zur Causa.
Lachesis ist bei Faust ständig im Hintergrund, in dieser Situation würde ich es aber nicht favorisieren.

Bei Homunkulus wird es etwas schwieriger, denn Homunkulus ist kein Mensch wie wir ihn kennen.

1	Gemüt - Aktivität - Verlangen nach	162
2	Gemüt - Beschäftigung - Verlangen nach	12
3	Gemüt - Hellsehen	68
4	Gemüt - Meer; Aufenthalt am - liebt es, am Meer zu sein	6
5	Gemüt - Reisen - Verlangen nach	58
6	Gemüt - Schöne Dinge - Sehnsucht nach	12
7	Gemüt - Verlangen, Wunsch nach - voller Verlangen	59
8	Gemüt - Verschmelzen mit der Umgebung	8

	carc.	dulc.	lach.	med.	podo.	tub.	tritic-vg.	falco-pe.	bry.	ruta
	7/8	5/8	4/6	4/6	4/6	4/6	4/5	4/5	4/4	4/4
1	1	3	3	1	1	1	-	2	1	1
2	1	2	-	-	-	1	1	-	-	1
3	1	1	1	2	2	-	2	1	1	1

	carc.	dulc.	lach.	med.	podo.	tub.	tritic-vg.	falco-pe.	bry.	ruta
4	1	-	-	1	-	-	-	1	-	-
5	2	1	1	-	2	3	-	1	1	1
6	-	-	-	-	1	-	1	-	-	-
7	1	1	1	2	-	1	1	-	1	-
8	1	-	-	-	-	-	-	-	-	-

Rubrik 1 und 2 hätte ich normalerweise in der Auswertung kombiniert, dann könnte aber der Leser nicht erkennen, aus welchen Rubriken sich diese neue Rubrik zusammensetzt. Es würde am Ergebnis auch nichts ändern.

Ich war einigermaßen überrascht, dass hier Carcinosinum an erster Stelle steht. Aber es ist dann doch nachvollziehbar. Die Carcinosinie ist es ja, was Homunkulus miasmatisch fehlt.

Ohne Repertorisation hätte ich auch an Phosphorus gedacht. Phosphor ist hellsichtig, hat Einfühlungsvermögen, ist schnell affiziert und möchte ständig in Kontakt sein. das könnte alles auf Homunkulus zutreffen. Und erst das Feuer, die Phosphoreszenz, die sich in das Meer ergießt... Aber das wäre dann eher symbolisch gemeint. In der Repertorisation erscheint Phosphorus erst an fünfzehnter Stelle.

Dulcamara an zweiter Stelle: Ich halte den bittersüßen Nachtschatten für ein vorwiegend psorisches Mittel (im Gegensatz zu den drei "großen" Nachtschattenmitteln Belladonna, Hyoscyamus und Stramonium, die ich eher auf der Achse Tuberkulinie-Syphilinie ansiedeln möchte). Dulcamara hat eine diktatorische Seite, die wir durchaus auch an Homunkulus finden. Es ist einfach klar, dass der Weg zur klassischen Walpurgisnacht führt, auch wenn es zunächst Widerspruch seitens Mephistopheles gibt. Und Wagner bleibt gefälligst zu Hause!

Mit Carcinosinum und Dulcamara haben wir die Miasmen versammelt, um die es zunächst geht: die fehlende Carcinosinie und die Psora ohne carcinosinisches Fundament[58].

---

[58] Ich habe die diktatorische Seite im dritten Band meiner "Psychodynamik" am Beispiel von Parzival deutlich gemacht. Im Unterschied zu Homunkulus hat der junge Parzival

5) Was bedeutet das alles für das Undinen-Thema?

Ich muss mich bei den Lesern und Leserinnen entschuldigen, dass ich mich in diesem Kapitel eine Zeitlang vom eigentlichen Thema – dem der Undinen – entfernt habe. Diese Entfernung war aber nur eine scheinbare. Auch wenn im zweiten Akt des "Faust" nicht von Undinen die Rede ist, sehen wir doch die zwei Bewegungsrichtungen, die auch im Verhältnis von Undine und Mensch vorkommen. Die Undine will zu den Menschen und die Menschen verspüren eine Sehnsucht nach der Welt der Undinen. Es bedarf nur einer kleinen Verlockung und sie treten hinüber.

Sowohl bei Faust als auch bei Homunkulus finden wir das. Auch wenn die Nymphen nicht identisch mit den Undinen sind, verlocken sie doch Faust, bei ihnen zu bleiben und nie wieder aufzutauchen. Opium eben: das ewig anmutende Glück.

Aber gibt es nicht womöglich auch die Möglichkeit der Vereinigung dieser Gegensätze? Homunkulus ist einer, der das versucht, nacheinander allerdings. Bei Faust gibt es nur das "Entweder-Oder" – die Nymphen oder Chiron. Der Wechsel zwischen den Gegensätzen wäre womöglich mit dem Goetheschen Wort von Systole und Diastole beschrieben. Zur Gleichzeitigkeit fällt mir Tanzen ein. Das ist einerseits der Trommelrhythmus des nie rastenden Chirons und gleichzeitig die Hingabe[59].

Es wäre schön, wenn es gelänge, beides zusammen und zur gleichen Zeit zu leben. Oder zumindest eine Schwingung zwischen beiden Seinsweisen zu finden, deren Frequenz etwas kürzer ist als die Jahrmillionen des Homunkulus.

Andersens Kleine Seejungfrau versucht es:

---

jedoch eine ausgeprägte und über Gebühr lange aufrechterhaltene Carcinosinie als Hintergrund. Womöglich können beide Extreme ähnliche Resultate zeitigen.

[59] Nebenher bemerkt scheint mir, dass sich im Tanz alle drei Reiche nach Sankaran realisieren: Es ist Struktur (der Rhythmus, die Schritte), es ist Empfindung und es ist Aggression. Vielleicht am besten am Tango zu sehen.

Die kleine Seejungfrau

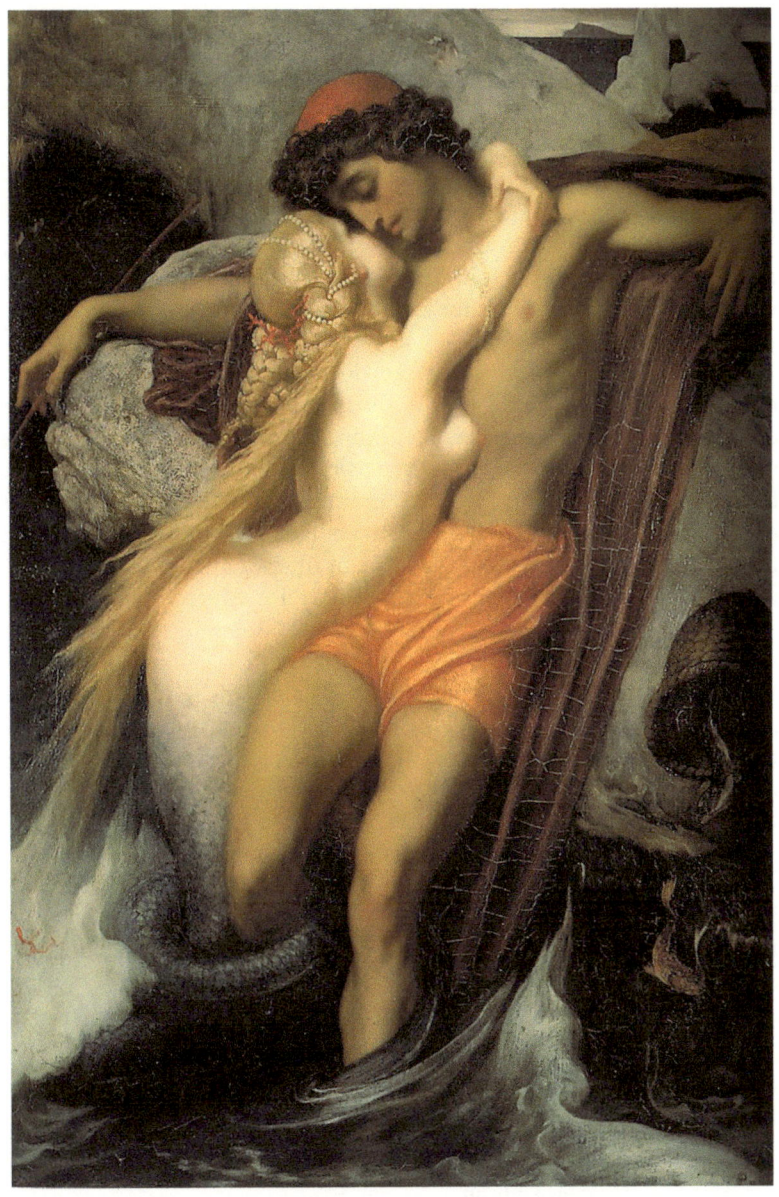

Ich (Albin) mag ANDERSENs Märchen von der kleinen Seejungfrau nicht so sehr – und ich weiß nicht genau, warum. Vielleicht wird sich das beim Schreiben klären.

Wir erwähnten bereits, dass es bei der Beziehung der Wasserwesen zur Menschenwelt um zwei Bewegungsrichtungen geht. Die eine ist jene, die Menschen (insbesondere Männer) in die Tiefe des Wassers zieht und die andere ist jene, mit der die Undinen in die Menschenwelt gelangen (wollen). Hierfür ist "Die kleine Seejungfrau" von ANDERSEN ein Beispiel.
Es geht also eigentlich um Menschwerdung, allerdings im Falle der kleinen Meerjungfrau unter erschwerten Bedingungen. Und es funktioniert ja auch nicht – jedenfalls nicht direkt.

Das Schloss des Meerkönigs liegt an der tiefsten Stelle des Meeres, mit anderen Worten: am weitesten entfernt von den Menschen. Die kleine Seejungfrau ist die Tochter des Meerkönigs und sie hat fünf Schwestern. Der Meerkönig ist seit vielen Jahren verwitwet und sein Haushalt wird von seiner Mutter geleitet. Bevormundung könnte man bei der kleinen Seejungfrau durchaus vermuten, auch wenn es sich nicht um eine brutale Unterdrückung handelt. Sie darf z.B. nicht überall hin.
Dennoch geht es den Schwestern gut dort im Meer, allerdings ist die jüngste – eben die kleine Seejungfrau – von Sehnsucht nach der Menschenwelt geplagt.
Wenn die Seejungfrauen fünfzehn Jahre alt sind, dürfen sie das erste Mal zur Wasseroberfläche hinauf schwimmen. Natürlich müssen sie zurückkommen, denn sie können ja mit ihrem Fischschwanz nicht an Land leben. Dennoch gibt es da eine Verlockung, eine große Sehnsucht, insbesondere für die jüngste Tochter – jene kleine Seejungfrau von der ANDERSEN schreibt. Und die Nichterfüllung dieser Sehnsucht erzeugt das Gefühl (wenn auch vielleicht nur im psychischen Hintergrund) der Einsamkeit und Verlassenheit[60].
Man muss noch weiteres bedenken: Die kleine Seejungfrau hat keinen Namen – wie übrigens alle Wesen auf dem Grunde des Meeres[61]. Hierauf werden wir zurückkommen.

---

[60] Ein Gefühl der Verlassenheit kennt sie mit Sicherheit: Ihre Mutter ist seit vielen Jahren tot. Wenn von vielen Jahren die Rede ist, sollte das kurz nach der Geburt der kleinen Seejungfrau geschehen sein, denn diese ist zum Zeitpunkt des Einsetzens der Geschichte neun oder zehn Jahre alt.
[61] Insofern ist der Film "Arielle" doch von anderer Natur, auch wenn er sich an ANDERSENs Geschichte anlehnt.

Mit dieser Initiation im Alter von 15 Jahren ist sicher ein gewichtiger Übergang gemeint. Man wird irgendwie in den Kreis der Erwachsenen aufgenommen.

Wenn man diesen Übergang miasmatisch einordnen wollte, wäre natürlich vom Alter her (wenn wir von Menschen redeten) an den Übergang von der Psora zur Tuberkulinie zu denken. Andererseits ist es das vielleicht noch nicht und wir sollten alternativ an den Übergang von der Carcinosinie zur Psora denken. Das erste Mal zur Wasseroberfläche aufzutauchen bedeutet Trennung aus der unbedingten Aufgehobenheit an der tiefsten Stelle des Meeres.

Ich stelle mir bildlich vor, dass der Oberkörper aus dem Wasser ragt, aber der Fischschwanz noch im Wasser ist.

Vielleicht geht es um Geburt. Geburt erfolgt aus dem Wassser oder aus der Erde. Mythologisch finden wir die Geburt aus dem Wasser bei Aphrodite und die Geburt aus der Erde bei Erichthonius. Aber natürlich gibt es auch noch exotischere Geburtsformen (Athene).

Ihre fünf Schwestern erleben, als die Reihe an ihnen ist, Verschiedenes, aber sie sind sich einig, dass es doch am Meeresgrund am schönsten ist. Manchmal steigen sie zwar nachts gemeinsam auf, aber sie kommen immer wieder zurück. Der Ruf, dem sie folgen, scheint ein anderer zu sein als der, den die Schwester vernimmt – oder sie verstehen ihn anders.

Das, was der jüngsten Tochter bei ihrem ersten Aufstieg geschehen wird, hat sich schon vorher angedeutet: Sie besitzt eine weiße Marmorstatue[62] von einem schönen menschlichen Jüngling, die ihr sehr wichtig ist. Sie pflanzt neben die Statue eine Trauerweide. Melancholie scheint ihre Grundstimmung zu sein[63]. Sie fühlt sich bei aller Schönheit auf dem Grunde des Meeres doch getrennt und allein.

Die Blumen duften nicht in ihrer Welt – es fehlt die Luft. Und es gibt keine Vögel. Mit der Erwähnung der Vögel scheint das erste Mal auf, dass es sich um die Sehnsucht nach der Verbindung nicht nur zweier, sondern dreier Welten handelt.

---

[62] Es geht wahrscheinlich zu weit, hier das Arzneimittelbild von Marble white ins Spiel zu bringen, aber man kann einen Autonomie-Abhängigkeits-Konflikt durchaus als psychodynamischen Kern von Marble white ansehen. Interessanterweise hat Marble white auch eine Beziehung zu Vögeln. In userer Prüfung von Marble white gab es etliche Erlebnisse mit Vögeln und im Repertorium gibt es die merkwürdige Rubrik jemand sei sich der Anwesenheit von Vögeln stark bewusst. Bei der kleinen Seejungfrau ist es umgekehrt: Sie ist sich der Nicht-Anwesenheit von Vögeln bewusst.

[63] Melancholie muss nicht schlimm sein (sie kann es aber). Manchmal ist Melancholie auch die Vorbereitung einer Wandlung - die Nigredo als erste Stufe des großen Werks.

Als es an der Zeit ist, dass die kleine Seejungfrau ihren Ausflug zur Wasseroberfläche unternimmt, erlebt sie mehr als ihre Schwestern, die nur beobachtet haben bzw. deren Versuch der Kontaktaufnahme abgelehnt wird. Sie, die jüngste, greift in die Menschenwelt ein.

Es gibt eine Schiffskatastrophe durch ein Unwetter und sie rettet den Prinzen, indem sie ihn an Land zieht.

Wenn ich oben von den zwei Bewegungsrichtungen:

Vom Meer auf's Land, vom Land auf's Meer   Faust, 260

gesprochen habe, so bedarf das durch das jetzt Geschehende einer Korrektur: Wir kennen Beispiele, in denen der junge Mann ins Wasser gezogen wird (oder sich selbst hinein gleiten lässt) oder dass die Undinen zumindest das Gut der versunkenen Schiffe für sich verwenden. Die kleine Seejungfrau ist ein Beispiel dafür, dass die Undinen an Land kommen wollen.

An dieser Stelle ist das aber zunächst ganz anders: Die kleine Seejungfrau bringt den Menschen zurück in seine Welt und kehrt (zunächst) zurück in die ihre. Aber ihre Sehnsucht nach der Menschenwelt wird durch den schönen Prinzen noch verschärft.

Bis zu dieser Stelle können wir die Befindlichkeit der kleinen Seejungfrau homöopathisch einigermaßen fassen.

1	Gemüt - Beschwerden durch - Bevormundung	39
2	Gemüt - Beschwerden durch - Tod von geliebten Personen - Eltern oder Freunde, der	25
3	Gemüt - Gesellschaft - Verlangen nach	190
4	Gemüt - Kummer, Trauer	150
5	Gemüt - Verlangen, Wunsch nach - voller Verlangen	59
6	Gemüt - Verlangen, Wunsch nach - voller Verlangen - Unerreichbarem, nicht Erhältlichem; Verlangen nach	7
7	Gemüt - Verlassen zu sein; Gefühl	192
8	Gemüt - Verlassen zu sein; Gefühl - Isolation; Gefühl von	76

	puls.	ign.	nat-m.	mag-m.	carc.	ars.	lyc.	phos.	symph.	aur-m-n.
	7/13	6/15	6/9	6/7	6/6	5/10	5/9	5/9	5/9	5/8
1	-	2	1	2	1	-	2	-	1	2
2	1	4	1	-	-	1	1	-	-	1
3	2	2	1	1	1	3	3	4	1	1
4	3	4	3	1	1	2	2	1	3	2
5	2	1	1	1	1	2	-	1	-	-
6	1	-	-	1	-	-	-	-	-	-
7	3	2	2	1	1	2	1	2	2	2
8	1	-	-	-	1	-	-	1	2	-

Wenn man von Arsenicum album und von Lycopodium, welches in meinen Repertorisationen fast immer unter den ersten Plätzen ist, absieht, haben wir hier eine Ansammlung von Mitteln, die ich vordergründig als tuberkulinisch ansehe. Unter den ersten Mittel ist aber auch Carcinosinum, womit also auch (und nachvollziehbar) die Carcinosinie eine Rolle spielt. Zu bemerken ist noch, dass die ersten beiden Rubriken ein wenig spekulativ angewandt wurden.

Daneben scheint mir diese Liste der Mittel die Auffassung zu unterstützen, dass es sich hier um das Thema von Autonomie und Abhängigkeit handelt. Wichtig ist das große Verlangen, insbesondere das Verlangen nach Unerreichbarem (denn bis jetzt weiß die kleine Seejungfrau noch nicht, dass es doch einen – wenngleich gefährlichen – Weg in die Menschenwelt gibt).

Pulsatilla erscheint mir als plausibel, an die zweite Stelle würde ich Carcinosinum setzen, und einige der anderen Mittel sind auch möglich.

In der Folge wird ihre Melancholie schlimmer. Sie kehrt mehrfach zu der Stelle zurück, wo sie den Prinzen an Land gebracht hat, aber sie trifft ihn zunächst nicht wieder bzw. sieht ihn nur aus der Ferne.

Dann wird ihr etwas von ihrer Großmutter offenbart: Zwar leben die Undinen länger als die Menschen, aber sie haben keine unsterbliche Seele, sondern werden nach ihrem Tod zu nichts weiter als dem Schaum auf den Wellen. Nur wenn ein Mensch eine Undine so lieb gewönne, dass er sie heiratet, flösse seine Seele in sie über, ohne sich dabei zu erschöpfen. Aber das sei nicht möglich, denn hinderlich ist dabei der Fischschwanz, den die Menschen hässlich fänden.

Undinen und die Seele

Es erhebt sich die Frage, warum Undinen denn angeblich keine Seele haben. Und diese Frage mündet sofort in eine zweite und sehr bedeutende: Was ist denn eigentlich die Seele? Diese Frage kann hier zweifelsohne nicht beantwortet werden, denn schon allein die Referenz der wichtigsten Angaben hierzu würde Stoff für (mindestens) ein ganzes Buch sein. Dennoch ist die Frage hier wichtig und kann daher nicht ausgespart werden.

Von PARACELSUS stammt wahrscheinlich die Auffassung, Undinen, Melusinen und andere Wasserwesen (auch ähnliche Elementarwesen wie Sylphen und Salamander, die anderen Elementen entsprechen), hätten keine Seele (wobei er aber insbesondere auf die Nymphen bzw. Undinen oder Melusinen eingeht). Wiederholung eines Zitats von Paracelsus:

> *Nun aber sind sie Menschen, aber allein im Tierischen, ohne die Seele.*

Dabei schreibt er ihnen alle anderen menschlichen Eigenschaften zu und meint, dass sie den Menschen äußerst nahe kommen, jedoch mit eben dieser Ausnahme, dass sie keine Seele haben.

Auch andere Auffassungen, die man bei ANDERSEN lesen kann, finden sich schon bei PARACELSUS, etwa, dass die Kinder von menschlichem Mann und Nymphe eine Seele haben und dass durch die Vermählung einer Nymphe mit einem menschlichen Mann die Nymphe selbst eine Seele erhalte[64].

---

[64] Die Asymmetrie, dass schon bei Paracelsus die Wasserfrauen vom Manne eine Seele erhalten können, aber dass es für das umgekehrte Geschehen keine literarischen Belege gibt, ist natürlich aus heutiger Sich nicht berechtigt. Sie könnte daher kommen, dass nach alten Auffassungen beim Zeugen und Entstehen eines Kindes das Körperliche von der Frau kommt und das Geistig-Seelische vom Mann. Eine begrenzte Richtigkeit hat das ja auch, indem das Kind in der Mutter wächst. Aber natürlich kommen geistig-seelische Einflüsse von beiden Seiten – intrauterin wahrscheinlich sogar mehr von der Mutter. In diesem Sinne wären Undinen vielleicht so etwas wie ungeborene, aber zumindest jugendlich gewordene Kinder. In unserer Sicht scheint es aber eher so zu sein,

Was nun die Seelenauffassung betrifft, so gibt es wohl nur bei wenigen anderen Begriffen eine solche Vielfalt von inhaltlichen Auffassungen.

Das beginnt mit der Gleichsetzung der Seele mit dem Lebensprinzip. So interessant das auch aus homöopathischer Sicht[65] wäre, kann man diese Auffassung auf die Seelenlosigkeit der Undinen doch nicht anwenden, da in ihnen zweifelsohne ein Lebensprinzip wirkt[66].

Demgegenüber steht die Auffassung der Seele als entwickelte Persönlichkeit, als Produkt des Individuationsprozesses (oder zumindest dessen Beginns).

Und schließlich können wir die Individualseele der Allseele gegenüberstellen. Dann könnte man das Paracelsus-Zitat so deuten, dass im Nur-Tierischen die Individualseele noch nicht entfaltet ist, dass diese Entfaltung dadurch möglich wird, wenn man als Individuum erkannt wird und sich bedingt dadurch selbst als Individuum erkennen kann. Durch die Entfaltung der Individualseele kann aber der Bezug zur Allseele schwächer werden oder ganz verloren gehen.

Bei ANDERSEN sind die Undinen ursprünglich in einer Umgebung, die ihnen alles gibt, was sie brauchen, aber da ist – mit der Ausnahme eben der kleinen Seejungfrau – irgendwie nichts Eigenes an ihnen. Ich verweise auf das Bild von Waterhouse (S. 137), auf dem die Undinen sogar alle die gleichen Gesichtszüge haben. Seelenerwerb könnte bedeuten, dass man eine eigene, unverwechselbare Persönlichkeit wird. Und das hat wiederum auch etwas mit Mangel zu tun. Niemand wird zu einer unverwechselbaren Persönlichkeit, wenn von Anfang an und immer alles da ist.

Und ja, dieses Unverwechselbar-Werden kann durchaus damit zu tun haben, dass man eine ganz bestimmte andere Person erwählt und/oder von ihr erwählt wird. Die beiden können sich dann gegenseitig in der Individuation (im Seelenerwerb) fördern. Schlimm ist es allerdings, wenn dieses Erwählen nicht ausgedrückt oder vom Gegenüber nicht wahrgenommen werden kann - wie bei der kleinen Seejungfrau.

---

dass eine gute Partnerschaft die seelische Entwicklung (bzw. Entfaltung) wechselseitig fördern kann.

[65] Man könnte etwa über die Relation der HAHNEMANNschen Auffassung von Krankheit als "Verstimmung der Lebenskraft" zur schamanischen Krankheitsauffassung als Verlust der Seele nachdenken. Die Seele wäre in beiden Fällen so etwas wie ein organisierendes Prinzip des Organismus, also durchaus mit dem Begriff der Lebenskraft oder des Lebensprinzips zu bezeichnen. (Die zweite schamanische Krankheitsauffassung, dass Krankheit auch durch Befall mit Dämonen entstehen kann, findet sich sinngemäß in der homöopathischen Miasmenlehre wieder – natürlich in anderer Formulierung.)

[66] Das ist anders als etwa in E.T.A. Hoffmanns "Sandmann", in der die Rede ist von einer unbeseelten "Automate". Wer sich in ein solches "Wesen" verliebt wie Nathanael, der hat zweifellos ein seelisches Problem.

Zu erwähnen sind auch die drei alchimischen Prinzipien Sulphur, Sal und Mercurius. Dabei wird die Seele dem Sulphur zugeordnet (Sal entspricht dem Körper und Mercurius dem Geist). Das hieße dann, dass Undinen an einem Mangel an Sulphur leiden.

Irgendwie passt das auch homöopathisch. Sulphur entspricht einem der beiden "Enden" der Psora: Nicht der Weltangst von Calcium carbonicum, sondern dem Streben nach Dominierung der Welt von Sulphur. Dieses Bestreben ist das eines starken, aber unreifen Ichs, das man als narzisstisch bezeichnen kann. Von diesem Bestreben finden wir bei den Undinen zumeist wenig[67]. LA MOTTEs Undine vor der Vermählung ist eine Ausnahme, die TIECKsche Melusina, wenn sie auf ihrem Samstag besteht, im Ansatz auch (siehe unten).

Von der religiösen Bedeutung der Seele weiß ich wenig zu sagen. Bekannt ist natürlich die Auffassung, dass die Seele das Unsterbliche ist, das den körperlichen Tod irgendwie überdauert. ANDERSEN scheint das auch irgendwie zu meinen, indem er die lange Lebensdauer der Undinen gegenüberstellt der Tatsache, dass sie sich – anders als die Menschen – mit dem Tod völlig auflösen und zu Schaum auf den Wellen werden.

An dieser Stelle könnte man anmerken, dass der Schaum auf den Wellen nicht nichts ist, sondern eine Mischung von Wasser und Luft. Und man könnte auf Homunkulus verweisen, der sich wohl im Meer auflöst, aber dabei ein *feuriges Wunder* erzeugt.

zurück zur Geschichte...

Nachdem die kleine Meerjungfrau von ihrer Großmutter aufgeklärt wurde über diese Gegebenheiten, wird eigentlich alles noch schlimmer – die Sehnsucht wird größer, nicht nur nach der hiesigen Welt der Menschen, sondern auch nach der Seele, also nach dem, was "überlebt".

Dennoch gibt es Zerstreuungen und dennoch ist diese Welt am Grunde des Meeres (fast) perfekt. Und die kleine Meerjungfrau bekommt wieder einmal narzisstische Zufuhr:

> *Die jüngste Prinzessin sang am schönsten von allen, man klatschte ihr Beifall, und für einen Augenblick fühlte sie Freude*

---

[67] Dafür spricht auch, dass wir in dem ersten oben abgedruckten Repertorisationsversuch Sulphur, das Mittel mit den meisten Repertoriumseinträgen überhaupt, rein rechnerisch erst an siebenunddreißigster Stelle finden. Vom rein Rechnerischen einmal abgesehen erscheint es mir etwas abwegig, für die kleine Seejungfrau an dieser Stelle Sulphur in Erwägung zu ziehen.

in ihrem Herzen, denn sie wußte, daß sie die schönste Stimme von allen auf Erden und im Meer hatte.

Das währt aber nicht lange. Bald dachte sie wieder an den schönen Prinzen und die Welt der Menschen. Die Sehnsucht scheint unstillbar, wodurch sie nicht kleiner wird, sondern wächst. Die Stimmung wird dadurch noch melancholischer.

Sie geht an einen Ort, vor dem sie bisher immer Grausen empfunden hatte:

Die Meerhexe

Man muss an dieser Stelle zweifellos eine Rubrik hinzufügen: "*Gemüt - mutig*". Aber der Mut ist angebracht, denn die Meerhexe kann ihr helfen. Sie kann dafür sorgen, dass sie Beine wie Menschen bekommt und wie Menschen gehen kann. Der Fischschwanz könnte Geschichte sein. Aber diese Verwandlung hat ihren vierfachen Preis:

1) Die kleine Seejungfrau kann, wenn sie einmal verwandelt ist, nie wieder zurück auf den Grund des Meeres und in den Palast ihres Vaters.

2) Das Gehen auf ihren neu geschaffenen Beinen wird mit großen Schmerzen verbunden sein.

3) Sie muss der Meerhexe ihre wunderschöne Stimme geben und fortan stumm sein.

4) Wenn das Vorhaben, die Seele zu erwerben, misslingt, löst sie sich auf.

All das zusammengenommen ist ein ziemlich hoher Preis, aber sie willigt ein und es geschieht so.

Der Trank, den die Meerhexe schließlich bereitet, besteht aus vielen Ingredenzien, entscheidend (und einzig erwähnt) ist aber das Blut der Meerhexe, aus ihrer Brust gewonnen.

Zwei Assoziationen fallen mir dazu ein: Herzblut und das Thema von Stillen/Abstillen. Es wäre stimmig, wenn die Möglichkeit für die kleine Meerjungfrau, für immer in die Menschenwelt zu kommen, mit der Aufgabe der mütterlichen Brust zusammenhinge. Natürlich ist die Meerhexe nicht die Mutter, aber in Ermangelung der wirklichen Mutter kann sich dieses Bedürfnis an manche weibliche Personen hängen, etwa an die Großmutter, aber ebenso auch an die Meerhexe, die ein Blutopfer aus ihrer Brust erbringt. Man kann es aber auch geradezu umgekehrt sehen: Das Blut aus der Brust bindet an die Brust.

Das Opfer, das die kleine Meerjungfrau als erstes erbringen muss, ist ihre Stimme, indem die Meerhexe ihr die Zunge abschneidet. Das wird zwar so dargestellt, dass die Meerhexe die Stimme der kleinen Seejungfrau haben möchte, aber es hat natürlich weitergehende Konsequenzen: durch den Verlust der Stimme kann sich die kleine Seejungfrau nicht mehr äußern, nicht mehr von sich, ihren Ängsten und Wünschen berichten. Der Verlust der Stimme bedeutet auch ein Stück Verlust der Individualität – auch wenn sie bisher nur schwach entwickelt ist.

Das dritte sind die Schmerzen, die sie beim Gehen auf ihren neu geschaffenen Beinen hat (*die niedlichsten kleinen weißen Beinchen, die ein hübsches Mädchen nur haben kann*).
Das kann man durchaus mit den Schmerzen der Menschwerdung in Zusammenhang bringen. Es tut weh, sich zu lösen und ein unabhängiges Individuum zu werden. Manchen tut es zu sehr weh (etwa Calcium carbonicum[68] oder auch Marble white). Manche nehmen die Schmerzen gern auf sich, weil damit auch eine positive Aussicht verbunden ist.
Man muss allerdings noch etwas erwähnen: Zwar bin ich mit der Biologie von fischschwänzigen Seejungfrauen nicht vertraut, aber bemerkt werden sollte doch, dass sich die Vermehrung von Fischen zumeist ein wenig anders vollzieht als die von Menschen. Es wird nicht ausdrücklich gesagt, aber es ist doch zu vermuten, dass mit dem Erwerb von Beinen auch gewisse andere anatomische und physiologische Änderungen einhergingen, die den Interessen eines menschlichen Prinzen wahrscheinlich eher entgegen kommen als ein Fischschwanz (ab dem Nabel nach unten...).
Erwachsener Mensch werden bedeutet eben auch, nicht mehr zu laichen, sondern seine Sexualität zu finden. Natürlich findet ein ähnlicher Vorgang auch bei Menschenkindern statt. Und er tut auch nicht selten weh.
Und die Zeit passt auch: Die kleine Meerjungfrau ist fünfzehn (also auch zu ANDERSENs Zeit heiratsfähig).

Diese vier Veränderungen sind zumeist vorwärts gerichtet – man könnte sagen, in die Psora und die Tuberkulinie –, aber es gibt auch hemmende Faktoren: Die Bedeutung des Blutes aus der Brust kann verschieden in-

---

[68] An dieser Stelle denke ich unwillkürlich an die Austern (die Quelle von Calcium carbonicum), die – in ihrer Zahl dem Stand entsprechend – am Fischschwanz befestigt werden. Aber zu weit will ich die Assoziationen auch nicht treiben.

terpretiert werden, die Schmerzen sind in ihrer Ankündigung ebenfalls ein hemmendes Element und die fehlende Stimme ist ganz klar als die Entwicklung der Individualität hemmend anzusehen[69].
Diese Entwicklung ist eben ein *zweischneidiges Schwert*. In der Tat gebraucht die Meerhexe zweimal dieses Wort in Bezug auf den Verwandlungstrank.

Zwar begegnet die kleine Meerjungfrau, nachdem sie die Besinnung wiedererlangt hat – nackt – gleich am Strand dem Prinzen und der Prinz ist auch bezaubert von ihr und möchte, dass sie immer um ihn ist. Sie erhält sogar ein Samtkissen, auf dem sie schlafen kann – vor seiner Tür.
Er nimmt sie mit auf die Jagd (er stattet sie dafür mit Männerkleidung aus!), sie ist sozusagen sein bester Freund, aber es gibt keine Annäherung, die ihr als Frau gilt. Dieser Platz ist beim Prinzen besetzt durch jene andere Frau, die er nach seinem Schiffbruch als erstes gesehen hat und in der er seine Retterin vermutet. Er gibt zu, dass die kleine Meerjungfrau ihr sehr ähnelt, aber weiter geht es nicht.
Er wähnt aber auch jene andere Frau unerreichbar, weil er weiß, dass sie in einem Tempel lebt.

Eine merkwürdige Situation ist das. Die für ihn erreichbare Frau mag er zwar gern, aber er kommt ihr nicht näher, lässt sie nicht in sein Zimmer. Und er versucht, sie zum Mann zu machen. Eine andere Frau, die er idealisiert, ist unerreichbar. Die Prinzessin, die ihm von seinen Eltern vorgestellt werden soll, sieht er skeptisch.
Homöopathisch könnten wir wahrscheinlich mit der Rubrik "*Liebe - falschen Person, zur*" etwas anfangen. Das gilt für beide: die kleine Meerjungfrau und den Prinzen[70].
Bei der kleinen Seejungfrau könnten wir auch an "*Liebe - überschwenglich*" denken. Es verbindet sich bei ihr die Sehnsucht nach der Menschenwelt, nach schönen Dingen, mit der Liebe zu jenem Prinzen. Beides ist bei ihr nicht zu trennen.

Irgendwann erkennt der Prinz, dass die Frau, die seine Eltern für ihn ausgewählt haben, identisch ist mit jener, die ihn vermeintlich gerettet hat. Auch war sie nur vorübergehend im Tempel.

---

[69] Es stellt sich die Frage, ob Seejungfrauen womöglich schreiben können, was bei ANDERSEN nicht beantwortet wird.
[70] Man könnte an dieser Stelle natürlich über ANDERSENs Sexualität schreiben, die durchaus nicht unproblematisch war. Das würde aber m.E. zu weit führen.

Dadurch fällt zwischen dem merkwürdigen Hingezogensein zu der kleinen Seejungfrau und der idealisierten Gestalt jener anderen Frau seine Entscheidung für letztere. Es wird Hochzeit gefeiert – auf einem Schiff – und die kleine Meerjungfrau ist dabei, wissend, dass der nächste Morgen ihr letzter Morgen sein wird, dass sie sich dann auflösen wird, weil sie die Liebe des Prinzen nicht erringen konnte.

Es gibt noch eine Chance: Wenn sie mit einem Messer, das von der Meerhexe stammt und das ihr die Schwestern bringen, den Prinzen tötet, kann sie zurück in das Königreich in der Tiefe.
Aber sie schlägt diese Möglichkeit aus.

Das Messer:

Assoziativ möchte ich das Messer oder die Schere mit dem Übergang von der Carcinosinie in die Psora in Verbindung bringen, mit dem Abschneiden der vollkommenen Aufgehobenheit und dem Entstehen des Ichs (in Analogie zum Dur   chschneiden der Nabelschnur). Wir würden dann vom Übergang von der Carcinosinie zur Psora sprechen.
Von den Schmerzen, die die kleine Meerjungfrau erleiden muss, habe ich schon geschrieben. Es sind zunächst einmal die körperlichen Schmerzen in den Füßen, die tatsächlich so beschrieben werden *als wenn sie auf Nadeln und scharfe Messer träte.* Die psychischen Trennungsschmerzen kommen hinzu. Natürlich vermisst sie ihre Schwestern, ihre Großmutter und die ganze Welt dort unten. Jeder vermisst irgendwie die Carcinosinie! Und davon, dass diese Verwandlung, die sie hinter sich hat, *ein zweischneidiges Schwert* ist, habe ich schon geschrieben. Bis zu dieser Stelle ist das Messer Symbol für die eigenen Schmerzen der kleinen Meerjungfrau.
Das geht bis dahin, dass sie auf der Hochzeit des Prinzen tanzt:

> *Wie scharfe Messer schnitt es in ihre zarten Füße, aber sie fühlte es nicht, schmerzlicher schnitt es ihr noch durch ihr Herz.*

Mit dem Rat der Meerhexe kehrt sich das um: Sie könnte das Messer gebrauchen, um dem Prinzen Schmerz zuzufügen bzw. gleich den Tod. Und dann könnte sie in ihre Unterwasserwelt zurückkehren.
Der eine Grund, warum sie von dieser Möglichkeit keinen Gebrauch macht, ist natürlich die stumme Liebe zu dem Prinzen, die ihr nicht ermöglicht, ihm etwas anzutun. Aber das muss nicht alles sein. Es könnte in ihr auch ein Wissen darum geben, dass die Rückkehr in die Unterwasser-

welt (in die Carcinosinie) nicht wirklich möglich ist. Sie könnte niemals ganz dorthin zurückkehren, denn sie müsste sich gewissermaßen selbst dafür verlieren.

Sich selbst verlieren?

Die Drohung ist allerdings eine andere: Entweder durch einen natürlichen Tod oder aber durch die Umstände, die bei der kleinen Meerjungfrau vorliegen, lösen sich die Vertreter ihrer Spezies vollkommen auf und werden zu Schaum auf den Wellen, zu nichts weiter, da sie ja angeblich keine unsterbliche Seele besitzen.

Diese Selbstauflösung geschieht der kleinen Meerjungfrau tatsächlich:

> *Noch einmal schaute sie den Prinzen mit halbgebrochem Blick an, stürzte sich vom Schiff in das Meer hinunter und merkte, wie ihr Körper sich in Schaum auflöste.*

Da sollten wir, wenn sie keine unsterbliche Seele hat, doch erwarten, dass einfach nichts von ihr übrigbleibt und dass demzufolge dieser Satz der letzte des Märchens sei.

Aber es geht ganz anders weiter. Es ist eben nicht zu Ende, etwas ist doch von der kleinen Meerjungfrau übrig geblieben.

Ihre Persönlichkeit bleibt erhalten, obwohl sie von einem Wasserwesen jetzt zu einem Luftwesen geworden ist. Obwohl ihr die anderen Luftwesen nochmals bestätigen, dass eine Seejungfrau keine unsterbliche Seele habe, scheint das, was tatsächlich geschieht, eben dem zu widersprechen, indem das, was von ihr erhalten bleibt, durchaus als Seele (oder als Entelechie) bezeichnet werden kann.

Gesagt wird, dass auch eine Seejungfrau, wenn sie 300 Jahre Gutes getan hat, eine unsterbliche Seele erhalte.

Hinzu kommt, dass sich diese Zeit auch noch reduzieren kann: Wenn sie ein gutes Kind finden, *das seinen Eltern Freude macht und ihre Liebe verdient,* werden die 300 Jahre um eins verkürzt, wenn sie ein *unartiges und böses* Kind finden, müssen sie einen Tag länger warten. Eine pädagogische Wendung am Schluss des Märchens, die mir nicht so recht zum Ganzen zu passen scheint. Immerhin war ja auch die kleine Seejungfrau "unartig", indem sie sich mit der Meerhexe eingelassen und das Reich ihres Vaters verlassen hat.

Den Weg, denn die kleine Seejungfrau insgesamt zurückgelegt hat, kann man als den durch drei Welten verstehen. Die Welt unterhalb der Oberfläche unserer Welt, dann der Aufenthalt auf der Erdoberfläche und schließlich der Eintritt in die obere Sphäre der Luftgeister.

Miasmatisch können wir vom Ausgangspunkt der Carcinosinie sprechen, worauf eine Psora/Tuberkulinie folgt (wie bereits gesagt, kann ich das nicht wirklich in zwei Phasen unterscheiden, sondern meine, dass sich hier Psora und Tuberkulinie durchmischen). Die Sykose können wir auch nachweisen, indem sie doch eine erhebliche (und mit Schmerzen verbundene) Anpassungsleistung an die Gepflogenheiten der Menschenwelt erbringt. Die Motivation hierfür ist aber ausschließlich der Prinz, also sollte man das doch eher als tuberkulinisch bezeichnen. Insgesamt erscheint mir die Sykose als am schwächsten ausgeprägt. Es folgt die Syphilinie, also letztendlich die Selbstauflösung im Tode und eine erneute Carcinosinie, in der ihr auch wieder eine erneute Psora in Aussicht gestellt wird. Was weitgehend zu fehlen scheint, ist die Sykose.

Die Repertorisation:[71]

1	Gemüt - Angst - Seelenheil, um das	40
2	Gemüt - Einswerden, Vereinigung, Unio - Gefühl des Einswerdens	12
3	Gemüt - Fliehen, versucht zu	109
4	Gemüt - Liebe - falschen Person, zur	3
5	Gemüt - Liebe - Sehnsucht nach	3
6	Gemüt - Liebe - überschwenglich	14
7	Gemüt - Liebe Menschen - Sehnsucht nach	2
8	Gemüt - Liebevoll, voller Zuneigung, herzlich	86
9	Gemüt - Mutig	52
10	Gemüt - Neugierig	39
11	Gemüt - Schöne Dinge - Sehnsucht nach	12
12	Gemüt - Sehnsucht	2
13	Gemüt - Sentimental, schwärmerisch, rührselig	90
14	Gemüt - Stilles Wesen	108
15	Gemüt - Tanzen	69
16	Gemüt - Traurigkeit - Pubertät; in der	16

---

[71] Diese Repertorisation ist eine leicht veränderte Fassung derjenigen aus meinem zweiten Band der "Psychodynamik homöopathischer Arzneimittelbilder, aus dem Kapitel "Olibanum sacrum", Norderstedt 2012

17	Gemüt - Verlangen, Wunsch nach - voller Verlangen	59
18	Gemüt - Wahnideen - auflösen; sie würde sich	4
19	Gemüt - Weinen - kann nicht weinen, obwohl er traurig ist	31
20	Extremitäten - Schmerz - Füße - Fußsohlen - brennend	131
21	Extremitäten - Schmerz - Füße - Fußsohlen - Gehen - agg.	76

	olib-sac.	ign.	puls.	sulph.	sep.	vanil.	lach.	nat-m.	positr.	ars.
	14/16	11/18	11/17	11/15	10/16	10/14	10/13	9/15	9/10	8/12
1	1	1	2	3	-	-	3	1	-	3
2	1	-	-	-	-	-	-	-	1	-
3	1	1	1	1	2	-	1	-	2	2
4	1	-	-	-	-	-	-	1	-	-
5	1	-	-	-	-	2	-	-	-	-
6	1	-	-	-	-	1	-	-	-	-
7	1	-	-	-	-	2	-	-	-	-
8	2	2	3	2	1	1	1	2	1	1
9	-	2	2	1	-	-	1	-	-	-
10	1	-	1	1	1	-	1	-	1	-
11	2	-	-	1	-	2	-	-	1	-
12	1	-	-	-	-	-	-	-	-	-
13	1	3	2	2	2	1	1	2	-	1
14	-	2	1	-	1	1	2	1	1	1
15	1	1	-	1	2	1	1	1	1	-
16	-	1	1	1	3	-	2	2	-	2
17	-	1	2	1	-	-	1	1	1	2
18	1	-	-	-	-	-	-	-	-	-
19	-	3	1	-	2	2	-	4	1	-

	olib-sac.	ign.	puls.	sulph.	sep.	vanil.	lach.	nat-m.	positr.	ars.
20	1	1	2	3	1	-	2	1	-	1
21	-	1	1	1	1	1	-	-	-	2

Vor der Repertorisation hatte ich wohl an Ignatia gedacht, das klassische Mittel für Liebeskummer, aber auf Olibanum wäre ich spontan nicht gekommen und auch auf Vanilla an sechster Stelle nicht. Aber beide Mittel passen. Vanilla steht für die Sehnsucht nach Liebe (wie ich meine, nach einer Liebe, die der ursprünglichen Geborgenheit möglichst nahe kommt).

Olibanum hingegen steht für die Verbindung der Welten. Weihrauch wird in den meisten Religionen eingesetzt, um diese Verbindung zu öffnen. Ein Mittel der Integration! Ein sehr altes Heilmittel auch, so dass es verwundert, dass Olibanum sacrum in der Homöopathie eine vergleichsweise geringe Bedeutung hat.

Sepia und Natrium muriaticum kommen natürlich für die kleine Seejungfrau auch in Frage, aber bei dieser Präsenz zweier "kleiner" Mittel würde ich mich für eines der beiden entscheiden und meine Wahl fällt schließlich auf Olibanum.

Mir scheint, dass die kleine Seejungfrau schon immer so etwas wie eine Seele hatte (bzw. war), dass sie am Schluss zwar ihres Körpers verlustig gegangen ist, dafür aber die geistige Dimension gewonnen hat. In Aussicht steht, dass sie irgendwann als Dreiheit von Körper, Seele und Geist existieren wird.

Die Ähnlichkeit zu Homunkulus ist unverkennbar. Es gibt jedoch Unterschiede: Homunkulus hat eine Individualseele, die die Meerjungfrau erst erhalten will. Beide haben offenbar Zugang zum Kollektiven (zur Weltseele etwa). Homunkulus hat allerdings keinen Körper, während der Körper der Seejungfrau den Übergang zwischen den Welten symbolisiert. Die Absicht der Meerjungfrau ist das Überschreiten der Grenze nach oben, während Homunkulus ins Meer geht, um sich in ihm aufzulösen und dann zu werden. Das passiert der Meerjungfrau auch, aber gegen ihren Willen.

Bei beiden geht es aber darum, ganz zu werden, Selbst zu werden, die Achse, das Zentrum des Seins zu finden und sich womöglich darum zu drehen.

Zwischenstück: Tanz

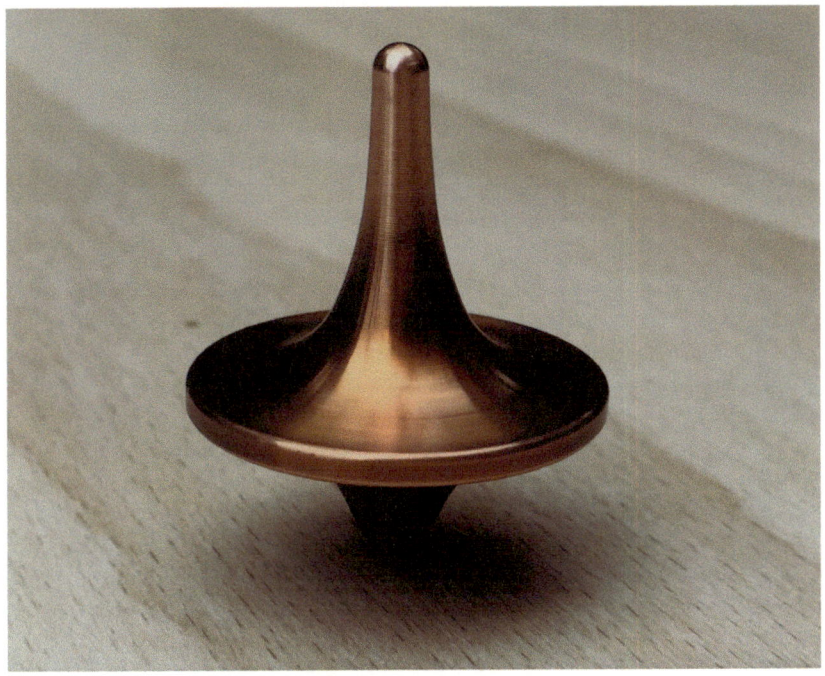

Verhalten war mein Tanz, als ich mich von all den Männern abwandte, die HANS hie-ßen, verhalten, zögerlich, ein wenig hölzern...

Es ist zunächst eine Frauengeschichte, die ich dir erzählen könnte, dir, mit deinem seltsam warmen wachen Blick... Hör mir zu, wenn du magst.

Vielleicht wird sie dich erschrecken, denn was ich erzählen könnte, wird zu tun haben damit, dass etwas einfach so wächst und sich wieder auflöst, einfach so. Aber ich habe ohnehin das Gefühl, dass Dinge schneller als sonst wachsen und sich manchmal schneller auflösen seit ich erzähle und du mir zuhörst, seit ich Dinge mit meinen Händen baue und mich übe im Gebrauch meines Schwertes. Das was HANS und UNDINE ausmachte, löst sich auf und das, was ich über sie dachte. Und vielleicht ist es mehr als nur das. Nein, ich bin sicher, du könntest verstehen. Hör mir also zu, wenn du kannst, erzähle, wenn Du magst...

Verhalten war mein Tanz, als ich mich abwandte von all den Männern, die HANS hießen, verhalten, zögerlich, ein wenig hölzern, so als tanzte ich zum ersten Mal. Ein wenig unlebendig fühlte es sich an, aber ich hatte die Hoffnung, ich könne erneut etwas Lebendiges gebären aus Schmerz und Liebe.

Ja, ich sollte gebären- aber ich merkte schnell, dass es diesmal anders war. Ich merkte es an der sich nicht verändernden Härte meines Leibes und daran, dass ich kein Bild von dem hatte, was in mir wuchs; ich merkte es an den leisen schnellen Schritten derer, die mir halfen; an der Hast ihrer Gesten; an ihren stillen, ernsten Gesichtern; an den Blicken, die sie tauschten; an ihrem Bemühen, sie vor mir zu verbergen.

Wohl war der Schmerz an meiner Seite, Freund, Geliebter, Bruder und Gefährte – aber diesmal tanzten wir nicht. Unbeweglich saßen wir nebeneinander, der eine an den anderen gelehnt – zuerst, als könnten wir einander stützen. Dann wurden wir eins; nicht in einem lebendigen Rhythmus diesmal, sondern in beständiger quälender Präsenz. Kein tänzerisches Aufeinanderzu und Voneinanderweg gab es, nicht die leichten Berührungen, nicht das spielerische, nicht das kraftvolle Miteinanderschwingen – ich fühlte ihn wohl, doch er schien mich nicht zu spüren, nicht mein Offensein, nicht meine Erschöpfung. Er nahm mich in Besitz. Er führte mich nicht – nicht zu den Strudeln, in denen er mich nicht erreichte und in denen ich atmend hätte Kraft schöpfen können, nicht in die aufsteigenden Nebel, die weder Erinnerung kennen noch den Drang, eine Seele zu gewinnen und zu werden. Er war in mir, als könne er nie wieder von mir lassen und ich hielt ihn fest, als sei er das einzige, was jemals zum Festhalten tauge.

Sie sagten, ich solle nicht sehen, was ich geboren hätte, sie würden es wegbringen, es sei besser so. Verzweifelt und zornig forderte ich es ein, wohl wissend, dass ich es aushalten würde, was auch immer es sei. Da brachten sie es: in weiße Tücher gehüllt, ein kleines, braunes mumifiziertes Etwas, zusammengekrümmt und nicht größer als meine Hand, einem Vodoopüppchen ähnlicher als etwas Menschlichem... Ich tat, was ich schon früher getan hatte, wenn etwas starb, an dem ich Anteil hatte, obwohl ich nicht wusste, ob das, was ich in den Armen hielt, jemals beseelt gewesen war: ich küsste es auf die Stirn und öffnete die Fenster, mehr in Gedanken tat ich das, wusste ich doch nicht, wo ich war. Dann legte ich es mir auf die Brust- ich hoffte wohl, es könne, so gewärmt und gehalten, meinen Herzschlag hören- begann mich zu wiegen und das Etwas mit mir und weinte.

Alles war anders diesmal. Ich wiegte mich mit dem Etwas unter meinen Händen und an meiner Brust, der Schmerz blieb an meiner Seite, wacher und zuverlässiger als das je einer der Männer, die HANS hießen, vermocht hätte. Er hatte mich nicht mehr im Besitz, er kam eher zu Besuch, verweilte mal hier und mal dort, breitete sich aus oder blieb beharrlich an einer Stelle, mal spürte ich ihn in meinem Leib, gleich darauf war er in meinen Gedanken, mal saß er neben mir und hielt mich umschlungen, den Blick wie ich auf jenem Etwas in den weißen Tüchern. Dann lehnte ich mich an ihn, den Freund, Geliebten, Bruder und Gefährten und wiegte auch ihn.

Lange dauerte es, bis mein Leib flacher wurde, das Fieber schwand, Blut und Milch versiegten und die Brüste nicht mehr schmerzten, viel länger, als ich das kannte. Ich wiegte mich mit dem an mich gedrückten Etwas, bis es sich aufzulösen begann. Ganz langsam, kaum zu bemerken wurde es kleiner und flacher und irgendwann war es verschwunden und mit ihm- so schien mir- die Spuren, die die Männer, die HANS hießen, in meinem Körper hinterlassen hatten. Der Schmerz blieb.

Und so fand ich mich, neben ihm am Boden sitzend, die Knie an den Leib gezogen, die Arme um mich gelegt, als hielten sie etwas Kostbares an meiner Brust, mich wiegend...und weinte.

Totenstill war es, als mein Weinen verebbte. Ich wiegte mich und mir war, als werde ich gewiegt von den Quellen, den Flüssen, den Meeren... Diesmal tröstete es mich nicht. Ich war nicht mehr Undine. Totenstill war es, ich hatte etwas Totes zur Welt gebracht. Es hätte nicht anders sein können. Ganz lebendig muss man sein, um Lebendiges zu gebären.

Ich saß am Boden, die Knie an den Leib gezogen, die Arme um mich gelegt, als hielten sie noch etwas Kostbares an meiner Brust. Totenstill war es um mich bis ich irgendwann zu ersehnen begann, was ich lange Zeit gemieden und fast vergessen hatte: die Melodien der Meere und die der Menschen.

Scheinbar ohne mein Zutun kamen sie zu mir, sanfte, gedämpfte Klänge zunächst, die mich durchdrangen und zum Schwingen brachten. Ich weiß nicht mehr, was zuerst passierte, ob es die Füße waren, die leicht zu kreisen begannen, ob der Kopf sich hob, ob die Arme sich zu lösen wagten, die Hände sich öffneten, die doch nichts mehr hielten als leere weiße Tücher... Ich bewegte mich, vorsichtig, den Schmerz nah bei mir. Auch das war anders, als ich es kannte. Er umschloss mich und hüllte mich ein, presste mich zusammen, hielt mich am Boden. Es war, als müsse ich mir den Raum erobern gegen seinen Widerstand − und doch war er kein Feind. Freund war er nach wie vor, Geliebter, Bruder und Gefährte... Ich dehnte mich und zog mich gleich darauf zusammen, um mich erneut zu dehnen, streckte die Arme, ging auf die Knie, stellte mich zögernd auf, bis die Füße fest am Boden waren und gab mich den Klängen hin. Fest verankert stand ich da, während mein Körper sich bewegte wie Wasserpflanzen am Grunde eines Sees, ein Hin- und Herwiegen war es zunächst, bis die Wirbelsäule beweglicher wurde, das

Becken zu schwingen begann, die Arme sich ausbreiteten, Bewegung und Rhythmus fanden... Ich tanzte und ich weinte.

Wer im Körper zu Hause ist, ist auf der Welt zu Hause, sagen die Menschen. Mir schien, ich müsse ihn zurückerobern...Ich löste die Füße vom Boden, als die sanften Melodien klarer wurden, erprobte den schwebenden Gang der Tänzerin... Mit leichten Schritten eroberte ich den Raum, klein waren sie zunächst, größer wurden sie, als mein Körper sich erinnerte. Ich tanzte und ich weinte.

Und dann, als die Melodien sich wiederum änderten, schien es mir, als könnte ich meinen Körper den Bewegungen anderer leihen: denen fröhlich über eine blühende Wiese hüpfender Mädchen; denen einer in Trance kraftvoll stampfenden Afrikanerin mit mächtig ausladenden Hüften; denen prachtvoll geschmückter brasilianischer Karnevalstänzer; denen einer zierlichen Priesterin in einem Tempel, die geschmeidig spiegelte, was eine gewaltige Schlange tat; denen eines alten Indianers, der, sich um die eigene Achse drehend mit geöffneten Armen und nach hinten geneigtem Kopf einen kreisenden Falken bewunderte... Ich tanzte und ich weinte bis ich erleichtert und erschöpft am Boden lag, zusammengekrümmt wie jenes braune, mumifizierte Etwas, nur die Arme von mir gestreckt.

Ein leichtes Wiegen passierte, kaum merklich, ich kann nicht sagen, ob es aus mir heraus kam oder ob es die Bewegung des Meeres war, in dem ich versank und mich aufzulösen begann – ohne Schmerzen.

Am Wellensaum entlanggehend sah ich, was von mir geblieben war: Treibholz am Strand in der Form zweier ausgestreckter Arme und Tang, der an ungebändigtes Frauenhaar erinnerte.

Ein wenig abseits übte sich eine barfüßige in Leder gekleidete Frau mit fließenden geschmeidigen Bewegungen im Gebrauch ihres Schwertes. Fast tänzerisch sah es aus.

Gedanken über ein Bild

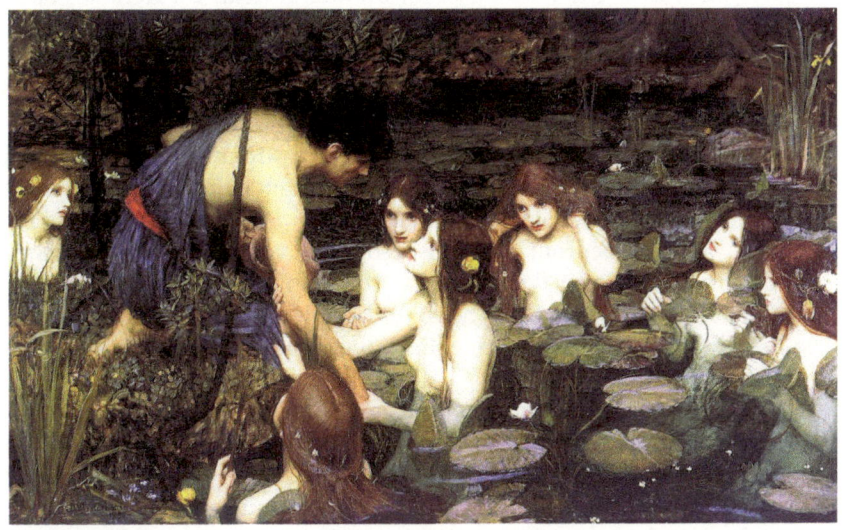

Anfang 2018 wurde in Manchester ein Bild vorübergehend aus dem Besuchern zugänglichen Bereich einer Galerie entfernt. Es handelte sich um ein Bild von John William Waterhouse aus dem Jahre 1896: "Hylas und die Nymphen". Der Sinn dieses vorübergehenden Abhängens bestand darin, eine Debatte anzuregen über die Darstellung des weiblichen Körpers in der Kunst. Ein solches Vorhaben erscheint mir durchaus sinnvoll und es scheint auch funktioniert zu haben: Es kam tatsächlich zu einer Debatte. Diese ist jedoch nicht vordergründig Thema dieses Buches.

Uns geht es vielmehr um das Bild selbst, was man darauf sieht und welche Hintergründe es dabei gibt. Das ist in kunstwissenschaftlicher Sicht natürlich laienhaft, aber egal: Bilder werden nicht für Kunstwissenschaftler gemalt (so wenig wie Bücher für Rezensenten geschrieben werden). Wir sind einfach Personen, die dieses Bild ansehen, zu spüren und zu formulieren versuchen, was es in uns auslöst.

Dazu braucht es freilich auch einen gewissen Hintergrund von Wissen: Hylas war keiner der ganz großen Helden, aber immerhin der Waffenträger von Herakles, jenem Helden, der sich mutig gegen alle Widrigkeiten der Welt und der Götter (insbesondere Hera) behauptete. Herakles nahm an der Reise der Argonauten teil (wenn auch nicht vollständig) und auch

Hylas kam mit ihm. Unterwegs in Mysien wurde Hylas zum Wasserholen geschickt und kam nicht mehr wieder, weil er von den Nymphen ins Wasser gezogen wurde. Diese Szene ist im Bild dargestellt. Da Herakles nach ihm suchte, war auch für ihn die Fahrt mit den Argonauten zu Ende. Hylas *ward nicht mehr gesehn.*

Wir sehen zwei Bilder vor uns: Das eine ist das genannte, in dem Hylas ins Wasser gezogen wird, das andere ist geradezu gegensätzlich: Das stolze Schiff der Argonauten, das auf dem Meer schwimmt, sich behauptend gegen alle Widrigkeiten – und auf der Suche nach dem Gold. Da kommt natürlich auch die Geschichte des Odysseus ins Spiel, dessen Schiff über 10 Jahre äußerst bedroht war, insbesondere von Poseidon. Odysseus selbst hat noch anderen Bedrohungen trotzen müssen: Den Lotophagen, den Sirenen, Skylla und Charybdis, und schließlich Kirke und Kalypso. Die Bedrohungen sind unterschiedlich, aber alle sind sie gegen die Weiterfahrt gerichtet.

Wenn wir nun zurück zu dem angesehenen Bild kommen, fragen wir uns, was weiter geschieht. Gewiss ist es vom Mythos her, dass Hylas ins Wasser gleitet und danach nicht mehr gesehen wird. Ist er einfach ertrunken? Das würde enorme Bösartigkeit der Nymphen voraussetzen. Aber so bösartig sehen sie doch gar nicht aus! Oder gibt es auf dem Grunde des Sees ein anderes Reich, in dem auch Menschen irgendwie leben können? Kann im Menschen eine Sehnsucht nach jenem Reich entstehen?

Wir können uns durchaus vorstellen, dass Hylas seine Rolle als Waffenträger und Sexspielzeug des Herakles gründlich satt hatte und sich daher zurücksehnte nach einem Ort und einer Zeit, in der einfach alles in Ordnung war. Und das versprechen ihm die Nymphen.

Sowohl das Sterben als auch die Versprechung eines Reiches jenseits dieser Welt können Verlockungen darstellen – von der Verlockung, welche die Körper der Nymphen für einen jungen Mann darstellen, einmal ganz abgesehen.

Sehen wir es einmal miasmatisch an: Die Fahrt auf dem Schiff und dabei allen Widrigkeiten zu trotzen, können wir als psorisch ansehen. Aber das Meer ist immer bereit, uns wieder aufzunehmen. Das ist als Verlockung und als Angst erfahrbar. Was wir primär empfinden, hängt ganz sicher von unserer bisherigen Geschichte ab. Aber so sehr das eine oder andere im Vordergrund stehen mag, zehn Prozent des Gegenteils sind wohl immer auch vorhanden.

Der Mythos besagt, dass Hylas ins Wasser gezogen wird. Wenn er nicht ertrinkt, so verliert er doch seine Individualität. Er kann als Individuum nicht leben in einer Welt, in der es diese nicht gibt. Das kann durchaus verlockend sein.

Ich (Albin) erinnere mich an eine Vollmondnacht in einem fernen Land. Ich ging gegen Mitternacht an den Strand und ins Meer. Ich sah die Phosphoreszenz der Luftblasen im Wasser[72]. Ich ließ mich treiben. Man braucht (scheinbar) so wenig Kraft, um an der Oberfläche zu bleiben... Ich hatte irgendwie das Gefühl, dass das jetzt so bleiben könnte – für immer. Das hatte überhaupt nichts mit Suizidalität zu tun. Irgendwann setzte dann auch die Realitätsprüfung ein mit der dringenden Mitteilung, dass das den Tod bedeuten würde. Der Strand war nahe und ich erreichte ihn weinend. Individualität ist manchmal auch eine Last.

Erst recht scheint uns diese Verlockung unwiderstehlich zu sein, wenn man, wie Hylas, nur wenig Chancen hat, seine Individualität zu entwickeln und stattdessen ein gebrauchtes (missbrauchtes) Objekt ist.
Vielleicht ist es ja so, dass gerade traumatisierte Menschen dazu tendieren, in der Regression, als die man den Kontakt mit den Nymphen verstehen kann, völlig zu versinken, während diejenigen, die nicht traumatisiert sind oder das Trauma irgendwie überwunden bzw. kompensiert haben, dann doch wieder auftauchen und progressiv weitermachen können, dass diesen die vorübergehende Regression sogar helfen kann - als eine Art Anlauf für einen neuen Entwicklungsschritt.

Wenn man den Mythos kennt, ist klar, was auf dem Bild dargestellt ist: Hylas wird ins Wasser gezogen.
Würde man unvoreingenommen herangehen, könnte man das Bild auch umgekehrt interpretieren: Die Nymphen warten darauf, dass sie jemand ans Land zieht, dass sie durch diesen Jemand eine Seele erhalten. Psorisch werden. Individuum, Persona, Ego, Ich...
Diese entgegengesetzte Bewegungsrichtung (vom Wasser aufs Land) finden wir bei ANDERSEN. Sie macht Schmerzen, während die Bewegung vom Land ins Wasser das Ende aller Schmerzen verspricht. Es gibt also zwischen den Undinen und den Menschen zwei Bewegungsrichtungen.

Bleiben wir aber zunächst bei der vordergründigen Bewegungsrichtung bleiben, wie sie auf dem Bild dargestellt ist.

---

[72] Selbstverständlich war es keine Phosphoreszenz, sondern "nur" die Spiegelung des Mondlichts. Man könnte aber auch sagen, dass es der Schaum war, zu dem die Undinen werden.

Das Zurückgezogenwerden in das Wasser des Ursprungs (oder auch in die Erde[73]) ist die eine Seite. Man kann das miasmatisch mit einer Sehnsucht nach der Carcinosinie in Zusammenhang bringen, die, wenn die Psora (oder auch ein späteres Miasma) traumatisch verläuft, natürlich wesentlich stärker sein muss.

Nun sehen wir aber auf dem Bild von Waterhouse nicht nur die Verlockung des "Wassers", sondern wir sehen auch – und vor allem – die Verlockung durch schöne junge Frauen, mit anderen Worten eine erotische Komponente dieser Verlockung. Diese sollte man als vor allem tuberkulinisch ansehen.

Zwischen der Tuberkulinie und der Carcinosinie gibt es enge Verbindungen, indem gerade in der Tuberkulinie die regressive Sehnsucht besonders stark ist, aber nicht nur diese regressive Tendenz, sondern auch die progressive (SCHLEGELs und NOVALIS' Begriff der "progressiven Universalpoesie" gehört hierher). Gewissermaßen ist in der Tuberkulinie der Gegensatz von Regression und Progression zentrales Thema.

Was hat diese erotische Komponente mit der Regressionstendenz ins Ununterschiedene zu tun? Ich denke, dass es daran liegt, dass auch Sexualität die Grenzen des Individuums passager aufheben kann, so wie es die Rückkehr ins "Wasser" dauerhaft vermag.

Das kann im Sinne einer Regression geschehen, aber auch im Sinne einer Progression. Hier scheint es sich mir um eine Regression zu handeln[74].

An dieser Stelle ist zu erwähnen, dass die Nymphen auf dem betrachteten Bild alle dasselbe Gesicht haben. Das scheint nichts anders zu bedeuten, als dass sie (noch) keine Individuen sind. Damit verbindet sich zweierlei: Erstens, dass das Undinen-Bewusstsein zunächst präpersonal ist[75]. Und zweitens, dass sich Hylas nach eben diesem Präpersonalen sehnt (was mit dem bisher Geschriebenen übereinstimmt).

Und das hat zu tun mit dem Missbrauch, den er erduldet.

---

[73] Man denke in diesem Zusammenhang etwa an Tannhäuser.

[74] Es scheint auch, dass die Progression daran gebunden ist, dass man primär den Partner als "Du" wahrnimmt und dass dann sich die Grenzen auflösen dürfen (bzw. zum "Wir" werden). Das könnte man dann womöglich als transpersonal bezeichnen.

[75] Das kann man in Ähnlichkeit zu Paracelsus' Auffassung sehen, die Melusinen/Undinen besäßen keine Seele. Zwar erscheint es auf den ersten Blick etwas abenteuerlich, die Individualität mit der Seele gleichzusetzen, aber wenn man die Parcelsische Dreiteilung in Körper, Seele und Geist (Sal, Sulphur und Mercurius) ansieht, dann wird sogleich klar, dass, wenn sich die Individualität überhaupt in dieser Dreiteilung widerspiegeln sollte, nur die Seele dafür in Betracht kommt. Der Geist ist über-individuell und der Körper ist einfach der Körper. Dass ein Maler die Abwesenheit der Seele nur über die Ähnlichkeit der Körper ausdrücken kann, ist klar, weil er für die anderen beiden Teile des Ganzen keine Ausdrucksmöglichkeiten hat.

Uns scheint nicht, dass er die Nymphen als bloße Objekte seiner Gier sieht, vielmehr erscheint es so, dass er seine Individualität verlieren möchte (wodurch er den Nymphen ähnlich wird und für immer bei ihnen bleiben kann, ob nun körperlich tot oder am Leben).

Oder alternativ (bzw. parallel) gedacht: Die defizitäre Individualität, die es bei ihm gibt, würde ihn nur befähigen, die Nymphen als Objekt zu benutzen – was seinen Untergang herbeiführt.

Die Nymphen scheinen mir dagegen noch zu gar keiner Objektbeziehung fähig, sondern eben nur zur Verschmelzung. Hingegen ist bei ihnen alles in die Zukunft hin offen, alle Möglichkeiten sind noch gegeben. Das ist wiederum ein verführerisches Angebot an Hylas: Die Verstrickung in Pflichten (Waffenträger ist in unseren Augen nicht der erstrebenswerteste Beruf) und den Missbrauch hinter sich zu lassen und ganz von vorn zu beginnen. Wenn es denn nur gelänge (vielleicht gelingt es ja – wir wissen es nicht)!

Wenn wir gerade vermutet haben, dass die Nymphen präpersonale Wesen sind, muss gesagt werden, dass man das auch anders sehen kann. Die Präpersonalität kann man wohl an dem Bild von Waterhouse festmachen, wegen der Ununterschiedenheit (aber diese Ununterschiedenheit ist eben gerade die Sichtweise von Waterhouse).

Die andere Seite ist, dass ANDERSENs Kleine Meerjungfrau und einige andere der Undinen-Erzählungen durchaus von Persönlichkeiten reden. Und mehr noch: Die Möglichkeit, zwischen der Menschenwelt und der Unterwasserwelt (und sogar der oberen Welt) zu wechseln (bzw. zu sehen, dass alle drei zusammengehören und sie gemeinsam zu erleben), würde ich doch eher als transpersonal bezeichnen. Hans hat dazu keinen Zugang, Hylas nicht und Herakles nicht.

Es erhebt sich die Frage, warum die Wesen, die uns ins Wasser ziehen, mehrheitlich weiblich sind.

Zwar gibt es den männlichen Meergott Poseidon, der Odysseus ebenfalls in die Tiefe ziehen möchte, aber da ist nicht von Verführung und Sehnsucht die Rede, sondern von Kampf. Bei den Sirenen ist es anders, und die sind weiblich.

Zwar gibt es auch den Nix oder den Meermann Eckeneckepenn, aber auch hier scheint mir Verführung kaum wichtig zu sein.

Warum also die Betonung des Weiblichen?

Eine erste Antwort könnte sein, dass sich die Geschichte von Hylas in einer patriarchalischen Gesellschaft zugetragen hat (bzw. in ihr erzählt und aufgeschrieben wurde) und dass daher die weibliche Geschichte weniger interessant war. Das mag stimmen, aber uns reicht das nicht, bzw. müsste man überlegen, welche Gründe hierfür in Frage kämen.

Eine zweite Antwort könnte sein, dass sich die Art, wie Frauen in der Welt stehen, tendenziell von jener der Männer unterscheidet. Vielleicht ist der Gedanke der Verbundenheit bei Frauen größer, weshalb sie als Undinen eher in Frage kommen. Auch Männer können der Welt verbunden sein, aber sie begreifen sie womöglich tendenziell eher als Herausforderung. Vielleicht hängt damit auch zusammen, dass Männer lange Zeit (und bis heute) dazu tendieren, über Frauen zu dominieren (denn sie wollen die Welt dominieren)[76].

Goethe hat sich damit beschäftigt. Sein Schluss des "Faust" ist bekannt:

Das ewig Weibliche zieht uns hinan. 12110

Weniger bekannt ist, dass er auch davon sprach, dass uns das Weibliche hinab zieht. Da haben wir die schon erwähnten Bewegungsrichtungen: Hinab und hinan. Vielleicht kann man sie mit den Begriffen des Prä- und des Transpersonalen in Verbindung bringen. Vielleicht hat eben das mit dem Symbol der Undine zu tun.

---

[76] Wir meinen das wirklich als tendenziell. Vor allem meinen wir damit keine Rollenfestlegung. Wobei es natürlich biologische Unterschiede gibt, denen wir (bisher?) nicht ausweichen können. Gebären können nur Frauen.

Undine als Figuration der Anima – Spiegel und Schatten

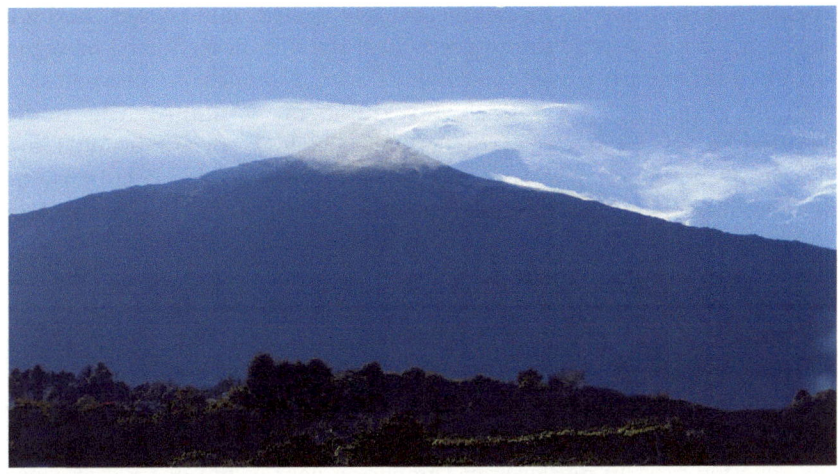

Es ist möglich, die Undinen und verwandte Wesen mit der seelischen Struktur in Verbindung zu bringen, die JUNG als Anima bezeichnete.

Hierzu muss wahrscheinlich etwas gesagt werden, denn über die Archetypen bestehen oft Missverständnisse. Aber ich kann nicht sagen, wie es wirklich ist, sondern nur, wie ich JUNGs Begriff sehe, ihn gewissermaßen für mein Verständnis interpretiere. Sowieso handelt es sich hier (bei dem, was ich hier schreibe, aber auch bei dem, was JUNG schrieb[77]) um ein begriffliches Modell, das der psychischen Wirklichkeit nur teilweise gerecht werden kann.

Archetypen sind tiefe seelische Strukturen. JUNG teilt – ähnlich wie FREUD – die Psyche zunächst einmal in bewusste und unbewusste Bereiche ein, zwischen denen ein Austausch besteht, zu dem auch gehört, dass gewisse Inhalte bewusst und andere unbewusst werden können. In den weitgehend unbewussten Bereichen unterscheidet JUNG verschiedene Stufen: Nah am Bewusstsein angesiedelt ist das, was er als "Schatten" bezeichnet. "Darunter" liegt die Anima[78]. Sie ist ein weitgehend unbewusster Seelen-

---

[77] Dass ich (Albin) von JUNG und mir in einem Satz schreibe, soll keineswegs bedeuten, dass ich mich mit ihm auf eine Stufe stelle. Allerdings wäre ich wirklich gern bei einer der Eranos-Tagungen dabei gewesen - als stiller Zuhörer.

[78] Ich (Albin) muss zugeben, dass eine gewisse Begriffsverwirrung dadurch entstehen kann, dass "Anima" und "Psyche" beide mit "Seele" übersetzt werden können, dass aber

bereich, von dem JUNG meint, dass er beim Mann weibliche Prägung hat und bei der Frau männliche (deshalb heißt dieser Bereich bei der Frau auch Animus). Was noch "darunter" liegt, ist schwer zu beschreiben. JUNG sprach von Archetypen. Zu definieren, was das ist, fällt schwer, und ich meine, dass selbst JUNG daran gescheitert ist. Auf dieser Ebene bewegen wir uns ganz einfach jenseits von Definitionen. Dennoch: Archetypen sind für mich grundlegende psychische Strukturen, die bestimmen, wie wir die Welt sehen, wie wir andere Menschen sehen und wie wir mit der Welt und den anderen Menschen interagieren. Diese Strukturen sind vom Bewusstsein nicht oder nur in Ansätzen erfassbar. Irgendwie sind sie sogar dem KANTschen a priori ähnlich.

"Unter" den Archetypen gibt es vielleicht noch eine weitere Ebene, die von CARUS[79] als das absolut Unbewusste bezeichnet wurde. Dabei meinte er die Lebensprozesse als solche, also die Physiologie. Und "darunter" gibt es dann natürlich noch die Chemie und die Physik[80].

Und es gibt bei JUNG eine zweite Dimension. Bisher sprach ich von der Tiefendimension der Psyche: Schatten tiefer als Bewusstsein, Anima tiefer als Schatten usw. In der zweiten Dimension geht es um das Begriffspaar "individuell-kollektiv". Es ist nachvollziebar, dass, je tiefer die Ebene ist, der Anteil des Kollektiven zunimmt. Aber es mag auch auf tiefen Ebenen Individuelles geben und auf der Ebene des Bewusstseins gibt es ganz sicher Kollektives.

Aber ich möchte bei den Archetypen bleiben. Wichtig ist, dass sie, wie JUNG meinte, unanschaulich sind, was bedeutet, dass sie eigentlich nicht wirklich zu einem Inhalt des Bewusstseins werden können, wohl aber hintergründig die Inhalte des Bewusstseins mitbestimmen können (neben den Sinneseindrücken und ihren technischen Erweiterungen).

Aber wie ist es dann um die Anima? JUNG bezeichnet die Anima als einen Archetypus. Wie kann aber die Anima ein Archetypus sein, wenn die Archetypen eigentlich unter ihr angesiedelt sind?

JUNG sah die Archetypen als Bilder, was ich für eine unglückliche Formulierung halte, denn Bilder erfordern jemanden, der sie sich macht. Und da

---

JUNG meint, die Anima sei ein gewisser Seelenbereich. Somit enthielte die Seele sich selbst. Gelöst werden kann das durch verschiedene Auffassungen, was denn die Seele eigentlich sei. Das kann aber hier nicht wirklich ausgeführt werden.

[79] CARUS, C.G.: Psyche. Zur Entwicklungsgeschichte der Seele, Darmstadt 1964 (reprografischer Nachdruck der Auflage Pforzheim 1860)

[80] Wir sind uns darüber im Klaren, dass nach unserer Konvention die Ebene der Physiologie nicht mehr dem Psychischen zugeordnet werden kann, und schon gar nicht die Ebenen der Chemie und der Physik. Haltbar wäre das nur mit dem Konzept des Panpsychismus.

die Archetypen unbewusst und auch noch kollektiv unbewusst sind, wird das schwierig. In Wirklichkeit sind es nämlich die Archetypen, die die Bilder erzeugen. Man kann es JUNG nicht übel nehmen, denn er weiß, dass man über die Archetypen eigentlich nichts sagen kann (so wie man über das Pleroma nichts sagen kann[81]).

Ich will jetzt meine Vorstellung von den Archetypen hinschreiben (und selbst diese Formulierung ist absurd, da die Archetypen selbst nicht vorstellbar sind – unanschaulich, wie JUNG schrieb.):

Ich sehe Wasser vor mir, in dem verschiedene Spären[82] schwimmen, verschieden groß, aber sonst nur minimal differenziert. Sie ziehen sich an und stoßen sich ab, sie verschmelzen und sie teilen sich – fast wie wir uns die Entstehung des Lebens vorstellen (OPARINs Koazervate). Ab und zu differenziert sich eines dieser Gebilde so von den anderen, dass es unterscheidbar wird, dass es einen Namen bekommen kann. Ein solcher Name ist "Anima", oder ist "Der weise Alte" oder... Das ist aber nicht der eigentliche Name, sondern es ist der Name dessen, was dieser differenzierte Archetyp als Bild in unserer Phantasie erzeugen kann. Diese differenzierten Archetypen sind nicht selbst Bilder, aber sie erzeugen Bilder, die ins Bewusstsein dringen können. Anhand der Bilder, die sie erzeugen, können wir ihnen Namen geben und können wir sie unterscheiden. Aber sie sind es nicht selbst, etwa so, wie LAUDSE[83] formulierte:

Sagbar das Dau, doch nicht das ewige Dau,
Nennbar der Name, doch nicht der ewige Name.

Es gibt zwei Arten, wie sich diese differenzierteren Archetypen äußern können: In der Phantasie und in der Projektion. Dabei bleiben sie aber selbst stumm wie die stummen Kabiren in GOETHEs Faust, die einfach nur anwesend sind, nichts tun, aber trotzdem wirken. Noch einmal Laudse:

Nicht-Tun ist sein Tun und nichts bleibt ungetan.

---

[81] Über das Pleroma schrieb JUNG in seinen "Septem sermones ad mortuos" (in:"Erinnerungen, Träume, Gedanken. Aufgezeichnet und herausgegeben von Aniela JAFFÉ, Zürich, Düsseldorf 2001) JUNG hat sich später davon distanziert, wahrscheinlich, weil er ahnte, dass er damit versucht hatte, das Unsagbare zu sagen.
[82] Wir denken in diesem Zusammenhang an den runden Fisch der Alchimisten. Er ist kaum unterschieden von dem ihn umgebenden Wasser, wir können ihn nicht fangen, wir können ihn nicht einmal sehen, aber wir wissen, dass es ihn gibt. Davon wird an anderer Stelle noch einmal die Rede sein.
[83] LAUDSE: "Daudedsching", in der Übersetzung von Ernst SCHWARZ, Leipzig 1978

Das, was JUNG als Anima bezeichnet, ist schon als Begriff fassbar, denn es hat einen Namen (wenn auch sicher nicht den ewigen Namen). Und es kann konkretere Bilder erzeugen. Wahrscheinlich ist eines dieser Bilder die Undine. Es ist nicht verwunderlich, dass die Undinen-Geschichten aus verschiedenen Kulturen stammen und dennoch ähnlich sind – wie es auch bei anderen Märchen der Fall ist. Es ist auch nicht verwunderlich, dass diese Undinen-Geschichten gerade in der Romantik ihre Blüte erlebten, denn in der Romantik enstand die Idee des Unbewussten: dass es in der Psyche noch andere Bereiche gibt, von denen wir nichts oder nur wenig wissen. In der Romantik entstanden auch die Schatten-Geschichten und die Idee des Doppelgängers.

Es ist aber noch mehr zur Beziehung von Anima und Undine zu sagen:

Natürlich gehört die Undine zum Wasser – womit nicht nur das Element Wasser gemeint ist, sondern auch die Symbolisierung des Unbewussten im Wasser. Dem gegenüber steht das Bewusstsein bzw. das Seelisch-Geistige, symbolisiert durch Feuer und Luft.

Die *Leben spendende Erde* ist unser <u>Aufenthaltsort</u>, dem der Himmel als Ort der Götter gegenübersteht.
Wasser und Geist sind hingegen sich gegenüberstehende <u>Prinzipien</u>:

Und Gottes Geist schwebte über den Wassern.

Mit anderen Worten sind durch die Polarität Wasser - Geist die bereits erwähnten Bewegungsrichtungen des Undinen-Themas eingesetzt.
In dieser Hinsicht kann man diese Bewegungsrichtungen mit dem Bewusst- bzw. Unbewusstwerden in Zusammenhang bringen. Beziehungsweise mit ihrer Abfolge, beziehungsweise mit der Integration dieser beiden Bewegungsrichtungen. Wenn wir diese Integration versuchen und zusätzlich auch noch die Integration der anderen Dimension, der zwischen dem Kollektiven und dem Individuellen, sind wir auf dem Weg zum Selbst (oder anders gesagt, zu einer gesunden Syphilinie).

JUNG erwähnt einen Traum, in dem der Träumer auf *eine Art Gralsschloß* zugeht. Er wird aber durch einen Abgrund davon getrennt. Der Weg geht bis nach unten und auf der anderen Seite wieder empor. Unten rauscht ein *unterweltliches Wasser*. Abstieg und Aufstieg sind hier wunderbar im Bild zu sehen[84].

JUNG selbst schreibt:

> *Den Weg des Wassers, der immer nach unten geht, muß man wohl gehen, wenn man den Schatz, das kostbare Erbe des Vaters, wieder haben will.* [85]

An anderer Stelle finden wir:

> *Wo liegt der Findling des Vaters verborgen?*
> MELVILLE: "Moby Dick"

In der Folge wird auch der Wasser-Spiegel erwähnt, bei dem wir natürlich an Narziss denken müssen, aber auch an das Waterhouse-Bild.

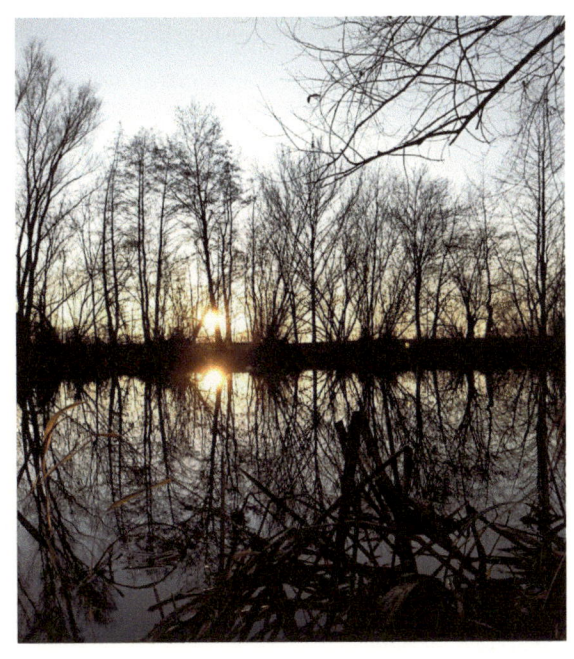

> *Wer in den Spiegel des Wassers blickt, sieht allerdings zunächst sein eigenes Bild.*

Das ist der Narzissmus-Aspekt des Spiegels. Man kann sich in sein Spiegelbild verlieben. Aber es geht weiter:

---

[84] Jung: Über die Archetypen des kollektiven Unbewußten, in: Gesammelte Werke, 9/1, 40, Düsseldorf 1995
Das erinnert an Parzival, dessen Name ja bedeutet: "Durchschreite dieses Tal!" Imperativ!
[85] Jung: Über die Archetypen des kollektiven Unbewußten, in: Gesammelte Werke, 9/1, 37, Düsseldorf 1995

Wer zu sich selber geht, riskiert die Begegnung mit sich selbst. Der Spiegel schmeichelt nicht, er zeigt getreu, was in ihn hinein- schaut, nämlich jenes Gesicht, das wir der Welt nie zeigen, weil wir es durch die Persona, die Maske des Schauspielers, verhül- len. Der Spiegel aber liegt hinter der Maske und zeigt das wahre Gesicht.[86]

Natürlich gibt es Spiegel, die schmeicheln, natürlich gibt es Blicke in ei- nen Spiegel, die illusionär sind (und das ist heute weit verbreitet) und es gibt auch SPIEGEL, die voreingenommen sind (und daher keine Spiegel), aber dieser klare Spiegel der Wasseroberfläche ist unbestechlich. Er zeigt eben nicht nur das Erscheinungsbild, sondern die ganze Person, auch die Persönlichkeitsanteile, die jenseits der Wasserlinie liegen. Es ist unter Umständen schwierig, das auszuhalten.
Die erste Stufe jener Bewusstwerdung bzw. der Integration ist der Schat- ten.

Ist man imstande, den eigenen Schatten zu sehen und das Wis- sen um ihn zu ertragen, so ist erst ein kleiner Teil der Aufgabe gelöst: Man hat wenigstens das persönliche Unbewußte aufge- hoben[87]. *Der Schatten aber ist ein lebendiger Teil der Persön- lichkeit und will darum in irgendeiner Form mitleben. Man kann ihn nicht wegbeweisen oder in Harmlosigkeit umvernünf- teln.*[88]

Hier sind wir erinnert an den "Fischer und seine Seele" von Oscar WIL- DE[89], der den Schatten abschneidet, ohne ihn wirklich loszuwerden. Aber es geht natürlich noch tiefer. Eine tiefere psychische Schicht ist die Anima (bzw. bei Frauen der Animus).

---

[86] Jung: Über die Archetypen des kollektiven Unbewußten, in: Gesammelte Werke, 9/1, 43, Düsseldorf 1995
[87] Ich wage zu bezweifeln, dass wir selbst diese erste Stufe jemals schaffen können. Ich bin ein Befürworter der 90-%-Regel. Zu 90 % geht es, zu 90 % können wir gesund wer- den, aber mehr geht nicht. Und ich meine, dass das gut so ist. Mehr sollte nicht gehen. Interessanterweise gebraucht JUNG hier das Wort "aufgehoben", das eine interessante Doppelbedeutung hat, einerseits im Sinne von Negieren, andererseits im Sinne von Bewahren. FREUDs Formulierung *Wo Es war, soll ich werden* ist da viel einseitiger.
[88] Jung: Über die Archetypen des kollektiven Unbewußten, in: Gesammelte Werke, 9/1, 44, Düsseldorf 1995
[89] Ab Seite 223 werden wir genauer darauf eingehen.

Wer [weiter] *ins Wasser schaut*[90]*, sieht zwar sein eigenes Bild, aber dahinter tauchen bald lebendige Wesen auf; Fische sind es wohl, harmlose Bewohner der Tiefe – harmlos, wenn der See nicht für viele gespenstisch wäre. Es sind Wasserwesen besonderer Art. Manchmal geht dem Fischer eine Nixe ins Garn, ein weiblicher, halbmenschlicher Fisch. Nixen sind berückende Wesen.*[91]

Halb zog sie ihn,
Halb sank er hin
Und ward nicht mehr gesehn[92].

Jung setzt in der Folge die Nixe (die er mit Melusinen, Waldfrauen, Huldinnen, Erlkönigstöchtern, Lamien und Sukkuben in Verbindung bringt) mit der Anima ähnlich, jenem tieferen Seelenanteil, der beim Manne weiblich ist[93].
Die Anima ist aber bei Jung mehr als nur die unbewusst weibliche Seite des Mannes.

Sie ist ein Lebendes aus sich, das uns leben macht; ein Leben hinter dem Bewußtsein, das nicht restlos von diesem integriert werden kann, sondern aus dem letzteres im Gegenteil eher hervorgeht[94].

---

[90] Man könnte auch in den Himmel schauen oder – wie Bodhidharma – auf eine Wand. Womöglich ist es aber mit dem Wasser am leichtesten.
[91] Jung: Über die Archetypen des kollektiven Unbewußten, in: Gesammelte Werke, 9/1, 52, Düsseldorf 1995
[92] Das GOETHE-Zitat würde von JUNG an dieser Stelle eingefügt.
[93] Quasi-symmetrisch hierzu ist der Animus der Frau. Jedoch müssen seine Figurationen notwendigerweise andere sein. Zu sagen ist auch an dieser Stelle, dass JUNG hier von Männern und Frauen spricht. Menschen mit einem nicht eindeutigen Geschlecht oder mit einem vom biologischen Geschlecht abweichenden Identitätsempfinden hat JUNG noch kaum berücksichtigen können.
[94] Jung: Über die Archetypen des kollektiven Unbewußten, in: Gesammelte Werke, 9/1, Düsseldorf 1995
An dieser Stelle stellt sich die Frage, ob der Animus der Frau wirklich vollkommen symmetrisch zur Anima des Mannes ist. Hinsichtlich des Spendens von Leben besteht einerseits eine gewisse Asymmatrie zwischen Mann und Frau (die lange Zeit daran festgemacht wurde, dass die Frau das Leben spendet und der Mann den Geist). Andererseits zeigt uns etwa das "Stumme Buch" der Alchimie (Nachdruck, Amsterdam 1991), dass in allen Schritten des Werkes Mann und Frau gemeinsam agieren.
JUNG führt seine Gedanken zu der Frage von Männlichkeit und Weiblichkeit des Unbewussten in der Folge weiter aus, was aber hier nicht unser Thema ist. Zu bemerken ist noch, dass JUNGS Frau Emma zu diesem Thema mit "Animus und Anima" einen bedeutenden Beitrag geleistet hat.

Man könnte – diesem Zitat folgend – die Anima durchaus mit der Lebenskraft in Verbindung bringen JUNG ist durchaus auf diesem Weg, indem er CARUS[95] und HARTMANN[96]zitiert, die eine ähnliche Auffassung hinsichtlich des Unbewussten vertreten. CAMPBELL[97] geht da mit, indem er die westliche Anima mit der indischen Shakti in Verbindung bringt. Shakti heißt eigentlich nichts weiter als "Kraft". Die weibliche Kraft, die Lebenskraft könnte man dort vermuten.

Allerdings wäre dann die Symmetrie zwischen Anima und Animus nicht gewahrt.

Was hat der Anima-Archetyp mit dem Bild der Undinen zu tun, um das es in diesem Buch eigentlich geht?

Zunächst einmal ist zu wiederholen, dass Archetypen unanschaulich sind, aber sich an bestimmte Bilder, Mythen, Träume, und Phantasie binden können (bzw. dass jene eben aus den Archetypen entstehen).

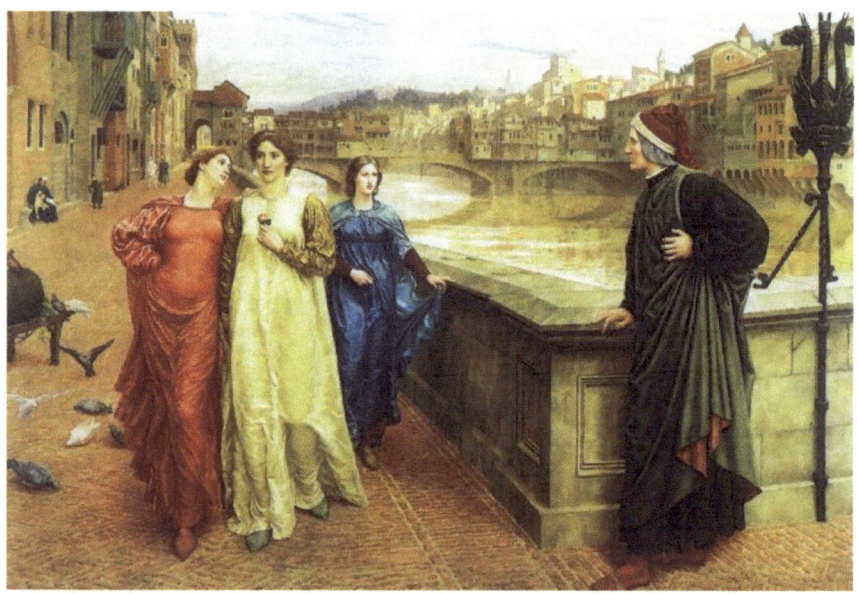

Bemerken möchte ich noch, dass JUNG hier gewissermaßen die Lebenskraft an der Anima festmacht. Man muss dem nicht zustimmen. Man kann auch noch eine oder zwei Ebenen tiefer gehen: zu der Ebene der undifferenzierten Archetypen oder zur Physiologie.
[95] op.cit.
[96] HARTMANN, E.v. Philosophie des Unbewussten, Leipzig (ohne Jahresangabe)
[97] CAMPBELL, J.: Die Masken Gottes, Band 4, München 1996

Für den Anima-Archetyp könnte die Bindung an das Wasserelement denkbar sein und damit die Verbindung zu den Undinen.

Dante trifft seine Beatrice – seine Anima, wie CAMPBELL meint – das erste Mal an einer Brücke, also am Wasser (vorige Seite).

CAMPBELLs zweites Beispiel für die Begegnung mit der Anima ist Gawan (das Alter Ego Parzivals), der an der Quelle jene Frau erblickte, die ihn trotz aller Schwierigkeiten weiter geleiten sollte: Orgeluse.

Das dritte Beispiel von CAMPBELL ist Stephen Dedalus (JOYCE), der ein in der Strömung stehendes Mädchen sieht.

Die Verbindung von Wasser und Anima wird noch deutlicher, wenn man die weiteren amplifizierenden Beispiele CAMPBELLs ansieht:

> *Denn psychologisch wie mythologisch hat so eine Frau an der Quelle die Bedeutung einer Unterwelterscheinung: psychologisch des Unbewußten, mythologisch des Landes unter den Wellen, der Hölle, des Fegefeuers oder des Himmels*[98]. [...]
> *Rahel am Brunnen spielte in der Jakobslegende eine solche Rolle, Zippora mit ihren Schwestern in der Legende des jungen Mose...* [99]

In den Beispielen, die CAMPBELL gebraucht (man könnte noch Batseba beim Bade und David ergänzen sowie die Badeszenen in "Tristan und Isolde" und "Daphnis und Chloe", wobei letztere andersherum funktionieren, und wahrscheinlich noch einige Legenden mehr), spielt zumeist die Nähe zum Wasser eine große Rolle. Auch in unseren Beispielen ist das der Fall. Es ist also vielleicht nicht ganz von der Hand zu weisen, wenn wir die Undine oder ähnliche Wesen als Anima-Figuren auffassen.

Als solche entsprechen sie – jetzt wieder JUNG folgend – einem unbändigen Lebensdrang, der primär nicht von geordneter, sondern von chaotischer Natur ist, in dem gleichwohl eine tiefe Weisheit versteckt ist – die es aber erst zu entdecken gilt.

Wir sprachen oben von zwei Möglichkeiten, wie sich die Anima (wie auch andere Archetypen) ausdrücken kann. Die eine ist die Phantasie, sind Geschichten von Dingen und Wesen, die es eigentlich nicht gibt.

---

98 Letztere Ähnlichsetzung von Wasser, Feuer und Himmel (Luft oder Äther) kann ich nicht wirklich nachvollziehen.
99 Op cit.

Die andere ist die Projektion auf jemanden in unserer Umgebung. Die Anima kann mich dazu bringen, dass ich mich zu jemandem ungeheuer hingezogen fühle. Und an dieser Stelle wird klar, dass zumindest der Anima-Archetyp nicht nur kollektive, sondern auch individuelle Züge hat, denn nicht jedem passiert das mit jedem Menschen.

Es gibt zwei Gefahren an einem solchen Kontakt mit der Undine / der Anima:
Die eine ist die Überwältigung durch die unbewussten Strukturen (wenn man in jenen Spiegel blickt, der uns alles zeigt). Anima-Besessenheit hat das JUNG genannt (in: "Paracelsus als geistige Erscheinung"). Das kann zu dem chaotischen Lebensdrang führen, wie wir ihn von der Tuberkulinie in Form von z.B. Tuberkulinum und Medorrhinum und Nachtschattenmitteln kennen, aber auch zur Regression in die Carcinosinie, zum Versinken im Meer[100].
Die andere gefährliche Möglichkeit ist der Ausschluss des Undinen-Bewusstseins / Unbewusstseins und die Verhaftung an eine psorisch-sykotische Weltsicht. Psorisch ist dabei die Dominanz des Ichs über das Unbewusste – über die Undinen. Sykotisch ist die gesellschaftliche Über-

---

[100] Ein Beispiel möchte ich (Albin) geben: Agent Cooper aus "Twin Peaks" scheint mir in Annie seiner Anima (nein, seiner Animaprojektion) zu begegnen – nebenher bemerkt könnte man die Rubrik "*Liebe zur falschen Person*" anwenden (deutlich jünger als er, eine ehemalige Nonne). Die zentrale Szene findet übrigens auf dem Wasser statt. Es scheint mir, dass das zu einer Anima-Besessenheit führt und schließlich dazu, dass er sich für sie opfert und einer anderen Besessenheit anheimfällt: der durch BOB, einer klaren Schattenfigur. Und das führt dann zur Spaltung.
Ich (Albin)bin wahrscheinlich meiner Animaprojektion auch einmal begegnet: Es war ein jüdisches Mädchen im weißen Kleid vor einer Synagoge in Prag. Ich habe sie nicht angesprochen (was vor allem meinem enormen Bedarf an Natrium muriaticum-Hochpotenzen zu jener Zeit zu schulden ist – nur leider hatte ich noch nicht die geringste Ahnung von Homöopathie), ich sehe sie heute noch vor mir, aber mit dem Gefühl, dass es richtig war, schleunigst Reißaus zu nehmen.
Übrigens hatte ich (Albin) die Erinnerung, dass in der Schlüsselszene auf dem Wasser auch Annie ein weißes Kleid trägt (was nicht stimmt) und auch dort spielt das Religiöse eine Rolle. Und beides, das Religiöse und das Weiße, sind oft miteinander verbunden. Auf das Weiße werde ich noch zurückkommen, wenn es um Moby Dick geht.
Damit soll nun nicht die Anima generell mit der Farbe Weiß verbunden werden, auf dem oben gezeigten Bild von der Begegnung Dantes mit Beatrix ist sie blau gewandt. Dennoch: Daneben gibt es noch Weiß und Rot. Die Mischfarbe aus Blau und Rot ist die Farbe der Carcinosinie, eine unmögliche Farbe... Und Weiß ist die Mischung aus allen Farben. Bemerken möchte ich (Albin) dazu, dass Gabis Zuordnung der Farben für die Undine und ihre vertikale Orientierung eher Blau annimmt, während die Mühe der Ebene eher dem Rot entspricht. Beatrix ist blau und sie ist die Unterstützerin Dantes auf seinem Wege durch die drei Welten.

einkunft, dass es keine Undinen gibt oder dass sie bedeutungslos sind (allenfalls in einer Psychotherapie eine marginale Rolle spielen dürfen).

Wer zwischen diesen beiden Gefahren navigieren kann – zwischen Skylla und Charybdis – und sich selbst dabei erhält, indem er beide Seiten integriert, könnte womöglich Odysseus heißen. Hans heißt er jedenfalls nicht.

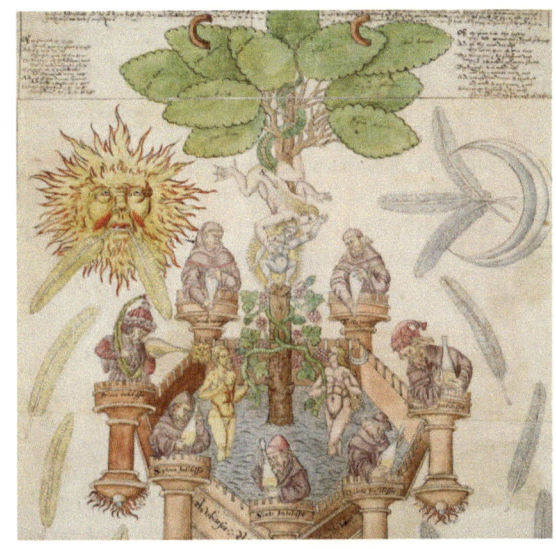

Eins muss noch bemerkt werden: Wenn die Undine ein Symbol der Anima ist (wie man nach dem gerade Geschriebenen durchaus annehmen kann), so repräsentiert sie wohl eine seelische Ebene, aber es ist mehr daran: Die Undine steht auch für eine Dynamik zwischen den Ebenen. Sie bewegt sich zwischen den Ebenen, sie kommt vom Meer ans Land, sie kann gar in die Luft aufsteigen wie bei ANDERSEN, oder sie kann andersherum den Fischer ins Meer ziehen. Oder sie kann sogar absteigen am Weltenbaum, wie auf dem obigen Bild der Ripley scroll[101] zu sehen ist.

---

[101] George Ripley, ca. 1415-1490, englischer Alchimist. Zu bemerken ist zu diesem Bild, dass hier recht offensichtlich ein Wasserwesen von oben kommt. JUNG bezeichnet es folgerichtig als Melusine. Auf dem Bild ist dieses Wesen aber als Spiritus (Geist) bezeichnet und umfasst die Anima (Seele) mit den Händen. Das widerspricht auf den ersten Blick JUNGS These, dass die Melusine/Undine eine Symbolisierung der Anima sei. Nun ja, alchimische Darstellungen sind wahrscheinlich selten vollkommen eindeutig, weshalb auch jener, der den Gedanken und Symbolen der Alchimie folgt, sich in den scharfen Augen der Ratio in Widersprüche verwickeln muss. Eine mögliche Lösung könnte darin bestehen, dass der Jungsche Anima-Begriff von jenem auf dem Bild verschieden ist. Das zu analysieren dürfte aber recht schwierig sein – und wenn wir analysieren, sind wir jenseits dessen, was in der Alchimie eigentlich stattfindet. Die von uns favorisierte Lösung ist, dass Undine das Prinzip der vertikalen Dynamik zwischen den psychischen Ebenen repräsentiert.

Hans kann das nicht. Hans bewegt sich auf einer Ebene, auf dem Land (und zumeist auch dort nur eingeschränkt). Wenn Hans mit einer anderen Ebene konfontiert wird, geht es meist schlecht aus.

Wir schrieben gerade davon, dass es zwei Extreme gibt, wie das Bewusstsein mit jenen Bereichen umgeht, die Jung als Anima bezeichnete. Dafür möchten wir hier Beispiele geben:

Vielleicht ist Kapitän Ahab aus "Moby Dick" jemand, der gegen seine Anima kämpft. "Moby Dick" ist ein eigenes Kapitel gewidmet.
Zunächst wollen wir aber zu einer Geschichte kommen, die man so interpretieren kann, dass jemand seiner Anima-Projektion verfällt – der andere Pol:

Gustavo Adolfo Bécquer: Die grünen Augen

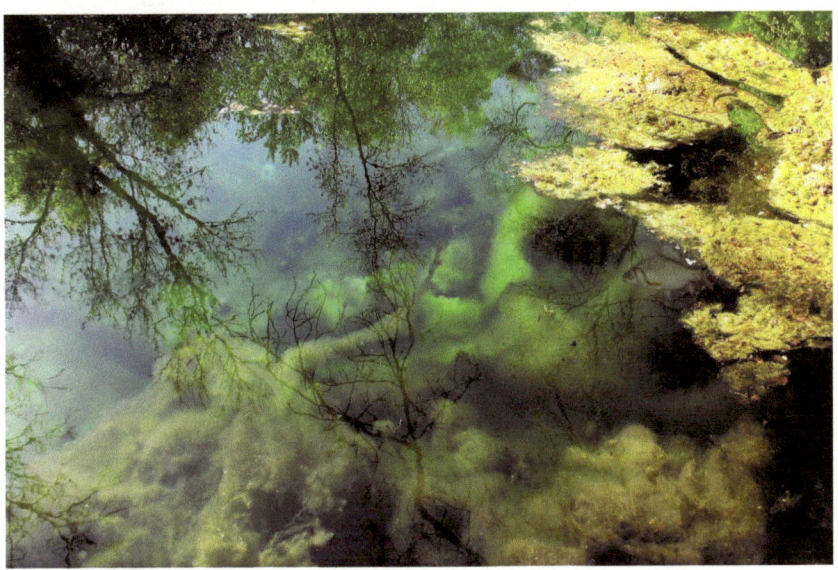

Wenn du bisweilen ein Geräusch vernommen,
wenn eine Stimme, die dein Herze kennt,
fast unvernehmbar deinen Namen nennt,
o glaub, ich bin's, der ferne her gekommen
und schattengleich sein Leiden dir bekennt.

Und wenn die Nacht den Lauf schon fast vollendet,
wenn plötzlich wie erschreckt dein Herz erbebt,
weil dich ein andrer Atem heiß umschwebt-
Glaub', meine Seele ist's, die du entwendet,
die atmend nun in deiner Nähe lebt.

Bécquer

Man muss des Autors Seele nicht entwenden, um sich von ihm angesprochen zu fühlen. Mühelos wandeln sich seine Worte zu Bildern, die einladen, locken, einen ebenso behutsam wie nachdrücklich umfangen, entführen, sanft einzulullen vermögen... und doch vorsichtig machen und sehr wach: KOMM... scheinen sie zu rufen mit seltsamer geheimnisvoller Zärtlichkeit, schere dich nicht um Schauergeschichten und den Aberglauben des Pöbels; KOMM...eine geheimnisvolle Seligkeit gibt es zu finden, eine, wie sie dir gebührt; KOMM... in die Einsamkeit, in die Wälder, an jene Quelle, höre, schau, fühle und verstehe... KOMM...

Seit Jahren spüre er die Verlockung, so verrät er uns in der Rahmenerzählung, etwas mit diesem Titel zu schreiben. Er habe diese Augen gesehen, auch wenn er nicht wisse, ob es in seinen Träumen war – und er werde sie wohl nicht beschreiben können, wie sie waren: [...] *leuchtend und durchsichtig wie die Regentropfen, die nach einem Sommergewitter über die Blätter der Bäume rinnen.*
Aus Bécquers Erzählung spricht eine so tiefe Sehnsucht nach der Carcinosinie (und eine damit verbundene künstlerische Kompetenz – siehe die Repertoriumsrubrik "*Kunst - Talent zur*"), dass man nicht anders kann, als nach seiner Biografie zu fragen. Natürlich wird man in eben dieser Richtung fündig. Mit fünf Jahren verlor der spanische Autor die Mutter, kaum fünf Jahre später den Vater, das Paar hinterliess acht Kinder. Er wuchs bei seiner Taufpatin auf, studierte Literatur, schrieb Artikel, zeichnete, erkrankte an Tuberkulose und Syphilis, heiratete, trennte sich nach unglücklicher Ehe, starb mit 34 Jahren an einer unbekannten Krankheit. Damit haben wir wieder das Dreieck Carcinosinie-Tuberkulinie-Syphilinie, das irgendwie die Voraussetzung für Kunst zu sein scheint.

Ein junger Herr jagt den Hirsch. Er hat ihn gut getroffen, keinen besseren Treffer hat der Oberjägermeister im Verlaufe von vierzig Jahren gesehen – und nun flieht der Hirsch weidwund. Er flüchtet zur Pappelquelle. Wenn er lebend über die hinwegkomme, sei er für die Jäger verloren. Er schafft es trotz der Verletzung, pfeilgeschwind und mit einem einzigen Satz. *Alle Mann halt!* schreit der Oberjägermeister, *Es war Gottes Wille, dass uns entwischt.*

Der Leser kann es ebenso wenig nachvollziehen wie der junge Jäger. Aber der Reiterschwarm stockt, die Hörner verstummen, selbst die Windhunde verlassen, wenn auch knurrend, die Fährte. Der junge Jäger Fernando will wissen, warum sein Diener und offensichtlich seit der Geburt Vertrauter Iñigo meint, Wild, das bei der geheimnisvollen Pappelquelle Zuflucht suche, sei verlorenes Wild. Ein Geist des Unheils hause dort, so meint der; wer es wage, die Strömung zu trüben, müsse diese Verwegenheit teuer bezahlen und werde schreckliches Verhängnis über das eigene Haupt bringen.

Der junge Jäger ist erbost:

> *Lieber will ich das Herrengut meiner Väter verlieren, lieber meine Seele den Händen Satans ausliefern, als zulassen, dass dieser Hirsch mir entrinnt, [...] die Erstlingsbeute meiner Jagdzüge [...] Lass mich, oder ich reite dich über den Haufen [...] Wer weiß, ob ich ihm genug Zeit lasse, dass er bis zu der Quelle gelangt. Und wenn er hingelangt – dann zum Teufel mit ihr, mit ihrer Klarheit und ihren Bewohnern!*

Er reitet mit seinem Pferd davon wie ein Sturmwind. Der Alte blickt ihnen nach und dann schaut er sich um: alle verharren reglos, sind erstarrt und bestürzt.

> *Ich habe mich der Gefahr ausgesetzt, unter den Hufen seines Pferdes zu sterben, um ihn davon abzuhalten,*

rechtfertigt sich der Alte, obwohl ihn keiner anklagte.

> *Ich habe meine Pflicht getan. Gegen den Teufel hilft keine Kühnheit. Bis hierher kommt der Jäger mit seiner Armbrust; jeden weiteren Schritt mag der Kaplan versuchen, mit seinem Weihwedel.*

Das ist schon heftig. Von Fanatismus könnte man bei Fernando sprechen, wenn nicht von Besessenheit. Der junge und der alte Jäger sprechen vom Teufel. Bei diesem Hirsch geht es klar um mehr als um eine Jagdbeute, auch um mehr als um „die Erstlingsbeute", auch um mehr als um eine fällige Initiation.

Alchimisch entspricht der Hirsch Mercurius. Der Gott Merkur hat in der Vertikalen Zugang zu allen drei Welten. Davon erzählen auch seine Darstellungen: geflügelte Schuhe, geflügelter Helm, der von zwei Schlangen umschlungene Caduceus, der die Macht hat, Menschen einzuschläfern, aufzuwecken und durch Träume Botschaften zu übermitteln. Gleichzeitig ist Merkurius /Hermes bekannt für seine Redegewandtheit – also für das Übermitteln von Nachrichten und damit für Kommunikation – und daraus folgend auch für Poesie. Er ist der Gott der Händler und Diebe und

Beschützer der Reisenden, das heißt, er hat auch in unserer „realen" Welt (der Horizontalen?) ein breites Wirkungsspektrum. Und er ist Hermaphrodit. Könnte das bedeuten, dass der angeschossene Hirsch eine mögliche Integration der Welten symbolisiert?

Er flüchtet zur Quelle, weidwund. Der Gedanke an den verwundeten Heiler drängt sich auf und der, dass durch Fanatismus und Besessenheit nichts heil wird, weder im Innen noch im Außen und auf keiner Ebene, auch in Bécquers Geschichte nicht. Selbst der Alte ist irgendwie fanatisch. Er erkennt in Fernando etwas Teuflisches. Oder geht es lediglich um den Widerspruch zwischen christlichem Glauben und alter Religion, oder Mystik, oder Spiritualität – wie auch immer man es nennen mag? Geht es um Bewusstseinszustände, die aufeinandertreffen? Tuberkulinie mit syphilinischen Tendenzen und Sykose – das ist schwer vereinbar.

Der junge Jäger Fernando ist seit jenem Tag verändert. Iñigo spricht ihn an, offenbar voller Sorge:

> *Euer Gesicht ist blass, bedrückt und verdüstert geht Ihr umher, [...] seit dem Tag, den ich nach wie vor für einen Unheilstag halte, [...] als söge eine Hexe mit ihren schwarzen Künsten Euch die Lebenskraft aus dem Leib. [...] Verbohrt in die Grübeleien, von denen Ihr nicht mehr loskommt, greift Ihr jeden Morgen nach der Armbrust und verzieht Euch allein ins Dickicht, um dort zu bleiben, bis die Sonne sich verbirgt. Und wenn die Nacht hereinbricht, wenn Ihr bleich und erschöpft heimkommt zur Burg, sehe ich nie am Riemen über Eurer Schulter eine Beute baumeln. Was hält Euch so lange Stunden dort, fern von denen, die Euch am meisten lieben?*

Fernando schnitzt, während der Alte redet, völlig gedankenversunken und so, als höre er keines seiner Worte. Dann erzählt er von einem Geheimnis, etwas Seltsamem, das ihm widerfahren sei, das nun heraufdränge, ihm das Herz sprenge, aus dem Gesicht spreche...

Da gebe es ein Geschöpf, ein Wesen, das anscheinend nur für ihn existiere, um das es ein Rätsel gebe. Der Alte solle helfen, es zu lösen. Er habe den Hirsch eingeholt an jenem Tage, den Hirsch, den der Aberglaube Iñigos hätte entfliehen lassen – trotz all der unheilverheißenden Worte habe er ihn eingeholt. Und seitdem sei seine Seele voller Sehnsucht nach der Einsamkeit.

> [...] *die Quelle entspringt im Dunkel einer gehöhlten Felswand ...als Geriesel rinnender Tropfen zwischen den grünen, wehen-*

den Blättern der Pflanzen herab, die den Brunnenspalt umwu-
chern. Diese Tropfen, die im Augenblick, da sie sich loslösen,
aufblinken wie Goldkörnchen und klingen wie die Töne eines In-
struments, sammeln sich zwischen den Grasbüscheln, und sir-
rend, sirrend, wie Bienen, die flirrend die Blüten umsummen,
wuseln sie durch den Sand, bilden wimmelnd ein Bachbett und
balgen sich mit den Hindernissen herum, die sich ihrem Lauf
entgegenstemmen, kullern zurück und rappeln sich auf, sprin-
gen, flüchten und rennen, manchmal lachend, manchmal seuf-
zend, bis sie in einen Weiher fallen...mit einem unbeschreiblichen
Geräusch. Klagelaute, Worte, Namen, Lieder – ich weiß nicht,
was alles ich in jenem Rauschen gehört habe, wie ich da saß,
einsam und fiebernd [...]
Alles dort ist groß. Die Einsamkeit mit ihren tausend unbekann-
ten Geräuschen west in jenem Bereich und berauscht den Geist
mit ihrer unsäglichen Schwermut. In den silbrigen Blättern der
Pappeln, in den Höhlungen der Felsen, in den Wellen der Wasser
scheinen die unsichtbaren Geister der Natur zu uns zu sprechen,
die im unsterblichen Geist des Menschen einen Bruder erkennen.

Wann immer Fernando zum Bergwald ging, hätte er es nicht getan, um
einem Wild nachzustellen, sondern um sich an den Rand der Quelle zu
setzen und in ihren Tiefen etwas zu erspähen. Er wisse nicht,

ob es ein Wahnbild sei, ein Sonnenstrahl, der das Strudeln
durchzuckte, [...] eine jener Blumen, die da drunten zwischen
den Algen treiben und deren Blütenkelche wie Smaragde ausse-
hen [...].

Er jedoch glaubte, einen Blick zu gewahren aus den Augen einer Frau, der
den seinen durchbohrte und in ihm ein wahnwitziges unstillbares Verlangen entflammte:

die Sehnsucht, eine Person zu finden mit Augen, wie sie dort wa-
ren.

Und eines Abends – er glaubte zunächst, ein Traum hätte ihn zu seinem
Spielball gemacht – hätte er eine über alle Maßen schöne Frau an seinem
Platze sitzend gefunden in einem Gewand, das herabwallte bis zum Wasser und auf ihm dahintrieb. Ihr Haar wäre wie Gold gewesen, ihre Wim-
pern schimmernd wie lauter winzige Strahlen, ruhelos rollende Pupillen

hätte sie gehabt und genau die Augen, die ihm nicht mehr aus dem Sinn gingen.

Der alte Jäger Iñigo weiß, dass es grüne Augen sind und es erfüllt ihn mit tiefem Entsetzen. Nein, er kenne sie nicht, schon seine Eltern hätten ihn gewarnt vor dem Geist, Kobold, Dämon, der Frau, die dort im Wasser hause mit Augen von dieser Farbe. Nie wieder, so beschwört er seinen Schützling bei dem, was er auf Erden am meisten liebe; den Eltern, den Tränen derer, die ihm zur Gemahlin bestimmt sei; bei den seinen, wo er doch zugegen war, als Fernando zur Welt kam; nie wieder dürfe er zur Pappelquelle gehen, denn die Rache dieser Frau werde ihn treffen dafür, dass er

> *die Wellen, die ihre Wohnung sind, zu schmutzigem Schlamm gemacht*

habe. Für einen einzigen Blick dieser Augen würde er die Liebe seines Vaters hergeben, sagt Fernando traurig und entschieden, die Küsse seiner Mutter und alle Zärtlichkeiten, die alle Frauen dieser Welt im Herzen horten.

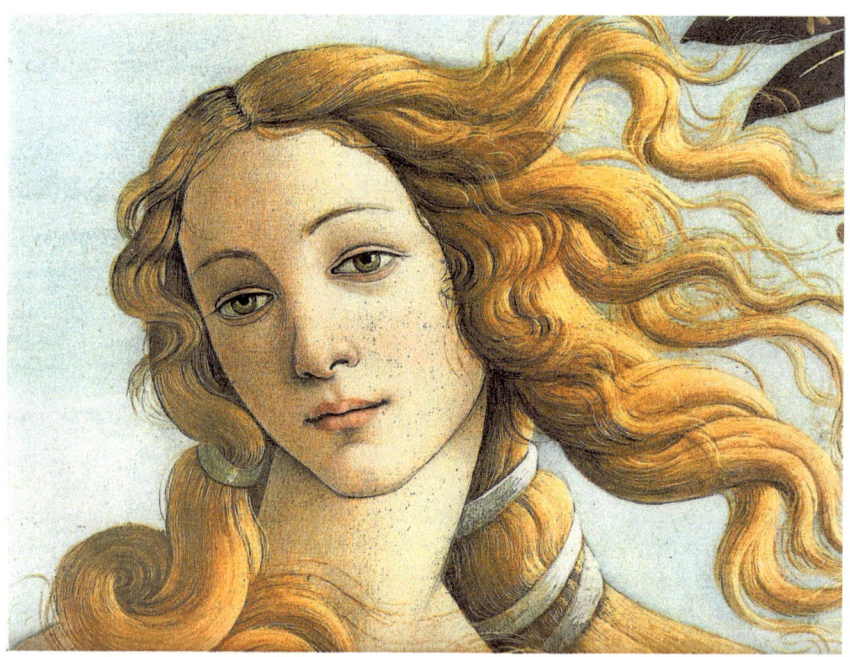

Von Animabesessenheit könnten wir in diesem Zusammenhang reden.Er könne nicht davon ablassen, SIE zu suchen. Der Alte weint still, als er mit düsterem Tone ruft, des Himmels Wille möge geschehen.

Auch SIE scheint den jungen Jäger zu suchen – und es ist mehr als das. Sie ist tatsächlich an diesem konkreten Menschen interessiert. Sie will wissen, wer er ist, wo seine Heimat ist, wo er wohnt. Tag für Tag komme sie seinetwegen, sehe weder das Ross, das ihn bringe noch die seine Sänfte tragenden Diener. Er solle den Schleier des Geheimnisses, in das er sich hülle wie in die tiefe Nacht aufreißen, denn sie liebe ihn und werde für immer die Seine sein, sei er nun von hoher oder niederer Herkunft.

Welches Geheimnis ist das? Geheimnisvoll kann ihr nur erscheinen, was ihr selbst nicht zugänglich ist. Könnte die Ebene des Menschlichen damit gemeint sein, die Fernando nach wie vor verkörpert?

In der Abenddämmerung, als die *Schatten mit langen Schritten den Hang herabkommen und der Nebel langsam aufsteigt von der Wasserfläche des Weihers und die Felsen am Ufer zu umwabern beginnt; auf einem dieser Felsen kniend, der aussieht, als wolle er jeden Augenblick kippen und hinabkollern bis zum Grund; sich im Gewässer spiegelnd,* bemüht sich Fernando, seiner unheimlichen Geliebten das Geheimnis ihres Wesens zu entreißen.

Auch hier ist wieder die Rede von einem Geheimnis. Ist es das der Senkrechten, für das sie steht?

Schön und blass wie eine Statue aus Alabaster erscheint sie ihm, ihre Augen schimmern wie zwei Smaragde, in Goldfiligran gefasst. Er wolle nicht glauben, was man ihm gesagt hätte von ihr, er wolle wissen, ob sie ihn liebe, ob er sie lieben dürfe, ob sie eine Frau sei.

Oder ein Dämon [...] Und wenn ich es wäre?

So greift sie seine Gedanken auf. Auch dann würde er sie lieben, versichert er ihr trotz weiter Pupillen und kalten Schweißes, denn sein Schicksal wolle das *bis über dieses Leben hinaus, falls es jenseits davon noch irgendetwas gibt.*

Sie liebe ihn noch mehr als er sie, da sie sich herablasse zu einem Sterblichen, wo sie doch reiner Geist sei. Sie sei keine Frau, wie es sie auf Erden gäbe sondern eine, die ihm gebühre, wo er doch die übrigen Menschen, all die anderen Männer überrage. Sie lebe auf dem Grunde der Wasser, körperlos wie sie, flüchtig und durchsichtig, spreche mit ihrem Rauschen und woge mit ihrem Wallen. Nicht etwa strafen würde sie den, der es wage, die Quelle zu trüben, sondern ihn mit ihrer Liebe belohnen als einen Sterblichen, der den Aberglauben des Pöbels überwunden habe; als einen Liebhaber, der fähig sei, ihre seltsame geheimnisvolle Zärtlichkeit zu begreifen.

Ob er die klare Tiefe des Weihers sähe, die Gewächse auf dem Grunde, die ihnen ein Lager sein könnten, grün wie Smaragd, rot wie Korallen...? Eine namenlose Seligkeit hätte sie zu verschenken, eine, die er erträumt hätte in Stunden wonniglich fiebernden Wahns und die niemand sonst ihm bieten könne. Die Nebel des Weihers könnten über ihren Stirnen schweben wie ein Betthimmel aus Linnen, wenn er denn käme... Namenlose Seligkeit... Ja. In der Ebene braucht es Namen. Da sind wir ICH, wenn es gut läuft. Da, wo sie sich bewegt, braucht es noch keine Namen, oder es braucht keine mehr.

Die Nacht breitet ihre Schatten aus, der Mond glitzert auf der Weiherfläche, der Nebel wirbelt auf beim Wehen der Luft, die grünen Augen schimmern in der Dunkelheit wie Irrlichter, die über verseuchtem Sumpfland geistern; KOMM, scheint sie ihn zu beschwören, KOMM...und sie scheint ihn küssen zu wollen, am Rande des Abgrunds schwebend. Natürlich geht er auf sie zu, fühlt sich von ihren Armen umschlungen und einen kalten Kuss auf den Lippen, natürlich verliert er den Boden unter den Füßen und *stürzt mit dumpfem unheimlichem Geräusch ins Wasser, das aufspritzt in sprühenden funkelnden Tropfen und sich über seinem Leib schließt.*

Silbrige Ringe dehnen sich aus, bis sie an den Ufern vergehen.

Zunächst scheint da alles recht und gut zu sein und so, wie es sein soll, bei diesem jungen Mann. Er hat einen Lehrer, Beschützer und Vertrauten, den Oberjägermeister, das Wohl des Jungen liegt ihm am Herzen. Offenbar ist der Junge talentiert, stark und geschickt. Er jagt den Hirsch und er hat ihn getroffen – mit einem Schuss, wie ihn der Alte seit vierzig Jahren nicht besser gesehen hat. Er soll zum Manne werden durch die Jagd. Er braucht die Jagd. Er muss in die Wälder. Er fühlt nicht, wie ein Mädchen, das erwachsen wird, die Natur im eigenen Leibe, er entwächst nicht dem Kindsein, weil er Kinder empfängt, austrägt und zur Welt bringt.

Wiedergeburt und Tod verbinden sich mit der Symbolik des Hirsches, alljährlich im Herbst wirft er das Geweih ab, von alters her gilt es als Symbol starker Lebenskraft, Amulette wurden aus Hirschhorn geschnitzt. Der tanzende Hirschmann aus der paläolithischen Höhle Les Trois Freres, ist er Hirsch?, Mensch?, Mischwesen?, Zauberer?, Gott? lässt einen Hirschkult vermuten, den die Menschen schon vor 14000 Jahren praktizierten. Mit männlicher Sexualität und Dynamik verbindet den Hirsch sein auffälliges und dominantes Verhalten während der Brunft, den Begriff des „Platzhirschs" kennen wir und den vom „König des Waldes", der instinktiv ist und symbolisch für die autonome und kraftvolle Energie des Unbewussten steht[102]. In der griechischen Mythologie ist er dem Lichtgott Apollon und der Jagdgöttin Artemis zugeordnet, sie lässt Aktaion in Gestalt eines Hirsches von seinen Hunden zerreißen.

Für das Verständnis Fernandos scheint es lohnend, sich mit dem Mythos etwas genauer zu beschäftigen. Aktaion ist trotz diverser Vorbelastungen ein tüchtiger Jäger. Ein Irrtum, kein mutwilliges Vergehen, lässt ihn in der Grotte die badende Artemis schauen, er sucht in der Quelle einfach Abkühlung nach der erschöpfenden Jagd. Die Nymphen können deren Blöße nicht schützen – sie überragt alle um Haupteslänge. Sie will verhindern, dass Aktaion erzählt, was er sah und verwandelt ihn in einen Hirsch. Triebpsychologisch, so wie FREUD es tut, könnte man das deuten – annehmen, eine Frau, die dem Manne als Göttin entgegenträte, verkörpere immer auch dessen Mutter, die er begehre trotz des Inzestverbots und dass dieses Begehren Strafe zur Folge haben müsse und sei es die, dass zu intensives nach Rückwärts-Gerichtetsein das eigene Leben notwendigerweise blockieren muss. Man muss allerdings FREUD nicht in jedem Falle folgen.

Vom Motiv des gejagten Jägers spricht Eugen DREWERMANN in seinem wunderbaren Werk: "Liebe, Leid und Tod. Daseinsdeutung in antiken Mythen" [103]. Und er bietet mit Bezug auf Giordano Bruno und Augustinus eine weitere Deutung an: Aktaion stünde für den

> *Intellekt, auf der Jagd nach göttlicher Weisheit im Augenblick des Erfassens der göttlichen Schönheit [...] dem menschlichen Verstand gelingt es eher, die göttliche Güte und Schönheit zu lieben als zu begreifen. Außerdem ist es die Liebe, die den Intellekt dazu bewegt und antreibt, dass er ihr wie eine Laterne vorangehe.*

Das ist eine schöne Vorstellung. Vielleicht ist auch Fernando auf der Suche nach göttlicher Schönheit, vielleicht sieht er sie in der Frau mit den

---

[102] Ich (Albin) habe einmal während jener Brunftzeit im Wald geschlafen und ganz in der Nähe hat ein Hirsch gebrüllt. Das war sehr eindrucksvoll. Es hat mir auch ein wenig Angst gemacht.
[103] Ostfildern 2013

grünen Augen. Gewiss kann die Liebe dabei helfen. Zu der ist Fernando jedoch noch nicht in der Lage. Und sie erlaubt wohl keine Abkürzungen.

In den Mythen steht der Hirsch für den Sohngeliebten, der mit der Großen Mutter die Heilige Hochzeit vollzieht. Als Geleittier für die Seelen der Verstorbenen ist er Mittler zwischen Diesseits und Jenseits, menschlicher und göttlicher Welt. Oft folgt ihm der Held und der Hirsch führt ihn über die Grenze, indem er sich als zu jagendes Tier anbietet (Leonhard REITER)[104].

So auch bei Fernando. Er ist entschlossen, zum Manne zu werden, das flüchtende weidwunde Tier zu erlegen, koste es, was es wolle. Er hat Kraft, Tatendrang und Mut, um keinen Preis will er seine Beute entkommen lassen. Und so schilt er Iñigo einen Dummkopf, weil der glaubt, es sei Gottes Wille gewesen, dass das Tier entwischt; Aberglauben nennt er die Legende vom Geist des Unheils, der in der Pappelquelle haust.

Man kann beide verstehen. Es gibt solche Orte, die "energetisch" aufgeladen scheinen – sei es durch Sagen oder Legenden, durch tradierte Bräuche, dadurch, dass man subjektiv etwas mit ihnen verbindet oder einfach dadurch, dass sie sind wie und wo sie sind. Oft hat es mit beeindruckender Natur zu tun oder mit Kultur. Die Pappelquelle scheint eine Mischung aus all dem zu sein. Zumindest imaginativ ist sie eine Grenze.

Der Alte weiß, dass das Überwinden der Grenze gefährlich ist, es ist nicht klar, ob er auch weiß, warum. Der Kaplan mit seinem Weihwedel sei zuständig für das, was dort passiere, nicht der Jäger mit seiner Armbrust. Es ist eine andere Welt, das ist ihm klar. Es gibt die immer noch gegenwärtige Warnung der Eltern, das Tabu, die Bedrohung, den Willen des Himmels, an den er glaubt. Er tut seine Pflicht, als er sich Fernando entgegenstellt – unter die Hufe seines Pferdes hätte er kommen können. Iñagos Welt ist die des Jägers mit seiner Armbrust und die des christlichen Glaubens. In der hat Fernando wohl seine Wurzeln, lebt aber seit der Jagd in einer anderen.

Dem Jungen scheint der Alte Hitzköpfigkeit und Eigensinn nicht zu verübeln. Er ist voller Sorge um seinen Schützling – und die Sorge ist berechtigt. Fernando ist verbohrt in Grübeleien, von denen er nicht mehr loskommt, bleich und erschöpft – als söge eine Hexe ihm mit ihren schwarzen Künsten die Lebenskraft aus dem Leib. Der Junge spricht von einer Frau, die dort an der Quelle hause, von einem Geschöpf, das nur für ihn existiere, von Wassertropfen, die blinken, klingen, sirren, wuseln,

---

[104] Reiter, Symbole in Märchen, Mythen und Therapie, Thüngersheim, 2010

wimmeln, balgen, kullern und sich aufrappeln, springen, flüchten, rennen und lachen, seufzen als seien sie lebendig...

Klagelaute, Worte, Namen, Lieder vernehme er im Rauschen der Quelle. Von einem Wahnbild spricht er zunächst, aber er habe schon oft mit ihm gesprochen und der Blick ihrer grünen Augen habe ein wahnwitziges unstillbares Verlangen in ihm entflammt.

Das ist merkwürdig und nicht mehr wie es sein soll. Die erfolgreiche Jagd hat den Jungen nicht zum Mann gemacht. (Auch Atreju aus der "Unendlichen Geschichte" vollendet die Jagd nicht. Dennoch wird er erfolgreich initiiert, auf andere Weise. Vielleicht hat er als „Kind aller" günstigere Voraussetzungen, weil es nicht so viele leere Stellen in ihm gibt, vielleicht erlebt er als Kind eines Jägervolkes die Grenze zwischen den Welten durchlässiger und fließender, vielleicht hat er die Spaltung wie die in die Welt des Jägers mit seiner Armbrust und des Kaplans mit dem Weihwedel nicht erlebt.)

Die Begegnung mit einer realen Frau aus Fleisch und Blut sollte Fernando reizen, (eine Sehnsucht nach dem Weiblichen spürt er.) Wenn es gut liefe, würde er sie kennenlernen; wenn es ganz gut liefe, könnte er die eine oder andere erkennen und sich im Wechselspiel mit ihr; und er könnte sich ihr zu erkennen geben und mit etwas Glück könnte Liebe daraus werden.

Ihn zieht es an die Quelle. Auch das wäre noch nicht wirklich bedenklich- aber selbst wenn er zurück <u>kommt</u>, <u>findet</u> er nicht zurück. Es muss eine Sehnsucht in ihm geben, die tiefer reicht und mächtiger ist als die nach einer Frau aus Fleisch und Blut. Vielleicht gibt es einen leeren Platz in ihm, den Iñago nicht zu füllen vermochte und auch kein anderer. Eine mütterliche Mutter hätte es wohl vermocht, die Fernandos oder eine der anderen. Die Welt ist voll von ihnen, wenn man sie erkennen kann.

Es muss eine Sehnsucht sein, die tiefer reicht als die des Puer Aeternus. Sie führt ins Carcinosinische und vielleicht noch tiefer, wenn das denn möglich ist. Die Rede des Alten vom Geist, vom Kobold, vom Dämon, von der, deren Rache ihn treffen wird, berührt ihn nicht. Er spricht von Liebe und meint wohl dieses wahnwitzige Verlangen, die unstillbare Sehnsucht nach etwas, was ihm mehr bedeute als die Liebe seines Vaters, die Küsse seiner Mutter, mehr als alle Zärtlichkeiten, die alle Frauen dieser Welt im Herzen horten – Albin nennt es "uneigentliche Liebe".

Er ist auf der Suche nach Ganzheit – aber er sucht sie jenseits des Menschlichen. Er geht zurück oder voran... so klar ist es nicht. Die Tuberkulinie scheint nur partiell zu gelingen. Da gibt es diese tiefe Sehnsucht und auch den tuberkulinischen Eros, aber der ist nicht auf das Diesseits gerichtet. Der Alte weiß, dass er nichts mehr tun kann.

Fernando scheint SIE unmittelbar zu fühlen, er hört sich von ihr angesprochen, er fühlt sich aufgefordert den Schleier des Geheimnisses, das ihn umhüllt, mit einem Ruck aufzureißen. Er hört sie von Liebe sprechen, davon, dass sie die Seine sein wolle, für immer. Er ist schon ICH, wie er da auf dem Felsen kniet und sich im Spiegel der Quelle erkennt, auch wenn der Felsen aussieht, als wollte er jeden Augenblick kippen und hinabkollern bis zum Grund – aber er ist kein Mann.

Eigentlich weiß er auch, dass SIE keine Frau ist. Er wünscht, dass sie es wäre. Und so fragt er sie. Sie lässt ihn im Unklaren – aber eigentlich spricht er schon lange mit sich selbst. Er hat Angst, kalter Schweiß rinnt ihm über die Glieder, die Pupillen weiten sich, für ihn fühlt es sich an, als starre er gebannt und mit noch heftigerer Dringlichkeit in ihre Augen und er schreit, er liebe sie, sei sie Frau oder Dämon, bis über dieses Leben hinaus, falls es jenseits davon noch irgendetwas gäbe. Er ist gefangen in seinem rudimentären Ich.

Sie lasse sich herab zur Liebe zu einem Sterblichen, hört er, zu einem, der die übrigen Menschen, alle anderen Männer überrage. Er sei belohnt, weil er den Aberglauben des Pöbels überwunden habe, weil er der Liebhaber sei, der ihre seltsame geheimnisvolle Zärtlichkeit begreifen könne; namenlose Seligkeit wolle sie ihm schenken, alles, was er erträumt hätte in den Stunden wonniglich fiebernden Wahns und was niemand sonst ihm bieten könne. Reiner Geist sei sie, keine Frau, wie es sie auf der Erde gebe, aber eine, die ihm gebühre.

Und so kommt es auch hier, wie es kommen muss. Wahrscheinlich geht es doch nach vorn – zumindest mit einem Teil seines Wesens – von der Tuberkulinie direkt in die Syhilinie. Den mühsamen Weg durch die Ebene, menschliches Lieben und Leiden als Erwachsener hat er ausgelassen. Wahrscheinlich hätte es anders kommen können, wenn er eine jener mütterlichen Mütter gekannt hätte und später eine Frau, die zu ihm gehört und ihn erkennt und sich zu erkennen gibt und der er sich nicht verschließt, weil er nach einer sucht, die ist wie die an der Quelle. So sollte es sein, bevor man zu den Müttern geht, egal ob hinauf oder hinab.

> *Versinke denn. Ich könnt auch sagen steige...*
> Mephistopheles zu Faust, 6275

Anders als der WILDEsche Fischer, anders als der der Soulskin-Frau, anders als Reymund (siehe unten) ist Fernando nicht gespalten. Er ist lediglich ein um Ganzheit ringendes Halbes und er sucht diese Ganzheit jenseits des Menschlichen.

Die unsichtbaren Geister der Natur, die zu uns sprechen, weil sie im unsterblichen Geist des Menschen einen Bruder erkennen – wahrscheinlich hat etwas in ihm sie gehört.
Vielleicht hätte es nicht zerstörerisch werden müssen, wäre er wirklich schon Mann gewesen.
Der Fernando, der da voller wahnwitziger Sehnsucht auf dem Stein sitzt, kann nicht in beiden Welten sein. Und so vergeht er wie die silbrigen Ringe auf dem Wasser, wenn sie auf die Ufer treffen.

Versuch einer Repertorisation

Wir möchten zwei Repertorisationen von Fernando vorstellen. Zwei sind es deshalb, weil es zwei Phasen gibt. Die eine Phase ist die, in der er als Jäger den Hirsch verfolgt, entgegen den Ratschlägen des erfahrenen Jägermeisters. Mut gehört dazu, Eigensinn und Abenteuerlust (erst recht nach der Warnung!).
Wir schrieben davon, dass es sich um eine Erzählung der Romantik handelt und die Romantik würden wir in erster Linie der Tuberkulinie zuordnen[105]. Die Tuberkulose ist in dieser Zeit besonders häufig (auch Bécquer litt daran und später an Syphilis). Die Erwartung war also mehr oder weniger, dass die Repertorisationen tuberkulinische Mittel favorisieren.
Die erste Repertorisation beschreibt Fernando bis zu dem Punkt, als er allein weiterreitet, um den verwundeten Hirsch zu stellen – gegen alle Warnungen:

1	Gemüt - Abenteuerlustig	5
2	Gemüt - Eigensinnig, starrköpfig, dickköpfig	158
3	Gemüt - Gefahr - kein Gefühl für Gefahr; hat	10
4	Gemüt - Jagen, Jagd - Verlangen, auf die Jagd zu gehen	3

[105] Da gibt es natürlich andere Auffassungen: Rosina Sonnenschmidt etwa sieht die Romantik als syphilinisch an. Vielleicht ist beides darin – und auch die Carcinosinie.

| 5 | Gemüt - Mutig | 52 |
| 6 | Gemüt - Töten, Verlangen zu | 77 |

	tub.	med.	op.	agar.	merc.	plat.	sulph.	bell.	hep.	nux-v.
	5/8	4/7	4/7	4/6	4/5	4/5	4/5	3/7	3/6	3/6
1	2	2	-	-	-	-	-	-	-	-
2	2	2	1	2	1	1	2	3	2	3
3	1	1	3	2	1	1	-	-	1	-
4	1	-	-	-	-	-	1	-	-	1
5	2	-	2	1	1	1	1	2	-	-
6	-	2	1	1	2	2	1	2	3	2

Die ersten vier Mittel würde ich in erster Linie der Tuberkulinie zuordnen (auch Medorrhinum). Danach kommen mit Mercurius und Platin zwei Mittel mit Schwerpunkt in der Syphilinie. Auch Sulphur hat seine syphilinischen Anteile, ist aber – wie auch Nux vomica – im Kern psorisch.
Belladonna halten wir (wie auch Hyoscyamus und Stramonium) für tuberkulinisch-syphilinisch. Bis zu dieser Stelle würden wir tatsächlich das Mittel wählen, das rechnerisch an der Spitze steht: Tuberkulinum. Medorrhinum wäre auch noch denkbar, ebenso Opium. Und Belladonna – was weiter unten begründet werden soll.

In der zweiten Phase zieht sich Fernando von den Menschen zurück, weil er diese große Sehnsucht empfindet nach jenen grünen Augen und der Frau, der sie gehören. Wie es ausgeht, wurde bereits beschrieben. Auch hierzu möchten wir eine Repertorisation vorstellen, obwohl wir wissen, dass die Verwendung von einigen dieser Rubriken zu Recht kritisiert werden kann.

1	Gemüt - Gedanken versunken, in	119
2	Gemüt - Wahnideen - besessen zu sein	24
3	Gemüt - Suizidneigung; Neigung zum Selbstmord - Ertränken, durch	22

4	Gemüt - Wahnideen - Gestalten - sieht Gestalten	57
5	Gemüt - Verlangen, Wunsch nach - voller Verlangen	59
6	Gemüt - Wandern, Herumwandern - Verlangen zu wandern	33
7	Gemüt - Gefahr - kein Gefühl für Gefahr; hat	10
8	Gemüt - Gesellschaft - Abneigung gegen	296
9	Gemüt - Fliehen, versucht zu	109

	bell.	hyos.	op.	sulph.	hell.	nux-v.	stram.	lach.	puls.	rhus-t.
	14	13	12	11	10	10	10	9	9	9
1	1	1	2	3	4	2	1	1	2	2
2	1	2	1	2	-	-	1	1	-	-
3	2	2	-	1	2	1	-	2	2	2
4	3	2	2	1	1	1	2	-	-	1
5	-	-	1	1	-	-	-	1	2	1
6	1	1	-	-	-	1	2	1	-	-
7	-	-	3	-	-	-	1	-	-	-
8	2	2	1	2	2	3	1	2	2	2
9	4	3	2	1	1	2	2	1	1	1

So fragwürdig auch einige dieser Rubriken sind, stehen doch nach wie vor die Nachtschattengewächse weit vorn, zusammen mit Opium. Tuberkulinum ist hingegen auf den 21. Platz abgerutscht.

Vom Miasmatischen her passt das nach wie vor ausgezeichnet. Wenn wir mit SANKARAN fragen, ob es sich bei Fernando um ein mineralisches, ein Pflanzen- oder ein Tiermittel handelt, dann ist die Antwort klar: Es geht um Empfindung und um fast nichts als Empfindung. Es sollte also eine Pflanze sein. Wenn man sich die Repertorisation ansieht, wird das bestätigt: Unter den ersten 10 Mitteln ist ein mineralisches (Sulphur) und ein tierisches (Lachesis).

Belladonna ist an erster Stelle. Belladonna ist ein Mittel der Grenze. Belladonna wächst an der Grenze zum Wald – also an der Grenze von menschlicher Ansiedlung und Wildnis. Und genau um diese Grenze geht es in Bécquers Erzählung. Die sykotischen Regeln sagen, dass wir diese Grenze auf keinen Fall überschreiten sollen, aber die Tuberkulinie (und auch die Syphilinie) scheren sich nicht um Grenzen (in der Carcinosinie ist das Konzept von Grenzen noch unbekannt).

Wir denken tatsächlich an Belladonna – und vielleicht an Opium. Somit hätten wir womöglich eine Entwicklung von der Tuberkulinie zur Syphilinie vor uns, leider zu einer Syphilinie, die ungünstig ausgeht (obwohl: das wissen wir nicht wirklich).

Zum Schluss noch eine Assoziation:

Es ist natürlich nicht möglich, jene Frau im Wasser zu repertorisieren. Aber man kann fragen, wieso es so wichtig ist, dass sie grüne Augen hat. Im Repertorium gibt es die Rubrik *"Augen - Farbe - grün"*. Da stehen vier Mittel: Cantharis, Cuprum aceticum, Hydrogenium und Pulsatilla. Zu Cantharis können wir in dieser Beziehung nichts sagen (außer der Bemerkung, dass jener Käfer grün ist).

Aber Hydrogenium ist ein zutiefst carcinosinisches Mittel, das Mittel, mit dem alles beginnt (z.B. das Periodensystem). "Hydrogenium" kann man so auffassen, dass es Wasser bildet oder dass es sich aus Wasser bildet. Beides hat aber zu tun mit jener Frau mit den grünen Augen.

Cuprum aceticum ist Kupferacetat, spanisches Grün oder Grünspan. Solche Assoziationen sind ja in der Homöopathie nicht unüblich.

Aber uns fiel eine weitergehende Assoziation auf: Die Venus von Botticelli hat grüne Augen (Siehe Seite 160).

Und das Metall der Aphrodite ist Kupfer (kupferfarbene Haare!).
Und Aphrodite/Venus entsteigt gerade dem Meer.
Ist also jene Wasserfrau Aphrodite? Dann würde es nicht verwundern, was da in der Erzählung von Bécquer geschieht.

Wenn wir Aphrodite und die Frau mit den grünen Augen sehen und auf der anderen Seite Fernando, dann geht es wieder um die Aufwärts- und Abwärtsbewegung. Miasmatisch Carcinosinie - Tuberkulinie - Syphilinie.

Zwischenstück: Dazwischen

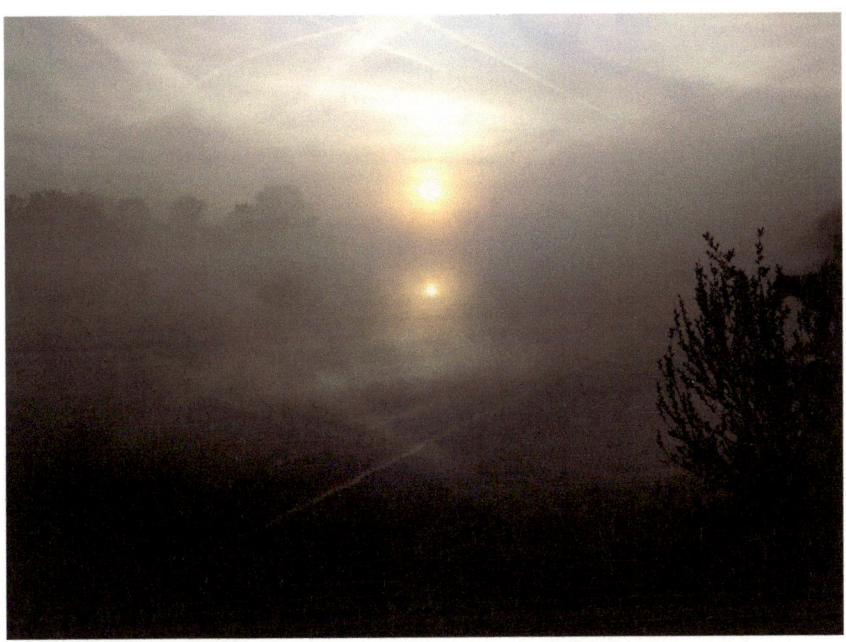

Liebes Leben, fang mich ein, halt mich an der Erde.
Kann doch was ich bin nur sein, wenn ich es auch werde.
Liebes Leben, abgemacht? Darfst mir nicht verfliegen.
Hab noch so viel Mitternacht sprachlos vor mir liegen.

Bertolt Brecht

Von der Ebene würde ich dir gern erzählen, nun, wo ich geblieben bin, vom Boden der
Tatsachen, wie die Menschen es nennen, vom Flachland, jenem Raum zwischen Rot und
Blau, Strudeln und aufsteigenden Nebeln, Nicht-mehr und Noch-Nicht in dem ich mich
gefangen fühlte; auch, wenn ich – von unerklärlicher Unruhe getrieben und des Wa-
chens müde – den trüben dämmrigen Häusern mit ihren Schlössern und Zäunen und
blankpolierten Spiegeln ab und an entfloh.
Auf nackten Sohlen und mit offenem Haar lief und lief ich dann, bis etwas in mir offener wurde und weiter und freier, weil die krampfige Steife der Glieder und der Gedanken sich löste, wenn ich all die Männer, die Hans hießen, währenddessen schlafend

wusste mit ihren kindlich-unschuldigen Gesichtern und den halbgeöffneten Händen, wenn sie ihre bunten verlockenden Träume träumten oder so düstere, dass sich ihre Mimik maskenhaft verzerrte, ihnen der Schweiß auf die Stirnen trat, ihre Glieder verkrampften und ihnen der Atem stockte.

Noch immer ist die Ebene mir zuweilen fremd, noch immer überkommt mich diese Sehnsucht zurück oder nach vorn... so genau weiß ich es nicht. Ja, ein Stück Fremdheit blieb, obwohl ich die Höhen und Tiefen der Ebene, ihre Widersprüche und Gegensätze und die Regeln der Menschen erkundete, mir zu eigen machte, sie zu schätzen und zu ertragen lernte. Es blieb selbst dann eine Fremdheit, als ich mich mit den Geschichten der Menschen vertraut zu machen begann, sie in mich hineinließ und mich in sie hineinbegab, sie erzählte und umschrieb bis sie sich mit der meinen verwoben – wieder und wieder durch die Zeiten und bis heute.

Gleichermaßen wurde mir dieses vertraute immerwährende Auf und Ab fremd, gleichermaßen fühlte ich mich auch darin gefangen, obwohl ich auch ihm – von diesem Ruf, dem ich mich nicht entziehen konnte und von einer unerklärlichen Unruhe getrieben – zuweilen entfloh. Auch davon will ich dir erzählen. Hör mir zu, wenn du magst. Mag sein, dass dich meine Geschichte verwirrt, mag sein, du kannst sie mit Gelassenheit hören, weil auch dir das DAZWISCHEN vertraut ist, weil du vielleicht heimisch werden konntest zwischen den Wirklichkeiten... Hör mir zu, wenn du magst.

Von dreihundert Jahren Unbekümmertsein und dann dem Vergehen als Meerschaum redeten meine Mütter, Großmütter und Göttinnen... Auch mir sei es so bestimmt, und es sei doch so viel weniger beschwerlich als das beschwerliche Los der Menschen. Geheimnisvoll erschien mir all das damals – und doch so heimelig und selbstverständlich wie der Reigen mit meinen Schwestern in den Meeren, den Flüssen, den Quellen. Und wie ein Kind, das eine lieb gewordene Geschichte wieder und wieder hören will, ohne recht zu wissen, warum, begann ich, mich in dieser Geschichte zu sehen. Sie wurde zu einem Teil von mir, ich wurde zu einem Teil von ihr- und doch verstand ich sie nicht.

Diese Geschichte und die meine – sie sind untrennbar miteinander verwoben. Ich weiß nicht einmal, ob sie in mir gründet oder ich in ihr. Bis heute ist es mir so – und es befremdet mich, dass sie mir fremd werden konnte, trotz dieses Verwobenseins. Von einem Geheimnis scheint mir diese Geschichte umgeben, einem undurchdringlichen Zauber, der mich still macht, bedeutungslos und klein.

Erinnerungen gibt es, Bruchstücke von Bildern... und diesen Ruf gab es, dem ich mich nicht entziehen konnte und dem ich in freiwilliger Unfreiwilligkeit folgte: eine Seele könne ich gewinnen, so sagten die Alten, in der Liebe zu einem Menschenmann; auch wenn mir heute scheint, die Alten irrten.

Wie hätte ich jemals gewinnen können, was ich nicht bereits besaß, nur als Ahnung vielleicht, als Keim, als Samenkorn, unentfaltet und unerweckt; das nur zu wachsen vermag in einem pulsierenden Rhythmus zwischen Auf und Ab, Einfalten und Entfal-

ten, Vergröbern und Verfeinern, Erinnern und Vergessen, Senkrechte und Horizontale, Gemeinschaft und Einzelnsein, Geburt und Tod.
Und ich bin nicht mehr sicher, ob es wirklich um die Seele ging, die es zu gewinnen galt, oder um die Liebe.

Ich folgte diesem Ruf, ab und an nur zu Beginn, wenn ich auftauchte aus den Meeren, den Flüssen, den Quellen, im schüchternen Licht des eben erwachenden Morgens oder im müden, verlöschenden Licht der Abende, weil meine an tiefes Blau gewohnten Augen das Licht des Tages scheuten. Oder war es so, dass ich lediglich vergaß, wie es war, weil ich wieder und wieder abglitt ins Halt- und Grenzenlose? Ich weiß es nicht.
Erinnerungsspuren gibt es, Bruchstücke von Bildern... dass mich der Schmerz fand, wo Brandung und Klippen aufeinandertrafen, wieder und wieder; dass ich bangte, wenn all die Jünglinge hilflos und ahnungslos an glitschige Planken geklammert auf den tosenden Meeren trieben, den Strudeln und Klippen entgegen; dass ich weinte, wenn ich ihre zerschmetterten Leiber an den Stränden fand, sie auf die toten Stirnen küsste und sie einhüllte in die nassen zerschlissenen Segel ihrer zerbrechlichen kleinen Schiffe.

Als ich wacher wurde, war ich wohl freier, dem Gefängnis des Auf und Ab zu entkommen, aber ich spürte dennoch eine begrenzende Enge, die ich nicht zu sprengen vermochte.

Ich war DAZWISCHEN, nicht im Auf und Ab heimisch und nicht in der Ebene und auch im DAZWISCHEN gefangen.
Der Schmerz hielt mich wach, er hielt mich fest, er verankerte mich in meinem Menschenkörper, er hielt mich an der Erde und vielleicht hielt er mich im Leben – war er doch mein erster und zuverlässigster Begleiter; Freund, Geliebter, Bruder und Gefährte. Er war es, mit dem ich zu tanzen lernte, er führte mich in die Strudel, in denen er mich nicht erreichte, in die aufsteigenden Nebel, die weder Erinnerung kennen, noch den Drang, eine Seele zu gewinnen und zu werden; er bewahrte mir ein Schlupfloch zwischen den Wirklichkeiten, einen Hauch von Freiheit; wie eine Hoffnung nur, eine Ahnung...
Der Ruf, dem ich mich nicht entziehen konnte, und dem ich folgte in freiwilliger Unfreiwilligkeit, vermochte das nicht. Er verhinderte ein Zurück, die Tür schien verschlossen, das Paradies verloren.

Er ließ mir keine Wahl. Ich hätte sie nicht einmal dann gehabt, wenn ich gewusst hätte, wie hoch der Preis war. Es waren nicht die Opfer, die ich glaubte, erbringen zu müssen; meine Stimme, der Schmerz in meinen Füßen, mein Haar... Es war auch nicht der quälende Schatten, der mir, wenn ich gen Sonnenaufgang wanderte, nun am Morgen fremd und beharrlich folgte, mich gegen Mittag einholte und am Abend offen vor mir lag. Mir scheint sogar, dass ich auch ihn bereits besaß, unentfaltet vielleicht, vielleicht unerweckt.

Er sei nicht der Schatten des Leibes, sondern der Leib der Seele, sagen die Menschen. In den Tiefen der Meere sah ich ihn nicht. In den Weiten des Himmels gab es nichts, auf das er hätte fallen können. Erst als ich Menschin unter Menschen wurde, gehörte er wahrhaft zu mir. Anfangs spielte ich mit ihm. So, wie die Kinder das tun, versuchte ich ihn zu greifen und zu überspringen, mit ihm zu tanzen als etwas, was jede meiner Bewegungen aufnahm; bedrohlich und düster erschien er mir, als ich meine kindliche Unbefangenheit verlor, als Leib meiner Seele umarmte ich ihn bis auch er sich aufzulösen begann, wieder und wieder.

Nicht einmal der Tod war der Preis. Ich begann ihn zu fürchten, als ich Menschin wurde, denn in der Ebene kam er nicht als der sanfte Verwandler. Er war in all den Männern, die Hans hießen, er war auch in mir, er wuchs zwischen ihnen und mir — ich spürte ihn wohl, aber ich erkannte ihn nicht.

Meine sich entfaltende Liebe wollte ich ihm entgegensetzen und er forderte sein Recht, auch dann noch, als ich schon von einer Liebe träumte, die sich wandeln darf und von einem Tod, der bewahrt und beherbergt.

Es schmerzte, aber die abgrundtiefe Einsamkeit der Ebene, die mich überwältigte und einzusaugen drohte, das Verlorensein neben all den schlafenden Gesichtern neben mir auf den Kissen, die Vereinzelung, das Verlassensein von allen und jedem, wie mir schien, all das Eingekapseltsein in Körper und Gedankengebäuden, mein Anderssein — es schmerzte mehr.

Entfremdung war der Preis. Den Menschen blieb ich fremd. Es wäre leichter gewesen, wenn ich hätte vergessen können, wenn die Geister der Natur nicht mehr zu mir gesprochen, ich mich in ihnen nicht mehr hätte erkennen können; wenn meine an tiefes Blau gewöhnten Augen das Licht nicht gescheut hätten.

Meinen Schwestern wurde ich fremd. Meine Mütter, Großmütter und Göttinnen — irgendwann fand ich sie nicht mehr in den Tiefen der Meere, der Flüsse, der Quellen. Manchmal schien es mir, als hätte ich sie verloren. Vielleicht wäre es anders gewesen, wenn meine schon an blankpolierte Spiegel in trüben dämmrigen Häusern gewöhnten Augen das tiefe Blau nicht inzwischen gescheut hätten. Trügerisches Erkennen gaukelten diese Spiegel vor: Oben sei oben und unten sei unten. Aber rechts war links und links war plötzlich rechts und das, was ich erkannte, nur die Oberfläche eines stummen, sterilen Gegenübers.

Es wurde haltlos, trübe, unklar und verschwommen in diesem DAZWISCHEN: Das Blau des Himmels und das der Meere vermischte sich mit dem Rot der Geburt zu etwas gänzlich Unmöglichem; die Geister der Natur vermischten sich mit dem, was die Menschen „Ungeheuer" nannten und verdammten oder als ihre Götter verehrten und anbeteten; die Geschichten meiner Mütter, Großmütter und Göttinnen vermischten sich mit den Geschichten der Menschen, als ich selbst Menschin wurde; selbst mein Menschenkörper schien mir haltlos und fremd, war ich doch... ein an Land gespültes stummes

Wasserwesen, das das Licht scheute, das sich mühte um einen aufrechten Gang gegen die ungewohnte Schwerkraft, das versuchte, der Fliehkraft standzuhalten, die es der Mitte entfremdete, das nach einer Achse suchte, einem Schwerpunkt, um den es sich bewegen konnte.

Der, von der ich glaubte, dass ich sie sei, wurde ich fremd. Ich war nicht mehr Undine. Etwas, was in mir war, entfaltete sich, als ich liebte und Kinder zur Welt brachte und aufzog, bis sie mich verließen, und ich war dabei glücklicher und erschöpfter, beseelter und geborgener als ich es mir jemals hätte vorstellen können in den Meeren, den Flüssen, den Quellen. Ich entfaltete mich oder ich wuchs – ich weiß es nicht.

Und der, zu der ich dadurch wurde, kam ich näher, langsam, mühsam, an der Erde gehalten vom Schmerz und meiner sich entfaltenden Liebe. Auch sie war ein Schlupfloch zwischen den Wirklichkeiten, ein Hauch von Freiheit, wie mir schien, zart und verwundbar und schmerzend; konnte sie doch etwas in mir öffnen und weiten, ein WIR erahnen lassen zwischen ICH und DU.
Der, von der ich glaubte, dass ich sie sei, blieb ich wohl verbunden mit all den Männern, die Hans hießen. Klein und überschaubar konnte die Welt sein in Armbeugen und auf ihrer lebendig warmen Brust, unter ihren beruhigenden oder neugierigen Händen; warm und wiegend, wenn ich die Augen schloss und halb wachend abdriftete und mich dem Menschsein nah fühlte dadurch und dem vertrauten Auf und Ab. Ein Schlupfloch tat sich dann auf, ein Hauch von Freiheit wurde spürbar; etwas, was mir keine Entscheidung abforderte, mich einfach SEIN ließ zwischen den Wirklichkeiten.

Aber bedrohlich wurde mir die Welt wieder, leer und kalt; ein grauer, saugender, verschlingender Urgrund, wenn ich gefangen war und verwirrt zwischen Versprechen und Verrat, Verehrung und Verachtung oder wenn all jene, die Hans hießen, beruhigt und befriedet schliefen, wenn meine Sorge sie nicht erreichte, nicht mein Zorn und kein Wort der Liebe und ich an ihrer Seite einsamer und verlorener war, als ich es mir jemals hätte vorstellen können in den Meeren, den Flüssen, den Quellen. Mühelos hätte ich sie mitziehen können bis auf den Grund, hin zu den anderen. Sie hätten es nicht einmal bemerkt.

Ich wandte mich ab und lief, als sei ich auf der Flucht vor all dem Bedrohlichen, was sich zwischen uns ausbreitete und Macht über mich gewann; ich lief, bis es still wurde und wüstenhaft leer manchmal, manchmal grün und wild und feucht, manchmal erdig, dumpf und dunstig in den Höhlen, manchmal scharfkantig, schwarz und schroff und kalt in den Höhen und Tiefen der Ebenen. Ich war auf der Flucht vor all dem Ungeheuren in ihnen und in mir und um uns.
Nicht Ungeheuer, Mensch wollte ich sein. Und ich streifte die auf dem Boden der Tatsachen trocken und eng gewordene Haut ab und die, die mir in Fetzen vom Leib fiel,

wieder und wieder und verbarg mich, nackt und schutzlos wie ich war, da, wo es grün und feucht wurde und wild, leer und wüstenhaft gelb und still oder erdig-dumpf und dunstig, wartete und ruhte, vertraute mich an und heilte vielleicht und begann mich verhalten zu zeigen... wieder und wieder und durch die Zeiten bis heute.

In den Höhen und Tiefen des Blau konnte ich vergessen, so scheint es mir heute, in den Höhen und Tiefen des Menschlichen konnte ich erkennen und während dieses Hin und Her, Hinauf und Hinab schälte sich etwas in mir ab oder häutete sich wie eine Schlange sich häutet und wuchs dabei oder weitete sich aus... wieder und wieder durch die Zeiten und bis heute.

Und ich war DAZWISCHEN... zwischen Bewegungen und Farben, Wachen und Schlaf, Erinnern und Vergessen.

Nur Erinnerungsspuren gibt es und die Bilder, die im Nachhinein zu mir kommen; auch Gesten sind es, Bewegungen, die mein Menschenkörper machen will, einfach so. Manchmal spielen meine Hände dann mit etwas, was scheinbar zufällig vor ihnen liegt. Manchmal ziehen meine Fingerspitzen – als suchten sie Halt zwischen den Wirklichkeiten – den Griff meines Schwertes nach, folgen dem Schliff der Klinge oder dem der Edelsteine, dem des blauen und dem des roten, wenn ich abzudriften drohe in Dumpfheit, Geschwätzigkeit, Bedeutungslosigkeit und Vergessen.

Manchmal ist mir so, als suchten meine nackten Sohlen Halt in der glucksenden, saugenden Kraft überschwemmter Erde, so, als könne mich das bewahren vor dem Gefangensein in immerwährendem Auf und Ab.

Manchmal ist mir, als fände mein Körper wie von selbst Bewegung und Rhythmus, ließe die Wirbelsäule beweglicher werden und das Becken schwingen, die Beine den schwebenden Gang der Tänzerin erproben, als folgte er feinen, tiefen, uralten Erinnerungsspuren, als könne mich das bewahren vor dem Gefangensein in der erdrückenden Zweidimensionalität des Flachlandes.

Und dann tanze ich, als sei ich ganz in mir und könne zugleich meinen Körper den Bewegungen anderer leihen, wild und wirbelnd und beglückt, zart, verhalten, unendlich verzweifelt... dann tanze ich und weine, bis ich erleichtert und erschöpft am Boden liege.

Wer im Körper zu Hause ist, ist in der Welt zu Hause, sagen die Menschen. Mir jedoch war er, wenn ich tanzte, auch Brücke: zu fröhlich über blühende Wiesen hüpfenden Kindern, zu zierlichen Priesterinnen, die geschmeidig zu spiegeln vermochten, was eine gewaltige Schlange tat; zu kraftvoll stampfenden Afrikanerinnen mit mächtig ausladenden Hüften; zu wilden, prachtvoll geschmückten brasilianischen Karnevalstänzern; zu alten Indianern, die mit weit geöffneten Armen, das Gesicht zur Sonne gewandt, sich um die eigene Achse drehend einen kreisenden Falken bewunderten...

Ein Schlupfloch tat sich dann auf zwischen den Wirklichkeiten; einen Hauch von Freiheit konnte ich ahnen, wenn auch etwas in mir eine begrenzende Enge verspürte, die es nicht zu sprengen vermochte.

Wie ein entspanntes Schwingen war es mir manchmal um einen stabilen, sich sanft auf und ab bewegenden Kern, und so, als könne ich Halt finden in diesem Schwingen.

Ich weiß nicht, wann es geschah, aber irgendwann war mir so, als könne DAZWISCHEN auch etwas anderes bedeuten als Entscheidung und Verlust, als sei dieser Begriff nichts anderes als ein Rahmen, der sich vergrößern und ausweiten und an andere Stellen setzen ließe.

Erinnerungsspuren gibt es, Bruchstücke von Bildern...

Männer und Frauen, denen ich, abgeschält und gehäutet wie ich war, auf meinen Wanderungen begegnete, die einander umsorgten und ihre Kinder und Tiere und Gärten; die mit wachen Augen und freudigen Gesichtern Dinge bauten, Maschinen bedienten, auf Tastaturen tippten, oder mit knotigen erdigen Händen Samen und Totes in der Erde versenkten und geduldig warteten, bis es sich auflöste oder etwas daraus wuchs.

Mir war wohl in ihrer Nähe und ich wartete, ruhte, vertraute mich an und heilte vielleicht und begann, mich verhalten zu zeigen, wieder und wieder durch die Zeiten und bis heute.

Einer begegnete mir, der mit grazilen Händen zusammenfügte, was ihm begegnet war beim Wandern am Wellensaum der Meere und in den Wäldern: Bernstein und Ebenholz, sorgsam geschliffen, glatt und glänzend, allesamt kleine Kunstwerke, jedes anders. Ich staunte und schaute ihm beim Arbeiten zu. Bevor ich ging, legte er mir eines davon schweigend in die Hände.

Irgendwann begegnete mir einer, der mit grazilen Händen und grazilen Werkzeugen zusammenfügte, was ihm begegnet war beim Graben in Höhlen und Minen. Er fragte, ob er mir etwas bringen dürfe.

Ich nickte, er brachte es und fast unmittelbar sprach es zu mir: ein Schmuck aus dunklen Holzperlen und Steinen in dunkelschimmerndem Grün und sanftem Gelb, wie kleine Sonnen beweglich eingefasst in zierliche Ringe aus dunklem Metall, aufgefädelt auf zarten Kettchen.

Er legte es mir um mit einer kurzen klaren Bewegung, behutsam gleichermaßen mit dem Schmuck und mit mir, nicht um mich zu schmücken oder sich, sondern, wie er erklärte, um zusammenzufügen, was wohl zusammengehöre. Dann trat er zurück und schaute mich an und sagte, ich sei schön.

Viele traf ich niemals wieder, aber immer war ich verändert, gehäutet vielleicht, abgeschält, anvertraut...

Mancher begegnet mir wieder und wieder, wie zufällig irgendwo zwischen Blau und Rot, Nicht-Mehr und Noch-Nicht, hier, in den sanften gebrochenen Farbtönen der Ebenen.
Dann sitzen wir beieinander, manchmal schweigen wir, manchmal erzählen wir einander mit rauen ungeübten Stimmen unsere Geschichten. Manchmal ist es wie Abschälen und Häuten, Warten und Sich-Anvertrauen und verhaltenes Sich-Zeigen.
Manchmal spielen wir das Spiel mit den Schatten. Manchmal scheint es, als tanzten sie miteinander, manchmal verschmelzen sie dabei, die unseren und die von allem, was beseelt einen Schatten zu werfen vermag.

Und dann ist es, als entstünde ein neues DAZWISCHEN, ein sanftes Verwobensein und manchmal ist es gar, als könne es bleiben trotz beständigen Wandels.

Fast scheint es dann so, als könne es eine andere Art von Halt geben, solchen, ohne ein unbarmherziges Entweder-Oder; in einem entspannten Schwingen um eine Achse; in lebendigem Auf und Ab, Einfalten und Entfalten, hier, in den sanften gebrochenen Farbtönen der Ebenen.

DAZWISCHEN. Undine bleibt.

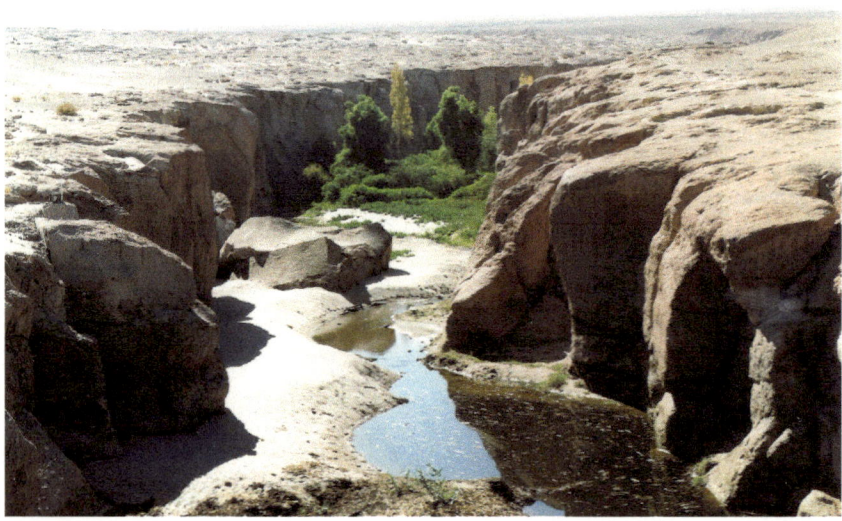

Friedrich De La Motte Fouqué: Undine

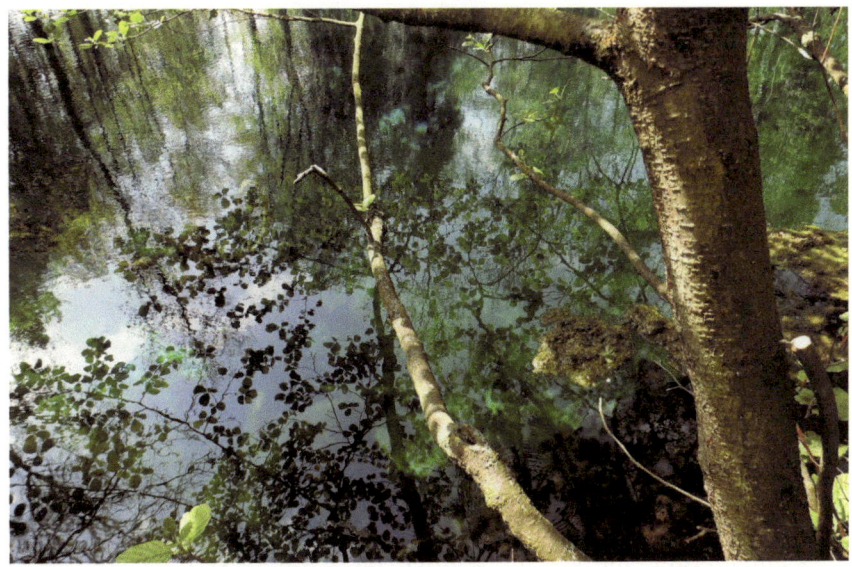

In LA MOTTE-FOUQUÉS Undine begegnet uns eine Undine der Romantik-gestaltet von einem Romantiker.

Fritz STRICH[106] beschreibt diese Epoche mit eindringlichen Worten:

> *Die Romantik will Grenzen zwischen Mensch und Natur zerbre-chen und aufgehen in die Unendlichkeit des einen Lebens, will die Grenzen zwischen Mensch und Mensch zerbrechen und auf-gehen in die Einheit eines Volkes, [...] will die Grenzen zwischen den Zeiten zerbrechen, indem sie sich in die Geschichte versenkt und die Vergangenheit lebt und belebt als wäre es ihre eigene Gegenwart. Sie will endlich die Grenze zwischen der diesseitigen und der jenseitigen Welt überschreiten, sich abwärts in die ewi-ge Nacht versenken und sich aufwärts zum ewigen Licht erhe-ben.*

---

[106] Deutsche Klassik und Romantik, Bern 1962

Zerbrochene Grenzen finden wir in der Tat in LA MOTTE-FOUQUÉS märchenartiger Erzählung – und doch ist es so, dass eine Integration nicht gelingt. Die Grenze zwischen Mensch und Natur verwischt durch Undine und ihren Oheim Kühleborn. Die Grenze zwischen den Welten (oder den Bewusstseinszuständen?) wird gesprengt durch die Mahrtenehe – in der sich Gleich nicht zu Gleich gesellt. Die Ich-Grenzen werden gesprengt, denn wir finden Undine in dem schönen Mädchen, das sich von dem eigenwilligen unzähmbaren Kind unvermittelt zum sanften Hausmütterchen wandelt, wir finden sie in ihrem Gegenstück Bertalda, wir finden sie in ihrem Beschützer Kühleborn.

Das Undine-Motiv selbst ist eines zwischen den Zeiten: PARACELSUS beschäftigt sich erstmalig quasi wissenschaftlich damit, mit FOUQUÉS 1810 erschienenem Werk schlägt es eine Brücke zu ANDERSEN, WILDE und Ingeborg BACHMANN; wir finden es in der Volksdichtung und der Mythologie ebenso wie in der Romantik, der Klassik und der Moderne.

Der Autor versetzt seine Undine jedoch in eine konkrete Zeit und eine reale Umgebung: Ritter Huldbrand und die Burg Ringstetten verweisen auf das Mittelalter, die Handlung auf einen Ort an den Donauquellen. Seine Undine wechselt typischerweise zwischen den Welten: jener der Elementargeister, die sie auf Wunsch ihres Vaters verlässt und deren Gesetzmäßigkeiten sie doch unterworfen bleibt und dieser der Christenmenschen, von der es heißt, dass sie nur dort eine Seele gewinnen könne. Die vom Wasser umströmte Landzunge in wilder Einsamkeit, auf der Undine im Hause ihrer Pflegeeltern – ehrsamer, gläubiger Fischersleute – heranwächst, erlaubt zunächst noch den Zugang zu beiden, bei ungespaltenem Wesen. Im Laufe der Handlung wird sich das ändern.

Undine wird alle Miasmen durchlaufen, am Ende steht ihr und Huldbrands physischer Tod, den sie nach den Gesetzen der Elementargeister herbeizuführen hat (wobei der physische Tod bei Undine nicht so sicher ist, denn ihre Physis ist uns nicht so sehr bekannt). Der Schluss liegt nahe, dass inneres Beschränktsein und äußere Fesseln – seien sie nun in der Anlage der Protagonisten oder in der Weltsicht und dem biografischen Hintergrund des Autors begründet – im Frauenbild der Romantik, in religiösen Überzeugungen, im gesellschaftlichen Hintergrund... zu diesem tragischen Ausgang führten.

Peter VON MATT verweist in seiner Schrift „Die verratene Wasserfrau" darauf, dass die Undine-Liebe ein Zustand sei, in dem das gesellschaftliche Ganze belanglos würde, dass sie totalitär sei und nichts habe außer sich selbst; dass es notwendigerweise zum Verrat kommen müsse, wenn der Mann dem Ruf des Muschelhorns folge und damit seine Ordnung und sein eingerichtetes Leben verlasse; dass er Undine und ihre Liebe schließlich verraten müsse um der Menschenfrau und der Ordnung willen, zu der sie gehören.

Das trifft wohl zu für LA MOTTE FOUQUÉs Undine, für die kleine Seejungfrau und auch für die Undine Ingeborg BACHMANNs. Aber es scheint doch lohnend, darüber nachzudenken wie es wäre, wenn Undine (und es wird noch klarer werden, wie wir sie meinen) im Wechselspiel mit denen und dem, was sie umgibt, eine Entwicklung vollzöge, die nicht dazu führen müsste, dass sie sich so dramatisch von ihren Wurzeln loszusagen versucht und derart tragisch endet und ob dies überhaupt möglich wäre.

Es scheint lohnend, darüber nachzudenken, wie es wäre, wenn alle, die immer Hans heißen (und auch hier wird sicher klarer werden, wie wir sie meinen) eine Entwicklung zum Nicht-Hans vollzögen, die ihnen erlaubt, die Liebe nicht um der Ordnung willen (oder um ihrer selbst willen?) zu verraten und ob auch das möglich wäre.

Es scheint auch lohnend, darüber nachzudenken, ob es denn eine Ordnung geben könnte, die dem Einzelnen Freiraum und Halt gleichermaßen zu bieten vermag und der Liebe unter Ungleichen nährenden Boden, damit sie miteinander und aneinander wachsen können – und ob das, wenn es denn möglich wäre, reichen würde, um miteinander und aneinander zu wachsen. Eine solche Ordnung können wir uns nur schwer vorstellen. Möglicherweise würde sie auch sekundär bei wachsender Stabilität des Einzelnen.

Die feudale Gesellschaft jedenfalls ist es nicht, die bürgerliche ist es nicht, die Romantik als literarische Epoche ist es nicht. Es liegt der Gedanke nahe, dass dem Bedürfnis der Romantik, Grenzen zu sprengen, ein allzu begrenztes Welt – und Menschenbild gegenübersteht, das sein Gegengewicht finden muss in nostalgisch – regressiver Träumerei.

Der Gedanke liegt nahe, dass Hans und Undine der Romantik genau diese Begrenzung brauchen, weil es ihnen an innerer Stabilität fehlt und eben diese Begrenzung eine Entwicklung forciert, die ins Zerstörerische führt.

Liegt bei den Wasserfrauen der griechischen Mythologie (wenn sie einzeln auftreten wie Liriope, Salmakis, die Ovidsche Scylla, Eurydike, Kalypso...) der Fokus auf dem höchst differenzierten Spektrum ihrer seelischen Diversität, erklären uns ihre Geschichten, warum sie sind wie sie sind und tun, was sie tun, ist bei ihnen eine innere Dynamik erkennbar und verstehbar; scheint es sich bei LA MOTTE FOUQUÉs Undine anders zu verhalten.

Ihre Verhaltensveränderungen geschehen ihr einfach, sie scheinen viel mehr Produkt äußerer Umstände oder Anpassungsleistungen zu sein als Ergebnis einer allmählichen Entwicklung aus sich selbst heraus. Ohnehin sind ihre Voraussetzungen andere als die der anderen Figuren, mit denen wir uns beschäftigen.

Die an die Angel des jungen Fischers geratene Skelettfrau entwickelt das Bedürfnis zu werden spätestens dann, als sie sich die auf dem Weg liegenden Fische einverleibt; der Soulskin-Frau ist es ein Bedürfnis, aufzusteigen und im Mondlicht zu tanzen; die ANDERSENsche kleine Seejungfrau sehnt ihren 15. Geburtstag herbei, an dem sie die Menschenwelt kennenlernen darf; Maren steigt hinab und wieder hinauf um eines Auftrags willen, der sie auch zu sich selbst führen wird; Ingeborg BACHMANNs Undine folgt den Winken der Ungeheuer, die Hans heißen und deren Einladungen zu Wein, Reisen, Theaterbesuch und Beischlaf, bis sie dann geht (auch wenn Albin ihr letzteres nachvollziehbar nicht glaubt); die Undine in unserem Buch folgt einem Ruf, dem sie sich nicht entziehen kann in freiwilliger Unfreiwilligkeit; selbst die WILDEsche Meerjungfrau folgt dem allabendlichen Ruf des Fischers, bis er dann seine Seele von sich weist und zu ihr hinabsteigt.

LA MOTTE FOUQUÉs Undine scheint wenig Interesse daran zu haben, eine Seele zu gewinnen. Mehr noch, es macht ihr Angst.

> *Es muss etwas Liebes, aber auch etwas höchst Furchtbares um eine Seele sein [...] wäre es nicht besser, man würde ihrer nie teilhaftig? Schwer muss die Seele lasten [...], sehr schwer! Denn schon ihr annahendes Bild überschattet mich mit Angst und Trauer. Und ach, ich war so leicht, so lustig sonst!*

Ja, sie war leicht, lustig und gänzlich unbeschwert, ein wildes ungezähmtes Naturkind, das kam und ging, wie es wollte; bei Nacht und in die Wälder ungeachtet der Ängste ihrer Pflegeeltern; das die Regenwolken beschwor: *Du, du, hüte dich, dass du uns nicht nass machst, wir sind noch lange nicht unter Dach.*; den jagenden Huldbrand schalt, *dass er den lieben lustigen Tierchen oben im blauen Luftmeer so feindlich ihr fröhliches Leben* stehle und ihn in die Hand biss wie ein kleines Tier, als er von Bertalda erzählte.

NOVALIS sagt, dass die Seele von allen Giften das Stärkste sei. Ist es die Seele, die Undine da am Vorabend ihrer Hochzeit mit Angst und Trauer überschattet oder nicht vielmehr das, was sie einengt und begrenzt und im schlimmsten Falle vergiftet?

Wir wissen, dass Gifte auch heilsam sind. Wäre die Seele auch das stärkste Heilmittel?

FOUQUÉs Undine ist eine Geschickte: ihr Vater, ein mächtiger Wasserfürst habe gewollt, dass seine einzige Tochter einer Seele teilhaftig werde, denn alles wolle nun einmal höher als es stünde. Deshalb auch müsse sie viele Leiden der beseelten Leute bestehen, auch, wenn die Elementarwesen besser dran wären als andere Menschen, weil sie lustig sein könnten, ohne sich zu grämen wie es die Nachtigallen und Goldfischlein tun, um irgendwann ohne Spur zu vergehen an Geist und Leib.

Bei ihr kann man an dieses Streben nach dem Höheren nicht wirklich glauben; und auch die nach der Hochzeitsnacht plötzliche und überschwängliche Dankbarkeit Huldbrand gegenüber, wo am Abend zuvor noch Angst und Trauer vorherrschten, ist nicht wirklich nachvollziehbar.

> *Nun bin ich beseelt, dir dank ich die Seele, o du unaussprechlich Geliebter, und dir werd ich es danken, wenn du mich auch mein ganzes Leben hindurch elend machst. Denn was soll aus mir werden, wenn du mich scheuest und mich verstößest? [...] Und willst du mich verstoßen, so tu es nun [...] Ich tauche mich in diesen Bach, der mein Oheim ist und hier im Walde sein wunderliches Einsiedlerleben [...] führt. Er ist aber mächtig [...] und wie er mich herführte zu den Fischern, mich leichtes und lachendes Kind, wird er mich auch wieder heimführen zu den Eltern, mich beseelte, liebende, leidende Frau.*

Ja, sie sieht einen Weg zurück – aber auch der würde ihr <u>geschehen</u> und wäre nicht aus eigener Kraft <u>begangen</u>: wenn Huldbrand sie scheute und verstieße, würde Kühleborn sie heimführen, wie er sie herführte, wenn nun auch beseelt, liebend und leidend. Huldbrand wird sie auf den Wassern verfluchen – und sie wird heimgehen, allerdings scheint es weniger so, als würde sie geführt werden; mehr so, als füge sie sich in ein unumstößliches Gesetz.

Zunächst jedoch wird sie sich in Huldbrands Welt einrichten – freilich um einen hohen Preis – und es drängt sich der Gedanke auf, dass es der der Spaltung ist – wenn auch nicht vollständig. Es ist nur zu vermuten, nicht wirklich auszumachen, wo hauptsächlich die Gründe dafür liegen – ob in ihr selbst oder der äußeren Ordnung.

Auf der Landzunge gelingt ihr – wenn auch unter Schwierigkeiten und nie zur Gänze – noch die Integration der Welten. Die Pflegeeltern – dankbar für das wunderschöne kleine Mädchen, das eines Tages nass und hilfesuchend vor ihrer Tür stand und den Schmerz um das verlorene Töchterchen zu mildern vermochte – nehmen sie, wie sie ist, auch wenn es viel Wunderliches an ihr gibt:

> *Ganz böse kann man ihr eben nicht werden [...] Im Grunde ist sie doch von ganzem Herzen gut.*

Durch die Eheschließung mit Ritter Huldbrand ändert sich Undines Verhalten dramatisch. Er nimmt sie, aber nicht, wie sie ist – er schwankt zwischen erotischem Angezogensein und tiefem Schaudern. Was sind die Gründe für Undines plötzliche Wandlung? Sollte es wirklich der Akt des Schließens der Ehe sein oder deren Vollzug?
Es wird die *Trauhandlung* beschrieben mit der Einwilligung der Alten, zwei geweihten Kerzen, kurzen feierlichen Worten des Priesters, Trauringen und einem für das junge Paar gerichteten Brautgemach. Gewiss sind Undine und Huldbrand ineinander verliebt, aber reicht das aus für eine so plötzliche und dramatische Veränderung wie die, welche Undine widerfährt, unvermittelt, fast fallbeilartig vom ungezähmten Naturkind zum sanften Hausmütterchen?

Rituale können immense Kraft entfalten, wenn sie denn für die Beteiligten etwas bedeuten und einen tieferen Sinn transportieren, sie können Entwicklung forcieren, aber ist das hier so? Es geht um eine Ehe und um eine Hochzeit, die durchaus einen tieferen Sinn offenbaren kann. Bei Maren und Andres in Storms „Regentrude" ist es so.
Soll es bei Undine und Huldbrand überhaupt um Progression gehen oder doch eher um Begrenzung in der Hoffnung, die Unzähmbare werde schon zahm werden mit all den Pflichten und Aufgaben einer Ehefrau? Ist es lediglich so, dass der Schritt ins Neue und Ungewisse verständlicherweise ängstigt – oder doch noch etwas anderes?

Undine hat Angst vor dem Seelengewinn, sosehr sie sich auch von Huldbrand angezogen fühlt. Oder fürchtet sie die Ordnung und deren Macht? Fühlen beide, dass sie nicht bereit sind für den Hieros gamos? Miasmatisch betrachtet wäre der Schritt in die Ordnung durchaus einer, den Undine nun allmählich gehen müsste, hinein in die Gesellschaft anderer Menschen, nicht nur in die Ordnung der duldsamen Pflegeeltern und ihres religiösen Systems – allerdings ohne diese völlige Unterordnung, wie sie beschrieben wird, welche guten Gründe auch immer es dafür geben mag.

Wir alle bleiben dem verhaftet, wo wir herkommen. Geschieht es zu lange oder zu intensiv – sei es, dass man uns nicht gehen lässt oder wir zu früh vertrieben wurden und die Sehnsucht zurück übermächtig ist –, wird es schwierig. Lassen wir Entwicklungsschritte aus, ebenfalls.

Fouqués Undine lebte nahezu unbekümmert ihr ungestümes animalisches Wesen und sie folgte den Gesetzen der Naturgeister. Dem steht bald Huldbrands Ordnung gegenüber und die ist eingebettet in die der Gesellschaft, aus der er kommt. Der reicht es, wenn die Frau gütig und schön ist, unverbildet, natürlich und rein. Geist und Intellekt verkörpert in der Regel der Mann, wenn auch um den Preis der Entfremdung von Natur und Anmut...

Wie sieht es aus mit Undines Ich? Stark und völlig unreif, könnte man meinen. Ist sie reif für eine Hochzeit? Ist es Huldbrand? Es gibt bei aller Anziehung etwas, was Huldbrand vor Undine erschaudern lässt! Was drängt ihn, zu heiraten? Anmut und Schönheit, das Streicheln der zarten Hände des lieblichen ungestümen Kindes? Es zieht sie zueinander, aber bei den beiden gesellt sich wahrlich „gleich nicht zu gleich", da treffen noch größere Gegensätze aufeinander als ein ungezähmtes Blondchen und ein seiner Ordnung verhafteter Ritter.

Ich weiß doch auch von Gott und versteh ihn auch zu loben, jedweder auf seine Weise freilich, und dazu hat er uns erschaffen, erklärt Undine dem Priester fast entschuldigend und fast ein bisschen weise,

[...] denkt darauf, eure Seele beizeiten so zu stimmen, dass sie immer die Harmonie zu der Seele Eures angetrauten Bräutigams anklingen lasse [...] ermahnt dieser sie und *Herr Bräutigam, es ist wohl nichts Übles an ihr, wohl aber des Wundersamen viel [...] ich empfehle Vorsicht, Liebe und Treue.* So instruiert er Huldbrand.

Gibt es eine gemeinsame nach vorn (?) gerichtete Sehnsucht, von der selbst der Priester ahnt, auch wenn ihm die Ehe versagt ist? Wohin? Nach Hause? Und was ist das? Undine soll ihre Seele mit der Huldbrands synchronisieren – sie soll sie *beizeiten so [...] stimmen,* dass sie in Harmonie wäre mit der seinen – behauptet allerdings vor der Hochzeit, selbst keine zu haben. Wie soll sie da lieben können? Und wenn sie denn durch ihn eine gewänne, könnte die dann so anders sein als seine? Was mag der Seelengewinn bedeuten?

Die Vermutung liegt nahe, dass das Gewinnen (oder Entfalten?) der Seele und die Entwicklung zu einem liebesfähigen Menschen vieles gemeinsam haben.

Nur durch die Liebe und das Bewusstsein der Liebe wird der Mensch zum Menschen,
lehrt uns SCHLEGEL.

Der Weg dahin ist im Allgemeinen mühsam und langwierig – FOUQUÉS Undine jedoch wird unversehens vom ungestümen Naturkind zum gefälligen Hausmütterchen, das scheinbar im wahrsten Sinn des Wortes selbstlos liebt; partiell aber ist oft etwas von ihrer ursprünglichen Kraft spürbar, trotz aller Sanftmut und Unterwürfigkeit.

Sie wird ihren Oheim und Beschützer Kühleborn und damit auch einen Teil ihrer selbst verleugnen, verraten und von sich weisen.

Sie wird sich der Menschenfrau, ihrer Konkurrentin Bertalda, in Liebe und Vertraulichkeit zuwenden, selbst dann noch, als diese Undine als Zauberin und böse Hexe verleumdet.

Sie wird sich damit arrangieren, dass Huldbrand hin- und hergerissen bleibt zwischen der Faszination, die ihr Liebreiz und ihre Schönheit (so wie früher ihre Wildheit) auf ihn ausüben, seinem Schaudern angesichts ihrer Fremdartigkeit und seiner wachsenden Zuneigung zu Bertalda.

Sie wird sich damit arrangieren, dass er kein zuverlässiger Partner ist sondern lediglich von ihr fasziniert, möglicherweise findet er in ihr etwas in sich selbst Abgespaltenes, nach dem er sich sehnt, möglicherweise freien Raum, den er glaubt, in der jugendlichen Frau besetzen zu können um sie zu einer fügsamen Gefährtin zu machen – ein Gedanke, der uns auch Jahre nach LA MOTTE FOUQUÉ in der Literatur begegnet, im von DICKENS in nahezu jedem seiner Romane gestalteten „Childwife" beispielsweise oder in Heinrich SEIDELs Roman "Leberecht Hühnchen".

Wenn wir davon sprechen werden, dass das Pendant der „gesunden" Undine der Held sei (und auch da wird noch klarer werden, wie wir ihn meinen) – auf diese beiden trifft das nicht zu. FOUQUÉS Undine ist nicht gesund (zumindest kann sie es in der Verbindung mit dem Ritter nicht bleiben) und Ritter Huldbrand allenfalls ein Held im Draufschlagen (und vielleicht Einstecken körperlicher Blessuren) – Herr und Meister seiner selbst ist er nicht.

Ist all das, Hans – Huldbrands „Heldentum" und Undines angepasst-unterwürfiges und betont selbstloses Verhalten – das, was zwei miteinander erreichen können, ist das Sinn und Zweck der Ehe? Oder gibt es etwas darüber hinaus? Ist es das unter den gegebenen Bedingungen Mögliche? Wäre mehr möglich vor einem anderen gesellschaftlichen Hintergrund, der möglicherweise in sich gefestigtere Menschen hervorbrächte?

Sei es, wie es sei: Undine verändert sich und damit verändert sich auch das Verhältnis zu denen, mit denen sie zu tun hat.

Zuerst mag es wohl den Pflegeeltern auffallen. Sie kann nicht aufhören, ihnen zu danken und sie zu liebkosen, stellt sich an den Herd, kaum, dass die Hausfrau nach dem Frühstück sieht und duldet nicht, dass diese nur die geringste Mühe auf sich nimmt; sie kocht und ordnet an – zart, verschämt, engelhaft und mild und hängt dazwischen mit demütiger Zärtlichkeit an des Ritters Arm. Der jedoch träumt von bösen Geistern; will sich einreden, sie habe – als sie von den Salamandern, den Gnomen, den Waldleuten und Wassergeistern erzählt – Spaß daran, ihn mit erdachten Geschichten zu necken; und doch ziehen seltsame Schauer durch sein Inneres, so dass er unfähig ist, auch nur ein Wort hervorzubringen.

Dennoch sei er glücklicher als Pygmalion, so überlegt er später, der voller Scheu und Abscheu die Frauen mied und sich zum Ersatz eine Statue schuf, in die er sich verliebte und die ihm Aphrodite zum Leben erweckte und schwört unter Tränen und Küssen, sein holdes Weib niemals zu verlassen.

An BRECHTs Geschichte von Herrn K. erinnert das, der, befragt, was er tue, wenn er einen Menschen liebe, antwortete, er mache sich ein Bild von ihm und sorge, dass es ihm ähnlich werde – nicht das Bild dem Menschen sondern der Mensch dem Bilde. Zwei Interpretationsmöglichkeiten scheint es zu geben: zum einen die, dass es Ziel sein könne, den anderen so zu formen, wie man ihn denn haben will; zum anderen die, dass man von einem guten, „göttlichen?" Kern in dem anderen ausgeht, dem man sich annähern kann durch ein vertrauensvolles Miteinander, das ein allmähliches „Sich-aneinander-Abschälen" erlaubt.

Undine und Huldbrand sind nicht an diesem Punkt. Weder er noch sie scheint fähig, im anderen wirklich ein DU zu sehen und sich zu ihm zu bekennen.

Sie ziehen in die Stadt. Auf dem Weg durch den Wald begegnen sie Kühleborn.

> *Ich habe nichts mit Euch mehr zu schaffen*, sagt Undine. [...] *ich bitte euch [...], dass ihr Euch nicht wieder vor mir sehen lasst. [...] Soll mein Mann mich scheuen lernen, wenn er mich in so seltsamer Gesellschaft und Verwandtschaft sieht? [...] Wir brauchen Euer Hilfe nicht mehr, und nichts macht uns Grauen als Ihr. [...] Verschwindet und lasst uns in Frieden ziehen.*

Huldbrand schwingt die Klinge gegen Kühleborns Haupt und schlägt in einen Wasserfall, der ihn bis auf die Haut durchnässt.

In der Stadt treffen sie auf Bertalda, die im Gegensatz zu allen anderen gar nicht erfreut ist, Huldbrand und Undine vermählt zu sehen. Sie ist jedoch Undine gegenüber freundlich und Undine gewinnt sie sehr lieb, mehr noch, sie spricht von einer *wundersamen Beziehung*, die eine tiefe, geheime Ursache habe, denn eigentlich seien sie ja Konkurrentinnen.

In der Tat scheint es so, als seien Undine und Bertalda zwei Seiten einer Person. Zuerst war Undine die Wilde und Bertalda die Angepasste, dann ist es genau andersherum.

Als Bertalda auf ihrer Namensfeier erfährt, dass sie die verschollene Tochter der Fischersleute ist, bei denen Undine aufwuchs, beschimpft sie wütend Undine als Zauberin und Hexe und beleidigt die beiden Alten. „Hast du denn eine Seele? Hast du denn wirklich eine Seele, Bertalda?" schreit Undine sie an, als wolle sie sie gewaltsam zur Besinnung bringen.

Die Leute sind nun gegen Bertalda übel gesinnt, von den Eltern wird sie verstoßen. Sie bittet Undine um Verzeihung und diese bietet ihr ewige Freundschaft und ein Zusammenleben zu dritt auf Burg Ringstetten.

> *Sieh, wir wurden als Kinder miteinander vertauscht; da schon verzweigte sich unser Geschick, und wir wollen es fürder so innig verzweigen, dass es keine menschliche Gewalt zu trennen imstande sein soll.*

Das klingt wieder nach dem Wunsch zur Integration – oder dem nach Verschmelzung. Bertalda glaubt zwar dem, was Undine von beider Geschichte wieder und wieder erzählt, hat jedoch das Gefühl, in einem Märchen zu leben. Sie ist voller Ehrfurcht Undine gegenüber und froh, dass diese sie vor Kühleborn, der als *Brunnenmeister* auf Ringstetten aufgetaucht ist, beschützt; kann sich jedoch auch des Schauders nicht erwehren und ist verwundert über des Ritters Freundlichkeit, obwohl ihr Undine mehr gespenstisch als menschlich erscheint.

Huldbrand beginnt sich im Laufe der Zeit eher Bertalda zuzuwenden, beide fürchten Undines Fremdartigkeit.

Bertalda gewöhnte sich – unterstützt von Huldbrand – ein herrisches Wesen an, Undine gab dem nach *in wehmütiger Entsagung.*

Kühleborn lässt das nicht zu, er macht durch *wunderliche Spukereien* auf sich aufmerksam und erschreckt Bertalda so sehr, dass sie krank davon wird und daran denkt, die Burg zu verlassen. Undine wendet sich erneut und zunehmend massiver gegen Kühleborn (und damit auch gegen einen

Teil ihres Wesens): sie deckt den Brunnen durch einen Stein ab. Bertalda reagiert, wie man das von Undine auch erwarten könnte:

> [...] *das arme schöne Wasser kräuselt sich und windet sich, weil es vor der klaren Sonne versteckt werden soll und vor dem erfreulichen Anblick der Menschengesichter, zu deren Spiegel es erschaffen ist!*

Sie beklagt andererseits das Abdecken des Brunnens und erklärt, das Wasser für ihre Haut zu brauchen – dennoch bleibt Undine bei ihrem Entschluss und versieht den Stein mit bloßen Fingern zusätzlich mit seltsamen magischen Zeichen, als wolle sie dem, was sie tut, Nachdruck verleihen, oder weil sie – eben doch nicht zur Gänze Menschenfrau – nicht anders kann und auch, weil ihr das Magische noch zugänglich ist.

Dem ärgerlichen Huldbrand eröffnet sie demütig, *hold und gehorsam*, sie habe das einzig zu Bertaldas Schutz getan, denn Kühleborn habe Bertalda so erschreckt, dass sie davon erkrankte. Und sie „erklärt" Kühleborns Handeln und ihre Reaktion:

> *Das macht, er ist seelenlos, ein bloßer elementarischer Spiegel der Außenwelt, der das Innere nicht widerzustrahlen vermag. [...] Nun [...] mischt [er)] sich auf vielfache Weise ungebeten in unseren Kreis. Was hilft`s, dass ich ihn ausschelte? Dass ich ihn unfreundlich wegschicke? [...] Da sich der Friedensstörer nicht mit Worten weisen ließ, musste ich wohl die Tür vor ihm zusperren.*

Das ist Ordnung und Ausschluß des Unbewussten.

Huldbrand ordnet an, dass der Stein auf dem Brunnen zu bleiben habe und fühlt sich erneut Undine sehr nahe, was sie zu der Bitte veranlasst, sie nie an und auf den Wassern zu schelten, denn das würde den Ihren das Recht geben, sie hinabzuziehen. Ob dieser Nähe ist Bertalda so empört, dass sie die Burg verlässt, was Huldbrand – unterstützt von Undine – dazu bewegt, ihr schleunigst nachzureiten.

Im Schwarztal, einer wilden Gegend, spürt er sie auf und natürlich kommen nun diese beiden einander erneut nah. Allerdings lässt Kühleborn die Flut steigen. Undine errettet beide:

> [...] *wie eine weiße Taube sah man Undinen von der Höhe hinabtauchen, den Ritter und Bertalden erfassen und mit sich nach einem frischen, grünen Rasenfleck auf der Höhe emporheben, wo*

sie mit ausgesuchten Labungen Ohnmacht und Schrecken ver-
trieb; dann half sie Bertalden zu dem weißen Zelter, der sie
selbst hergetragen hatte, hinaufheben [...]

Das ist Selbstlosigkeit und Leidensfähigkeit oder Dummheit oder ein ziemlich verzweifelter Versuch Undines, einen Teil ihrer selbst nicht ganz zu verlieren.

Die Zeit darauf gestaltet sich für Huldbrand nahezu paradiesisch. Er erkennt *mehr und mehr seiner Frauen himmlische Güte,* denn Undine ist besänftigt und voller neuer Hoffnung *wegen der neu erwachenden Liebe und Achtung ihres Ehemannes,* Bertalda *dankbar, demütig und scheu* angesichts ihrer Rettung.

Der Stein mit den magischen Zeichen deckt den Brunnen ab, die Frauen sind, wie sie sein sollen, wenn da nicht Bertalda – freilich demütig und bescheiden und sofort beschämt errötend – den Wunsch äußerte, die Donau hinabzufahren. Undine räumt die Bedenken Kühleborns wegen aus:

Lass ihn nur kommen, ich bin ja dabei, und vor mir wagt er sich
mit keinem Unheil hervor.

Sie irrt. Kühleborn meldet sich in *empörten Wellen und hemmenden Winden,* Undine mahnt ihn, was zum *demütigen Ergeben* führt, aber die Fährleute und Diener werden misstrauisch und beginnen Unheimliches zu befürchten. Huldbrand schilt sich selbst, um sich gleich darauf selbst zu entschuldigen:

Das kommt davon, wenn gleich sich nicht zu gleich gesellt, wenn
Mensch und Meerfräulein ein wunderliches Bündnis schließen
[...] Ich hab es ja nicht gewusst, dass sie ein Meerfräulein war.
Mein ist das Unheil, das jeden meiner Schritte durch der tollen
Verwandtschaft Grillen bannt und stört, aber mein ist nicht die
Schuld.

Nun ist auch er zunehmend beeinträchtigt – einigermaßen gestärkt zunächst, denn natürlich ent-schuldigt er sich selbst – aber auch verdrießlicher und feindselig Undine gegenüber. Undine will nach weiteren Spukereien zurück auf die Burg, Huldbrand entgegnet feindselig, er wolle kein Gefangener auf seiner eigenen Burg sein, der nur atmen könne, solange der Brunnen zu sei.

Bertalda spielt während der Flussfahrt mit einem Geschenk Huldbrands, einem goldenen Halsband an der Flussoberfläche, als eine große Hand aus dem Wasser kommt und es ihr unter höhnischem Gelächter entwendet. Huldbrand verwünscht, außer sich vor Zorn, alle, die sich in sein Leben drängen wollen und fordert sie auf, [...] *Nix oder Sirene, sich vor sein blankes Schwert zu stellen.* Undine, voller Sorge und im Wissen, was passieren könnte, holt als Ersatz ein Korallenhalsband aus den Wogen und reicht es Bertalda. Huldbrand jedoch schleudert es in den Fluss zurück:

> *So hast du denn immer Verbindung mit ihnen? Bleib bei ihnen in aller Hexen Namen mit all deinen Geschenken und lass uns Menschen zufrieden, Gauklerin du!*

Undine weint *wie ein recht unverschuldet und recht bitterlich gekränktes liebes Kind.* Kühleborn bemächtigt sich des Goldes der Syphilinie; es gab Streit auf dem Wasser und damit scheint klar, was geschehen muss:

> *Und über den Rand der Barke schwand sie hinaus.- Stieg sie hinüber in die Flut, verströmte sie darin, man wußt`es nicht, es war wie beides und wie keins* [...]

Huldbrand aber lag in heißen Tränen auf dem Verdecke des Schiffes, *und eine tiefe Ohnmacht hüllte den Unglücklichen bald in ihre mildernden Schleier ein.* No comment.

Zurück auf der Burg weinen Bertalda und er eine Weile gemeinsam, um dann die Ehe zu planen. Undine versucht das durch einen Traum zu verhindern, den sie dem Ritter schickt und hofft auf dessen Wirkung und die Macht des Steins auf dem Brunnen. Sie weiß, dass sie nach dem Gesetz der Naturgeister Huldbrand töten müsste, wenn er untreu würde.

Dennoch kommt es zur Eheschließung, wenn auch allen so ist, als ob eine Hauptperson beim Feste fehle und als ob das Undine sei. Bertalda ist vergnügt, auch wenn sie an Undine denken muss, von der sie glaubt, sie läge als Leichnam auf dem Grunde der Donau oder triebe mit den Fluten in die Weltmeere hinaus. Beim Ankleiden mit ihren Dienerinnen betrachtet sie sich seufzend im Spiegel, weil sie die Sommersprossen am Hals als Makel empfindet und verlangt nach dem köstlichen, hautreinigenden Wasser des Schlossbrunnens und ordnet, *froh im Gefühl, dass ein Wink von ihr jetzt vermöge, was ihr vormals so schmerzhaft geweigert worden war,* an, den Stein zu entfernen.

Huldbrand erkennt nicht, dass er nur eine Seite der Frau heiratet, die andere bleibt weggeschlossen, wenn auch nicht endgültig.
Undine steigt aus dem Brunnen auf und es kommt, wie es kommen muss.

Angesichts dieses zumindest vordergründig tragischen Ausgangs stellt sich die Frage, ob es auch anders ginge und was es dazu bräuchte. Ein paar Hinweise geben uns die Geschichten, mit denen wir uns schon beschäftigt haben: das vas hermeticum eines Iglus inmitten eisiger Wildnis könnte helfen, in dem zwei die Möglichkeit haben, sich auf sich selbst und aufeinander zu besinnen – wenn es auch sicher nicht zwingend notwendig ist – ; so ein Fischer, der gewiss nicht Hans heißt und der so viel Mitgefühl und Wissen hat, dass er einen unsortierten Knochenhaufen ordnen und in wärmende Felle hüllen kann; eine Undine, die wie Maren um ihre Liebe kämpft, mutig (sie ist schon eine Heldin!) die Schritte geht, die notwendig sind und trotz ihres nicht einfachen Schicksals (sie hat früh die Mutter verloren) auch noch etwas tut, um die Dorfgemeinschaft und wertvolles altes Wissen zu retten...
Wie schon gesagt: die Vermutung liegt nahe, dass das Gewinnen einer Seele und die Entwicklung zu einem liebesfähigen Menschen vieles gemeinsam haben. Das eine fördert wahrscheinlich das andere.

Es stellt sich die Frage, was in diesem Zusammenhang mit Seele gemeint ist, was mit Liebesfähigkeit und was mit Liebe. Sicher nicht der primäre Eros der Dualunion; sicher nicht der sekundäre, der auf Objektbeziehungen zielt – obwohl es beides braucht, um ein Ich zu bilden, zu formen und zu stabilisieren. Vielleicht ist das, was die Romantik meint, wenn sie Grenzen sprengen will um sich „aufwärts zum ewigen Licht zu erheben" eine Liebe, die aus sich selbst heraus und mit denen, die sie leben, wächst, bis sie keine brüchigen Ichs mehr anreichern muss, bis sie auch nicht – wie die der FOUQUÉschen Undine – selbstlos sein muss sondern sich endlich gründen kann in der Fülle des Selbst.

Es stellt sich die Frage, ob die Ehe mit einem Menschenmann (wie bei Undine) der einzige Weg dahin ist. Es gibt viele müde Ehen, es gibt viele lebendige Beziehungen ohne Trauschein, zwischen gegen- und gleichgeschlechtlichen Partnern, in Zweierbeziehungen, in größeren Gemeinschaften. Vielleicht ist es der erprobteste Weg, vielleicht der gesellschaftlich tolerierteste, vielleicht der über lange Zeit einzig mögliche; vielleicht ist es der Königsweg, weil er ein Versprechen beinhaltet, wenn es gut läuft, ein Miteinander auf Augenhöhe und manchmal die Idee eines Zieles, weil er im besten Falle so viele menschliche Ebenen berührt – von der körperlichen bis zur spirituellen – und mit dem rechtlichen Teil Öffentlichkeit, Verbindlichkeit und ein Eingebundensein in den gesellschaftlichen Kontext schafft.

Reinhard MEY singt davon, dass sich die Schicksalsfäden von Menschen zu EINEM Band verweben können. Vielleicht geht es so. Vielleicht auch anders. Vielleicht müssen sie nicht Mann und Frau sein, nicht Eltern und leibliche Kinder, nicht in anderer Weise blutsverwandt, sondern "lediglich" in engem vertrauensvollem Kontakt.

Undine und Huldbrand enden mit dem physischen Tod.
Nach dem Gesetz der Naturgeister muss sie gehen. Sie geht zurück. Sie ist nicht stark genug, sich diesem Gesetz entgegenzustellen.
Dass sie zurück muss, weil er sie und ihresgleichen in die Wasser hinein verwünscht, ist noch irgendwie verständlich. Von ihr zu verlangen, sie solle Huldbrand gegen ihren Willen wegen seiner Untreue töten, ist unmenschlich. Aber es ist wohl so eine Sache mit den Gesetzen der Naturgeister. Sie sind archaisch – und so richtig menschlich können sie genau betrachtet ja gar nicht sein. Es ist auch so eine Sache mit der Haltung zur Natur. Ich erinnere mich eines Liedes, das wir als Kinder in der ehemaligen sogenannten DDR im Pionierchor sangen:

Wir brechen in das Dunkel ein, verfolgen Ruf und Spur und werden wir erst wissend sein, fügt sich uns die Natur...

hieß es da. Als ich das sang, so mit 9 oder 10, war ich irgendwie sicher, dass das stimmt, und wenn ich mich recht erinnere, fühlte es sich machtvoll an und stolz.
Undine ist auch nicht stark genug, Huldbrands Ordnung standzuhalten und im Kern sie selbst dabei zu bleiben. Ihm schaudert vor der ihren. Er orientiert sich innerhalb seiner Ordnung neu. Er muss nicht lange suchen. Das Leben geht weiter. Ein jeder muss sehen, wo er bleibt. Andere Mütter haben auch schöne Töchter. Und innerhalb dieser Ordnung kann es ja vielleicht auch Glück sein, wenn man Hans heißt. Das Alte war eben trotz aller Verliebtheit doch nicht ganz das Rechte und es steht gewiss die Frage, ob das Neue das Rechte wäre, oder ob es da nicht auch einen Schauder gäbe, freilich aus anderen Gründen, denn es bleibt ja die Faszination des Wilden und Ursprünglichen, für das die ursprüngliche Undine steht und es bleibt diese Sehnsucht...
Aber zunächst ist Bertalda zur Stelle, sie ist jung und schön, – ein wenig ähnelt sie ja auch Undine, so wie sie alle einander ähneln; es ist auch egal

wie sie heißen, solange sie jung sind und schön – und willig ist sie auch, vielleicht reicht das ja.

Undine meldet sich, weinend und verschleiert, bevor er ins Hochzeitsbett steigt. Er weiß, dass er sterben muss und er wünscht sich, durch ihren Kuss zu sterben – und man hat für einen Moment fast den Eindruck, er meinte nun plötzlich wirklich sie. Durch einen Kuss will er sterben, aber nur, wenn sie schön wäre und kein entsetzliches Antlitz unter dem Schleier trüge. Als sie sich schön zeigt, bebt er vor Liebe.
Sie küsst ihn und weint, als wolle sie ihre Seele fortweinen. Man hat für einen Moment den Eindruck, sie meinte wirklich ihn. Aber es kann auch etwas anderes sein. Auch bei ihr schwingt eine Sehnsucht mit: dass alles wieder gut sein möge, leicht und lustig wie vor der Trauung – oder eine Sehnsucht nach einer Ordnung, in der sie beieinander sein können ohne Verrat: an sich selbst, am anderen, an der Liebe. Sie weiß, dass sie ihre Seele mit sich nehmen muss auch unter die Wasser und nennt ihre Tränen selig, so *wie alles selig ist, dem, in welchem treue Seele lebt.*

Sie sagt, sie habe ihn totgeweint. Und nun klingt es so, als ginge es weder um ihn noch um sie. Fast ist mir, als verstünde ich die Wucht ihrer Trauer: um das, was hätte werden können aus jedem von ihnen an der Seite des anderen, um das Neue, das hätte wachsen können aus ihrem Miteinander, um das vielleicht vorhandene Ziel des gemeinsamen Weges, um eine Liebe die sich, wäre sie denn gelungen, im besten Falle irgendwann hätte gründen können in der Fülle des Selbst.

Die Romantik bot nicht den Boden zu einer Liebe ohne Verrat. Beider Persönlichkeit bot ihn nicht. Auch im Tode gesellt sich nun nicht gleich zu gleich.
Sie wird zum silberhellen körperlosen Brünnlein, das den Grabhügel des Ritters umzieht, er zum seelenlosen Leichnam. In der Syphilinie muss man immer sterben, egal wie, sagt Albin.

Dennoch scheinen sie irgendwie vereint und das Bild suggeriert, es gebe da etwas, was man vielleicht nicht erringen, für das man aber im Innen und im Außen nährenden Boden schaffen und das einem dann als Glück widerfahren kann – wo und in welcher Weise auch immer. Als Möglichkeit gibt es das.
Und es ist nicht wirklich klar, ob das Ende das Ende der Geschichte ist. Undine jedenfalls kommt zurück.

Repertorisationversuch

La Motte-Fouques Undine wird uns als 18-jährige junge Frau vorgestellt ohne Fischschwanz, die zum großen Teil noch kindisches Verhalten zeigt. Sie ist ungehorsam, aufbrausend, albern und vor allem ist sie wild. Und sie ist eifersüchtig bis hin zur Bissigkeit. Letzteres ist wörtlich gemeint: Sie beißt tatsächlich Huldbrand, als dieser von Bertalda berichtet. Eifersucht ist also auch vorhanden. Dieser Beginn der Geschichte lässt sich recht gut repertorisieren:

1	Gemüt - Albernes Benehmen	93
2	Gemüt - Beißen	112
3	Gemüt - Eifersucht	87
4	Gemüt - Fliehen, versucht zu	109
5	Gemüt - Gesten, Gebärden; macht - Füße; unwillkürliche Bewegungen der - stampft mit den Füßen	26
6	Gemüt - Herausfordernd	41
7	Gemüt - Kichern	27
8	Gemüt - Kindisches Verhalten	75
9	Gemüt - Wildheit	44
10	Auge - Farbe - blau	21
11	Allgemeines - Aussehen - hell, blond	73

	bell.	stram.	hyos.	verat.	lyc.	ign.	nux-v.	phos.	sulph.	op.
	10/16	9/19	9/17	8/14	8/12	8/11	8/11	8/11	8/11	8/9
1	2	3	3	2	2	1	1	2	3	1
2	3	3	2	2	2	1	1	1	1	1
3	1	2	4	1	1	1	3	1	1	1
4	4	2	3	2	1	1	2	1	1	2
5	1	2	1	3	1	2	1	1	1	1
6	1	-	-	-	2	2	1	-	1	-

	bell.	stram.	hyos.	verat.	lyc.	ign.	nux-v.	phos.	sulph.	op.
7	-	-	-	-	-	-	-	-	-	-
8	1	2	1	1	1	2	1	1	1	1
9	1	2	1	2	-	1	-	1	-	1
10	1	1	1	1	-	-	-	-	-	-
11	1	2	1	-	2	-	1	3	2	1

Die drei großen Nachtschatten-Mittel stehen auf den ersten drei Plätzen. Dulcamara erst an 20. Stelle (hat aber das ausdrücklich beschriebene Symptom "Kichern").

Auch hier ist wieder zu sagen, dass es sich um ein Geschehen handelt, welches sich an der Grenze abspielt. Genauer gesagt spielen drei Grenzen eine Rolle: Die Grenze zwischen der Zivilisation und dem Wald (der außerdem noch von Ungeheuern bevölkert ist), die Grenze zwischen dem Wasser und der Landzunge und schließlich die Erweiterung letzterer Grenze, indem die Landzunge durch Wasser vom Wald abgeschnitten wird. Was sich an solchen Grenzen abspielt (genauer gesagt an der Grenze zwischen der Zivilisation und der Wildnis) kann durchaus auf die Grenzbewohner Nachtschatten weisen (wie schon in der Repertorisation zu den "grünen Augen" geschrieben wurde).

Der zweite Teil ist Undines Situation als verheiratete Frau. Hier kommt es wieder zu einer Eifersuchtssituation, indem sie mit Bertalda konfrontiert wird. Ich bemerke da aber eine merkwürdige Nachgiebigkeit. Insgesamt geht Undine die Leichtigkeit des Lebens auf der Landzunge verloren. Sie ist enttäuscht und sie wird gekränkt. Wofür ich nicht wirklich eine Rubrik gefunden habe, ist diese Schicksalsergebenheit. Immerhin fügt sie sich der Pflicht, ihren Ehemann zu töten, wenn er erneut heiratet, auch wenn sie das eigentlich nicht will. Das Schicksal nimmt seinen Lauf und sie kann (oder will?) daran nichts ändern. Die unten stehende Rubrik Nr. 7 ist eigentlich nicht richtig, denn als gelassen kann ich mir Undine im zweiten Teil nicht wirklich vorstellen. Sie ändert aber nichts am Ergebnis[107].

Das ergibt folgende (mangelhafte) Repertorisation:

---

[107] Interessant ist aber, dass wir in dieser Rubrik Olibanum sacrum finden, was auch für Andersens Seejungfrau in Frage kam.

1	Gemüt - Beschwerden durch - Kränkung, Demütigung	80
2	Gemüt - Beschwerden durch - Liebe; enttäuschte	57
3	Gemüt - Eifersucht	87
4	Gemüt - Ernst	116
5	Gemüt - Liebe - falschen Person, zur	3
6	Gemüt - Nachgiebigkeit	72
7	Gemüt - Seelenruhe, Gelassenheit - ergeben, fügt sich in sein Schicksal	6

	nat-m.	aur-m-n.	staph.	ign.	nux-v.	ph-ac.	caust.	ham.	sep.	lach.
	6/12	6/10	5/12	5/10	5/9	5/9	5/6	5/5	5/5	4/9
1	3	2	4	3	2	3	1	1	1	2
2	4	2	3	4	1	3	2	1	1	2
3	1	2	2	1	3	1	1	1	1	4
4	2	2	2	1	1	1	1	1	1	1
5	1	1	-	-	-	-	-	-	-	-
6	1	1	1	1	2	1	1	1	1	-
7	-	-	-	-	-	-	-	-	-	-

Von den Nachtschatten-Mitteln ist nicht mehr viel zu sehen (als erstes Belladonna an 20. Stelle). Das ist eigentlich auch kein Wunder, denn Undine lebt nicht mehr an der Grenze (oder sie bemüht sich zumindest darum). Dafür gibt es Kränkungen, dafür gibt es statt der Unbeschwertheit diesen Ernst. Natrium muriaticum, Aurum muriaticum natronatum, Staphysagria und Ignatia (und noch ein paar weitere Mittel sind an dieser Stelle möglich).

Die Nachtschatten sind, wie bereits erwähnt, zentral tuberkulinische Mittel, haben aber auch eine syphilinische Komponente. Diese syphilinische Komponente wird bei Undine jetzt stärker spürbar. Ich möchte daher am ehesten Aurum muriaticum natronatum wählen, weil bei diesem Mittel eben beide Komponenten vorhanden sind.

Es fällt auch auf, dass sich die Repertorisation von Pflanzen zu Mineralien verschoben hat. Auch das ist kein Wunder, wird doch Undine in der Menschenwelt stark mit Struktur konfrontiert. Als Mittel der zweiten Wahl würde ich Staphysagria sehen, danach Natrium muriaticum.

Für ein glückliches Leben sprechen diese Mittel nicht.

Ludwig Tieck: Sehr wunderbare Historie von der Melusina

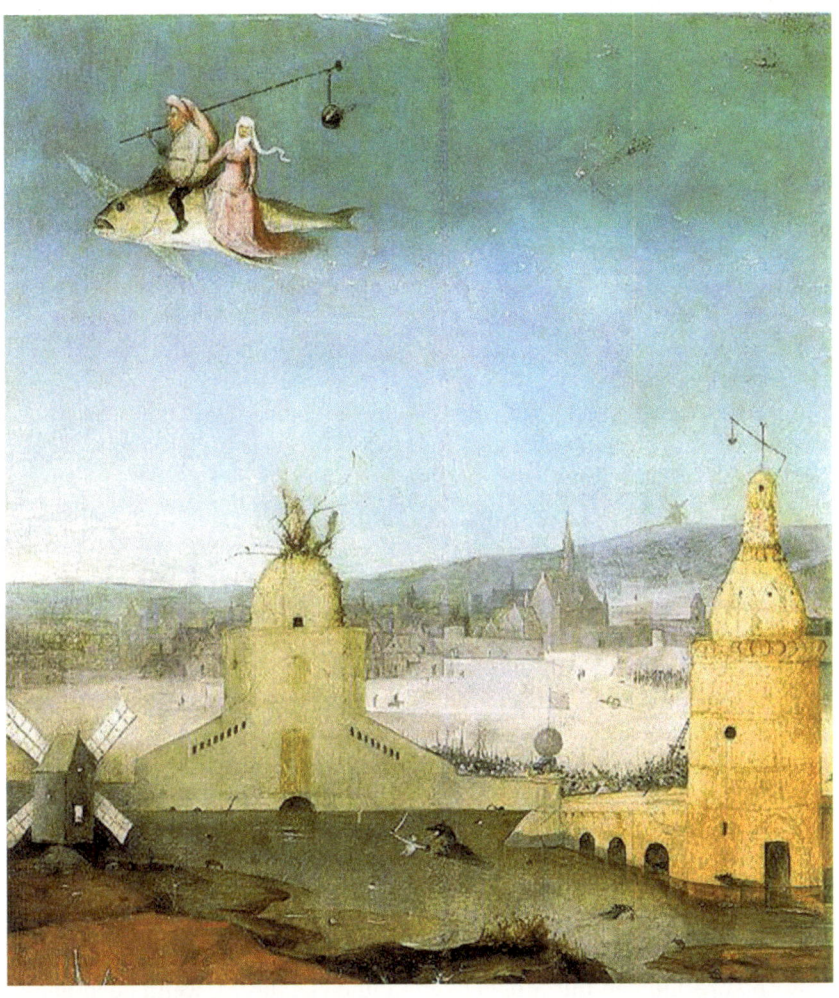

Was sollte die Hartnäckigkeit des Wissens taugen, wenn sie nur den Erwerb von Erkenntnissen brächte und nicht in gewisser Weise [...] das Irregehen dessen, der erkennt? Es gibt im Leben Augenblicke, da die Frage, ob man anders denken kann, als man denkt, und anders wahrnehmen kann, als man sieht, zum Weiterschauen und Weiterdenken unentbehrlich ist.
Michel Foucault, Der Gebrauch der Lüste

Über ein Jahrzehnt vor LA MOTTE FOUQUÉ nimmt sich Ludwig TIECK des Undinestoffes an. Reymund und Melusina heißen seine Helden, deren von ihm nachgedichtete und auch neu gestaltete Geschichte auf ein uraltes französisches Märchen zurückgeht.

Auch diese Geschichte endet tragisch: auch hier ist es eine Mahrtenehe, auch hier gibt es ein Tabu; auch hier spielen das Umfeld des Paares und die Regeln der Gesellschaft, in die alle eingebettet sind, eine entscheidende Rolle, auch hier machen nicht nur Unentwickeltsein und die Unterschiedlichkeit der Hauptfiguren die Sache schwierig, auch hier haben sie verschiedene (voneinander abgespaltene) Seiten und es gibt den Verrat. Dennoch geht es anscheinend eine ganze Weile gut und die beiden führen (offensichtlich über Jahre) eine Ehe, in der – zumindest wenn man von dem ausgeht, was wir aus dem Text erfahren – die Bedürfnisse beider respektiert werden.

Ein neuer Begriff taucht auf, unter dem die ganze Geschichte zu stehen scheint oder der sie überschattet: der des Schicksals beziehungsweise der Determiniertheit im Sinne von Fatum.

Von Reymund erfahren wir, dass er jüngstes von vielen Kindern eines verarmten Adligen ist und wegen seines „hochstrebenden Gemüts" einem reichen, der Wissenschaften und insbesondere der Astronomie kundigen verwandten Grafen zur Erziehung übergeben wird, der auch ein großer Freund der Jagd ist. Auf einem ihrer Jagdzüge stellen sie einem Wildschwein nach, das sich zunächst nicht erlegen lässt – was dazu führt, dass sich die Jagdgesellschaft zerstreut. Verirrt und nur mit Reymund im Walde entdeckt der Graf eine Gestirnkonstellation, aus der er schließt, dass *in dieser Stunde ein undankbarer Diener seinen Herrn und Wohltäter erschlägt und dadurch zu allem zeitlichen Glücke gelangt.*

Wer wollte so etwas aus den Gestirnen lesen? Ein in sich gefestigter Mensch mag dergleichen Prophezeiung schulterzuckend vergessen können (selbst die Astrologen jenseits der Boulevardpresse reden ja lediglich von Entsprechungen mit Möglichkeiten und Gefahren), wenn auch häufig ein nicht ungefährlicher Rest bleibt. Der weniger Stabile kann es nicht.

Tatsächlich kommt es kurze Zeit später zu einem Jagdunfall: ein großes Wildschwein läuft vor des Grafen Spieß und bricht ihn ab, wird jedoch selbst nur wenig verwundet. Der Graf weigert sich, sich in *schändlicher Flucht* auf einen Baum zu retten, Reymund will das Tier erlegen, fehlt aber und tötet sowohl das Schwein als auch seinen Wohltäter. Reymund ist darüber untröstlich und wohl auch verwirrt. Da nun das *von den Gestirnen vorhergedeutete Schicksal sich erfüllt hat,* weint und klagt er laut:

Er wusste nicht mehr, ob er die Mordtat mit Fleiß begangen hat-
te und klagte sich selber auf das härteste an.

Schon das macht nachdenklich. Nicht Trauer und Verwirrtsein nach einem solchen Ereignis, auch nicht die Selbstanklage- aber doch schon die
Unsicherheit darüber, ob es ein Mord (!) gewesen sein könnte.

Sein Pferd, dem er in seinem Kummer die Führung überlässt, trägt ihn zu
einem Brunnen im Walde, an dem drei schöne Jungfrauen stehen, die
Reymund aber in seinem Kummer und der daraus resultierenden Betäubung gar nicht bemerkt.

Die jüngste und schönste der drei spricht ihn – sein Betragen gelinde
tadelnd – an; auch das bemerkt er zunächst nicht, sondern klagt und
jammert weiter. Als sie schließlich sein Pferd beim Zügel nimmt und ihn
stoppt, erklärt er entschuldigend, dass er sehr wohl ein Ritter sei und sich
auch zu benehmen wisse – der Unglücksfall aber zu seinem ungewöhnli-
chen Betragen geführt habe. Er ist sehr verwundert, dass das ihm unbe-
kannte Fräulein seinen Namen kennt, sich *mit großer Schönheit, edlem
Leibe und trefflichem Angesichte* im tiefen Wald aufhält und er sich allein
durch *den süßen Klang der Stimme von diesen holdseligen Lippen...in
zauberischer Gegenwart...(ihrer) Lieblichkeit* getröstet fühlt. Mehr noch:
sein Gemüt sagt ihm, durch sie könne ihm so einiger Trost zukommen. Sie
versichert ihm, er habe keine Schuld, alles Schlimme sei gegen seinen
Willen geschehen (fast klingt es, als erteile sie ihm eine Absolution) und
verkündet, dass er mit göttlicher Hilfe zu Glück, Reichtum und Macht
kommen werde, so, wie der Graf das aus den Sternen gelesen habe.

Wir finden Elemente einer Initiation: die Abgeschiedenheit des Waldes,
die Jagd, die Todesgefahr, den Unfall und die damit verbundene Trauer
und die Schuldgefühle als emotionale Grenzsituation; dass sich Reymund
der Führung seines Pferdes anvertraut und die Begegnung mit dem Weiblichen an einem Brunnen, von der wir noch nicht wissen, ob es nicht auch
eine Begegnung mit dem Göttlichen ist. Zumindest scheint diese Jungfrau
hellseherische Fähigkeiten zu haben.

Wenn es etwas Regressives hat, sich der Führung des Pferdes anzuver-
trauen (man denke an den Bezug Pferd – Mutter: Getragen-Werden) und
dabei etwas Carcinosinisches vermutet, führt ihn die Begegnung mit der
Jungfrau wieder in die Tuberkulinie.

Die Jungfrau unterrichtet Reymund darüber, dass sie diejenige sei, durch
die in Erfüllung gehen müsse, was der Graf vor seinem Tode geweissagt
habe und dennoch eine gute Christin, die an alles glaube, was zu der heiligen Religion gehöre. Reymunds Zweifel, ob sie vielleicht doch *Gespenst*

oder Heidin sei, sind dadurch ausgeräumt; ein Versprechen tut ein übriges:

> *Darum vertraut mir nur und Ihr sollt so weise, reich und mächtig werden, wie es noch keiner je in Eurem Geschlechte gewesen ist.*

Wenn das nichts ist... Reymund bekommt seinen Mut und seine Farbe wieder und er erklärt sich bereit, alles zu tun, was das Fräulein gebiete, denn er *sehe wohl, dass es eine Schickung Gottes ist und nichts anders.*

Das nun Folgende hat mit Verliebtheit wenig zu tun und erinnert mich an einen eher pragmatischen Dialog zwischen zwei vielleicht 13-jährigen während eines ersten (?) Dates, dessen unfreiwilliger Zeuge ich einmal wurde.
„Ist dir ewige Treue wichtig?" „Ja." „Heiraten und Kinder auch?" „Ja." „Ein Junge und ein Mädchen?" „Ja." „Alles klar, Süße. Wir sind füreinander geschaffen. Ich liebe dich."

Bei TIECK ist allerdings SIE die Wortführerin. *Wie oftmals durch Gunst der Frauen Männer zu hohem Glück und Ehre gelangt sind*, davon fände man in der Geschichte viele Beispiele, so beginnt die Nachdichtung. Ich bin nicht sicher, ob es nur um Melusinas „Gunst" geht. Reymund soll ihr schwören, sie zu ehelichen, aber an keinem Sonnabend nach ihr zu fragen, sich in keiner Weise um sie zu bekümmern. Sie müsse diesen Tag ausdrücklich für sich behalten, schwöre aber ihrerseits, nichts zu tun, was Reymunds Ehre gefährde.

Der Samstag ist der Tag des Saturn, alchimisch ist er mit Blei assoziiert, das in den Experimenten der Wandlung zu Gold relevant war. Seelenarbeit auf einer tiefen Ebene sei mit diesem Gott verbunden sagt Leonhard REITER, oft eine schöpferische Depression, aber auch Einsamkeit, Zwanghaftigkeit und Disziplin, all das könne leidvoll sein. Im besten Falle werde der Mensch dadurch zu Bewusstheit geführt, im ungünstigsten zu seelischer Krankheit, Bitterkeit und Depression. Saturn sei demnach der Gott, der dem Menschen sein folgerichtiges Schicksal im Gewinn wie im Scheitern vor Augen führe.
So wie Saturn der äußerste mit bloßem Auge sichtbare Planet ist, ist wohl auch Melusinas Bewusstseinszustand an diesen Samstagen am weitesten von dem entfernt, was in ihrem Umfeld als „normal" gilt. Es geht um etwas, was mit „Ehre" gar nichts zu tun hat. Die Frage ist auch, ob die, die

da um die Ehre fürchten, überhaupt verstünden, was passiert, wenn sie es denn wüssten. Die Gefahr scheint vielmehr zu sein, ob das, was da geschieht, mit der gängigen Religion und dem gängigen Moralkodex kompatibel ist.

Eine gelinde Drohung folgt der Forderung: es werde Reymund zum Nachteil gereichen, wenn er den Schwur breche, er werde an Land und Leuten, Gut und Ehre verlieren und schließlich auch Melusina. Nun gut, irgendwie scheint sie sich als Gehilfin des Schicksals zu sehen; möglicherweise weiß sie, dass es unter den gegebenen Umständen (gegen das Fatum ist man machtlos) nun mal ohne Spaltung nicht geht und vielleicht auch nicht ohne diese Drohung, deshalb setzt sie beides bewusst ein... Aber immerhin: Sie weiß um diese beiden Seiten in sich, sie erlebt diese tiefe Ebene bewusst (anders als Reymund); sie besteht auf den Samstag mit sich und ihrer Tiefe. Merkwürdig ist, dass sie den, der sie heiraten soll, derart konsequent und auf immer aus einem Teil ihres Lebens verbannt. Es wird diese Ebene auch in ihm geben, ob er sie nun wahrnimmt oder nicht. Sie könnte ihm den Zugang ermöglichen. Der merkwürdige Schwur verhindert das.

Viel unromantischer als bei diesen beiden kann das Zusammenkommen eines Paares kaum sein. Sie schließen einen Vertrag, schlimmer noch: einen auf Zeit, denn nach der Weissagung geht es um ZEITLICHES Glück (oder um Glück in der Zeit?). Es ist zu Beginn nicht wirklich ersichtlich, was Melusina von dem Ganzen hat. Der Seelengewinn wird nicht ausdrücklich erwähnt. Es steht lediglich Schwur gegen Schwur. Erst in ihrem „Abgesang" wird sich etwas andeuten. Ohne Ehe hätte sie jeden Tag zur freien Verfügung, allerdings fehlte der Spiegel des Gegenübers, das Menschliche, das Männliche, eine Möglichkeit, eben diese Ebene zu erschließen mit allem Glück und allem Leid...

In Tiecks "Runenberg"[108] wird es benannt:

> [...] *und die Seele spricht: ich fühle, was das Schönste sei, wonach ich ziele, Wehmut, Sehnsucht und der Liebe Schmerzen.*

Auch das ist es, was den Menschen ausmacht, wenn auch nicht ausschließlich. Was Reymund von all dem hat, ist klar und es scheint, als

---

[108] Im "Runenberg" geht es um eine ähnliche Thematik wie bei den Undinen: Christian ist einerseits in unserer Welt zu Hause, andererseits aber auch in einer anderen, in die er absteigt: die unterirdische Welt der Bergwerke. Das führt letztendlich zum Wahnsinn.

seien die Ziele der beiden, wenn es denn so wäre wie vermutet, schwerlich vereinbar: Bei ihm geht es um *Glück, Reichtum und Macht* [...] *wie noch keinem jemals in* [der] *Familie geschah.* Das klingt nach Sykose und irgendwie klingt es auch so, als sei sie für ihn Ziel des Weges, wenn es darüberhinaus das Beieinanderliegen, die Freundlichkeit, das zärtliche Umfangen gibt. Für beides scheint er Melusina zu brauchen.

Ein Bischof vermählt sie, Melusina lässt ihnen in kürzester Zeit ein prächtiges Schloss errichten und es werden dem Paar zehn Söhne geboren. Nur die beiden jüngsten sind *ohne Fehl*, alle anderen weisen irgendeine seltsame Besonderheit auf: drei Augen, eine Löwenklaue auf der Wange, ein rotes und ein grünes Auge, einen haarigen Fleck, schon bei der Geburt einen riesigen Zahn, der aus dem Munde steht...
Es mutet erneut merkwürdig an. Da schließen zwei einen Vertrag miteinander, im Vorfeld gibt es so eine Mischung aus höfischer Minne; ihrer Vorgabe, was zu tun sei, seinem Versprechen, in allem zu gehorchen... und dann leben sie zusammen und offenbar gar nicht so schlecht. Zumindest haben sie 10 Kinder miteinander, was auf eine gewisse körperliche Vertrautheit schließen lässt, wenn auch nicht unbedingt auf einen guten emotionalen Kontakt. Die nicht unerheblichen Besonderheiten, mit denen acht der zehn Söhne geboren werden, scheinen im Miteinander der beiden zunächst keine Rolle zu spielen (zumindest ist an dieser Stelle noch keine Rede davon, in der Folge wird deutlich werden, dass das für Reymund durchaus eine Rolle spielte) und zunächst auch nicht sonderlich den Werdegang der Kinder zu beeinflussen: Drei werden zu Königen gekrönt, einer wird Herzog, ein weiterer Mönch. Die Eltern scheinen zufrieden; im Text ist die Rede von Dankbarkeit Gott gegenüber und von Freude über das Glück ihrer Kinder.

Das klingt nach einem erfolgreichen gemeinsamen Weg, danach, dass sie gemeinsam auch Schicksalsschläge bewältigen – oder sich eben in fatalistischer Weise in ihr Schicksal fügen können. So etwas führt eigentlich dazu, dass Menschen zusammenwachsen. Vielleicht braucht es das Verliebtsein des Anfangs gar nicht unbedingt, bis heute werden Ehen so geschlossen; dennoch kann etwas wachsen; vielleicht ist der Schwur ja Sicherheit genug, vielleicht kann er – so er eingehalten wird – für wachsendes Vertrauen sorgen, aus dem im besten Falle Liebe wächst... Es scheint so.
Als eine Störung, die sich ausweitet und letztendlich das ganze System zusammenbrechen lässt, erweist sich der Besuch von Reymunds Bruder

an einem Sonnabend. Nicht nur er, sondern viele vornehme Gäste sind geladen. Wieder vermisst Reymund seine Frau, denn natürlich erscheint sie nicht, der Bruder aber fragt nach ihr, damit *sich* [die] *vielen und vornehmen Gäste nicht darüber verwundern, dass sie so lange außen bleibt.*

Lieber Bruder, heute kann solches nicht geschehen, aber morgen sollst du sie zu sehen bekommen, antwortet Reymund und erinnert sich zuverlässig seines Eides, sich nicht um sie zu bekümmern und sie ungestört zu lassen. Der Bruder äußert zunächst sein Befremden, später eröffnet er Reymund, dass man *allgemein im ganzen Lande* sage, er sei mit seiner Gemahlin *übel angekommen,* vielleicht verzaubert, denn es sei schon seltsam, dass er nicht wisse, was sie an dem Tag tue oder lasse.

> *Als ein redlicher Bruder sehe ich mich gezwungen, dir zu sagen, dass du davon große Schande haben kannst, denn die meisten Leute meinen, sie treibe an diesen Tagen Hurerei, welches doch gegen deine Ehre liefe, andre sagen wieder, sie möchte überhaupt wohl ein Gespenst und alles mit ihr nur ein ungeheures Wesen sein, darum ist es mein demütiger Rat, du erkundigst etwas mehr um ihr wahres Befinden und suchst es zu erforschen, damit du nicht Gefahr läufst, für einen Narren gehalten zu werden.*

Wirklich demütig ist das nicht, sondern ziemlich übergriffig, wenn es auch erhellend sein kann, von Außenstehenden zu erfahren, was außerhalb der eigenen „Alles-ist-gut-Blase" so vor sich geht.
Reymund ist von der Rede seines Bruders sehr betroffen. Warum eigentlich? Er und Melusina sind doch anscheinend seit vielen Jahren gut miteinander, von dem, was beide geschworen haben, einmal ganz abgesehen. Wäre es nicht angemessen, dem Bruder zu sagen, dass das nun wirklich eine Sache des Paares und es völlig egal sei, was die Leute meinen?
Reymund jedoch findet die Worte seines Bruders *recht und gut* und beschließt, nachzuschauen, was Melusina in ihrer Kammer treibt und allenfalls seine Schmach zu rächen. Was bringt ihn dazu, plötzlich anzunehmen, es geschehe ihm Schmach und auch gleich über Rache nachzudenken? Es können doch nur Zweifel und Misstrauen sein, die seit langem (unbemerkt?) gären. Wie ist es möglich, unter diesen Umständen mit einem anderen Menschen zusammenzuleben und von Liebe zu reden? Innere Spaltung wäre eine Erklärung. Er könnte anders handeln, wenn er in sich gefestigter wäre: Melusina von den Bedenken des Bruders erzählen und von seiner eigenen Beunruhigung... Er jedoch bohrt mit seinem

Schwert ein kleines Loch in die eiserne Tür, durch das er hindurchsehen kann und ist über das, was er sieht, über alle Maßen verwundert:
(Was würde wohl FREUD dazu sagen, wenn ein Mann mit seinem Schwert ein Loch in die Tür seiner Frau bohrt?)

> [...] *er sah Melusina im Bade, wie sie von oben bis auf den Nabel ein schönes Weib sei, dann aber in den Schweif einer bunten gesprengten Schlange endigte, der azurblau war und mit Silberfarben darunter gesprengt, sodass diese Farben wundersam ineinander schimmerten. Das Zimmer war eine tiefe Grotte, die Wände waren mit allerhand seltsamen Muscheln ausgeziert, und ein Springbrunnen, in welchem sich Melusina befand, war in der Mitten.*

Er hört Melusina von Einsamkeit singen und davon, dass die Erlösung noch weit sei, von ihrer Trauer und ihrer Schmach und davon, dass keiner das böse Verhängnis abwenden könne und sie weint dabei. Erneut scheint sie hellseherische Fähigkeiten zu haben.
Man nimmt ihr Traurigkeit und Einsamkeit ab, in dieser Grotte IST sie allein – weil sie das so wollte. Vielleicht ist sie auch neben diesem Mann allein, den sie von einem wichtigen Teil ihres Lebens ausschließt und der zu einem Teil seines Empfindens offenbar überhaupt keinen Zugang hat. Wenn Erlösung bedeutete, dass sie ihrem Mann näher käme und beide dem hieros gamos, dann wäre Erlösung in der Tat weit.
Reymund ist sehr bewegt und erschüttert, kann die körperliche Verwandlung Melusinas nicht begreifen und wird sich dessen bewusst, dass er soeben den Eid gebrochen hat. Er glaubt, dass *Melusina nach ihrer verborgenen Wissenschaft recht gut um seine Untreue wissen würde.* Vielleicht ist es der gebrochene Eid und das damit verbundene schlechte Gewissen, vielleicht der Schreck über das, was er sieht, vielleicht noch etwas anderes.

Es scheint Menschenmännern zuzeiten nicht zu bekommen, Frauen (wenn an ihnen auch noch etwas Göttliches ist) beim Baden zu beobachten. Tizian hat eine solche Szene gemalt. Auch für den Jäger Aktaion ist das Betrachten einer Schönen im Bade Beginn des Unheils. Er wird vom Schicksal (!) in die Grotte geführt, in der sich Artemis, von der Jagd ermüdet, erfrischt. Sie will verhindern, dass Aktaion öffentlich (!) macht, dass er sie unverschleiert sah und verwandelt ihn in einen Hirsch, den die eigenen Hunde, die den Herrn in seiner verwandelten Gestalt nicht erkennen, zerreißen. Anders als Aktaion ist Reymund jedoch mit seiner badenden Schönen vermählt.

Es ist verständlich, dass er Angst hat. Der Leib seiner Frau ist nabelabwärts der einer Schlange, sie singt merkwürdige Dinge, er hat den Eid gebrochen und kennt die Prophezeiung. Er glaubt, Melusina wüsste von dem Eidbruch. Wäre es dann nicht naheliegend, ihr zumindest jetzt zu erzählen, wie es zu all dem kam und gemeinsam zu versuchen, das Unglück abzuwenden? Wäre es nicht eine Chance für beide, sie zu dem, was er nicht begreifen kann, zu befragen? Reymund jedoch schweigt, ist selbst *im allergrößten Jammer*, befürchtet, Melusina auf *Zeitlebens verloren* zu haben, schreit und klagt:

> *Ach du unglückselige Stunde, in welcher ich armer Mann geboren bin, dass ich nun mein allerliebstes Gut entbehren soll!*

Auch er ist allein. Er ist erstarrt in narzisstischer Selbstkontraktion und scheint keinerlei Möglichkeit zu sehen, sein Schicksal irgendwie zu beeinflussen. Und die Frau, der er eben noch zutraute, ihm Schmach zuzufügen und gegen die er Rachegedanken hegte, ist nun *allerliebstes Gut*.

Die Gefühle dem Bruder gegenüber schlagen dramatisch um. Fand Reymund dessen Worte erst *recht und gut* empfindet er nun heftigen Zorn und den Bruder als Urheber der verzwickten Situation.

> *Du hast mir Unwahrheit vorgebracht und bist mir ein schändlicher Bruder, du bist zu einer unglücklichen Stunde in mein Haus gekommen, denn deinetwegen bin ich nun in Elend geraten, dass ich meinen allerteuersten Eid gebrochen habe, darum geh, verweile dich nicht länger hier, sonst möchte es dein Leben kosten, und komme mir auch niemalen wieder in mein Haus oder vor mein Angesicht!*

Und Reymund gebärdet sich, *als wenn er ohne Sinnen wäre*. Das klingt gelinde gesagt nach leichter Beeinflussbarkeit; wiederum scheint es erheblich an innerer Stabilität zu fehlen und an der Fähigkeit, mit den eigenen Widersprüchlichkeiten und zwischenmenschlichen Problemen umzugehen, da gibt es nur *gut und recht* oder aber eine Todesdrohung und Verbannung auf Lebenszeit.

Dem Zorn folgt der Jammer, Reymund fühlt sich matt und krank, legt sich zu Bett und beschließt, sein Leben als Einsiedler zuzubringen, wenn er Melusina verlieren würde. Melusina kommt, ist zärtlich und freundlich, legt sich in vertrauter Weise und Gestalt zu ihm – schnell geht es ihm besser und wieder folgt eine glückliche Zeit. Man hat den Eindruck eines Säuglings bei der Mutter.

Eines Tages wird das Paar durch die Botschaft erschreckt, dass einer ihrer Söhne, (Reymunds Lieblingssohn, der Mönch) tot sei, weil Geoffroy, der Sohn mit dem riesigen Zahn, seinen Bruder und das ganze Kloster samt allen Mönchen verbrannt habe. Reymund ist darüber aufs höchste betrübt. Melusina ist unglaublich beherrscht, nahezu abgeklärt – in einer solchen Situation (das eigene Kind wird zum Mörder seines Geschwisters und dessen gesamten Umfeldes, welches auch noch die gängige Religion vertritt!!) nicht zu verstehen, es ist unangebracht und wohl auch irgendwie nicht so richtig menschlich.
Sie versucht, Reymund mit sanfter Rede zu beruhigen:

> *Nicht Reymund, musst du dich über Dinge also sehr betrüben, die du nicht verschuldet und welche du nicht mehr ändern kannst, betrübe dich, aber sei geduldig in deinem Gram und empfiel Gott dich und deinen Schmerz, der wird alles nach seinem Willen vollbringen, und er verlangt vielleicht jetzt, dass wir auf unsere Sünden und schlimmen Leidenschaften achten und sie ablegen sollen. Unser Sohn Geoffroy hat gesündigt, aber er wird seine Missetat beweinen und Buße tun, und Gott wird ihm nach seiner unendlichen Barmherzigkeit vergeben, denn er will nicht den Tod des Sünders, sondern dass er leben bleibe.*

Das klingt gänzlich anders als das Lied, das Melusina am Sonnabend im Bade sang und bei dem Reymund sie belauschte, man könnte meinen, man hätte es mit zwei verschiedenen Personen zu tun:

> *Ach! Wann wirst du, Trauer, enden, von mir nehmen meine Schmach? Immer ist die Strafe wach, keiner kann das bös` Verhängnis wenden.*

Der Gott, von dem sie zu Reymund redete, ist ihr im Bade nicht zugänglich. Der Gott im Bade ist Saturn.
Reymund wird zornig. Man kann verstehen, wenn der Partner in einer solchen Situation in dieser Weise reagiert – aber es ist weit mehr als Zorn. Der Wechsel vom respektvollen Gatten zu jemandem von so enormer Bosheit ist schon frappierend. In dem, was er sagt, werden Verach-

tung und offener Hass deutlich, nun ist sie für ihn die Wurzel allen Unheils. Reymund ist seiner selbst nicht mehr mächtig und weist Melusina
laut vor ihrer versammelten Dienerschaft zurecht:

> *O du Schlange und giftiger Wurm, kömmst du hieher mir eine
> solche Rede zu halten und bist nur ein liederlicher Fisch? Ja, ich
> habe gesehn, dass du ein Meerwunder bist und kein menschli-
> ches Geschöpf, darum müssen die Kinder von dir Bösewichter
> werden, es ist deine Schlangenart, die in ihnen zum Vorschein
> kommt.*

Schlimmer geht es nicht. Er macht ihre „Art" verantwortlich für die Bosheit der gemeinsamen Kinder.
Melusina wird totenblass, beschuldigt Reymund der Unvernunft, betont,
ihr Schmerz sei so groß wie der seine und ihr Leiden dem seinen gleich.
Sie sagt es wohl, der Leser versteht es auch – nur zu spüren ist nichts
davon, trotz der beschriebenen Totenblässe. Sie hätte ihn lieb und wert
gehalten und ihm ihr Heil anvertraut, er aber habe sein Gelübde gebrochen, so wirft sie ihm vor und nun würde eintreffen, was sie ihm vorher-
gesagt habe: seine Wohlfahrt, sein Glück, seine Freude und Ehre würden
ein Ende haben.
"Ich habe doch..., du hast..., hättest du nicht..." Es gibt wohl selten ein
Paar, das diese Litanei nicht kennt. Auch jetzt kommen sie nicht in Kontakt. Sie fällt ohnmächtig zu Boden, kommt durch die Hilfe der Dienerschaft wieder zu sich und spricht nun in Versen weiter:

> *Oh wehe mir, dass ich beim Bronnen rein und kalt*
> *Dich fand, mein Reymund, dort im grünen Wald!*
> *O weh, dass ich gefühlt nach dir Verlangen,*
> *Weh mir, dass ich den schönen Leib umfangen!*
> *Der Stunde weh, da ich mein Leib und Leben*
> *In deine Macht dir gänzlich übergeben!*
> *Ha, deine Falschheit und Verräterei,*
> *Dein Unverstand bricht alles nun entzwei,*
> *Dein zorn`ger Grimm, dein boshaft schlimmer Mund*
> *Richt' mich und dich, mein Wohlfahrt ganz zugrund,*
> *Ich komme nun in Arbeit, Angst und Not,*
> *Und kann nicht hoffen, dass der bald'ge Tod*
> *Von meinen Qualen mich befreien mag,*
> *Sie währen fort bis an den jüngsten Tag.*
> *[...]*

Gern wollt' ich dir, untreuer Mann verzeihn,
Wenn du nur noch verschwiegen konntest sein,
Du hattest mich im Bade schon gewahrt,
Es war verziehn, denn keinem offenbart
[...]
Hätt'st du den Eid gehalten treu und wahr,
So blieb ich bei dir, Reymund immerdar
Bis endlich uns der bittre Tod geschieden.
In Erde ruhte dann mein Leib in Frieden,
Die Seele wär aus Leid in Freud gekommen,
Aus Fegefeur in Himmelslicht genommen.
Nun aber bleiben Leib und Seel beisammen
Bis glüht der jüngste Tag in seinen Flammen,
[...]

Sie wünschte, sie wäre ihm nie begegnet, hätte ihn nie begehrt, hätte nicht *Leib und Leben* in seine Macht gegeben... Das hörte sich zu Beginn anders an. Da schien es, als sei das alles vorherbestimmt, da sagte sie, wo es langgeht, da gab es einen Vertrag, der ihr den ungestörten Sonnabend zusicherte, da gab es diese Drohung, da gab es einen Reymund, der bereit war, alles zu tun, was sie gebot.
Und dann wird es gänzlich verwirrend.

> *[...] ich komme nun in Arbeit, Angst und Not und kann nicht hof-*
> *fen, dass der bald`ge Tod von meinen Qualen mich befreien*
> *mag, sie währen fort bis an den jüngsten Tag [...]*

Heißt das, sie hätte während der ganzen Zeit mit Reymund weder Arbeit, Angst noch Not gekannt? Heißt das, vorher wäre sie sterblich gewesen und nun nicht mehr, so, dass ihre Qualen währen bis zum jüngsten Tag? Menschsein impliziert Sterblichkeit, gewiss; das Drama des Menschen, der sich auf halbem Wege zwischen den Tieren und den Göttern befände, sei, dass er um seine Sterblichkeit wüsste, so heißt es. Aber bedeutet das auch, Leib und Seele im Leben beisammen zu haben, sei lediglich nicht enden wollende Last?
Sie hätte ihm gern verziehen, wenn er denn verschwiegen gewesen wäre, wie sie es schon einmal getan hatte, als er sie im Bade gesehen hatte. Die Öffentlichkeit (oder die öffentliche Demütigung) macht das nun unmög-lich... Wir verstehen es nicht wirklich. Natürlich hat eine solche Demüti-gung noch eine andere Dimension, wenn sie öffentlich passiert, aber sollte DAS wirklich das entscheidende Kriterium sein? Gab es nicht auch ohne die Öffentlichkeit, unbenannt (vielleicht sogar unbemerkt), den Zweifel,

das Misstrauen, den Vertrauensbruch, die daraus resultierende Fremd-heit? Ist es das ihr noch zugängliche magische Denken, das sie glauben lässt, was nicht benannt würde, existiere nicht? Sie wusste um den Verrat, sie verzieh ihn, solange es nicht öffentlich war, *keinem offenbart*. Schließt das sie selbst mit ein? Es ist gruselig.

Wenn das Offenbarwerden eines innersten Geheimisses notwendig die Trennung zur Folge hätte wäre das sehr traurig und mit Sicherheit keine Liebe.

Sie sagt, sie müsse ihn, Schloss und Kinder verlassen – in dieser Reihen-folge. Ihn überfällt eine „innerliche Angst", die ihn am Sprechen hindert, er meint, das Herz im Leibe müsste ihm zerspringen und er müsse ster-ben und wünscht sich auch den Tod. Er küsst sie und weint bitterlich und

> [...] *vor großem unaussprechlichem Herzeleid, das sie beide des Scheidens halber hatten, fielen sie nieder auf die Erde [...] und alles Volk mit ihnen. Reymund fiel [...] nieder auf die Knie, und bat sie unter Schluchzen und Herzensangst um Vergebung, dass er seine Gelübde so böslich gebrochen hätte.*

Wieder scheint es nur um den Vertrag zu gehen, Herzeleid hin oder her. Melusina sagt, sie könne das Verhängnis nicht abwenden, welches es nun so beschlossen hätte, sie müssten sich drein ergeben. Dann wünscht sie Reymund (*mein Herz und wahrer Freund [...], holdseligster Gemahl [...] , liebstes Kleinod, [...] schöne Kreatur, meine schönste Freude, Lust dieser Welt, [...] liebster Trost und Hort [...]* – keine Rede ist mehr von Falsch-heit, Verräterei und Unverstand), ihrem Volk und ihrem Schloss Gottes Segen, schwingt sich aufs Fenster und verwandelt sich hinausschießend vor aller Augen nabelabwärts in einen feindlichen, langen, ungeheuren Wurm.

Weder sein noch ihr Verhalten ist vorstellbar ohne eine innere Spaltung. Er pendelt zwischen Anpassung, dem, was er Liebe nennt, Hass und Ver-achtung – ohne dass er das selbst regulieren kann. Lediglich sie kann ihn beruhigen, wenn sie sich nackt neben ihn legt, sich freundlich bezeigt, ihn küsst und liebreich umarmt. So ganz ist er noch nicht in dieser Welt ange-kommen, nicht so ganz und vor allem nicht GANZ.

Auch sie ist nicht ganz von dieser Welt. Sie pendelt zwischen über- und unterirdisch, göttlich-verklärtem Abgehobensein und halbem Wurm. Die Körperebene scheint sie regulieren zu können, die emotionale nicht. Wäre das ihr Bestreben gewesen, das Kennen- und Regulierenlernen menschli-cher Emotionalität, die emotionale Menschwerdung?

Möglich...

Es ist nicht erreichbar, wenn der eine schwört, den anderen Sonnabends nicht zu behelligen und der andere im Gegenzug, er werde an diesem Tage nichts tun, was der Ehre des Partners nachteilig sein könnte. Es wäre erreichbar im wirklichen Kontakt. Wenn man einander nah ist, kann die Bedeutung der Unterschiedlichkeit auf nahezu magische Weise schrumpfen. Dazu sind beide nicht fähig, trotz aller Liebesbeteuerungen. Er achtet den Vertrag, den sie miteinander schlossen – bis es durch die Verunsicherung durch des Bruders Rede zum Verrat kommt. Sie achtet den Vertrag und unterwirft sich dem, was sie Schicksal nennt – ihrem Mann im (gemeinsamen!) Unglück beistehen kann sie nicht. Die Bedürfnisse des anderen, ihn wirklich kennenzulernen, emotionale Nähe sind offenbar nicht Ziel ihrer Verbindung.

Wir sind hier bei „Beziehung", in der jeder das RECHT hat, einen Raum für sich allein zu behalten. Liebe und Beziehung scheinen wohl nicht dasselbe zu sein. Liebe ist gegenseitige Durchdringung, ein Verwobensein, in dem es um Möglichkeiten aus einer Freiheit heraus geht, nicht um Rechte. Und Liebe hat auch etwas damit zu tun, den anderen ganz erkennen zu wollen – aber wahrscheinlich eher nicht auf diese Weise, sondern allmählich, Stück für Stück und von dem abhängig, was der andere erkennen lassen will. Liebe ist eben dieser Weg.

Ist vorstellbar, dass eine äußere Struktur (sei es nun ein Schwur, ein Vertrag, Verhaltensmaßregeln...) einen Rahmen gibt, der es Menschen ermöglicht, Liebesfähigkeit zu entwickeln? Bei Kindern (seien sie nun in einem Kinder- oder Erwachsenenkörper zu Hause) ist es sicher bis zu einem gewissen Grade so, solange es an innerer Stabilität fehlt, solange dieses Außen nicht erdrückend wird oder sich ein fatales Wechselspiel entwickelt zwischen erdrückender und völlig fehlender Struktur. Ist vorstellbar, dass eine äußere Struktur (das, was man „allgemein im ganzen Lande sagt" oder oktroiert, oder als allein gültig voraussetzt und durchsetzt...) derart beeinflussen kann? Ganz sicher ist das so. Ehemalige DDR-Bürger (und nicht nur sie) können ein trauriges Lied davon singen. Aber jedes „Ich will!" – sollte es dennoch zustande kommen – reibt sich irgendwann an Verhaltensmaßregeln, Schwüren und Verträgen. Sie einzuhalten, nicht, weil sie Schwüre und Verträge sind, sondern weil es da einen anderen gibt, der beteiligt ist und den man nicht verletzen will, ist das Ende eines langen Prozesses. Bei Reymund und Melusina gelingt er nicht und es bleibt unklar, was sie denn überhaupt voneinander wollten und welchen Sinn ihre Geschichte letztlich hat.

Die detailliertere Betrachtung der Symbolebene hilft ein wenig weiter. In der Melusinageschichte ist die Symbolik einerseits sehr auf die Protagonisten und das Interpersonelle konzentriert – subtil verstreut andererseits.

Im „Runenberg" ist es ein wenig anders, wenn auch die Themen einander in vielem gleichen und die Symbolik ganz ähnlich ist. Es geht in beiden Geschichten um unterschiedliche Realitäten, die männliche und die weibliche, um Bewusstes und Unbewusstes, Diesseitiges und Jenseitiges... In beiden Geschichten geht es um Initiation, in beiden Geschichten spielt die Jagd eine Rolle und damit das Pferd des Jägers.

Das Weibliche begegnet uns im Runenberg in den verschiedenen Frauengestalten – Melusina hingegen vereint Jungfrau, Mutter, einen göttlichen und einen dämonischen Aspekt in sich. Es finden sich weitere Symbole des Weiblichen: Das zu erlegende Schwein ist das Tier der Demeter, archaisches Muttersymbol und Opfertier gleichermaßen und auch ansonsten sehr ambivalent konnotiert: es nährt seinen Wurf, frisst ihn jedoch auch in Zeiten der Not. Auch das Pferd ist Muttersymbol und ebenso Symbol der Seelenreise; es kann sich als Pegasus in die Lüfte erheben, den Sonnenwagen ziehen, die apokalyptischen Reiter tragen, als trojanisches Pferd dem listenreichen Odysseus dienen, als Nachtmahr Angst und Schrecken verbreiten und als weißes Pferd Symbol der Apotheose sein.

Die Spannungsfelder, in denen sich die Protagonisten beider Geschichten bewegen, ähneln einander: da gibt es Wildnis und Zivilisation, den Gott der Christen und die alte Religion, die „diesseitige" und die „jenseitige" Frau (lebe sie nun auf einem geheimnisvollen Berge oder in einer Grotte hinter einer Eisentür), Bewusstes und Unbewusstes, Individualität und den Druck der Gemeinschaft, Innen und Außen, normale Entwicklung und das Abgleiten in die Pathologie... In beiden Geschichten geht es um Entwicklung, wenn auch die Reymunds rudimentär und in der Spaltung bleibt und die Christians, des Protagonisten vom "Runenberg", von dessen Vater nicht gut geheißen wird: er hätte demütig, ruhig und kindlich bleiben sollen...Der jedoch bereut seine letztendliche Wahl (die eine Entscheidung gegen seine Frau Elisabeth ist) nicht: Er sagt, er habe ein *hohes, ewiges Glück außer der Acht gelassen um ein Vergängliches und Zeitliches zu gewinnen.*

Auch bei Reymund geht es um zeitliches Glück, von dem anderen scheint er nichts zu wissen. Keine Rede ist vom syphilinischen Gold, das Christian keine Ruhe lässt und dessen roter Glanz ihm direkt ins Herz geht. Christian ist der deutlich Bewusstere der beiden, und wahrscheinlich der, der mehr leidet, auch wenn er weniger klagt und jammert. Er sagt seinem Vater, er könne die wahre Gestalt seines Inneren vergessen und gleichsam ein fremdes Leben mit Leichtigkeit führen: dann aber ginge plötzlich wie ein neuer Mond das regierende Gestirn, welches er selber sei, in seinem Herzen auf und besiege die fremde Macht. Ganz anders Reymund, der lediglich zwischen Idealisierung und Verachtung schwankt.

Fast scheint es, als zeige uns die Symbolik ein Spektrum der Möglichkeiten, nicht jedoch den Weg, sie zu nutzen oder gar auszuschöpfen. Den müssen die Menschen GEHEN, jeder für sich und auch miteinander, was die Sache erheblich erleichtern, aber auch erschweren oder unmöglich machen kann. Die Gestirnkonstellation (oder eher deren Interpretation) scheint dieses Spektrum auf ein Minimum zu reduzieren. Es verwundert nicht. Wo dem Menschen Gestaltungsmöglichkeiten fehlen, bleibt nur das Fatum.

Wie ist das mit dem Schicksal? Es wird in jeder daily soup bemüht und in jeder Schmonzette. Wir sind in den Praxen mit ihm konfrontiert, wenn uns Adoptiv- und Pflegekinder (und nicht nur sie) und ihre nicht selten verzweifelten Eltern lehren, dass selbst auf einem Neugeborenen schon eine Hypothek lasten kann – und das nicht nur auf der Körperebene.
Wir kommen nicht als unbeschriebene Blätter zur Welt. Vieles lässt sich wohl durch pränatale Einflüsse erklären, alles nicht. Und oft setzt auch den Erfahrenen in Erstaunen, was einem in Familienskulpturen widerfahren kann und welche Verstrickungen sie offenbaren können – oft transgenerational.
Die Verantwortung, als Betroffener mit diesen Dingen umzugehen, ist sicher ebenso groß wie die derer, die solche Techniken verwenden. Aber immer gibt es Einflussmöglichkeiten. Wie groß diese sind, in welchem Umfang sie letztendlich zur Entlastung führen ist in hohem Maße abhängig von der Stärke und Bewusstheit der Betroffenen, ihrer Fähigkeit und Bereitschaft, Schwieriges auszusprechen, Verantwortung zu übernehmen oder endlich abzugeben... . All das ist Bedingung dafür, dass "Fatum" zu "Wyrd" werden kann[109]. CAMPBELL spricht diesbezüglich von einem *Gefühl innerer Möglichkeiten im Prozess des Werdens im Wissen um das Endliche, das der Ergebung in den unüberwindlichen Druck einer äußeren Determinante – Gottes allmächtigen Willen, durch den das Geschick des Einzelnen unausweichlich vorbestimmt sei,* gegenüberstünde.

Es muss nicht immer so offensichtlich sein. Manchmal scheint das Schicksal vorsichtig durchzuschimmern, wenn Menschen Lebensläufe mit

---

[109] Zitat... Die Masken Gottes, vierter Band, München 1996

Abstand betrachten und feststellen, dass sich alles irgendwie fügte und Sinn machte, selbstverständlich und so, als könnte es nicht anders sein- auch das, was als sie es erlebten, kaum aushaltbar schien.

Manchmal scheint es durchzuschimmern in jenen Koinzidenzen und Synchronizitäten die so zu berühren, zu verblüffen und das vertraute Weltbild so zu irritieren vermögen, wenn wir es denn erlauben.

Die Weisen schreiben darüber. Ken und Treya WILBER, die in ihrem Buch "Mut und Gnade"[110] beschreiben, wie schicksalhaft sie ihre erste Begegnung erlebten – so eindringlich und berührend, dass man jedes Wort davon glaubt; CAMPBELL[111], der von einem *Aberglauben* schreibt, der sich in ihm festgesetzt hätte, dass *laufend unsichtbare Hände eingreifen*, wenn man seiner Freude folge, die einen gewissermaßen auf eine Spur brächten, die schon immer dagewesen sei und gleichsam nur auf einen warte; JUNG tut es, wenn er sich mit den „Wandlungsschicksalen" göttlicher Helden in der Mythologie auseinandersetzt und dem Wechselspiel zwischen Einzelnem und Gemeinschaft.

Wenn ich so etwas lese, werde ich sehr still, weil es mir so tief und geheimnisvoll erscheint.

Vielleicht kann das Schicksal ab und an schon „Erfüllungsgehilfen" brauchen – in Form des freien Willens freier Menschen. Auch die Moiren gelten ja in den meisten religiösen Traditionen als Weberinnen und beim Weben gibt es Kette und Schuss.

Frei sind Reymund und Melusina nicht. Sie waren allenfalls Gefährten auf Zeit und verbunden durch einen Schwur. Er wurde gebrochen, weil der äußeren Struktur keine innere entsprach. Sykose und Liebe sind offenbar ein nicht sonderlich harmonisches Paar.

Ich finde Reymunds und Melusinas Geschichte irritierend und zutiefst traurig. Sie konnte die Möglichkeiten, die Saturn ihr bot, nicht nutzen, denke man nun dabei an eine tiefe Ebene des Bewusstseins oder eine Prägung. Er konnte seine tiefe Spaltung nicht überwinden. Als Paar konnten sie einander auf ihrem Weg nicht helfen. Reichtum gibt es, Macht wohl auch und missgestaltete Söhne, die sich sykotisch einzurichten vermochten und einander gegebenenfalls umbringen und einige aus ihrem Umfeld dazu (und diesmal ist es wirklich Mord!). Ansonsten bleibt da

---

[110] Bern, München, Wien 1992
[111] Die Kraft der Mythen , Düsseldorf und Zürich 1994

nichts. Sie entfernt sich unter entsetzlichem Geschrei in die Lüfte, dann vernimmt man nichts mehr von ihr und sie ist verschwunden. Auch von ihm erfahren wir nichts mehr.

Wäre es anders gegangen? Wenn sie hätten wahrnehmen und kommunizieren können, was da in ihnen und um sie ist, wenn das Vertrauen zueinander erlaubt hätte, darüber nachzudenken, ob der Vertrag noch passt oder überhaupt nötig ist oder ob es vielleicht doch Wichtigeres gibt, wenn das Vertrauen zueinander erlaubt hätte, einander (auch, aber nicht nur im Bade) zu sehen und zu erkennen, zu unterstützen und ein gemeinsames Leben wirklich zu gestalten – vielleicht.

Wenn sie anders hätten denken können, als sie dachten; wenn sie anders hätten wahrnehmen können, als sie sahen – vielleicht.

Wenn das Irren erlaubt gewesen wäre und Weiterschauen und Weiterdenken möglich – weil das manchmal einfach unentbehrlich ist.

Vielleicht.

Zwischenstück: Schatten

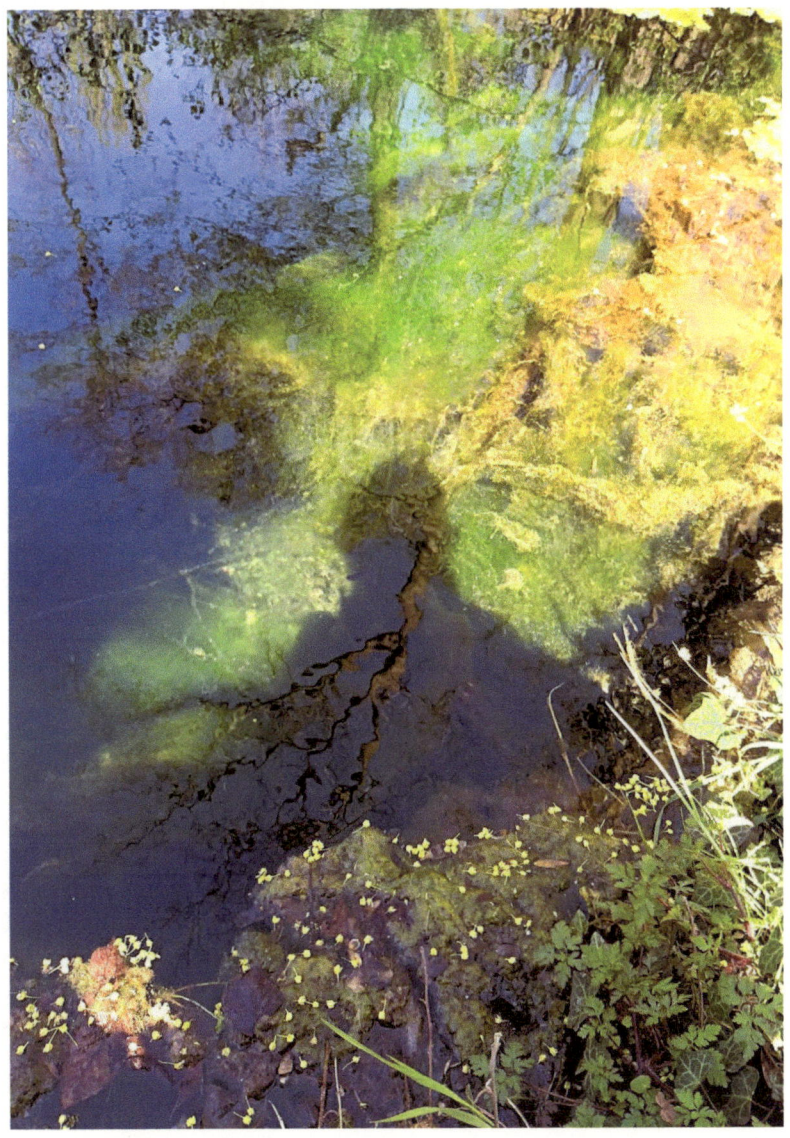

Was die Menschen den Schatten des Leibes nennen ist nicht
der Schatten des Leibes sondern der Leib der Seele. WILDE

Von dem Schatten meines Leibes würde ich dir gern erzählen, von dem die Menschen sagen, er sei der Leib der Seele. Zunächst lachte ich, als ich das hörte.

Hör mir zu, wenn du magst, so, wie es deine Art ist, offen und weit und mit deinem warmen wachen Blick. Vielleicht erschrickt es dich, wenn ich eine solche Geschichte erzähle, geht es doch darum, dass ich meinen menschlichen Schatten abschnitt, der zwischen mir stand und dem, was ich liebte und dass ich dadurch einen Teil meiner Seele verlor.

Vielleicht kannst du sie mit Gelassenheit hören, weil dir vertraut erscheint, was ich tat; auch wenn es wohl anders wäre, wenn du es tätest. Hör also zu, wenn du magst.

Ja, zunächst lachte ich, wenn die Menschen davon sprachen, der Schatten des Leibes sei der Leib der Seele – fühlte ich mich doch beseelt und beleibt, auch, als ich noch sehr UNDINE war und obwohl die Alten es anders erzählten.

Freilich, zuweilen verschwamm die Grenze zwischen Wasser und Haut in den Meeren, den Flüssen, den Quellen, so, wie sie auch später zuweilen zwischen den Häuten schwand – der meinen und der all der Männer, die HANS hießen. Freilich blieb ich den Menschen fremd, auch wenn es hieß, sie seien beleibt und beseelt. Sie fühlten nicht, was ich fühlte, wenn sie die Weiden verstümmelten, die Meere verschmutzten, wenn die Quellen versiegten. Und dennoch: wenn ihre Vorstellungskraft sich im Mondlicht öffnete oder im schüchternen Licht des eben erwachenden Morgens sahen sie mich. Freilich nur als eine Gestalt aus dem Märchenbuch, die allenfalls Platz hatte in den Phantasien der Kinder, die langhaarige zartgliedrige Schöne mit dem betörenden Gesang, die die Jünglinge umfangen und fesseln und hinabziehen konnte bis auf den Grund...

Aber sie sahen mich, und ich sah sie, wenn sie manchmal verträumt an den Ufern saßen, dem Rascheln des Schilfs lauschten, sich von den Wellen tragen und wiegen ließen und am Wellensaum gingen und gingen, bis etwas in ihnen offen wurde, weit und frei, und sie die Höhen und Tiefen der Ebenen erahnten und manche auch das, was darüber hinausging.

Ja, dann kamen wir einander nah und ich sah sie: freilich nur als die Gestalten, die in trüben, dämmrigen Häusern zwischen den Tiefen der Meere und den Höhen der aufgestiegenen Nebel lebten, die sich erstaunt oder verzückt oder zweifelnd in starren blankpolierten Spiegeln betrachteten, in denen nie etwas Hineingeratenes immer größer werdende Kreise zog, nie ein Windhauch die Oberfläche kräuselte, bis sie sich irgendwann glättete und man durch das eigene Spiegelbild sehen konnte bis auf den Grund.

Mensch musste ich werden, um sie anders zu sehen, ihre trüben dämmrigen Häuser erkunden, in ihre starren, blankpolierten Spiegel schauen und mich selbst darin entdecken – verwirrt und getäuscht: denn oben schien wohl oben und unten unten, aber rechts links und links rechts; was ich sah, war scheinbar das Ganze und doch nur das oberflächlich Sichtbare eines stummen, sterilen Gegenübers: meine zarten Glieder und das Haar, das mir schwer und lockig bis über die Hüften fiel, bevor ich es opferte; die schmerzenden Füße, meine Menschenhaut, die trocken und schuppig wurde mit der

Zeit, bis sie mir in Fetzen vom Leib fiel; das Erlöschen des seelenvollen Lichts in meinem Blick; dass meine Züge sich manchmal maskenhaft verzerrten und die Leichtigkeit meiner Bewegungen verhalten und hölzern wurde; meine Rechte, die weiß und verkrampft den Griff meines Schwertes fest umschloss; die kurze, schnelle Bewegung aus der Schulter heraus; das Nachlassen der Spannung, bevor ich mich abwandte und zu tanzen begann...

In die schlafenden Gesichter all der Männer, die HANS hießen, musste ich sehen, beruhigend streicheln und murmeln und sagen, alles sei gut. Meine straffen Zöpfe musste ich lösen, wenn sie schliefen, die trüben und dämmrigen Häuser verlassen und wandern – an Wellensäumen und in den Wäldern, in den Bergen und Tälern, den Höhen und Tiefen der Ebenen.

Dort war mir der Schatten meines Leibes gegenwärtiger als auf den Kissen neben all den schlafenden Gesichtern, denn da konnte ich ihn sehen: auf dem Weg gen Sonnenaufgang folgte er mir fremd und beharrlich, gegen Mittag holte er mich ein und am Abend lag er offen vor mir, wieder und wieder. Und heute scheint es mir, dass ich auch ihn bereits besaß, gewachsen und wieder aufgelöst, oder noch unerweckt und unentfaltet. In den Tiefen des Meeres sah ich ihn nicht, in den Weiten des Himmels gab es nichts, worauf er hätte fallen können. Die starren blankpolierten Spiegel in den dämmrigen trüben Häusern brauchte ich, um ihn kennenzulernen und all die Männer, die HANS hießen; all das ermüdende Nebeneinanderher und Aneinandervorbei, das hilflose Schweigen, erschöpfendes Bemühen und ermüdende Kämpfe, Machtmissbrauch, Manipulation und Kalkül; all das, was wir einander antaten, in den kurzen kostbaren Momenten, in denen wir einander erwachend anschauten. Und ich wusste nicht mehr, ob all das, was mir so wenig menschlich schien, mit ihrem Schatten zu tun hatte oder mit meinem, ob sie verschmolzen, weil wir liebten oder weil wir hassten oder weil wir einander brauchten.

In den trüben und dämmrigen Häusern waren wir eins mit den Schatten. Nur selten fiel Licht auf die Kissen.

„Schlaf Hans, schlaf dich gesund...", so sagten zu Beginn meine sprechenden Augen; „Wach auf!!!", schrien sie irgendwann. Die Männer, die Hans hießen, wandten sich ab und schliefen und flüchteten in ihre bunten verlockenden Träume oder versanken in denen, die so düster und beängstigend waren, dass die Stirnen feucht wurden, die Hände verkrampften und ihnen der Atem stockte... Ich wusste nicht mehr, ob ich schlief oder wachte, wenn ich meine straffen Zöpfe löste, das Haar um ihre schlafenden Leiber schlang und versucht war, sie hinabzuziehen bis auf den Grund... Sie hätten es nicht einmal bemerkt.

Ihre Gesichter berührten mich, wieder und wieder. Unschuldig wirkten sie, während sie schliefen. Ich wusste nicht mehr, ob ich schlief oder wachte, als meine Rechte sich, mein Schwert fest umschlossen, kurz und schnell aus der Schulter heraus bewegte, bis sie still hielt.

Hätte es ihre starren, blankpolierten Spiegel nicht gegeben, nicht mein Erschrecken, wenn ich mich, verändert, wie ich irgendwann war, kaum in ihnen erkannte, – ich weiß nicht, was geschehen wäre. Zum Ungeheuer drohte ich zu werden, bevor ich sie verließ. Mensch wollte ich sein.

Und so ergriff ich mein Schwert und stieß es – ohne recht zu wissen, warum ich das tat – zwischen mich und den Schatten meines Leibes, der der Leib meiner Seele war, denn er stand zwischen mir und dem, was ich liebte.
„Was tust du", hörte ich meine Seele flötengleich und mit kaum bewegten Lippen, „weißt du nicht, dass du auch mich von dir sendest, wenn du den Schatten des Leibes abschneidest, der mein Leib ist?" Ich war verwirrt, denn noch nie hatte sie so zu mir gesprochen; noch nie hatte ich sie beleibt gesehen.

Mein menschlicher Leib und sein Schatten – was galten sie mir, wo der Leib sich doch auflöste und ich andere Gestalten annahm, wieder und wieder. Eine Seele wollte ich gewinnen in der Liebe zu einem Menschenmann und ahnte doch inzwischen, dass ich nie hätte begehren können, was ich nicht bereits besaß, unentfaltet vielleicht, vielleicht unerweckt.
Und so fragte ich sie, ob sie wirr redete, sie sei doch bei mir gewesen in den Tiefen der Meere und den Weiten des Himmels, auch ohne Schatten, in all dem Blau. Gewiss, den Schatten bräuchte es, um Mensch zu sein, beharrlich könne er einem folgen, quälend könne er sein, erschreckend, entsetzlich – und dennoch: es gebe ihn nun mal, hier, an den Wassern, in den Wäldern, in den Gebirgen, in den Höhlen und Minen, in den trüben dämmrigen Häusern und zwischen den Menschen, ob er nun sichtbar sei oder nicht. Ihn hätte es gebraucht, um die Kinder all der Männer zu gebären, die HANS hießen... Was das alles mit ihr zu tun habe. Und auch sie schien verwirrt.
Nun, da ich mein Schwert zwischen meinen Leib und den Schatten, der zu ihr gehöre gestoßen hätte, müsse sie wandern, sagte sie, ob ich nicht mit ihr kommen wolle. Ich verneinte.
Den Schatten müsse ich loswerden und sie auch, wenn es denn nicht anders ginge, denn er stünde zwischen mir und dem, was ich liebte. Und die Liebe sei wichtiger als der Schatten. Sie weinte mit dünner Stimme und sagte, es schmerze sie wohl, so von mir abgeschnitten zu sein, aber sie sei auch nicht gemacht für die trüben dämmrigen Häuser und die starren blankpolierten Spiegel. So werde sie auf Wanderschaft gehen. Und sie bat um mein Herz, denn auch sie wolle lieben können, wenn sie denn allein wandern müsse unter den Menschen.
Mein menschliches Herz, was war es mir, wo doch meine menschlichen Leiber sich auflösten und ich die Gestalten wechselte, wieder und wieder? Was war es mir, konnte ich doch das Zu- und Abnehmen des Mondes in mir spüren, das Auf und Ab der Nebel, das der Säfte in den Bäumen und das der Gezeiten. Was war mir mein menschliches Herz, spürte ich doch den Puls der Erde im Leib, wenn ich mich nur an den Boden

schmiegte oder mit nackten Sohlen wanderte oder mich von den Wellen tragen und wiegen ließ bis ins Vergessen. Und so gab ich es ihr und sie ging weinend davon und ich ging seltsam ruhig zurück zu all den Männern, die Hans hießen.

Ich gefiel mir, wenn ich in ihre blankpolierten Spiegel schaute. Ich legte den Kopf in ihre Armbeuge oder auf ihre lebendig warme Brust und das Auf und Ab des Brustkorbs unter meinem Kopf war mir wie das Auf und Ab der Wellen, wenn ich die Augen schloss. „Schtt...“, murmelte ich dann beruhigend und meinte mich selbst damit und „Alles ist gut.“

Aber all das, was ich tat, war anders ohne mein Herz und den Teil meiner Seele, deren Leib der Schatten war, den ich abgeschnitten hatte durch den Stoß meines Schwertes. Eine große Leere war in mir, die sich auszubreiten begann.

Die Männer, die HANS hießen, erzitterten, als sie es bemerkten, ich weiß nicht, ob es aus Zorn geschah oder aus fremdartiger Furcht. Ihre Schatten- und ich kann nicht sagen, ob sie etwas Beseeltes beherbergten- folgten mir fremd und beharrlich als seien sie der meine und sie gingen in mich ein, wo ich das Schwert zwischen meinen Leib gestoßen hatte und den Schatten, der der Leib meiner Seele war. Und sie breiteten sich aus in meiner Leere als suchten sie mein Herz, den Schatten meines Leibes und meine wandernde Seele — weil sie sie liebten, oder hassten, oder brauchten. Ich weiß es nicht.

Und als sie all das nicht fanden, nahmen sie in Besitz, was noch von mir geblieben war und das, was ich nach wie vor liebte, mit einer feinen, tiefen Erinnerungsspur, die in mir war.

Ich erinnerte mich. In meiner leeren Tiefe war ich Undine und kannte die Strudel in den Tiefen der Meere und die aufsteigenden Nebel- sie waren nicht das Reich der entfalteten Schatten. Und so tauchte ich und sank in die Strudel und stieg auf mit den aufsteigenden Nebeln und atmete.

Wo Brandung und Klippen aufeinandertrafen, fand mich der Schmerz, verlässlicher Freund, Geliebter, Bruder und Gefährte und wir tanzten, verhalten, zögerlich, ein wenig hölzern zunächst und irgendwann so, als hätten wir nie etwas anderes getan.

Er war an meiner Seite in den Höhen und Tiefen der Ebenen, als ich auf schmerzenden Füßen wanderte, mir die Menschenhaut in Fetzen von Leib fiel und ich die Rhythmen der Erde einzusaugen versuchte in die Leere, die noch immer in mir war: den des Mondes, das Auf und Ab der Gezeiten und das der Säfte in den Bäumen, das Pulsieren in den Tiefen, bis ich es in jeder meiner Fasern spürte. Dennoch fehlte mir etwas.

Ich weiß nicht, wie wir zueinanderfanden, aber irgendwann sah ich ihn, als ich am Ufer des Meeres stand, mit dem Rücken zum Mond: den Schatten meines Leibes. Ich erschauerte, umarmte ihn, als könne er wirklich der Leib meiner Seele sein und weinte. Und ich umarmte weinend den Teil meiner Seele, der mit ihm gewandert war. Eine begrenzende Enge die sie nicht zu sprengen vermochte hätte sie gespürt, so sagte sie und mit meinem menschlichen Herzen fand sie scheinbar mühelos Eingang da, wo ich das Schwert zwischen mich und den Schatten meines Leibes gestoßen hatte.

Wirklich war das alles und manchmal schien es mir, als hätte ich geträumt.

Ich wanderte. Gewöhnliches begegnete mir und Seltsames: fröhlich über eine blühende Wiesen hüpfende Kinder; Männer und Frauen, die mit knotigen, erdigen Händen Samen und Totes in der Erde versenkten und geduldig warteten, bis es sich auflöste oder etwas daraus wuchs; ein alter Indianer, der mit weit ausgebreiteten Armen und nach hinten geneigtem Kopf sich um die eigene Achse drehend einen kreisenden Falken bewunderte; Treibholz am Strand in der Form zweier ausgestreckter Arme und Tang, der an ungebändigtes Frauenhaar erinnerte.

Einmal begegnete mir einer, der mit grazilen Händen und grazilen Werkzeugen zu grazilen Schmuckstücken zusammenfügte, was ihm begegnet war beim Graben in Höhlen und Minen. Er fragte, ob er mir eines bringen und umlegen dürfe- nicht um mich zu schmücken, oder sich, sondern um zusammenzufügen was wohl zusammengehöre. Er tat es mit einer kurzen klaren Bewegung, gleichermaßen behutsam mit dem Schmuck und mit mir. Dann trat er zurück und schaute mich an und sagte, ich sei schön.

Oscar Wilde: Der Fischer und seine Seele

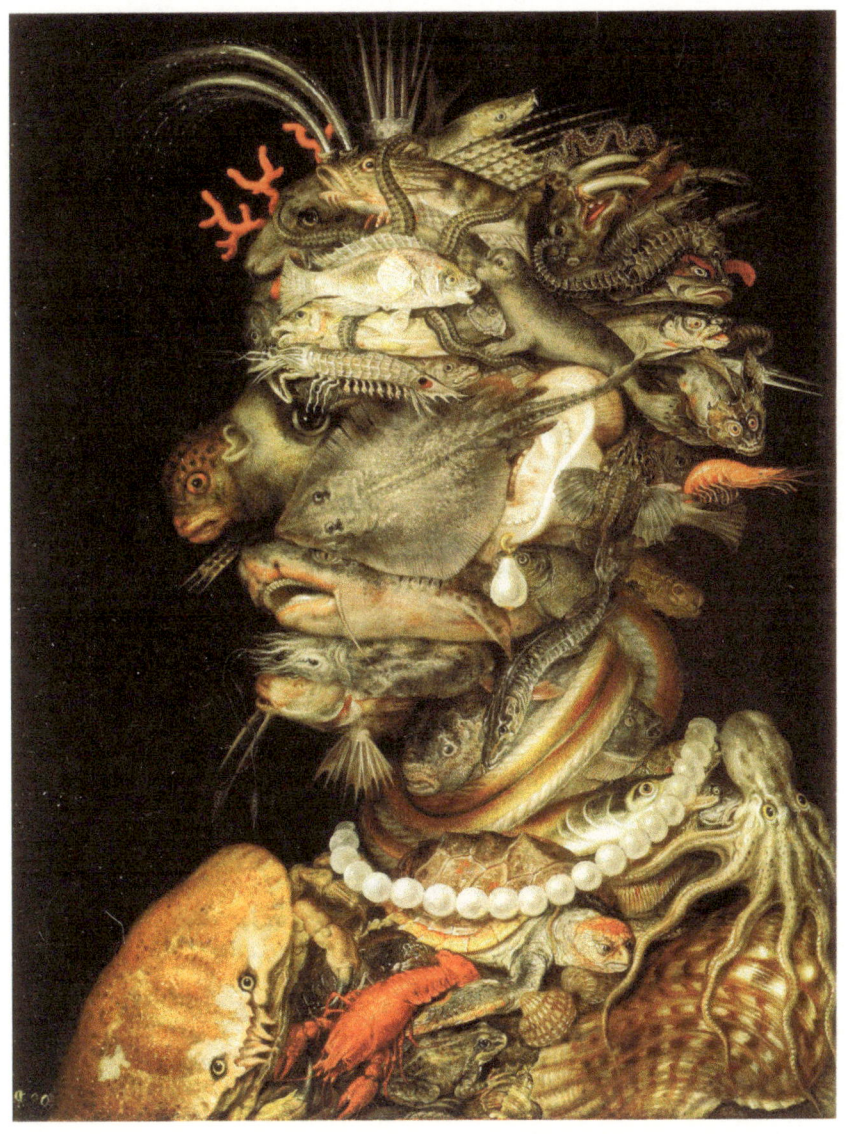

Was die Menschen den Schatten des Leibes nennen ist nicht der Schatten des Leibes sondern der Leib der Seele sagt die schöne Hexe mit den grasgrünen Augen zu dem jungen Fischer, der eine kleine Meerjungfrau in seinen Netzen gefangen hatte.

Schatten, Seele, Spiegel und Doppelgänger sind Motive der Romantik, wie die Undinen auch. Der mit einer Lebenskrise verbundene Verlust des Schattens ist ein psychologisches Grundmotiv der Literatur dieser Zeit, so auch in Oscar Wildes Märchen. Die Motive begegnen uns – um nur einige Beispiele zu nennen – in HOFMANNSTHALS „Frau ohne Schatten", in CHAMISSOS „PETER SCHLEMIHL", in MÖRIKES Gedicht und ANDERSENS Märchen vom Schatten. In letzterem trennt sich der Schatten selbst von seinem gelehrten Besitzer, ohne dass dieser zunächst Schaden nimmt, wird körperlich, wird zum Doppelgänger des weltfremden Gelehrten und trägt ihm schließlich an, selbst zum Schatten zu werden, womit sogar ein Rollentausch vollzogen ist.

Im Kunstmärchen von Oscar WILDE begegnen uns Undine und Hans und deren Themen zuweilen fast spiegelverkehrt:
Der Hans-Fischer hat das Bestreben, seine Seele loszuwerden (was mit dem Abschneiden des Schattens einhergeht), um die Meerjungfrau lieben zu können; vordergründig er ist der Auf- und Ab-Bewegung und dem Zyklischen unterworfen, er ist in Dualitäten gefangen, er steigt mit der Meerjungfrau hinab zum Meervolk, nicht sie zu ihm hinauf. Vordergründig steht er vor der Herausforderung des Bewusstwerdens. Er scheint der Entwickeltere von beiden zu sein, denn er hat eine Seele, die er fortzusenden bereit ist, auch wenn das nicht gänzlich gelingt.

Obwohl die Geschichte vom Fischer und seiner Seele keine Liebesgeschichte ist, sondern zumindest zu Beginn allenfalls eine, in der es um Verliebtheit geht: Zunächst beginnt es, wie wir das schon aus der Soulskin-Geschichte und aus der von der Skelettfrau kennen. Der junge Fischer bemerkt die ungewohnte Schwere seines Netzes und glaubt, alle Fische gefangen zu haben, die es zu fangen gibt oder eines der trägen Ungeheuer, über die die Leute sich wundern oder einen Gegenstand des Grauens, wonach die große Königin verlangen wird – stattdessen zieht er eine kleine, fest schlafende (!) Meerjungfer an Land, die so schön ist, dass sie den Fischer mit Staunen erfüllt und er sie mit seinen Armen umfassen muss. Sie jedoch stößt – kaum berührt – einen Schrei aus wie eine aufgescheuchte Möwe, schaut ihn mit malven- und amethystfarbenen Augen entsetzt an und windet sich, ihm zu entkommen, was natürlich nicht gelingt.

Er nötigt ihr das Versprechen ab, für ihn zu singen und zusätzlich den Eid des Meervolkes – nicht mehr vorwiegend, weil er so von ihr fasziniert ist, sondern aus Gewinnsucht. So kommt sie frei, erzittert aber in fremdartiger Furcht.

Ihre Lieder erzählen von großer Vielfalt unter Wasser: von den Tritonen mit ihren gewundenen Muschelhörnern; den Sirenen, die so herrlich singen, dass die Kaufleute betört vom Gesang ins Meer springen und ertrinken, vom Nautilus und großen Kraken und Meerjungfrauen, die ihre Arme nach den Matrosen ausstrecken. Bei der WILDEschen Meerjungfrau begegnet uns kein Bedürfnis nach dem Wechsel der Ebene oder nach einer Seele. Sie ist scheu und schön und im Instinktiven verhaftet, wir erfahren, dass sie eines Königs einzige Tochter ist und ihr Vater alt und einsam, was sie wohl an ihn bindet- aber sie bleibt ansonsten ziemlich farblos. Sie löst ihr Versprechen ein und singt dem Fischer die Fische in die Netze (und verrät damit ihr Volk), sie lächelt ihm auch zu, kommt ihm jedoch nie so nahe, dass er sie berühren könnte. Das verwundert nicht: Die menschliche Ebene ist ihr noch nicht zugänglich, dem Fischer nicht die ihre. Es bräuchte eine „Schnittfläche" für eine emotionale Begegnung, soll sie nicht *in fremdartiger Furcht erzittern und schreien wie eine aufgescheuchte Möwe* – was verständlich ist, wenn man so unvermittelt zum Objekt der Begierde wird.

Er hingegen ist erneut so betört von ihrer Schönheit, dass er vergisst, sich um sein Handwerk zu kümmern, ihr eines Abends sagt, dass er sie liebe und sie bittet, ihn zum Bräutigam zu nehmen. Sie antwortet jedoch, dass das nicht ginge, denn er hätte eine menschliche Seele – nur wenn er die fortsenden wolle, könne sie ihn lieben. (Die Frage, wie das – wenn dann beide ohne Seele sind – möglich sein soll, bleibt zunächst offen...)

Für den Fischer-Hans scheint das zunächst kein Problem zu sein. Er achte seine Seele für nichts; so sagt er, er könne sie weder sehen noch berühren, er kenne sie nicht. Er wolle sie von sich senden in Erwartung der großen Freude, der Bräutigam der Nixe zu werden. In den Tiefen des Meeres wolle er mit ihr wohnen, alles, was sie begehre, wolle er tun, nichts könne beider Leben trennen.

Das klingt nach einer tuberkulinisch-carcinosinischen Sehnsucht, es klingt auch bedenklich. Kaum jemand käme wohl auf die Idee, zu sagen, er achte seine Seele für nichts. Das ist mehr als ein Nicht-in-Kontakt-mit-sich-Sein, das ist auch mehr als reiner Materialismus, das ist schon eher Spaltung oder gar Fragmentierung, eine Dissoziation, die mit zunehmendem Vergessen einhergeht und die etwas gänzlich anderes ist, als das Unentwickeltsein des Anfangs, das Carcinosinische, in dem eine Begegnung zwischen Fischer und Meerjungfer möglich sein muss; denn da IST alles eins,(weshalb das Wort "Begegnung" gleich wieder in Frage gestellt werden muss, denn Begegnung findet zwischen Verschiedenem statt).

Auf einer tiefen Ebene scheinen es beide zu wissen, wie wir alle.
Aber der Fischer ist schon Mensch. Und so können wir bei seiner Fixierung auf die Schönheit der Meerjungfer (mehr kennt er nicht von ihr) von Besessenheit sprechen oder von großer Bedürftigkeit – die Bereitschaft, am Meeresgrund mit ihr zu leben, wo er mit seinen menschlichen Lungen nicht atmen kann und alles tun zu wollen, was sie begehrt, spricht dafür. Das klingt nach einem nur rudimentär vorhandenen Ich, oder einem fragmentierten, dessen Teile er bereitwillig aufzugeben bereit ist. Von dem, was wir heute Ich-Stärke nennen, ist jedenfalls nicht viel zu spüren, auch dann nicht, wenn man davon ausgeht, dass der junge Mann heftig verliebt ist.

Als die kleine Nixe hört, was er wünscht und verwirklichen will, lacht sie vor Vergnügen und verbirgt das Gesicht in den Händen, kann dem Fischer aber nicht sagen, was er tun könne, um sein Ziel zu erreichen.

So sucht der Fischer einen Priester auf und offenbart sich ihm:

> *Vater, ich liebe eine aus dem Meervolk und meine Seele hindert mich, nach meiner Lust zu tun. Sag mir, wie ich meine Seele von mir sende, denn fürwahr, ich bedarf ihrer nicht. Welchen Wert hat meine Seele für mich? Ich kann sie nicht sehen. Ich kann sie nicht berühren. Ich kenne sie nicht.*

Die Antwort des Priesters ist eindeutig:

> *Wehe, wehe, dein Geist ist irr, oder du hast von giftigen Kräutern gegessen; denn die Seele ist des Menschen edelster Teil, uns von Gott gegeben, auf dass wir uns ihrer in edler Weise bedienen. Kein kostbarer Ding ist als eine menschliche Seele, nichts Irdisches kann sie aufwiegen. Alles Gold ist sie wert, das in der Welt ist, wertvoller ist sie als die Rubine der Könige. Deshalb mein Sohn, denk nicht weiter daran, denn dies ist eine Sünde, die nicht vergeben wird. Und was das Meervolk anlangt, so sind sie alle verloren, und verloren ist, wer Umgang pflegt mit ihnen. Sie sind wie die Tiere des Feldes, die nicht das Gute vom Üblen scheiden, und für sie ist der Herr nicht gestorben.*

Wir wissen nicht, ob der Geist des jungen Fischers irr ist oder ob er von giftigen Kräutern gegessen hat oder ob er – wenn wir die Geschichte im Außen betrachten – lediglich Orientierung bräuchte in einer Schwellensituation.

Wir wissen auch noch nicht wirklich, ob es vielleicht wesentlich mehr sein könnte als das: eine alltagstaugliche Kompensation innerer Zerrissenheit oder schweren inneren Mangels – der Fortgang der Geschichte lässt es lediglich vermuten. Seiner Sehnsucht steht momentan nicht nur die Seele im Weg, sondern auch Moral und Gesetz tun es. Und Moral und Gesetz sind erbarmungslos. Noch ist ihm Widerspruch möglich, wenn auch unter Tränen:

> *Vater, die Faune leben im Wald und sind froh, und auf den Klippen sitzen die Meermänner mit ihren Harfen aus rotem Gold. Lass mich sein wie sie, ich flehe dich an, denn ihre Tage sind wie die Tage der Blumen. Und meine Seele, was nützt sie mir, wenn sie zwischen mir steht und dem, was ich liebe?*

Den Fischer zieht es zu seiner Meerjungfer, das ist verständlich – und eine Regression normal, wenn man verliebt ist. Der Fischer hingegen will (wie Fernando aus BEQUÉRS Geschichte) auf eine Stufe, die vor dem Menschlichen liegt.

Auch der Priester ist erbarmungslos; wie wir erfahren, aus verständlichen Gründen. Er redet von der Seele als edelstem, von Gott gegebenem Teil, dessen man sich in edelster Weise bedienen solle – was das bedeutet und wie es zu bewerkstelligen sei, wie man überhaupt mit ihr in Kontakt kommt, wo man sie doch weder sehen noch berühren kann, davon redet er nicht, auch wenn das als Pontifex seine ureigene Aufgabe wäre. Schlimmer noch: er maßt sich an, zu wissen, wer denn von den Geschöpfen des Herrn verloren und für wen er gestorben sei. Es ist zu bezweifeln, ob er selbst mit seiner Seele in Kontakt ist – mit dem, was er für seine Seele hält oder mit dem, was wir uns darunter vorstellen.

> *Nichtswürdig ist die Liebe des Leibes... und verächtlich und böse sind die heidnischen Wesen, die Gott durch Seine Welt wandern lässt. Fluch über die Faune des Waldes, und Fluch über die Sänger des Meeres! Zur Nachtzeit habe ich sie gehört, und sie haben mich von meinem Rosenkranz wegzulocken gesucht. Sie klopfen ans Fenster und lachen. Ins Ohr raunen sie mir die Mär ihrer verderblichen Wonnen. Sie versuchen mich mit Versuchungen, und wenn ich bete, schneiden sie mir Fratzen. Verloren sind sie,*

sage ich dir, sie sind verloren. Für sie gibt es weder Himmel noch Hölle, und weder da noch dort sollen sie den Namen Gottes preisen.

Unabhängig davon, für welchen Blickwinkel wir uns entscheiden, um die Geschichte zu betrachten: Die Lage scheint aussichtslos, durch innere und äußere Zwänge und durch Machtmissbrauch. Das klingt nicht danach, als könne sich noch etwas entwickeln und hätte das Potential, sich zu entfalten. Das klingt festgefahren und erstarrt in den Extremen von Gut und Böse, gleichgültig, ob wir den Priester als eine Figur im Außen betrachten oder als innere Instanz des Fischers. Dennoch wird es sich auflösen können – jedoch erst nach dem physischen Tod. Der Fischer unternimmt einen letzten Versuch:

> *Vater, [...] du weißt nicht, was du sagst. Einmal fing ich eine Königstochter in meinem Netz. Sie ist schöner als der Morgenstern und weißer als der Mond. Für ihren Leib will ich meine Seele hingeben, und für ihre Liebe den Himmel abtreten [...]*

> *Hinweg! Hinweg! [...] Deine Buhle ist verloren und du sollst mit ihr verloren sein*

schreit der Priester und jagt den jungen Mann ohne Segen vor die Tür.

Auf verschiedenen Ebenen begegnet uns Projektion: Der lediglich per Ausbildung und Gesetz „gehimmelte", sich selbst in anmaßender Weise überhöhende, in keiner Weise geerdete und in seinem infantilen System von Sünde und Schuld gefangene Priester sieht die Ursache seiner inneren Widersprüche in den Faunen des Waldes und den Sängern des Meeres, die ihn von seinem Rosenkranz wegzulocken versuchen und ihm die Mär ihrer verderblichen Wonnen ins Ohr raunen – das ist mehr als das Verdrängen des persönlichen Schattens, das ist ein verzweifelter Kampf gegen das Böse in Form der nichtswürdigen körperlichen Liebe; betrachten wir den Priester als innere Instanz des Fischers, ist es ähnlich. Der Gedanke liegt auch vor dem Hintergrund der Biografie Oscar Wildes nahe, der im viktorianischen England wegen „homosexueller Unzucht" zwei Jahre im Zuchthaus saß.

Dem jungen Fischer sieht man an der gebeugten Körperhaltung sein Leid an. Das ist in einer solchen Situation gewiss nicht verwunderlich. Dennoch ist fraglich, ob sich der Fischer – und sei es lediglich rudimentär – als handelndes Subjekt erlebt.

An die WATSONS könnten wir denken und moderne Adaptionen ihrer Ego-State- Therapie, an PEICHL und SCHULZ VON THUN. [112] Alle Autoren gehen vom Konzept innerer Pluralität aus und von der Notwendigkeit, diese Pluralität im Laufe der Persönlichkeitsentwicklung kennen – und (wie ein guter Coach, Trainer, Vorgesetzter, was auch immer...) mit ihr umgehen zu lernen. Das beschreibt zunächst eine gesunde – wenn auch störanfällige – Entwicklung, die wir nicht verwechseln dürfen mit Problematiken, in denen das ICH derart schwach oder durch frühe innere oder äußere Einflüsse derart gespalten ist, dass Teilpersönlichkeiten (States) sozusagen die Macht übernehmen oder aber ein Einbruch der Welt in das ICH oder ein Zusammenbruch des ICH erfolgen kann; wenn auch die Übergänge fließend sein mögen. LAING schreibt über letzteres in seiner Studie vom geteilten Selbst[113].

Das, was der Priester über die Seele sagt, klingt auswendig gelernt oder unter Schmerzen eingebleut und verinnerlicht, was der Fischer sagt, klingt nach Spaltung – wahrscheinlich trifft beides auf beide zu.

Die Kaufleute werden auf ihn aufmerksam und fragen, was er denn zu verkaufen hätte. Als er seine Seele zum Verkauf anbietet, verhöhnen sie ihn:

Was nützt denn uns eines Menschen Seele? Keine gekippte Silbermünze ist sie wert. Verkaufe uns deinen Leib als Sklave, und wir wollen dich in Seepurpur kleiden und einen Ring an deinen Finger stecken und dich zum Liebling der großen Königin machen. Aber rede uns nicht von der Seele, denn uns ist sie ein Nichts, noch besitzt sie Wert für unser Geschäft.

---

[112] John G. Watkins und seine Frau Helen H. Watkins ("Ego- States, Theorie und Praxis") waren was Ego-State-Therapie angeht in den 70er Jahren die Pioniere mit dem Ziel, was der Patient mitbringt, weder analysierend zu zerlegen noch besserwisserisch zu korrigieren sondern einfach zu nutzen. Jochen Peichl ("Hypnotherapeutische Teilearbeit"; "Innere Kritiker, Verfolger und Zerstörer" und diverse andere Bücher) greift das auf; Friedemann Schulz von Thun ("Miteinander reden") auch, allerdings eher unter dem Aspekt der Kommunikationswissenschaft und mit dem Ziel, es für die Allgemeinheit nutzbar zu machen.
[113] Laing, R.D.: Das geteilte Selbst. Eine existentielle Studie über geistige Gesundheit und Wahnsinn, Köln 1994

Nun geht es nicht mehr um die Seele – es geht um den Verkauf des Leibes.

Der junge Fischer, selbst haltlos, verunsichert und unschlüssig, wem er nun glauben soll, und getrieben von Sehnsucht nach seiner Meerjungfrau – und womöglich nach der eigenen Tiefe – erinnert sich der Erzählung eines Gefährten von einer Hexe. Zu ihr macht er sich auf den Weg, rennend und begierig, seine Seele loszuwerden. Am Jucken ihrer hohlen Hand errät die Hexe, dass er auf dem Weg ist, lacht und löst ihr rotes Haar und erwartet ihn am Eingang einer Höhle mit einem Zweig blühenden wilden Schierlings in der Hand. (Homöopathisch könnten wir an Cicuta oder Conium denken...). Sie offenbart, was sie ihm beschaffen, was sie ihn lehren, was sie ihm zeigen könnte: Fische für seine Netze, Kisten voller Schätze, die Kunst der Verführung und die der Manipulation, den Mond vom Himmel könne sie ihm ziehen und ihm in einem Kristall den Tod zeigen – sie betont aber, dass all das seinen Preis habe.

Der Fischer sagt, er komme zu ihr, auch wenn die Menschen sie böse nennen; und was auch immer ihr Preis sei, er werde ihn zahlen. Auch die intuitive Hexe könnte man für eine innere Instanz des Fischers halten. Er traut sich ein Stück nach innen (oder er wird gezogen) – schwankt aber zunehmend zwischen Innen und Außen, die Regression setzt sich fort, die Instabilität nimmt zu.

Als er ihr eröffnet, er wolle seine Seele von sich senden, erbleicht die Hexe, schaudert, verbirgt das Gesicht und meint, es sei furchtbar, was er vorhabe. Der Fischer jedoch wiederholt, dass er seine Seele für nichts achte: er könne sie weder sehen noch berühren und er kenne sie nicht und bietet der Hexe Goldstücke, seine Hütte, seine Netze und sein Boot (und damit, was ihm als Mensch Lebendgrundlage bietet) als Preis, wenn sie ihm denn verraten könne, wie das Loswerden der Seele zu bewerkstelligen sei. All das schlägt sie aus mit dem Hinweis, ER, dem sie diene, (und es ist zweifellos der Teufel) sei reicher als alle Könige dieser Welt und herrsche über ihre Länder. Stattdessen verlangt sie zur Verwunderung des Fischers, dass er zum Sabbath bei Vollmond mit ihr tanze.

Faust fällt uns dazu ein, der auf dem Blocksberg mit der jungen Hexe tanzt. Die auftretenden (inneren) Instanzen sind ähnlich: ER ist verkörpert in Mephistopheles, auch wenn der lebendiger und sympathischer wirkt; die festgefahrenen religiösen Überzeugungen des Priesters begegnen uns in Gretchen (als sie noch die 14jährige Margarethe war), Faust ist wie der Fischer ziemlich auf das Körperliche fixiert und der Tanz führt letztendlich in die Regression.

Tanz ist das Gegenteil von Starrheit und Spaltung, es ist, wenn es intuitiv passiert, Flexibilität und Bezogenheit auf den anderen – anders als der

Fischer weiß die Hexe das. Er wünschte zwar, sie hätte Gold und Silber verlangt, willigt jedoch ein: *Doch was dein Preis auch sei, du sollst ihn haben, denn es ist nur ein Kleines.* Er weiß nicht, wovon er redet. Er ist gefangen im rein materialistischen Denken und kann nicht abschätzen, was es bedeuten würde, das und seine Erstarrung aufzugeben. Die Hexe, (ob wir sie nun als eine Gestalt im Außen oder als innerseelische Struktur betrachten) weiß und bedauert, dass sie gegen das Verlangen des Fischers nach der Meerjungfer (und damit eine Totalregression) nichts ausrichten kann. Vielleicht weiß sie sogar um die Notwendigkeit der Rückkehr, um etwas zu erlangen, was man nicht bekommen oder verloren hat; mit Sicherheit weiß sie um die Gefahren, die damit verbunden sind: Geschieht eine solche Rückkehr, ohne dass der Bezug zum Ich in irgendeiner Weise (sei es durch eine gewisse Ich- Stärke, durch einen Begleiter, durch eine Aufgabe oder menschliche Bindungen im Hier und Jetzt, durch erworbene Techniken der Reorientierung...) gewahrt bleibt, ist die Gefahr groß, dass man sich verirrt oder verliert.

Könnte es sein, dass Hexe wie Meerjungfer Anima-Teile sind? Gemeinsam sind sie weniger als Anima, ein entscheidender Teil fehlt (wahrscheinlich die "große Mutter") aber wenn es so wäre, könnte es die Besessenheit des Fischers erklären. Anima heißt Seele – und die will er eigentlich loswerden oder aber mit etwas Überindividuellem verbinden. Sind Fischer, Priester und ER Teile des Animus? Ist auch das, was Fischer und Meerjungfer so voneinander angezogen sein lässt, der Wunsch nach Integration – finden sie nur einfach keine für beide lebbare Möglichkeit, sich irgendwie zu synchronisieren? Das Ziel des Fischers ist jedenfalls richtig. Die Richtung stimmt eigentlich auch. Selbsterkenntnis führt notwendigerweise nach innen – allerdings nicht zum Ziel, wenn man irgendetwas abschneidet. Und so geht er einen Umweg. Zunächst ist er bereit, auf dem Weg zurück das Menschliche (oder ist es das Göttliche?) aufzugeben.

Nach einer Weile ballte die Hexe die Hände im Zorn. „Mein hätte er werden müssen", murmelte sie heiser, „ich bin so schön wie sie."

Wenn man das als einen Wunsch nach Integration deuten will (auch, wenn es um Schönheit nicht geht und gewiss nicht darum, dass die Hexe dauerhaft die Macht im Inneren übernimmt) – sie gelingt nicht, auch wenn sie womöglich (zumindest auf der Ich- Ebene) aussichtsreicher wäre als das, was der Fischer mit der Meerjungfer erstrebt – denn die ist noch nicht Mensch. Er ist dazu nicht in der Lage und es ist fraglich, ob die Hexe es wäre. Sie weiß viel, aber auch sie ist nur ein Teil, eigentlich ein Teil eines Teils, wie Mephistopheles: [...] *ein Teil des Teils, der anfangs alles war*, ein Teil der *Mutter Nacht*.

An diesem Abend geschieht alles wie abgesprochen. Die Hexe trägt ein Kleid aus Goldgewebe, mit Pfauenaugen bestickt (sowohl Gold als auch der Pfau sind Symbole der Ganzheit, aber sie ist eben als Hexe eine Grenzgängerin und dient dem Teufel, sie lebt im Dazwischen mit der Bürde der Heimatlosigkeit und beständig am Abgrund...), eine kleine Mütze aus grünem Samt und Schuhe mit scharlachroten Absätzen. Immer deutlicher wird, dass der junge Fischer die Kontrolle über sich selbst verliert – und die gesamte Situation gerät außer Kontrolle: schneller und schneller wirbeln sie herum, die Erde scheint sich unter seinen Füßen zu drehen, sein Hirn trübt sich und eine große Angst überkommt ihn, als er schließlich IHN entdeckt.

Geht man wiederum von der inneren Bühne aus, ist auch das verständlich. Es kann sehr erschreckend und mit dem Bild, das man von sich hat, entschieden unvereinbar sein, zu erkennen, was in einem so an Destruktivem schlummert und wozu man fähig ist. Die Frage ist wieder, wohin der Weg geht – in die Integration oder erneut in die Spaltung. Beides kann eine Lösung sein, letzteres zumindest vorübergehend.

Mit IHM sind wir noch einmal auf einer anderen Stufe. Während es mit der Hexe Kommunikation und Tanz gibt, wirkt ER – äußerlich prachtvoll – bewegungslos, still und kalt. Und auch ER könnte – wie schon erwähnt – eine innere Instanz des Fischers sein.

Der Verdacht liegt nahe, dass er mit der gleichen Bewusstheit verachtet, mit der er sich anbeten lässt – und offensichtlich hat er die Macht, Menschen in einer derartigen Ambivalenz an sich zu binden.

> *Die Tänzer hielten inne und gingen in Paaren hin, knieten nieder und küssten des Mannes Hände. Als sie dies taten, berührte der Anflug eines Lächelns seine stolzen Lippen, wie eines Vogels Schwinge das Wasser berührt, dass es sich lachend kräuselt. Doch lag Verachtung darin.*

Der Gedanke an sadistisch gefärbte Täter-Opfer-Bindungen liegt nahe. Auch den Fischer erfasst eine große Begierde IHN anzubeten, jedoch schlägt er, als er nahe genug ist, ohne zu wissen warum, auf der Brust das Zeichen des Kreuzes und spricht den heiligen Namen aus. Der Fischer kann jede seiner inneren Instanzen SEIN. Aber so instabil, wie er im Moment ist, können die Instanzen wechseln (nicht er kann zwischen ihnen wechseln) und vielleicht könnte man ihn zu noch mehr Destruktivem verleiten. Ihm fehlt mittlerweile jede ordnende und haltgebende Instanz auf der Ich-Ebene. Was ihn antreibt, ist vordergründig die Begierde nach der Meerjungfer – untergründig wohl der Wunsch nach Rückkehr und Heilung.

Die Hexen kreischen und versuchen zu fliehen, der Fischer jedoch hindert seine Hexe an der Flucht und fordert sie auf, wie vereinbart das Geheimnis preiszugeben, worauf sie *sich windet wie eine wilde Katze, auf die schaumgefleckten Lippen beißt und sich schließlich schmeichelnd an ihn schmiegt*, wohl um ihn doch noch umzustimmen. Auch sie, die so viel mehr weiß als der Fischer, verliert die Kontrolle. Der Fischer, eben noch hin- und hergerissen zwischen christlicher Fixierung und dem Verlangen, den Teufel anzubeten, ist, was seine Seele angeht, jedoch entschlossen.
Es ist deine Seele und nicht meine, mach damit, was du willst, entgegnet sie schließlich und enthüllt mit einem Ausdruck des Entsetzens im Gesicht das Geheimnis. Sie gibt ihm ein kleines Messer mit einem Griff aus grüner Natternhaut und instruiert ihn:

> *Was die Menschen den Schatten des Leibes nennen, ist nicht der Schatten des Leibes sondern der Leib der Seele. Stelle dich ans Ufer des Meeres mit dem Rücken zum Mond und schneide rund um deine Füße deinen Schatten weg, der der Leib deiner Seele ist, und heiß deine Seele dich zu verlassen, und sie wird es tun.*

Das leuchtet ein. Könnte der Schatten der Schatten des Leibes UND der Leib der Seele sein? Der Mensch ist beleibt und er ist beseelt. Die Seele ist mehr als der Mensch. Der Schatten gehört zum Ich. Auch das Ich ist beseelt. Ist der Schatten Teil der sich entfaltenden Seele? Ihn zu integrieren, nicht abzuschneiden, ist Aufgabe auf dem Weg zum Selbst...

Der junge Fischer zittert, als er diese Botschaft vernimmt, die Hexe wünscht, sie hätte es ihm nicht gesagt und umfasst weinend seine Knie, er jedoch schiebt sie von sich. Irgendwie scheinen alle zu spüren, dass da etwas eine ungute Entwicklung nimmt. Selbst ER schaut den jungen Fischer traurig an, bevor er davonreitet. Vielleicht gibt es sogar in IHM irgendwo das Verlangen nach Integration. Auch Luzifer ist ein gefallener Engel.

Was geschieht in dieser Nacht und was ist es eigentlich, was der Fischer da loswerden will?
Vom Seelenverlust der Schamanen können wir schwerlich reden – der Fischer handelt ja aus eigenem Antrieb, die Frage ist, was es ist, was ihn

antreibt. Ein halbwegs stabiles Ich sicher nicht. Ein Mischung aus verschiedenen Teilen scheint es zu sein, eine carcinosinische Sehnsucht scheint es zu geben und ein tuberkulinisches Verlangen, beides gepaart mit einer gewissen Hartnäckigkeit, Zielstrebigkeit und Empathielosigkeit, was die Bedürfnisse der Seele angeht- wenn Sehnsucht und Verlangen zu groß werden, ist Empathie wahrscheinlich sekundär- oder sie wird gänzlich unmöglich.

Die Psychologin und Ethnologin Susanne ELSENSOHN beschreibt in ihrem Buch "Schamanismus und Traum"[114] ein dreifaches Krankheitsverständnis der Schamanen: Krankheit könne entstehen durch den Verlust eines vitalen Prinzips, durch Intrusion von etwas Feindlichem oder aber durch die Störung einer inneren oder äußeren Ordnung. Ein sehr früh und tief erlebter Mangel könnte so etwas wie die Störung der Ordnung sein.

Um all das könnte es gehen – wieder in Abhängigkeit von der Perspektive, aus der wir die Geschichte betrachten. Die Störung der Ordnung, die wir als Instabilität oder als Besessenheit von seinem Bedürfnis erleben, könnte auch durchaus zu etwas Neuem führen. NIETZSCHE war es, der sagte, es bräuchte Chaos, um einen lebenden (im Original:"tanzenden") Stern hervorzubringen. Aber es braucht auch einen stabilen Kern, um das Chaos auszuhalten. Der Fischer-Hans kann es nicht. Er will seine Seele und seinen Schatten loswerden und damit eigentlich auch sein – wenn auch rudimentäres, fragmentiertes, ... – ICH, er will zu seiner Meerjungfer, er will hinab. Menschwerdung geht anders, zumindest, wenn man den geraden Weg nimmt.

Wenn wir JUNG[115] folgen und davon ausgehen, dass mit dem persönlichen Schatten mangelnde Fähigkeiten und nicht mit dem Selbstbild kompatible Eigenschaften verbunden seien, der kollektive Schatten ein Äquivalent dazu auf gesellschaftlicher Ebene darstelle und der archetypische Schatten das Konzept des Bösen an sich, könnte man das Bestreben des Fischers fast nachvollziehen – wenn es nicht die geheimnisvolle Verbindung gäbe zwischen Schatten und Seele und Herz. Ohne Herz kann der Fischer nicht lieben, gänzlich ohne Seele kann er nicht sein, und die Seele wird böse ohne das Herz.

Und seine Seele, die in ihm war, rief heraus zu ihm und sprach: „Siehe, alle diese Jahre habe ich bei dir gewohnt und war deine Dienerin. Sende mich jetzt nicht fort von dir; denn was habe ich

---

[114] Kreuzlingen/München 2000
[115] "Psychologie und Alchimie"

dir Übles getan?" Und der junge Fischer lachte. „Du hast mir nichts Übles getan, aber ich brauche dich nicht", antwortete er. „Die Welt ist weit und da sind der Himmel und auch die Hölle und jenes trübe, dämmrige Haus, das zwischen beiden liegt. Gehe, wohin du willst, aber belästige mich nicht, denn meine Liebste ruft nach mir." Und seine Seele beschwor ihn flehentlich, aber er achtete ihrer nicht.

Schließlich bittet die Seele den Fischer, ihr sein Herz mitzugeben, da die Welt grausam sei, sie sich fürchte und doch auch lieben wolle. Der jedoch verjagt sie, schneidet mit dem Messer der Hexe den Schatten weg, der sich erhebt und vor ihm steht und ihn anblickt – einer so gerade wie der andere. Wie eine griechische Statue steht der Fischer da, die weißen Arme der Meerjungfrau winken ihm zu und Nebelgestalten huldigen ihm...

Dennoch müssten sie einander wieder begegnen, versetzt die Seele, sie werde ihm nicht folgen in die Tiefen des Meeres, aber einmal im Jahr werde sie wiederkommen und den Fischer rufen, falls er ihrer bedürfe. Der Fischer stirbt nicht ohne seinen Schatten und die vertriebene Seele und die Wahrscheinlichkeit ist groß, dass es lediglich ein Teil der Seele ist, eben der, der mit dem Schatten korrespondiert. Aber selbst wenn es so wäre – er kann es nicht sehen.

Wo die Seele denn nun lokalisiert sei, ob in Herz, Hirn oder den Knochen oder ihre unterschiedlichen Funktionen in unterschiedlichen Organen, wie Platon vermutete; oder ob sie gar einem Oktopus vergleichbar sei, wie die Stoiker glaubten – darüber stritten sich die Gelehrten. Heute ist das weniger der Fall – dennoch sind die Gräben tiefer geworden.
Die Vorstellungen darüber, was die Seele denn nun sein könnte sind ähnlich vielfältig wie die religiösen, mythologischen, philosophischen oder psychologischen Denksysteme, in denen sie wurzeln – und dementsprechend groß ist die Verwirrung. Wir finden die Idee eines Lebensprinzips, das alles Lebendige umfasst, ebenso wie die Beschränkung auf den Menschen und allenfalls höhere Tiere; wir finden die Vorstellung, die individuelle Seele könne die Identität durch die Zeit tragen und den Tod überdauern ebenso wie die, sie werde sich in einer unpersönlichen übergeordneten Realität auflösen, mit der sie wesensgleich sei. Aristoteles beschreibt, sie entwickle sich durch das Denken, bei Sokrates/Platon entwickelt sie sich durch Erinnerungen an etwas, worüber sie bisher nicht verfügen konnte und was durchaus aus dem vorgeburtlichen Dasein mitgebracht sein könnte. Bei ihnen finden wir auch die Idee, dass die Sorge

um die Seele vorrangige Aufgabe des Menschen sei. Indigene Traditionen gehen von eigenständigen Seelen (wie einer die Körperfunktionen regulierenden Vitalseele; einer Freiseele, die den Körper verlassen und nach dem Tod in andere Körper inkarnieren kann und einer Außenseele, die den Körper mit Umwelt, Geist und Jenseits verbindet) aus. Bei JUNG finden wir die Vorstellung der zur Persona komplementären Seele, bei der die intellektuelle, tyrannische und männliche Persona der sentimentalen, beeinflussbaren und weiblichen Seele gegenübersteht und umgekehrt (und damit die von Seelenanteilen), die Vorstellung von unterschiedlichen Schichten bis hin zum kollektiven Unbewussten und darüber hinaus die Vorstellung, dass die individuelle Seele sich letztendlich ausweiten könne zum Selbst – das im Kern vorhanden ist.

Sich in all dem zu verorten ist eine Aufgabe, der wir uns nicht so recht gewachsen fühlen – aber wir können nachdenken und beobachten, wo es Verbindungen gibt zu dem, was uns die Beschäftigung mit unserem Thema lehrt. Und da sind wir in der Tat bei etwas von Zeit, Raum und äußeren Bedingungen Unabhängigem; bei Oberflächen- und Tiefenstrukturen; bei den Bewegungsrichtungen HINAUF und HINAB, nach innen bzw. nach außen; wir sind bei den Dualitäten und der Möglichkeit, dass die individuelle Seele sich – wenn es denn gelingt, diese zu integrieren – letztendlich bis hin zum Selbst entwickelt. Wir sind bei der Nähe zu Tod und Geburt – denn ohne dass das Ego seine Rolle als als hauptsächlicher Identifikationspunkt aufgibt, ist diese Entwicklung nicht möglich.

Das deckt sich ebenfalls mit den Erkenntnissen der philosophia perennis und es passt zu unserem Fischer. Allerdings ist der an einem anderen Punkt. Er kann nicht überwinden, was noch gar nicht wirklich vorhanden ist – sein Ich nämlich. So, wie wir ihn erleben, ist er eine Ansammlung autonom agierender Teile – kein funktionierendes inneres Team. Seine vertriebene Individualseele stirbt nicht, (wohl, weil sie nur ein Teil ist und vom Ganzen nicht gänzlich abgetrennt sein KANN) aber sie ist geschwächt. „Ihre Stimme war leise und flötengleich, und wenn sie sprach, bewegten sich kaum ihre Lippen."

Nun ist auch die Handlung gespalten. Der Fischer, der sich nicht vorstellen kann, der Seele zu bedürfen (und dennoch in das jährliche Treffen einwilligt – vielleicht gibt es ja doch irgendwo ein Wissen, dass es so ganz ohne einander nicht geht) versinkt unter dem Hörnergetön der Tritonen und umarmt und geküsst von der Meerjungfer in den Tiefen. Was dort mit den beiden passiert, erfahren wir nicht. Wir können nur spekulieren. Ist man der Carcinosinie einmal entwachsen, lässt sie sich sicher nur eingeschränkt wiederbeleben. Mit dem Fischer und der Meerjungfrau begegnen zwei einander, die sich selbst (vom Selbst ganz zu schweigen) noch gar nicht gefunden haben. Wollte man es – im realen Leben als Paar – in dieser Konstellation miteinander versuchen, wäre die Gefahr groß, dass der carcinosinische Doppelrahmbrei schwer verdaulich ist – oder dass man in ihm versinkt. Und hier ist es mehr als das: die Meerjungfrau ist noch nicht einmal Mensch. Allerdings ist auch der Fischer nun nicht mehr wirklich Mensch – oder zumindest noch weniger als er es vorher war. Das ist traurig – und vielleicht eröffnet es auf einer anderen Ebene andere Möglichkeiten. Wir werden sehen, dass es am Ende der Geschichte Hinweise darauf gibt. Die Seele (oder ein Seelenteil) steht jedenfalls vorerst am einsamen Strand, sieht ihnen beim Versinken zu und geht dann weinend über die Marschen davon.

In den Höhen und Tiefen der Ebene, in dem *trüben und dämmrigen Haus, das zwischen Himmel und Hölle liegt,* wäre es dem Fischer und seiner Meerjungfrau möglich gewesen, sich gemeinsam zu entwickeln, wenn beide eine Seele hätten (oder wenn sie auf einer bewussteren Ebene von ihr wüssten) und sie nicht von sich weisen wollten. Sicher wäre es mühsam, vielleicht wäre es gefährlich, vielleicht würde es scheitern, an der eigenen Verblendung oder der Macht der Priester und Kaufleute.

Da nun weder Fischer noch Seele gestorben sind und beide – wie auch immer – getrennt voneinander existieren können, stellt sich erneut die Frage, was es ist, was der Fischer da loswerden will und was von ihm bleibt, wo er nun seinen Schatten abgeschnitten und seine Seele von sich gewiesen hat. Der Individuationsprozess ist damit nicht mehr möglich, denn er lebt ja durch Kennenlernen und zunehmende Integration des Schattens.

Das Umherschweifen der Seele, die vielfältigen Erfahrungen, die sie auf der Ebene des Menschlichen macht, die Schwierigkeiten und Veränderungen, die sich daraus ergeben, dass sie abgetrennt ist von ihrem Menschen und dessen Herzen und lediglich identifiziert mit dem abgeschnittenen Schatten – viele kennen es. Zuzeiten wird es bewusst.

Nicht nur in der Therapie beschäftigen wir uns damit. Auch hier geht es vordergründig darum, etwas loszuwerden: eine körperliche Symptomatik, ohne dass es eine körperliche Ursache gäbe; belastende Erinnerungen, störende Verhaltensweisen... In den allermeisten Fällen geht es bald weniger ums Loswerden, das so einfach nicht ist, sondern stattdessen nach Innen und in die Breite. Und dann begegnen uns irgendwann Seelenanteile: manchmal nur andeutungsweise, sodass wir sie einladen und ermutigen müssen; manchmal klar und präsent, charmant und geübt; intuitiv und verführerisch wie die schöne Hexe unseres Fischers oder still, verachtend und kalt wie sein ER; manchmal mit immenser Wucht und erst nach längerer Arbeit zur Kooperation bereit.

Sie begegnen uns im Spiel und in den Zeichnungen der Kinder (wenn auch ER dort, sollte er denn auftauchen, eher selten still, kalt und verachtend ist), sie begegnen uns in Geschichten und Träumen, in Gesten und Blicken und der Stimmfärbung; sie begegnen uns in der Interaktion und manchmal spüren wir sie in uns. Nicht immer ist es leicht, zu unterscheiden, was denn nun zu wem gehört; nicht immer ist es leicht, zu entscheiden, wieviel Nähe es braucht und wie viel Abgrenzung; einfach deshalb, weil ohne Sich-Einlassen, Sympathie und Resonanz keine Veränderung möglich ist; einfach deshalb, weil es nicht hilfreich wäre, als seelischer Tourist – Guide im heftigen wirbelnden Tanz wie in dem des Fischers mit der Hexe ein Eintrüben des Hirns zu erleben, große Angst oder schaumbefleckte Lippen.

Dergleichen nicht einmal im Ansatz zu erleben, wäre ebenso fatal. Oft ist es keine ganz bewusste Entscheidung, oft ist nur zum Teil absehbar, was letztendlich geschieht. In der Psychotherapie sind unsere unmittelbaren Einflussmöglichkeiten größer als in der Homöopathie – dennoch tun wir gut daran, uns zu vergegenwärtigen, dass der Prozess durchaus seine Autonomie hat und so individuell ist, wie der Mensch – oder die Menschen, auch der Therapeut ist beteiligt – die ihn durchlaufen.

Und dann begegnen sie uns, all die Seelenanteile: kompetent, fähig und dennoch instabil, unsicher und voller Selbstzweifel; überlegen, grandios, mächtig und hasserfüllt; stabilisierend, aber dennoch schwach und nur begrenzt alltagstauglich; hilflos, verwundet und verwundbar und bereit, sich erneut zu unterwerfen...

Und dann lassen wir sichere Orte für die Schutzbedürftigen bauen und Feldherrenhügel für die Mächtigen unter ihnen, bis sie Macht und Kontrolle abgeben können. Dann erfragen wir, wer denn nun auf wen aufpassen und wer vielleicht wen versorgen könnte; wer seine Energien wie verwandeln und zum Wohle des Ganzen anders einsetzen könnte; sodass sich der innere und äußere Schaden in Grenzen hält und irgendwann die Konflikte weniger werden.

Die Seelenanteile kennen und wertschätzen zu lernen, ist die Aufgabe, die innere Kommunikation und ein gutes inneres Miteinander, ein Umverteilen und Neuentdecken von Verantwortlichkeiten; achtsames Beobachten und behutsame Einflussnahme durch das reifende Ich; bis sich, wenn es gut läuft, eine Dynamik auf der inneren Bühne entwickelt, die mit der äußeren korrespondiert, die die Symptomatik abflachen lässt bis sich vielleicht eine neue, gesündere Homöostase entwickelt.

Manchmal tauchen – nach langer Zeit, oft erst auf Nachfragen – Anteile auf, die in die Ich-Grenzen nicht zu passen scheinen, manchmal lassen sie sich installieren: gute Feen mit Zauberstäben, mächtige Zauberinnen, Einhörner, gepanzerte Krieger mit Laserschwertern, überlebensgroße, für andere unsichtbare Hunde an deren warmem Fell man sich sicher fühlt; ein Schwarm Haie, der wachsam um eine imaginierte Insel kreist, die nur einem allein gehört; Drachen und Fabelwesen.

Der Gedanke liegt nahe, dass sie einem anderen Seelenanteil angehören, einer anderen Schicht des Bewusstseins entstammen, sei sie nun prä- oder transpersonal. Manchmal ist die Gefahr des Sich – Verlierens groß in einer als erträglich erlebten Phantasiewelt, eingesogen kann man sich fühlen oder überwältigt. Manchmal gelingt es, den Kontakt zu halten, das Pendeln zwischen den Welten zu begleiten, bis es eigenverantwortlich möglich ist; meistens gelingt es partiell und mit Unterbrechungen, manchmal gelingt es nicht.

Auch bei unserem Fischer und seiner Meerjungfrau hilft es weiter, wenn wir von verschiedenen Seelenanteilen und den WILBERschen Tiefen- bzw. Oberflächenstrukturen ausgehen.

Der mit dem Schatten verflochtene Seelenanteil des Fischers erkundet die Menschenwelt und geht im ersten Jahr nach Osten, denn *aus dem Osten kommt alles, was weise ist*. Nach Ablauf des Jahres ruft er den Fischer und der steigt wie vereinbart auf, lagert sich im seichten Wasser (vielleicht ein Hinweis darauf, dass er nicht mehr ganz Mensch, aber auch noch nicht gänzlich Wasserwesen ist), stützt den Kopf in die Hand und lauscht. Die Seele berichtet von Kriegen und Sklaverei, Feindseligkeiten und Gastfreundschaft und einer merkwürdigen Auseinandersetzung mit einem Priester, darüber, wer denn nun Gott sei; in der die Seele siegt, woraufhin der Priester den Spiegel der Weisheit als Gott präsentiert.

> *Es gibt keinen Gott außer diesem Spiegel, den du siehst, denn dies ist der Spiegel der Weisheit. Und er spiegelt alle Dinge wider, die im Himmel und auf Erden sind, ausgenommen allein das Antlitz dessen, der in ihn hineinblickt. Dies allein spiegelt er nicht wider, auf dass er, der hineinblickt, weise sei.* [116]

---

[116] Man ist versucht, die Rubrik "*Wahnideen - Spiegel - Gesicht im Spiegel, außer dem eigenen; sieht jedermanns*" anzuwenden. Sie wird zwar dem Beschriebenen nicht gerecht, aber sie enthält immerhin neben Alumina auch Anacardium, das zentrale Mittel der Spaltung. Und von Spaltung reden wir hier. Der Anacardium-Eintrag stammt von PHATAK.

Die Richtung ist klar. Es geht gewiss nicht um Selbstbespiegelung. Es ist auch klar, dass der Fischer den Spiegel nicht wird annehmen können. Er ist kein stabiles ICH. Das, was er unter Liebe versteht, korrespondiert mit eben dieser Instabilität. Diesen Spiegel bringt die Seele an sich und sie bietet ihn dem Fischer (und damit alle verfügbare Weisheit), wenn er sie nur wieder in sich ein und sein Diener sein ließe. Der Fischer schlägt das Angebot aus, sagt, Liebe sei besser als Weisheit und die kleine Meerjungfer liebe ihn, taucht hinab in die Tiefe und die Seele geht erneut weinend über die Marschen davon.

Nach dem zweiten Jahr berichtet sie, sie sei gen Süden gegangen, denn aus dem Süden käme alles, was kostbar ist. Um Reichtum geht es diesmal, um Frauen, die sie verwünschen und um einen Kaiser, dem sie nicht huldigt, davon, dass der Versuch, die Seele mit einem Säbel zu spalten, genauso scheitert wie der, sie mit Lanze oder Pfeil zu töten, worauf der Kaiser ihr einen Ring bietet, der ihr alle Reichtümer der Welt zu eigen machen könne. Diesen Ring bietet sie dem Fischer, wenn er denn bereit sei, sich wieder mit ihr zu verbinden – der jedoch schlägt aus mit dem Bemerken, Liebe sei besser als Reichtum und die kleine Meerjungfer liebe ihn. Er taucht ab in die Tiefe und wieder geht die Seele weinend über die Marschen davon.

Nach dem dritten Jahr berichtet sie, sie sei in einer Stadt gewesen, in einer Schenke am Ufer eines Flusses. Matrosen seien ihr dort begegnet, ein lautespielender alter Mann und ein tanzendes Mädchen mit verschleiertem Gesicht.

> [...] *doch ihre Füße waren nackt. Nackt waren ihre Füße und sie schwebten über den Teppich wie kleine weiße Tauben. Nie habe ich etwas so Herrliches gesehen, und die Stadt, in der sie tanzt, ist nur eine Tagesreise von hier.*

Auch die auf sich selbst gestellte Seele scheint zu regredieren: zunächst versucht sie den Fischer mit Weisheit, dann mit Reichtum, letztendlich mit Körperlichkeit: den Füßen der Tänzerin – und an diesem Punkt treffen Seele und Fischer einander, da gelingt der Kontakt.

> *Als nun der junge Fischer die Worte seiner Seele vernahm, fiel ihm ein, dass die kleine Meerjungfer keine Füße hatte und nicht tanzen konnte und ein großes Verlangen überkam ihn [...]*

Nun ja. Mit einem Fischschwanz braucht es für den Tanz wie für die körperliche Liebe eine rudimentäre Kreativität und möglicherweise auch irgendwie die Fähigkeit zur Transzendenz. Kreativität könnte sich entwickeln, indem man im Kontakt bleibt.

Der Fischer orientiert sich nach außen und beruhigt sich damit, dass er ja zu seiner Liebsten zurückkommen könne.

> [...] und er sprach bei sich selber: „Es ist nur eine Tagesreise von hier, und ich kann zu meiner Liebsten zurückkehren", und er lachte und stand auf in dem seichten Wasser und schritt zum Ufer. Und als er das trockene Ufer erreicht hatte, lachte er wieder und breitete die Arme seiner Seele entgegen. Und seine Seele stieß einen lauten Freudenschrei aus und lief auf ihn zu und ging in ihn ein, und vor sich auf den Sand hingeworfen sah der junge Fischer jenen Schatten des Leibes, der der Leib der Seele ist.

Beide machen sich bald auf den Weg, der jedoch nicht zu dem tanzenden Mädchen mit den nackten weißen Füßen führt. Die Seele gibt dem Fischer Anweisungen, die er befolgt, auch dann, wenn sie ihm nach einigem Nachdenken als Unrecht erscheinen: eine silberne Schale solle er stehlen und verbergen, ein Kind ohrfeigen und einen Kaufmann, der ihn gastfreundlich aufnahm berauben und erschlagen. Der Fischer, der sich schließlich weigert, ruhig zu sein, wie die Seele das gebietet, stellt sie zur Rede; sagt, er hasse, was sie ihn tun ließe und wolle wissen, warum sie so mit ihm umgehe. Sie antwortet, sie hätte gelernt, all diese Dinge zu tun und sich an ihnen zu erfreuen, als der Fischer sie ohne Herz verstoßen hätte.

> Und nun quäle weder dich selber noch mich, sondern sei ruhig, denn da ist kein Schmerz, den du nicht geben, noch ein Vergnügen, das du nicht empfangen sollst.

Ein Stück weit ist das ein Aufheben der Spaltung. In der Nacht mit der Hexe und IHM waren beide außen, ebenso wie der Pfarrer in seiner Ambivalenz. Nun fordert ihn die Seele auf, ruhig zu sein, allen Schmerz zu geben und alles Vergnügen zu empfangen, mit Hilfe all des geraubten Goldes. Der Fischer (oder etwas in ihm) tritt das Gold mit Füßen, versucht mit dem Messer der Hexe erneut den Schatten des Leibes wegzuschneiden und die Seele zu verstoßen – diesmal jedoch gelingt es nicht. Es verwundert nicht. Unter diesen Umständen kann weder die Befreiung gelingen noch die Spaltung weiterhin eine – wenn auch pathologische- Lösung sein.

> Der Zauber, den die Hexe dich lehrte, hilft dir nichts mehr, denn ich kann dich nicht verlassen, noch kannst du mich von hinnen senden. Einmal im Leben kann der Mensch seine Seele fortsen-

den, aber der seine Seele wieder bei sich aufnimmt, muss sie von
nun an bei sich behalten, und das ist seine Strafe und sein Lohn.

Auch das kennen wir. Wenn man einmal in Kontakt mit der Seele ist, geht
der Weg nur gemeinsam weiter. (Auch wenn es möglicherweise mit dem
physischen Tod einhergeht).

Auch bei unserem Fischer geht es irgendwie gemeinsam weiter, allerdings
gelingt keine Integration. Er ist gut, so glaubt er, und die Seele böse – und
da er keinen Weg sieht, sie loszuwerden, fällt er zu Boden und weint bitterlich. Er beschließt, seine Hände zu binden, dass sie dem Geheiß der
Seele nicht Folge leisten und seine Lippen zu schließen, dass er nicht ihre
Worte spreche, ins Meer zurückzukehren und der Meerjungfrau das Übel
zu bekennen, dass die Seele über ihn gebracht habe.

Das erinnert an das Verhalten des Priesters, dem er sich anvertraute.
Noch einmal versucht die Seele, oder der Teil von ihr, der der Schatten
des Leibes ist, sein Glück:

> *"Was ist es, was dich an der Sünde ängstigt? Ist, was vergnüg-*
> *lich ist, zu essen, nicht gemacht für den Esser? Ist Gift in dem*
> *Getränk, das süß ist zu trinken? Ängstige dich nicht [...] Nahe*
> *von hier ist eine kleine Stadt, darin ein Garten [...] in diesem*
> *hausen weiße Pfauen [...] und die, die sie füttert, tanzt zu ihrer*
> *Lust [...] während sie tanzt, lacht sie, und die silbernen Spangen*
> *rund um ihre Knöchel klingeln wie silberne Glocken [...]"*

Der Fischer widersteht. Die gemeinsame Wanderung mit der Seele (oder
die Zeit mit der Meerjungfrau in den Tiefen) haben ihn verändert. Nichts
tut er von all dem Bösen, was die Seele ihn zu tun heißt (Ist es eigentlich
böse, mit Vergnügen zu essen, Süßes zu trinken und tanzenden Mädchen
zuzuschauen...? Wohl nicht, wenn es bewusst und in Maßen geschieht und
wenn es Prioritäten gibt...) und er glaubt, der Grund sei die Liebe. Er verweilt in einer Hütte in einer Felsenkluft am Meer, obwohl die Meerjungfer
sein Rufen nicht erhört und er sie nicht findet in den Höhlen und im grünen Wasser, in den Wassern der Gezeiten und in den Brunnen am Grund
des Meeres. Es scheint, als sei sie nicht austauschbar. Das würde bedeuten, dass der Fischer nicht mehr tuberkulinisch fixiert ist. Auch das leuchtet ein. Die Tiefen der Meere sind kein tuberkulinischer Ort. Da unten IST
irgendwie alles eins – auch der Fischer und die Meerjungfer, oder das,
was ihnen in ihren tiefsten Tiefen gemeinsam ist. Kann der Fischer sich
seelisch an diesem Ort befinden, in seiner Hütte in der Felsenkluft, auch

wenn er nun aufgetaucht ist? Fast scheint es so. Denn ein ICH ist er nicht. Das kann man da unten nicht werden.

Nach Ablauf eines weiteren Jahres, in dem die Liebe stärker war als das Böse, mit dem sie ihn versuchte, beschließt die Seele, den Fischer mit Gutem zu versuchen, auf das er mit ihr komme.

Das Leid der Welt wolle sie ihm zeigen, mit ihm gemeinsam den Jammer lindern und dem Elend abhelfen. Auch darauf reagiert der Fischer nicht, so groß ist die Tiefe der Regression, oder die Macht seiner Liebe, oder das Grausen vor den eigenen Abgründen, die ihm nun bewusster sind, oder die Unfähigkeit, zwischen den Extremen zu pendeln, bis die Ausschläge geringer werden, oder die carcinosinische Sehnsucht wegen all des Unaushaltbaren, oder die immer noch übermächtige Bedürftigkeit... Er verharrt und ruft vergeblich nach seiner Meerjungfrau und sucht nach ihr in den Strömen der See und in den Tälern, die unter den Wogen sind; im Meer, das die Nacht purpurn färbt, und im Meer, das die Morgendämmerung grau hinter sich lässt.

Immer wieder steigt er hinab – und er verändert sich. Als das zweite Jahr vorüber ist, sagt die Seele, sie wolle ihn nicht länger mit Bösem oder Gutem versuchen, denn die Liebe sei stärker als sie. Sie bittet ihn, sie einzulassen in sein Herz. Es scheint, als habe sich auch die Seele entfaltet und sei größer geworden oder habe Kontakt mit einer Tiefendimension – mit dem Schatten jedenfalls ist sie nicht mehr ausschließlich eins.

Der junge Fischer sagt, sie sei in seinem Herzen willkommen und entwickelt Mitgefühl: „In den Tagen, da du ohne Herz durch die Welt gingst, magst du wohl viel gelitten haben..." Die Seele sagt, sie könne keinen Eingang finden, so von Liebe umschlossen sei das Herz. Er sagt, er wolle, er könne ihr helfen – und in dem Moment erklingt vom Meer her ein lauter Schmerzensschrei, jener Schrei, den die Menschen hören, wenn einer vom Meervolk gestorben ist. Der Fischer stürzt hinunter ans Ufer und findet im Schaum der Brandung seine tote Meerjungfrau.

> *Dem toten Leib beichtete er. In die Muscheln ihrer Ohren goss er den herben Wein seiner Geschichte. ...Bitter, bitter war seine Freude und voll fremdartiger Freude war sein Schmerz.*

Das klingt nach Integration, obwohl nicht klar ist, wie Liebe ein Herz so umschließen kann, dass die Seele keinen Eingang findet. Ist sie nicht vielmehr innen und strahlt nach außen, macht offen und weit? Welche Rolle spielt das Herz bei dem Zusammenfinden von Fischer und Seele?

Die Seele, die noch immer den Eingang zum Herzen des Fischers nicht gefunden hat, bittet ihn, vor der näher kommenden See an einen sicheren Ort zu fliehen, er wolle sie doch nicht ohne Herz in eine andere Welt senden... Der jedoch ruft seine kleine Meerjungfer an:

> *Liebe ist besser als Weisheit und kostbarer als Reichtum und schöner als die Füße der Menschentöchter. Feuer kann sie nicht zerstören, noch Wasser sie löschen....Zum Bösen hatte ich dich verlassen, und zu meinem eigenen Schmerze war ich fortgegangen. Jedoch immer war deine Liebe bei mir, und immer war sie stark, und nichts kam gegen sie auf, ob ich auf Übles sah oder auf Gutes. Und nun, da du tot bist, nun will ich wahrlich mit dir sterben.*

Die Seele beschwört ihn, aufzubrechen, die See kommt näher, er *küsst mit irren Lippen die kalten Lippen* der Meerjungfrau und das *Herz im Leibe bricht ihm durch die Fülle seiner Liebe.* (?) Die Seele geht in ihn ein, wird eins mit ihm (und wohl auch mit sich) wie zuvor und die See bedeckt den jungen Fischer mit ihren Wogen.

Am nächsten Morgen findet der Priester, der mit seinen Musikanten, Kerzenträgern und Weihrauchschwingern auszieht, um das Meer nach dem Sturm zu segnen den ertrunkenen Fischer und die tote Meerjungfer in seinen Armen. Er segnet das Meer nicht, verflucht die Toten und lässt sie ohne jedes Zeichen in der Ecke des Schindangers begraben.

Nach Ablauf dreier Jahre, an einem heiligen Tag, geht er zur Kirche, um dem Volk die Wunden des Herrn zu zeigen und zu ihm von Gottes Zorn zu sprechen. Er findet den Altar voller fremdartiger Blumen von eigenartiger Schönheit, einer Schönheit, die ihn verwirrt und mit einem Duft, der ihn froh macht, ohne dass er weiß, warum.
Und ebenfalls ohne zu wissen warum, spricht er nun nicht von Gottes Zorn sondern von dem Gott, dessen Namen Liebe heißt. Die Leute weinen und er weint auch, die Diakone entkleiden ihn, nehmen ihm Alba und Gürtel ab, Manipel und Stola und damit die Zeichen seiner Macht und er steht da wie im Traum. Als er erfährt, dass die Blumen aus der Ecke des Schindangers kommen, erzittert er und betet.
In der Morgendämmerung geht er hinaus mit Mönchen, Musikanten, Kerzenträgern und Weihrauchschwingern und segnet das Meer, und alle wilden Geschöpfe in ihm und alle Lebewesen in Gottes Welt und die Leute sind erfüllt von Freude und Staunen.

Niemals jedoch blühten in der Ecke des Schindangers erneut Blumen von irgendwelcher Art, das Feld blieb unfruchtbar und das Meervolk zog in einen anderen Teil der See.

Beim Priester sehen wir Veränderungen, die so nicht zu erwarten waren. Die Blumen vom Schindanger waren der Auslöser. Könnte die Entwicklung, die mit dem Fischer passierte, die Ursache gewesen sein, über dessen Tod hinaus? *Die Faune leben im Wald und sind froh* [...] *Lass mich sein wie sie* [...], *denn ihre Tage sind wie die Tage der Blumen* [...] sagte er zu Beginn seiner Reise. Vielleicht ist er ja doch irgendwie an einem Ziel – nun, wo er und die Meerjungfer auch irgendwie sind wie die Blumen – schön und duftend und eins. Vielleicht geht es irgendwann wieder hinauf. Wir wissen es nicht.

Und der Priester, der so genau wusste, welches Geschöpf wertvoll und welches zu verfluchen sei, ist nun ein anderer und bereit, alles Lebendige zu segnen, was auch immer es ist.

Wer Mensch werden, sein und bleiben will, dem bleiben Selbsterforschung, das Umgehen mit dem Schatten und damit der Individuationsprozess nicht erspart. Das bedeutet jedoch nicht, dass es nicht ein Aufgehobensein davor geben könnte oder danach, prä- oder transpersonal. Wir wissen nicht, was mit dem Fischer und seiner Meerjungfer passierte.
Verstand und Wissen sagen, sie könnten einander nicht in Liebe gefunden haben. Und dennoch gibt es da vielleicht einen Ort, oder eine Schicht des Bewusstseins, die Wissen und Gefühl nicht zugänglich sind und nicht einmal unseren Bildern, einen Ort (oder Nicht- Ort) jenseits aller Gegensätze, auch jenseits von prä- und transpersonal. Der wässrige Urgrund des Thales von Milet könnte es sein, die Anima mundi, das Tat Twam Asi des vedantischen Hinduismus.
Vielleicht gibt es eine Tiefendimension der Liebe, für die das gleiche gilt – Verstand und Wissen hin oder her. Es ist eine schöne Vorstellung. Der Rigveda spricht von der Liebe als dem Samenkeim der Erkenntnis, die – zuerst entstanden – aus dem Einen, außer dem kein andres war, hervorgeht.

Am Ende der Geschichte staunen wir wie der Pfarrer über die wunderbaren duftenden Blumen, die ja irgendwie das Ergebnis von Leid und Tod sind. Man sagt, sie seien Wesen ohne Seele und Bewußtsein, völlig undifferenziert – und dennoch sind sie wunderschön. Und plötzlich wird nachfühlbar, dass es eine Sehnsucht dorthin geben kann einfach deshalb, weil es eine Verbundenheit gibt – sogar bis ins Anorganische, wie Freud uns lehrt.

Plötzlich stellt sich die Frage, wo denn die Grenze des Verbundenseins ist, sollte sie denn existieren; was man töten darf um es zu verzehren oder um es einfach in die Vase zu stellen und ob es um ein „Dürfen" überhaupt geht; oder nicht vielmehr darum, hinzufühlen und wahrzunehmen und bewußt zu tun, was man tut.

Trotz – und vielleicht auch wegen – dieser Frage lesen wir staunend von der Wandlung des Pfarrers – gewiss berührt und ein wenig schaudernd: weil Wildes Märchen manchmal ziemlich nah am Kitsch ist und ein wenig auch in fremdartiger Furcht.

Homöopathisch – welches Mittel?

Ich muss gestehen, dass mir selten eine Repertorisation so große Schwierigkeiten bereitet hat wie die des Fischers (auch wenn sie letztendlich recht eindeutig ausgeht). Das verwundert auch nicht, denn für das zentrale Symptom, den Wunsch, sich von seiner Seele zu trennen, gibt es im Repertorium ganz sicher keine Entsprechung, allenfalls Notbehelfe.

Eine mögliche Rubrik wäre "*Zerrissenheit der Person, Persönlichkeitsspaltung*". Da stehen allerdings leider nur drei Mittel: Anhalonium, Aurum und Heroinum. Den Verlust des Schattens kann man natürlich auch als Verlust eines Persönlichkeitsanteils auffassen, wodurch die Rubrik "*Persönlichkeitsverlust*" anwendbar wäre.

Die Seele kommt im Repertorium vor allem in zwei Formen vor: als die Angst vor dem Verlust des Seelenheils (was der Fischer nun gerade nicht hat) und als Seelenruhe (was mir auch nicht zuzutreffen scheint, es sei denn bei dem Aufenthalt unter Wasser, von dem wir aber nichts erfahren).

Denkbar wäre weiterhin der Mangel an religiösem Gefühl, was zwar auch nicht wirklich stimmt, denn er fragt ja immerhin den Pfarrer um Rat, worauf dieser ihn mehr oder weniger der Blasphemie bezichtigt.

Irgendwie ist er von der Meerjungfrau besessen - wofür man den Besessenheitswahn verwenden könnte, was aber auch nicht ganz stimmt. Vom Kontrollverlust war oben die Rede. Und das Auftreten des Teufels können wir bestenfalls als Wahnidee fassen.

Als Wahnidee müssten wir aus heutiger Sicht auch den Verlust des Schattens / der Seele ansehen, die Wahnidee, Körper und Seele seien getrennt, böte sich hierfür an. Man bedenke aber, dass der Verlust der Seele als

tatsächlicher geschildert wird. Und natürlich verliebt sich auch dieser Fischer in die falsche Person.
Das ergibt die folgende (problematische) Repertorisation:

1	Gemüt - Blasphemie, Gotteslästerung	16
2	Gemüt - Liebe - falschen Person, zur	3
3	Gemüt - Manie - Besessenheitswahn	10
4	Gemüt - Persönlichkeitsverlust	13
5	Gemüt - Religiöse Gemütsstörungen, Störungen in bezug auf die Religiosität - Mangel an religiösem Gefühl	15
6	Gemüt - Selbstkontrolle - Verlust der Selbstkontrolle	23
7	Gemüt - Wahnideen - getrennt - Körper - Seele getrennt; der Körper sei von der	8
8	Gemüt - Wahnideen - Teufel	44
9	Gemüt - Zerrissenheit der Person; Persönlichkeitsspaltung	3

	anac.	op.	sulph.	lach.	anh.	plat.	cann-i.	sil.	petr-ra.	hell.
	7/11	4/5	4/5	3/6	3/4	3/4	3/3	3/3	3/3	2/4
1	2	1	-	-	-	-	-	-	1	-
2	-	-	-	-	-	-	-	-	-	-
3	2	1	1	-	-	1	-	1	1	2
4	1	-	-	-	2	-	1	-	-	-
5	2	-	2	3	-	1	-	1	1	-
6	1	1	1	2	1	-	-	1	1	-
7	2	-	-	-	-	-	1	-	-	-
8	1	2	1	1	-	2	1	-	-	2
9	-	-	-	-	1	-	-	-	-	-

Anacardium steht an der Spitze. Das verwundert insofern nicht, als Anacardium eines der zentralen Mittel für Spaltung ist (und daher in der Rubrik 9 nachgetragen werden sollte, wodurch Anacardium nur noch einen einzigen Ausfall in der Repertorisation hätte. Was eigentlich fehlt, ist die Boshaftigkeit und der Haß, die bei Anacardium häufig sind[117]. Wir finden sie aber in dem abgespaltenen Seelenanteil, der verlangt zu stehlen, ein Kind zu schlagen, den Wohltäter zu ermorden. Das stille Böse, die Verachtung, finden wir im ER.

Ich plädiere für Anacardium.

---

[117] Es wird im Rahmen dieses Buches noch von einer Person die Rede sein, bei der sich die Spaltung mit fanatischem Haß verbindet.

Die Seele und die Liebe

Noch rannen Tränen, balde abgewischt;
Vor ihnen lag die Welt, wo sich
Die feste Stätte ihres Bleibens fände
Und die Vorsehung ihre Schritte wies:
Sie gingen Hand in Hand, langsamen Ganges
Durch Eden einsam wandernd ihren Weg.

Das ist der grandiose Schluss des grandiosen Werks "Paradise lost". Dessen deutsche Übersetzung sollte wahrscheinlich besser lauten: "Das Paradies verloren" als "Das verlorene Paradies", denn es geht nicht um das Paradies, sondern um die Menschen, die es verloren haben – und die vielleicht gerade durch diesen Verlust und gerade in diesem Moment zu Menschen geworden sind.

Zurück geht es nicht mehr. Da steht der Engel mit dem flammenden Schwert. Ist das, was da brennt, womöglich Schwefel?
Waren Adam und Eva vorher eigentlich einzelne Personen? Und wenn ja, bis zu welcher Stelle? MILTON berichtet uns, dass Eva an dem Tag, als sie der Schlange und der von ihr dargereichten Frucht begegnete, das erste

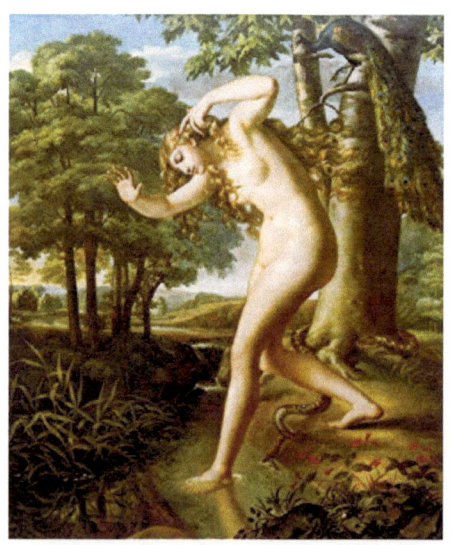

Mal <u>allein</u> in den Garten ging. Miasmatisch müssen wir bei dem Zustand vorher von der Carcinosinie reden. Und mit dem Vorher meine ich nicht das Vorher der Vertreibung, sondern das Vorher des Verstoßes, und noch weiter zurückgehend das Vorher von jenem Tag, als Eva das erste Mal allein in den Garten ging. Damit wurde sie erst Eva, ein abgegrenztes Wesen mit einem eigenen Namen. Und an jenem Tag sah sie sich im Spiegel des Wassers und erkannte sich.

Es ist der Augenblick einer ungeheuren Spaltung. LACANS Spaltung in "Je" und "Moi" fällt mir da ein, aber es geht noch weiter: Es ist die Spaltung von Eva und Adam und noch mehr: von mir und der Welt. Oder auch von mir und Gott. Die Schlange ist das Symbol dieser grundlegenden Spaltung. Bei Lachesis kennen wir das homöopathisch gut, aber es ist auch bei anderen Schlangenmitteln vorhanden.
Eva scheint diesen ungeheuren Moment abwehren zu wollen, aber es ist zu spät. Von diesem Moment an ist sie eine Einzelne. Es bedarf gar nicht mehr des Göttlichen Urteils – der Garten (das Paradies) ist in diesem Moment verloren.

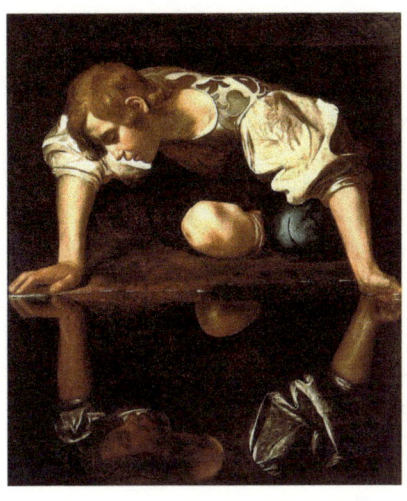

Ein wenig später sehen wir Narziss, wie er sehnsüchtig sein Spiegelbild anblickt und mit ihm verschmelzen will, versucht, die Spaltung rückgängig zu machen.

Und dann schließlich auch das Bild von Waterhouse auf Seite 137. Auch hier will jemand wieder verschmelzen.

Das Spiegelbild ist aber bei Waterhouse weiblich geworden. Möchte hier der sich seiner selbst bewusst werdende Jüngling mit der Anima ("Anima" heißt "Seele") verschmelzen?

Was ist es um die Seele und was ist es um die Liebe? Gabi hat die Frage gestellt, ob es für die Undinen (und nicht nur für sie) beim Aufsteigen aus dem Meer darum geht, eine Seele zu erwerben oder die Liebe zu finden.

Ist das womöglich ein und dasselbe? Oder sind Liebe und Seele so eng aneinander gekoppelt, dass das eine nicht ohne das andere sein kann und dass wir daher auch das eine nicht ohne das andere denken können?
Die eine Seite ist die, dass die Undinen durch Liebe (durch Liebe, die auch erwidert wird) eine Seele bekommen, die sie vorher (angeblich) nicht hatten. Die andere Seite könnte sein, dass man ohne Seele nicht lieben kann. Ist es vielleicht ein "bootstrap"- Prozess, in dem sich die Seele und die Liebe entfalten, in dem sie einander fördern[118]?

Für Platon hat die Seele Kenntnis von den Ideen, die mit der absoluten Schönheit verbunden sind. Diese Anamnesis bringt sie dazu, auch auf der hiesigen Welt die Schönheit zu suchen, was Liebe zur Folge hat oder durch die Liebe geschieht. Da könnten wir einen solchen Prozess der gegenseitigen Förderung von Seele und Liebe vermuten, auch wenn er von

---

[118] In Gabis Text über die Liebe ist auch von entfalteten Schatten die Rede. Man kann das mit JUNG begreifen, indem sich, wenn sich die Seele entwickelt (oder entfaltet), auch der Seelenanteil "Schatten" mit entfalten muss. Man kann es auch in einem mythologischen Bild sehen, dem hinduistischen Bild der Schöpfung unserer Welt das als "Buttern des Milchozeans" bezeichnet wird. Neben den "zwölf Köstlichkeiten" stiegen dabei auch die Gifte aus dem Verborgenen auf – entfalteten sich.

Platon nicht klar so ausgesprochen wird. (Phaidon, Phaidros).
Im "Symposion" wird durch die Diotima zitierende Rede des Sokrates
sehr klar, dass sich die Liebe entwickeln kann (und man kann weiterdenken: mit ihr auch die Seele bzw. das Seelenvermögen).

*So geschieht es denn, daß dasjenige, was zuvor in seiner Seele
noch unentwickelt im Keime lag, durch diese Vereinigung mit
einem schönen Gegenstand gleichsam geboren wird.*

Eben das sagte Gabi am Anfang ihres Zwischenstücks. Und eben das finden wir sehr viel früher, im Rigveda[119]:

*Von Dunkel war die ganze Welt bedeckt,
Ein Ozean ohne Licht, in Nacht verloren; -
Da ward, was in der Schale war versteckt,
Das Eine durch der Glutpein Kraft geboren.*

*Aus diesem ging hervor zuerst entstanden
Als der Erkenntnis Samenkeim, die Liebe; -
Des Daseins Wurzelung im Nichtsein fanden
Die Weisen, forschend, in des Herzens Triebe.*

Hier geht es um eine Geburt, um das Zerplatzen der Eischale, das Sicht-
barwerden des zuvor Unsichtbaren, Unentwickelten. (Ist die Geburt des
Einen die Geburt der Seele?) Und aus diesem ging als erstes die Liebe
hervor. Das würde aber bedeuten, dass beides, die Seele wie die Liebe, im
Keim – "eingewickelt" – als Potenz – bereits vorher "im Ei" vorhanden
sein gewesen müssen, dass sie sich daraus "entwickeln".

Die griechische Erzählung von der Geburt des Eros ist ähnlich. Auch hier
zerbricht die Schale des silbernen Eis, das im Schoße der Dunkelheit
schwebte und das Eine tritt hervor – oder der Eine – der erste persönliche
Gott: Eros. Der Eine oder der Einende[120].

---

[119] Metrische Übertragung von Paul Deussen : "Allgemeine Geschichte der Philosophie",
Band 1, Leipzig 1920
[120] Die Geburt erfolgt durch "der Glutpein Kraft". Der entsprechende Begriff des Rigveda
ist "tapas". Ich bin kein Indologe, aber mir scheint, dass man sich unter diesem "tapas"
so etwas wie einen sich selbst verstärkenden Prozess vorstellen kann, der sozusagen das
hervorbringt, was er schon zur Voraussetzung hat. Ein klassischer Bootstrap-Prozess
also – allerdings noch ohne ein Zweites. Diese Rückbezüglichkeit ist in den Veden nicht
ungewöhnlich.

Und bei PLOTIN finden wir, dass die Seele die Selbstentfaltung des Geistes ist (Ursache oder Resultat?). Selbstentfaltung könnte man mit "der Glutpein Kraft" in Verbindung bringen.

Dabei wird die Seele zum Bild des Geistes – zum konkretisierten, individualisierten Abbild des Geistes (wobei man in PLOTINs Sinne die Seele zunächst eher als Individualseele denken sollte denn als allgemeine Lebenskraft, denn sie tritt ja gerade aus dem Ganzen hervor und wird dadurch zum Träger der Individuation). Andererseits ist sie aber auch die Lebenskraft und – mehr noch – das Schöpfungsprinzip. Damit steht in PLOTINs Seelenauffassung die Verbindung zwischen dem Allgemeinen und dem Individuellen im Zentrum. Indem die Seele dem Selbst entspricht, ist sie sozusagen diese Verbindung. Man könnte auch sagen, dass das Selbst die vollständig entfaltete Seele ist. Diese Entfaltung der Seele ist es aber auch, was die Liebe erst ermöglicht. Und andersherum führt die Liebe zur Entfaltung der Seele.

Homöopathisch dem zu vergleichen wäre natürlich der Übergang von der Carcinosinie zur Psora. Dabei entsteht das Eine, der oder die Eine, das Abgesonderte vom Rest der Welt. Ist das die Seele? Ist die Liebe das Bestreben, mit dem Rest der Welt sich wiederzuvereinigen? Aristophanes' Rede im Symposion suggeriert das. Aber das sieht so rückwärts gerichtet, regressiv aus.

Für Diotima ist es anders. Für Diotima gibt es eine Entwicklung der Liebe (und damit der Seele) nach vorn. Sie geht letztendlich von der Schönheit des einzelnen Körpers über einen allgemeineren Begriff der körperlichen Schönheit, über die Schönheit der Seele in die Wissenschaften bis zum Absoluten.

> *Seine Liebe richtig leiten, oder von einem anderen richtig leiten zu lassen, heißt deswegen auch nichts anders, als seine Neigung für ein schönes Individuum als den Anfang zu gebrauchen, von welchem man, bloß um der Urschönheit als des Endzweckes willen, seine Betrachtung der Schönheit, von einem Gegenstande zu andern fortschreitend, erweitert und an diesen schönen Gegenständen gleichsam wie auf Stufen, von einem schönen Körper, von mehreren nach und nach zu allen, von den schönen Körpern zu schönen Handlungen zu schönen Wissenschaften aufsteigt, bis man endlich bei derjenigen Erkenntnis aufhört, welche nichts als das absolut Schöne zum Gegenstand hat und nun, eingeweiht in den letzten Grad der Geheimnisse dieser Weisheit, die Urschönheit selbst erkennt.*

Man könnte auch meinen, dass Diotima hier den Weg vom Ich zum Selbst beschreibt.

Wenn dieser Weg von der Seele begangen wird, dann würde das bedeuten, dass Seele nichts Fixes ist, sondern immer ein Werdendes (so wie Liebe ein Werdendes ist und Erkenntnis ein Werdendes ist und Wahrheit ein Werdendes ist).

Dieser Weg würde aber auch bedeuten, dass Liebe potenziell mehr ist als die "Liebe" zu einem "Objekt" (so "liebt" Hans) und sogar mehr als die Liebe vom Ich zum Du. Dass sie, wie eben gesagt ein Werdendes ist, das sich im Werden nicht erschöpft.

Goethe hat es schon formuliert (warum mache ich also so viele Worte?):

> *Das Werdende, das ewig wirkt und lebt,*
> *Umfass' Euch mit der Liebe holden Schranken,*
> *Und was ich schwankender Erscheinung schwebt,*
> *Befestiget mit dauernden Gedanken.*

Faust, 346ff

Der Herr sagt das zu den Erzengeln – und damit wäre eigentlich alles gesagt. Aber es gibt eben auch noch Mephistopheles, der für die umgekehrte Entwicklung der Seele steht – bis hin zum Seelenverlust. Mit anderen Worten steht dem Seelenprinzip des Werdens auch ein Entwerden gegenüber. Entzweiung und Vereinigung heißt das bei Goethe, Systole und Diastole.

Zwischenstück: Liebe

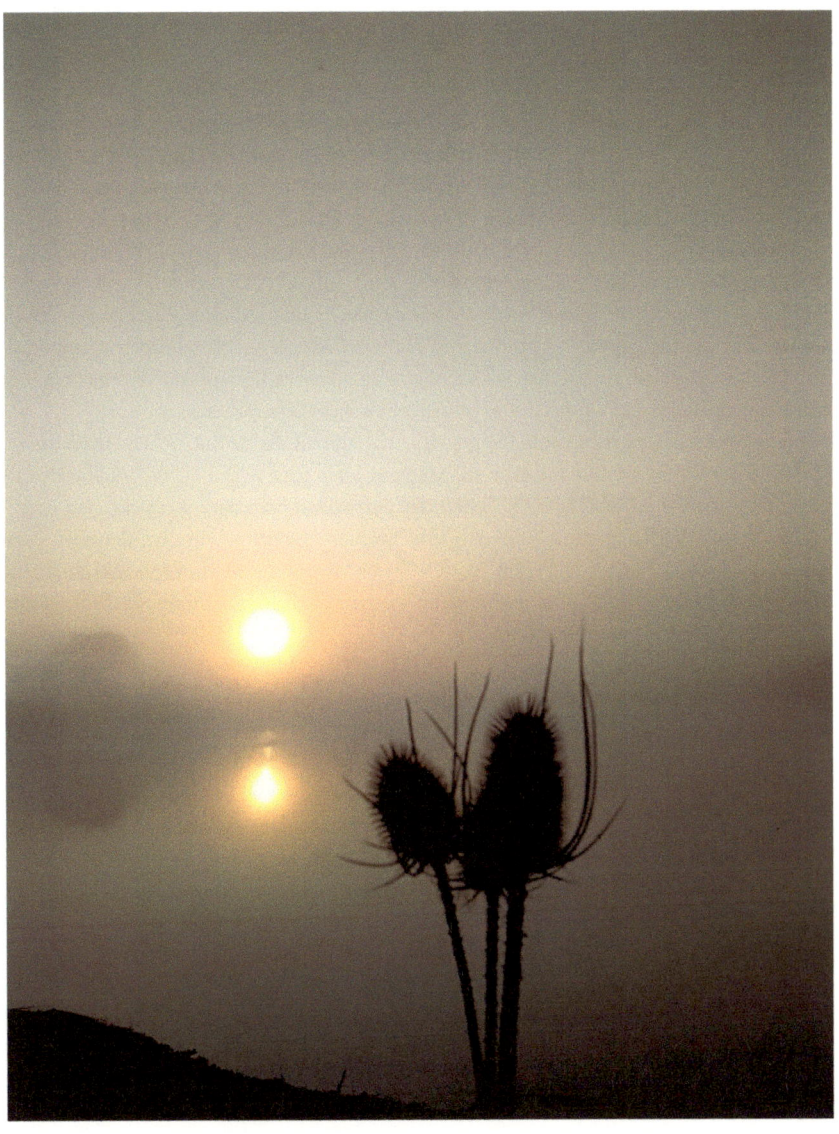

Das Unermeßliche kennt nicht Einzelliebe,
es durchdringt alles und bringt sich dar.
Laotse

Eine Seele könne ich gewinnen in der Liebe zu einem Menschenmann, sagten die Alten. Und heute weiß ich nicht, ob es wirklich um die Seele ging, die es zu gewinnen galt, oder um die Liebe. Und ich kann nicht sagen, ob nicht auch die Liebe bereits in mir war, unentfaltet vielleicht, vielleicht unerweckt.

Und so will ich dir erzählen, wie ich sie erlebte, hier, im Reich der entfalteten Schatten, in den trüben dämmrigen Häusern, in denen ich Ungeheuer wurde und Menschin; wie ich sie erlebte, wenn ich wanderte an den Wassern und in den Wäldern, durch Wüsten und Gebirge, in Höhlen und Minen, in den Höhen und Tiefen der Ebenen. Wie sie flacher und seichter zu werden schien und brackig wie ein austrocknender Tümpel, dem der lebendige Austausch mit der Umgebung fehlt, will ich dir erzählen; wie sie mir fast verlorenging, wie ich sie wiederfand und wie sie wuchs und sich ausweitete durch etwas, was ich in jeder meiner Fasern spürte und in denen und dem, was ich liebte – unentfaltet vielleicht, vielleicht unerweckt, vielleicht klar und beständig und nur unerkannt. Hör mir zu, wenn du magst, offen und weit und frei, wie es deine Art ist.
Vielleicht erschrecken dich diese Dinge, vielleicht kannst du sie mit Gelassenheit hören, weil sie dir vertraut sind; denn auch die Liebe ist offen und weit und frei; auch wenn sie zuzeiten anders erscheint, hier, im Reich der entfalteten Schatten: versteckt und eingeschlossen, aus Verletzungen gewachsen und langsam gereift im unscheinbaren Lebendigen, so wie schimmernde Perlen in den Tiefen der Meere, verborgen wie einst versunkene, lange vermisste und irgendwann vergessene Schätze unter den Sedimenten eines Sees. Hör also zu, wenn du magst.

Die Liebe – ich wusste nicht, was die Alten meinten, wenn sie von ihr sprachen. Undine war ich, naiv und unerfahren – wie hätte sie mir anders sein können als weit und frei, verbunden und verbindend gleichermaßen; fließend, lebendig, sprudelnd und sich verströmend und wandelnd wie die Meere, die Flüsse, die Quellen? Wie hätte ich sie mir anders denken können als im Rhythmus mit dem Lebendigen, das mir vertraut war, dem Zu- und Abnehmen des Mondes, dem Auf und Ab der Nebel und der Gezeiten und dem der Säfte in den Bäumen und all dem Pulsieren unter meinen nackten Sohlen, das ich – mühsam Menschin werdend – bei jedem schmerzhaften Schritt in jeder meiner Fasern spürte?
Ich konnte sie mir nicht anders denken als all das, aber der Rhythmus des Lebendigen schien mir anders im Reich der entfalteten Schatten: Es war einer zwischen Weite und Enge, Wachsen und Schrumpfen und Sich- Abschälen, zwischen Entzweiung und Vereinigung, Heimweh und Fernweh, zwischen Ich und Du irgendwann und wieder und wieder zwischen Erinnern und Vergessen.

Eine begrenzende Enge, die ich nicht zu sprengen vermochte, spürte ich zuweilen. Es hieß, das Künstliche verlange geschlossenen Raum. Nun fühlte ich mich beleibt und beseelt, weit und frei, lebendig sprudelnd und mich wandelnd, und dennoch: Der geschlossene Raum – meine Menschenhaut, die trüben, dämmrigen Häuser der Menschen mit ihren blankpolierten Spiegeln, mit ihren Türen und Schlössern und Zäunen und all ihre erdachten Regeln – sie beherbergten und beschützten und mir war, als bräuchte ich Schutz. Ich wurde mir fremd. Aufrichten musste ich mich gegen die ungewohnte Schwerkraft, versuchen, der Fliehkraft standzuhalten, die mich der Mitte entfremdete. Mir war, als würde die Welt in mich hineinwachsen und mich durchdringen, räuberisch und bedrohlich konnte es sich anfühlen – hier, im Reich der entfalteten Schatten.

So, wie sich der Schatten meines Leibes entfaltete, entfaltete sich etwas in mir, verschluckte, löste auf oder bewahrte und verwandelte, was mir geschah, und wuchs, faltete sich ein und schälte sich ab, wenn mir die Menschenhaut trocken wurde und in Fetzen vom Leib fiel, wieder und wieder – und ich vermute, dass es denen, die mir begegneten, ähnlich erging. Die Rhythmen des Lebendigen erschienen anders, hier im Reich der entfalteten Schatten.

So, wie die Schatten sich entfalteten, entfaltete sich etwas zwischen mir und all denen, die meine grünen Augen und meine zarten Glieder an den Ufern erahnten zwischen Weiden und Schilf, wenn ihre Vorstellungskraft sich im Mondlicht öffnete oder im schüchternen Licht des eben erwachenden Morgens.

So, wie die Schatten sich entfalteten, entfaltete sich etwas zwischen mir und den Fischern, die mich aus ihren Netzen zogen und mit warmen Armen und hungrigen Blicken umfingen; so wie die Schatten sich entfalteten entfaltete sich etwas zwischen mir und all den Männern, die HANS hießen, wenn wir Haut an Haut die Kissen teilten.

Ich fand mich und verlor mich in all diesem warmen Wiegen, dem Erspüren der Grenzen, dem Versinken und Steigen, wenn sie schwanden; in den seltenen, kostbaren Momenten, in denen wir einander erwachend anschauten. Es zog uns zueinander bis wir uns abwandten oder flohen: in bunte, verlockende oder beängstigende Träume oder an die Wasser, in die Wälder und Wüsten, Gebirge und Minen, in die Höhen und Tiefen der Ebenen, weil wir liebten oder hassten oder weil wir einander brauchten – ich weiß es nicht.

Die schlafenden Gesichter neben mir auf den Kissen – ich liebte sie, und ich liebte all die Männer, die Hans hießen: lebendig, sprudelnd und mich verströmend wie die Meere, die Flüsse, die Quellen.

Ich liebte das Geborgensein in Armbeugen, das Zucken der Muskulatur wenn sie träumten, meine Beunruhigung während langer Atempausen und den ersten tiefen Atemzug danach.

Meine zarten Glieder, die sprechenden Augen, das Haar, das mir schwer und lockig bis über die Hüften fiel, bevor ich es opferte – die Männer, die Hans hießen, liebten all das, wie sie es auch an den Leibern meiner Schwestern liebten. Und auch mir gefiel es in den starren blankpolierten Spiegeln, in denen nie etwas Hineingeratenes immer größer werdende Kreise zog, nie ein Windhauch die Oberfläche kräuselte, bis sie sich irgendwann glättete und ich durch das eigene Spiegelbild sehen konnte bis auf den Grund.

Das Spiegelbild: Ein Ganzes schien es zu sein in den starren blankpolierten Spiegeln und war doch nur die Oberfläche eines stummen und sterilen Gegenübers. Wir sahen, was wir sehen konnten in den trüben, dämmrigen Häusern. Wir liebten, wie wir es vermochten und wie wir es brauchten, vielleicht hassten wir, dass wir all das so brauchten und vielleicht auch einander, ich weiß es nicht. Nur selten fiel Licht auf die Kissen.

Ich war gefangen zwischen Entzweiung und Vereinigung, Fernweh und Heimweh. Mein Heimweh schwand zuweilen wie auch zuweilen die Grenze zwischen den Häuten schwand, wenn ich den Kopf in eine Armbeuge legte oder auf eine mehr oder weniger behaarte Brust, dem Atem nachspürte und dem Herzschlag und das Auf und Ab des Brustkorbs unter meinem Kopf mich an das Auf und Ab der Wellen erinnerte, wenn ich die Augen schloss. Das Fernweh blieb.

Mein Fernweh schwand, wenn ich die straffen Zöpfe löste und auf nackten Sohlen wanderte an den Wassern und in den Wäldern, in Wüsten und Gebirgen, Höhlen und Minen, in den Höhen und Tiefen der Ebenen. Wohl wollte ich wandern, wo nun die Welt vor mir lag, Schritt für Schritt, langsamen Ganges, sie erschließen als feste Stätte meines Bleibens, so, wie es die Alten erzählten. Hand in Hand mit einem Menschenmann wollte ich es tun; mit einem, der erinnerte, wenn ich vergaß; der Dinge erfand und sie mit seinen Händen baute, wo ich bewahrte und beherbergte; mit einem, der wach war und wahrhaftig, aufrecht gegen Schwerkraft und Fliehkraft. Aber die Männer, die Hans hießen; mit ihren unschuldigen Gesichtern schliefen auf den Kissen in den trüben dämmrigen Häusern; sie träumten ihre bunten verlockenden Träume oder so düstere, dass ihre Stirnen feucht wurden, die Hände verkrampften und ihnen der Atem stockte. Ich wanderte. Das Heimweh blieb. Und manchmal schien es mir, als seien Heimweh und Fernweh in der Tiefe dasselbe.

Ich wanderte. Ich wuchs und ich schrumpfte und schälte mich ab und alterte. Und heute scheint es mir, dass ich opfern und verlieren musste, um anderes zu gewinnen: meine Stimme und mein Haar musste ich opfern, den schwebenden Gang der Tänzerin, die Anmut meiner Gesten, meinen Schatten und selbst einen Teil meiner Seele. Die hungrigen Blicke all der Männer, die HANS hießen, verlor ich; die Macht meines KOMM!, die Geborgenheit in ihren Armbeugen und auf ihrer lebendig warmen Brust; die Sicherheit ihres Atems, die Beunruhigung während langer Atempausen und die Erleichterung über den ersten tiefen Atemzug danach; ihre Hände auf meiner Haut. Den Schmerz gewann ich als verlässlichen Freund, Geliebten, Bruder und Gefährten. Bei jedem Schritt auf schmerzenden Füßen war er mir gegenwärtig, hier, im Reich der entfalteten Schatten. Lange Verborgenes entdeckte ich bei all diesem Schrumpfen und Abschälen; aus Verletzungen gewachsen, versteckt und eingeschlossen im unscheinbaren Lebendigen, steckengeblieben und mumifiziert oder langsam gereift, versunken ruhend wie in Sedimenten eines Sees. Beängstigend konnte es sein, erschreckend, entsetzlich – und dennoch: Manchmal erschien es mir, als entdeckte ich lange vermisste und entbehrte Kostbarkeiten.

Eine Seele könne ich gewinnen, sagten die Alten... Manchmal glaubte ich gar, es gäbe eine Anmut im Zorn, Ruhe in Aufruhr, Demut im Aufbegehren, Geborgenheit in tiefem Einsamsein, Verbundenheit im Streit; Schönheit in kurzem Haar, rauen, ungeübten Stimmen und Bewegungen, die tastend waren, zögerlich, ein wenig hölzern vielleicht; Güte in einer mit tödlicher Entschlossenheit begonnenen Bewegung.

Kostbares entdeckte ich, als ich die Kinder all der Männer gebar, die HANS hießen – geöffnet vom Schmerz, noch wie eingesogen vom tiefen, wissenden Blick des soeben Geborenen, der sich so bald verliert. Wir waren ICH und DU und WIR. KOMM Kind, werde, was du bist, ich trage und wiege, nähre und beherberge – und dann gehen wir, Hand in Hand zunächst, Schritt für Schritt, langsamen Ganges damit sich dir die feste Stätte deines Bleibens erschließe... KOMM Kind, werde, was du bist.

GEH, Kind, GEH – und werde was du bist. Das größte Glück bist du mir – wenn auch nicht mein einziges. GEH mit meinem Segen, wenn du ihn dir wünschst. Wir beide wissen, dass du ihn nicht brauchst. GEH, wenn es für dich an der Zeit scheint, GEH trotz meiner Zweifel. GEH mit meinem Drängen, wenn es zerstörerisch zwischen uns zu werden droht, auch wenn es mich schmerzt. Wenn du es brauchst, geh ohne dich umzudrehen. GEH, auch wenn deine Schritte noch unsicher sind. Werde, was du bist.

Die Welt ist voller Mütter und Väter und Kinder. GEH, Schritt für Schritt und langsamen Ganges und vielleicht Hand in Hand mit einem, der wach und wahrhaftig ist und aufrecht gegen Schwerkraft und Fliehkraft. GEH, Kind, werde, was du bist.

Auch ich gehe, Schritt für Schritt, langsamen Ganges durch die Höhen und Tiefen der Ebenen, langsam wandernd meinen Weg durch die feste Stätte des Bleibens. Manchmal muss ich tauchen, wenn die Füße schmerzen und mir die Menschenhaut in Fetzen vom Leib fällt. Wenn ich in die Strudel gerate, zu Meerschaum werde, wo Klippen und Brandung aufeinandertreffen und aufsteige mit den aufsteigenden Nebeln, erinnere ich mich des tiefen wissenden Blicks des soeben Geborenen, der sich so bald verliert. GEH, Kind, und KOMM – werde, was du bist.

Ich trug sie, nährte, wiegte und beherbergte und ging Hand in Hand mit ihnen langsamen Ganges, langsam wandernd unseren Weg, so, wie die Alten es sagten. Ich wurde, die ich war, wenn sie mich lehrten, längst Vergessenes neu zu entdecken: unter einem kaum spürbaren Windhauch bebenden Tau, das Auf und Ab winziger lebendiger Vielfalt auf einer Wiese im schüchternen Licht des eben erwachenden Morgens, das Spiel mit den Schatten von allem, was beseelt einen Schatten zu werfen vermag; ich wurde, die ich war mit jedem schmerzhaften GEH.

Sie wurden die, die sie waren. Ich wanderte. Kostbares begegnete mir: Menschen, die ihre trüben dämmrigen Häuser verließen, an Wellensäumen gingen und gingen, bis etwas in ihnen offen wurde und weit und frei. Wir schauten und staunten, wenn der Wind die Wasseroberfläche kräuselte und Hineingeratenes immer größer werdende Kreise zog, bis sie sich irgendwann glättete und wir durch das eigene Spiegelbild sehen konnten bis auf den Grund.

Einmal wanderte einer neben mir als ich gen Sonnenaufgang ging - und unsere Schatten verschmolzen, sanft und so selbstverständlich, als könnte es nicht anders sein, wenn sie uns am Morgen fremd und beharrlich folgten, uns gegen Mittag einholten und am Abend offen vor uns lagen.

Ich sammelte, so, wie ich es immer tat, was mir am Wellensaum begegnete - Treibholz und Bernstein, versteinertes Getier, kleine Kostbarkeiten, jede anders. Er schaute mir staunend zu. Bevor er ging legte ich sie ihm schweigend in die Hände. Vielleicht würden sie – ins Wasser geworfen – immer größer werdende Kreise ziehen, bis die Oberfläche sich irgendwann glättete und man durch das eigene Spiegelbild sehen konnte bis auf den Grund; vielleicht würde er sie bewahren, vielleicht verschenken, vielleicht mit grazilen Werkzeugen etwas daraus fertigen – ich wusste es nicht

Einmal begegnete mir einer mit rissiger Haut und kurzem Haar. Mit rauer, ungeübter Stimme erzählte er mir seine Geschichten. Ich hörte ihm zu, wie eingesogen von seinem tiefen wissenden Blick, und – auch hier als könne es nicht anders sein – gleichermaßen behutsam mit ihm und seiner Geschichte und mit mir. Bevor ich ging trat ich zurück und schaute ihn an und sagte, er sei schön.

Manchem begegnete ich wieder und wieder – an den Wassern oder in den Wäldern, in Wüsten oder Gebirgen, Höhlen und Minen. Manchmal schwiegen wir; manchmal erzählten wir einander von den Höhen und Tiefen der Ebenen, den Tiefen der Meere oder den Weiten des Himmels. Manchmal verschmolzen unsere Bilder und manchmal unsere Schatten, manchmal spielten wir mit ihnen – verhalten, zögerlich, ein wenig hölzern zunächst, bis die Bewegungen fließender wurden und es fast tänzerisch wirkte. Manchmal schien es so, als könnten sie verschmelzen mit anderem, was beseelt einen Schatten zu werfen vermag.

Die Liebe, die dazu verhelfen könne, eine Seele zu gewinnen – ich weiß nicht, was die Alten meinten, wenn sie ihr sprachen. Manchmal scheint es mir, dass auch sie schon in mir war: unentfaltet vielleicht, vielleicht unerweckt, vielleicht klar und beständig und nur unerkannt.

Sie kann mir nicht anders sein als im Rhythmus mir allem Lebendigen: dem Zu- und Abnehmen des Mondes, dem Auf und Ab der Nebel und der Gezeiten und dem der Säfte in den Bäumen; lebendig, fließend, sprudelnd und sich verströmend zwischen Heimweh und Fernweh, Entzweiung und Vereinigung; als ein WIR das wächst zwischen ICH und DU und dem Lebendigen um uns, verborgen zuweilen wie längst versunkene und vergessene Schätze in den Tiefen der Meere oder den Sedimenten eines Sees; verbindend und verbunden gleichermaßen wie die Meere, die Flüsse, die Quellen – sich wandelnd und offen und weit und frei.

Ein Mann muss tun, was ein Mann tun muss (?).

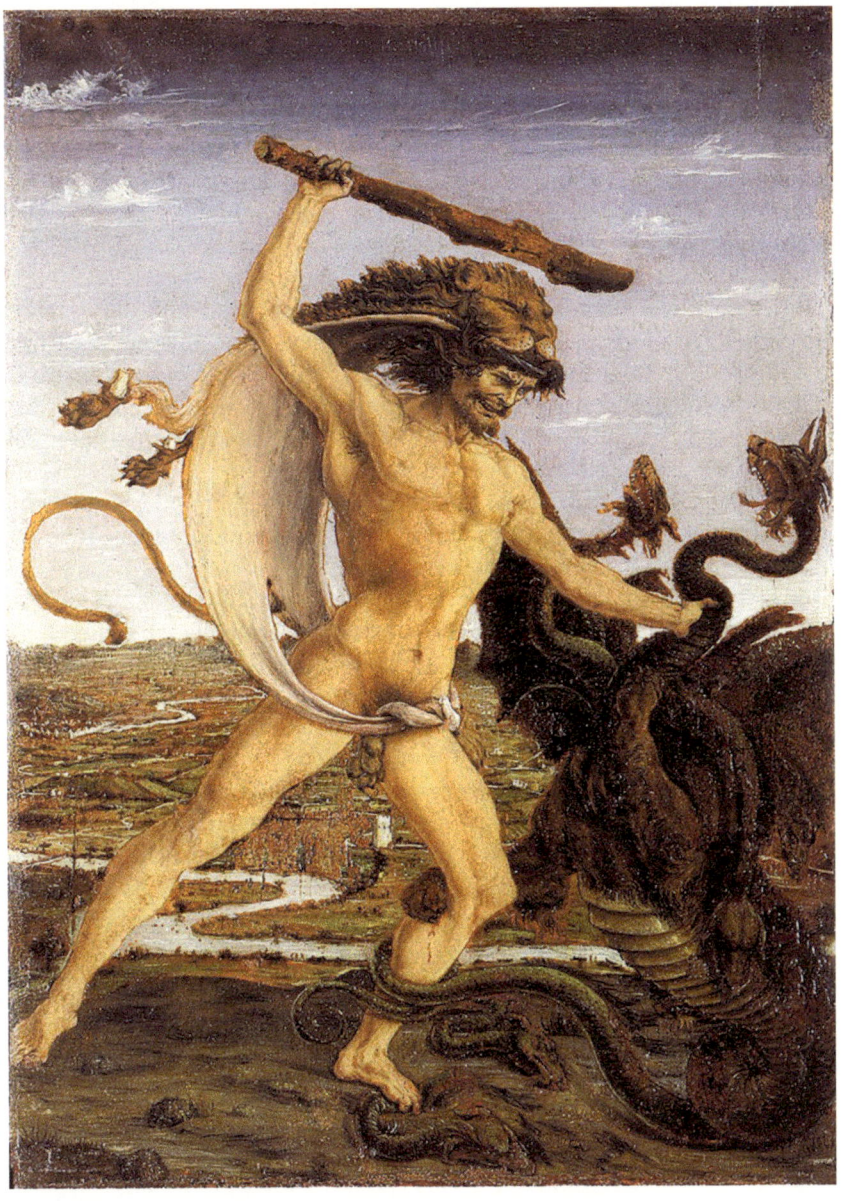

Dieser Satz stammt aus einem Western. Wahrscheinlich ist es "High noon". Es geht darum, dass ein Mann entscheidet, zu tun, was getan werden muss[121]. Ein sehr ähnlicher Ansatz wird in einem anderen Western verfolgt: "Der Mann, der Liberty Valance erschoss"[122]".

In beiden Fällen handeln die Protagonisten nicht aus egoistischem Eigeninteresse heraus, sondern im Sinne eines höheren Wertes – bis hin zum fast sicher erscheinenden Tode.

Man könnte das als Heldentum bezeichnen, wenn es nicht auch eine dunkle Seite hätte: Ein solch konsequentes Handeln kann zu Fanatismus führen – worunter man provisorisch verstehen könnte, dass der Wert, durch den das Handeln bedingt wird, nicht mehr in Frage gestellt werden kann.

In der Wirklichkeit gibt es Wertekonflikte. In beiden zitierten Filmen ist es nicht nur der Konflikt zwischen dem höheren Wert und der eigenen Sicherheit, sondern auch der Konflikt zwischen dem höheren Wert und der persönlichen Liebe. In beiden Filmen sind die Protagonisten Ausnahmegestalten und nahezu alle anderen verlassen sie. Das ist das Charakteristikum von Helden, ebenso wie die Fähigkeit, innerhalb des Wertekonfliktes die richtige Wahl zu treffen.

Irgendwann stehen wir alle vor solchen Wertekonflikten und wissen nicht, was zu tun ist. Was in uns ist es, das uns dahin bringen kann, das Richtige zu tun? Man nennt diese Instanz das Gewissen.

Der erste Schritt wäre also, sich immer nach dem Ratschlag des Gewissens zu richten. Das Gewissen muss nicht in jedem Falle einspringen, es genügt, wenn es einem (wie der Daimon des Sokrates) sagt: "Tu das lieber nicht, es ist nicht in Ordnung". Damit hätten wir die Tugend wohl erreicht (und mit dem Wissen darum würden wir sie automatisch wieder verlieren).

Aber schon wieder muss man weiterfragen: Wie bildet sich das Gewissen aus? Es ist ganz gewiss nicht von Geburt an vorhanden. Also wird es gesellschaftlich gebildet und ist von den jeweiligen gesellschaftlichen Bedingungen abhängig. Aber nicht einmal das wissen wir sicher. Es könnte ja auch so etwas wie ein Naturrecht oder ein universelles Gewissen geben, das unabhängig von der jeweiligen Gesellschaftsordnung ist und das man einfach in Abhängigkeit von dieser Gesellschaftsordnung unterdrücken kann – oder eben nicht. Wir wissen es nicht.

---

[121] Es gibt hierfür sogar eine Repertoriumsrubrik: *"Freiheit - tun, was er tun muß; bemerkenswerte Freiheit zu"*

[122] Es ist einer meiner (Albins) Lieblingsfilme. Eine meiner Lieblingsvorstellungen ist, diesen Film in den U.S.A. zu sehen, zur Zeit als er herauskam, in einem Autokino, mit Chips und Bier (oder Cola) und Eiscreme, und natürlich nicht allein...

Und die zweite Frage wäre, ob diese Instanz, die uns rät, das eine zu lassen (und vielleicht auch, das andere zu tun), wirklich das Gewissen ist oder ein anderer Daimon.

Ich denke z.B. an Adolf Eichmann, der in seinem Prozess versicherte, er habe ein reines Gewissen. Er sagte ja so ungefähr, dass er nur getan habe, was er tun musste (ein Mann muss tun, was er tun muss). Gab es nichts in ihm, das ihn von seinen Taten abhielt, eine Gegenstimme zumindest? Die Gegenstimme gab es, aber der "höhere Wert", die "Pflicht" war stärker[123]. Wer die Protokolle des Prozesses liest, kann das einfach nicht begreifen.

Irgendwann sagte mir einmal jemand einen Satz, der seitdem beständig in meinem Hinterkopf ist: "Freiheit ist, wenn du absolut keine Wahl mehr hast".

Ich muss zugeben, dass mich das an jene Formulierung von Hegel und Engels erinnerte, Freiheit sei die Einsicht in die Notwendigkeit. Wenn man es genauer betrachtet, besagt die Hegelsche/Engelssche Formulierung aber etwas anderes, nämlich, so weit ich es verstehe, dass wir keine Freiheit von den Naturgesetzen erlangen, sondern sie nur zu unseren Gunsten ausnutzen können[124].

Darum scheint es mir in jenem anderen Satz nicht zu gehen, sondern vielmehr um eine <u>innere Notwendigkeit</u>, welche die <u>Wahl</u>, das eine oder andere zu tun, bedeutungslos werden lässt[125]. Und die auch die (veränderlichen) gesellschaftlichen Normen bedeutungslos werden lässt.

Ich stelle jetzt einmal eine Behauptung auf, die ich wahrscheinlich nicht wirklich belegen kann: "Ein Held ist jemand, der seiner inneren Notwendigkeit folgt, ein Feigling jener, der das nicht tut".

Das ist ein ziemlich grausamer Satz, denn nach ihm gäbe es nur noch Helden und Feiglinge.

Die Wirklichkeit des Lebens ist für die meisten ein Kompromiss – und das ist nichts Schlechtes. Helden werden wir aber dadurch nicht.

---

[123] Ich sehe hier davon ab, mich an der Analyse der Persönlichkeit zu versuchen, bei der durchaus auch sadistische Anteile vorhanden gewesen sein könnten. Nicht nur, weil ich mir das nicht zutraue, sondern auch, weil die Informationslage nicht ausreichend ist.

[124] Als diese Einsicht in die Notwendigkeit könnte man auch den berühmten Satz von Lord Kelvin ansehen: *Eine Maschine, die schwerer ist als Luft, wird niemals fliegen können.* Ein nicht nur im Nachhinein ziemlich dummer Satz, denn die Bedingung, dass größere Schwere als Luft das Fliegen verunmöglicht, wird bekanntlich sofort widerlegt, wenn man einmal in seinen Garten schaut und dort Vögel sieht.

[125] Wie es in einem Zen-Koan heißt: Der wahre Weg ist gar nicht schwer, nur abhold wählerischer Wahl (Bi Yän Lu, übersetzt von Wilhelm Gundert)

Es stellt sich weiter die Frage, unter welchen Umständen wir welchen Kompromiss eingehen wollen oder müssen und unter welchen Umständen nicht. Das ist eine Frage der Haltung. Die Haltung kann uns zu Helden[126] machen – sofern wir eine haben.

Allen Gewalten zum Trutz sich erhalten,
nimmer sich beugen,
kräftig sich zeigen
rufet die Arme der Götter herbei.

Das stand in der Gefängniszelle von Hans Scholl (der ganz gewiss kein "Hans" war, sondern ein wirklicher Held – wie auch seine Schwester). Wobei man dieses "Sich selbst erhalten" auch wieder relativieren bzw. differenzieren muss. Es gibt Situationen, in denen der Erhalt der physischen Unversehrtheit sekundär wird gegenüber dem Erhalt des Selbstes, das nicht nur den eigenen Körper und das Ich umfasst (wahrscheinlich scheidet sich gerade in diesen Situationen der Held vom Nicht-Helden[127]). Mit "Sich selbst erhalten" meint GOETHE wahrscheinlich auch nicht das Arrangement, das zum Überleben beiträgt, sondern das Erhalten der Haltung.
Nur kann die Haltung auch manchmal falsch sein. Da sind wir wieder am Anfang: Wie kann ich wissen, was richtig ist, was die richtige Haltung ist?

Kirchen und andere Wertevermittler haben versucht, eine allgemeingültige Normierung der Haltung vorzunehmen. Ich denke, man kann Helden sowohl unter denen finden, die diese normierte Haltung verinnerlichen und weitertragen, als auch unter jenen, die sich dagegen stellen. Was uns immer noch nicht sagt, was ein Held ist (oder eine Heldin).

Man könnte entgegen dem oben Gesagten auch meinen, Held sei, wer eine Wahl habe und sie vollziehe. Aber vielleicht ist das in irgend einer Tiefe das Gleiche. Vielleicht geht es in irgend einer Tiefe nicht mehr um die Alternative zwischen Wahl und Nicht-Wahl. Dort bin ich nicht. Dort ist ICH nicht. Wie könnte ich also wissen, was ein Held ist?
Wir können den Helden bestenfalls umkreisen. Und wir können über Beispiele nachsinnen.

---

[126] Es würde uns gefallen, wenn man den Begriff "Haltung" mit dem Begriff "Held" auch etymologisch in Zusammenhang bringen könnte, aber dazu kann ich nichts sagen.
[127] Man könnte versuchsweise sagen, dass der Zugang zum Selbst Voraussetzung für Heldentum ist.

Natürlich! Welches sind die ersten Helden? Die der Ilias selbstverständlich[128]!

Wer sind hier die Helden? Der Kriegskönig Agamemnon, der dem Achilleus seine Frau (nein, seine Sklavin!) wegnimmt, als er seine hergeben musste? Achilleus, der deswegen schmollend nicht mehr an den Kriegshandlungen teilnimmt, obwohl er der stärkste Krieger von allen ist? All jene, die sich ihrer Stärke und ihrer Herkunft brüsten und sich auf die Schilde schlagen, bevor sie in den Wettkampf eintreten, derjenige, welcher die meisten Gegner pro Zeiteinheit erschlagen kann?
Hektor ist vielleicht am ehesten ein Held, indem er weiß, dass er Achilleus wahrscheinlich unterliegen wird, aber auch weiß, dass er diesen Kampf führen muss. Und er verliert ihn auch – anders als die eigentlich ebenfalls unterlegenen Helden der erwähnten Western[129].

Wie ist es mit dem listenreichen Odysseus? Ist er ein Held?
Allen Gewalten zum Trutz sich erhalten. Das kann er gut. Und er erhält auch seine Haltung: "Ich will nach Hause!" Dabei widersteht er mehreren Versuchungen: Den Lotophagen, Kirke, den Sirenen, Kalypso[130].
Ist es vielleicht das, was einen Helden ausmacht? Den Versuchungen zu widerstehen und seinen Weg unbeirrt weiter zu gehen[131]? Wir wissen es nicht... Aber wir glauben es nicht, denn das könnte eben auch Fanatismus sein[132]. Was ist es also, was den Helden ausmacht?

Die Sirenen als Verführung verdienen eine gesonderte Betrachtung, denn sie sind irgendwie Entsprechungen zu unseren Undinen, auch wenn sie ursprünglich nicht Mischwesen aus Fisch und Mensch, sondern aus Vogel und Mensch sind. Auch sie sind Bewohner zweier Welten – anders als

---

[128] Natürlich müssen wir auch an die Bhagavad Gita, an das Gilgamesh-Epos oder an andere alte Texte denken, was aber an dieser Stelle zu weit führen würde.
[129] Es ist ein Teil des amerikanischen Traums, dass die Gerechtigkeit ihren Lauf nimmt. Als Helden kann man diejenigen bezeichnen, die dazu gegen alle Widrigkeiten beitragen. Davon ist bei Homer noch wenig zu spüren. Hier geht es um Stärke und Herkunft.
[130] Auch Nausikaa kann man als Versuchung bezeichnen, aber da ist es etwas anders...
[131] An dieser Stelle sind wir erinnert an FREUD, der meinte, die größte Leistung, die ein Mensch vollbringen kann, sei die Niederringung der Leidenschaft ("Der Moses des Michelangelo").
[132] Homöopathisch denken wir da stark an Nux vomica. Diese Menschen haben die Fähigkeit, ihren Weg zu gehen und ihren Plan gegen alle Widerstände durchzusetzen. Das kann ich bewundern, aber es kann auch zu Fanatismus führen und dazu, dass dieser eigene Weg über die Leichen anderer führt. Letzteres bringen wir nicht mit einem Helden in Verbindung.

Odysseus (obwohl Odysseus den anderen Welten ziemlich nahe kommt[133]).

Sie verführen den Menschen durch ihren Gesang und irgendwie kommen die meisten Menschen durch diesen Gesang zu Tode (wenn sie sich nicht wie Odysseus an den Mast binden lassen oder wie Orpheus den Gesang mit der Leier übertönen).

Wie man aber zu Tode kommt, wenn man die Sirenen hört, ist nicht ganz klar. Offensichtlich scheint der Gesang einen großen Drang zu erzeugen, auf diese Insel zu gelangen. Die bösartige Variante ist, dass der Mensch auf die Insel gelangt und dort von ihnen getötet und gefressen wird. Daneben kann man sich vorstellen, dass das Schiff zur Insel segelt und an den Klippen zerschellt oder dass der Seemann versucht, die Insel schwimmend zu erreichen und dabei ertrinkt[134].

Da sehen wir eine große Ähnlichkeit zu den Undinen-Motiven – jedenfalls zu der Seite, in der der Mensch schließlich ertrinkt oder jedenfalls nicht mehr gesehn ward.

Aber könnte es nicht sein, dass wie bei den Undinen sich auch bei den Sirenen eine große Sehnsucht hinter ihrem verführerischen Gesang verbirgt?

Und was ist in diesem Zusammenhang Heldentum? Vorbeisegeln und sich die Ohnen[135] verstopfen? Sich die Ohnen nicht verstopfen und sich dafür an einen Mast binden zu lassen? Oder den Gesang übertönen?

Oder gäbe es vielleicht doch eine Möglichkeit, sich ganz auf diesen Gesang einzulassen und trotzdem zu überleben? Womöglich mitzusingen?

Wer ist ein Held? Derjenige, der widersteht, der sich nicht (vom Weiblichen) herabziehen lässt? Derjenige, der seine Leidenschaft niederringt? Derjenige, der die Jungfrau vor dem scheußlichen Untier rettet (einem Untier, das auch in seiner Seele wohnt und das er überwunden hat oder im Akt der Rettung der Jungfrau überwindet oder das zumindest glaubt)? Derjenige, der sich opfert, um sein Kind, seine Frau, seine Familie, seine Freunde, sein Dorf, sein Land, die Welt zu beschützen und zu retten? Derjenige, der seinen Weg geht, ohne nach rechts und links zu blicken, egal, was dort geschieht? Ist ein Held immer ein Anführer?

Und Heldinnen? Sind es die Amazonen, die den Männern im Kampf ebenbürtig sein wollen? Sind es die stillen Dulderinnen, die immerhin

---

[133] Er erhält ja regelmäßig Besuch von Athene und er blickt auch in den Ais (er betritt ihn nicht).

[134] Daneben gibt es noch die Variante, die KAFKA in seiner kurzen Erzählung "Das Schweigen der Sirenen" schildert.

[135] Jarry, A.: König Ubu, München 1970

dafür sorgen können, dass alles zusammenhält? Oder die Ausbrecherinnen? Manches mag mit dem Heldentum der Männer gleich sein, manches aber auch anders.

Was also ist eine Heldin oder ein Held? Ich weiß es nicht. Ein kläglicher Versuch wäre, zu sagen, dass ein Held jemand ist, der im Notfall sein Ego hintan stellen kann, wenn es um etwas Größeres und Wichtigeres geht.

Zwei Zitate vielleicht:

> *Könnt' ich Magie von meinem Weg entfernen,*
> *Die Zaubersprüche ganz und gar verlernen,*
> *Stünd ich Natur! vor dir, ein Mann allein*
> *Da wär's der Mühe wert ein Mensch zu sein.*
> Goethe, Faust, 11404

> *Christlicher Heroismus ist – und wahrlich, man sieht ihn wohl selten genug –, das Wagnis zu unternehmen, ganz man selbst zu werden, ein einzelner Mensch, dieser bestimmte einzelne Mensch, allein vor Gott, allein in dieser ungeheuren Anstrengung und mit dieser ungeheuren Verantwortung [...]*
> Kierkegaard ("Die Krankheit zum Tode")

Ganz man selbst werden... Wäre womöglich das Heldentum der Weg zum Selbst, das größer ist als das Ich?

Und nicht, wie Kapitän Nemo, sich vollkommen zurückzuziehen und unter Wasser zu schmollen. Und auch nicht, wie Kapitän Ahab, der Rache verhaftet zu sein und den einmal gewählten Weg gnaden- und rücksichtslos zu gehen.

Sondern einfach vollständig zu werden – wozu auch die Undinen, die Sirenen und die Wale gehören.

Und schließlich NIETZSCHE:

> *Bei meiner Liebe und meiner Hoffnung beschwöre ich dich: Wirf den Helden in deiner Seele nicht weg.*[136]

Manch einer geht auch der Liebe und der Hoffnung verlustig oder hat sie nie gekannt...

---

[136] Also sprach Zarathustra. Vom Baum am Berge

Zwischenstück: HELDEN

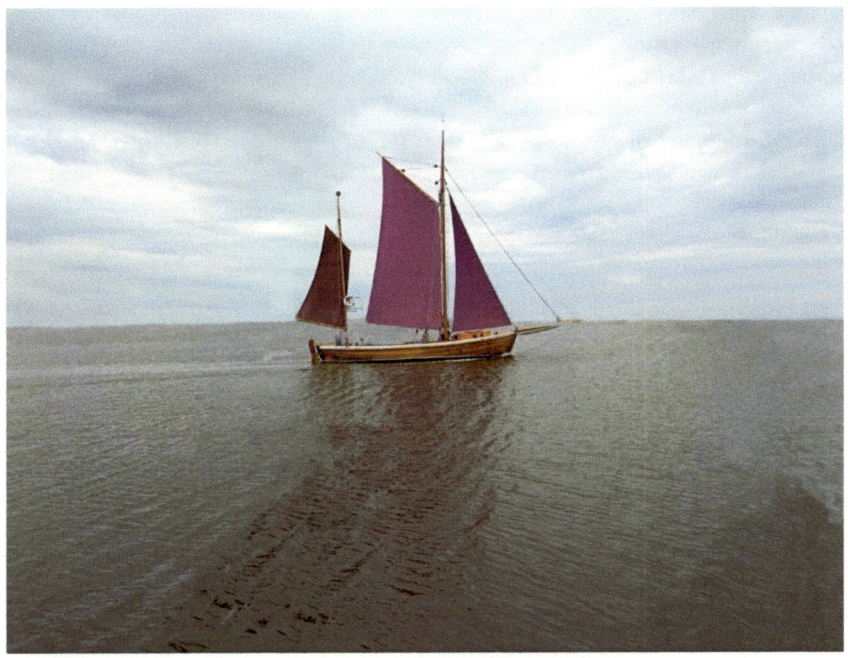

Es ist eine Männergeschichte und es ist eine Menschengeschichte, die ich dir erzählen könnte – nun, wo du noch immer zuhörst, offen und weit und frei und mit deinem warmen wachen Blick, auch wenn meine Worte zuweilen hilflos sind und farblos, unvollkommen und missverständlich angesichts dessen, was es zu erzählen gilt.

Es ist meine Geschichte und es ist eine Männergeschichte, die ich erzählen will und zunächst befremdete es mich, als ich es bemerkte; bin ich doch in meiner tiefsten Tiefe Undine und ein Kind der Meere, der Flüsse, der Quellen, vertraut, – fast eins zuweilen – mit dem Zu- und Abnehmen des Mondes und dem der Gezeiten, dem Auf und Ab der Nebel und dem der Säfte in den Bäumen und all dem Pulsieren unter meinen nackten Sohlen, das ich – Menschin inzwischen – noch immer in jeder meiner Fasern spüre. Hör mir zu, wenn du magst.
Das Gewinnen einer Seele durch die Liebe zu einem Menschenmann – es war ein Ruf dem ich mich nicht entziehen konnte und dem ich folgte in freiwilliger Unfreiwilligkeit,

auch wenn mir heute scheint, dass ich bereits besaß, was ich irgendwann zu begehren begann, unentfaltet vielleicht, vielleicht unerweckt.

Mit dem Begehren lernte ich auch die Furcht kennen und dennoch: Ich musste verlassen, was auch die Menschen verlassen müssen als von Menschenfrauen geborene Wasserwesen und was sie nur noch in merkwürdigen Gefühlen und Träumen ahnen. All das vertraute Blau musste ich verlassen, das der Weiten des Himmels und das der Wasser, auch wenn sie mir wieder und wieder Heimat wurden; die Ebene musste ich erkunden, aufrecht gehen lernen gegen die Schwerkraft, versuchen, der ungewohnten Fliehkraft standzuhalten, die mich der Mitte entfremdete.

Es brauchte die Opfer. Das Gleichsein und die Geborgenheit im Reigen mit meinen Schwestern opferte ich, meine Stimme opferte ich und mein Haar, die Last des Begehrens trug ich, die der Vereinzelung und die der Angst; auf schmerzenden Füßen lernte ich zu laufen in meinem Frauenkörper — mir schien, als müsse etwas in mir sich seiner Menschlichkeit fügen und ihr dienen, in einer begrenzenden Enge, die ich nicht zu sprengen vermochte, bis selbst sie mir Heimat wurde, wieder und wieder.

Es war mehr als nur das. Ich fühlte mich in eine Welt geworfen, die mir nicht wohlgesonnen war. Es schien so, als hätte ich keinen Anteil daran — und er war doch so viel größer als bei all dem mühelosen Steigen und Fallen, Wiegen und Getragenwerden und Umschlossensein. Es war, als ob die Brandung mich gegen die Klippen schleuderte, das Treibholz mich verletzte in der Strömung nach der Schneeschmelze und die Ruten der Weiden mich striemten wenn ich auftauchte aus den Meeren, den Flüssen, den Quellen.

Eine Kraft durchzog das Reich der entfalteten Schatten, die ich nicht einzuordnen vermochte. Vielleicht war auch sie in mir, unentdeckt und unentfaltet — ich weiß es nicht. Sie war im Außen und im Innen, in den Göttern der Menschen und in ihren Geschichten. Sie war zwischen den Menschen und in ihrem Inneren, sie war in all den Männern, die Hans hießen, sie war in denen, mit denen ich wanderte, sie war in all den Kindern, die ich zur Welt brachte.

Sie hielt mich fest in meinem Frauenkörper, beständig und dauerhaft, sie drängte mich in die trüben, dämmrigen Häuser und vor all die starren blankpolierten Spiegel: ICH, schien sie zu rufen, ICH und immer wieder ICH, ICH, koste es, was es wolle. Und jedes ICH bedeutete auch ein GEGEN, im Innen, im Außen und zwischen den Menschen.

Wie ein ungebändigtes Tier schien mir diese Kraft und sie wechselte die Gestalt, wieder und wieder: fremd und vertraut erschien sie mir, freundlich und bedrohlich, feindselig und lebensspendend. Wie das Feuer konnte sie sein, wärmend und von leidenschaftlicher Intensität und so, dass sie nur verbrannte Erde hinterließ, trockene Haut und Dürre in Herzen und Hirnen. In die Welt geworfen fühlte ich mich, ihr ausgeliefert in Fremdheit und Angst. Ich ließ es geschehen, so wie das Steigen und Fallen der Nebel geschah, einfach so. Ich hatte keine Wahl, solange ich noch sehr Undine war.

Meine Mütter, Großmütter und Göttinnen, die sich meiner Wunden, meiner Verwirrung und Zweifel hätten annehmen können – irgendwann fand ich sie nicht mehr im Reich der entfalteten Schatten. Irgendwann fand ich sie nicht einmal dann mehr, wenn ich tiefer und tiefer tauchte, weil mir die Menschenhaut in Fetzen vom Leib fiel und die Füße schmerzten. Lediglich meine Undineschwestern tanzten im Reigen in all dem Blau, alle gleich; unbeschwert und fast feindselig. Ich müsse mich entscheiden, so sagten sie, Unbefangenheit oder Schmerz, Zugehörigkeit oder Einsamkeit, lebendiges Fließen oder Starre, Tiefe oder Ebene, Wasser oder Erde. Ich konnte es nicht. Inzwischen war ich all dem verhaftet, zugehörig und verbunden.

Meine Mütter, Großmütter und Göttinnen schienen verloren in der Zeit oder im Vergessen... Ich weiß es nicht. Einzig eine feine tiefe Erinnerungsspur war geblieben in meiner tiefsten Tiefe.

Manchmal – in merkwürdigen Gedanken und Träumen – schien es mir, als sei ich an ihrer Seite gewesen ohne all die Schmerzen und Zweifel und all das Zerrissensein, manchmal glaubte ich gar, ich sei in die Unterwelt hinabgestiegen und hätte den Tod erlitten um einen zu retten, den ich liebte, wieder und wieder... Und dann schien es mir, als hätte mein Hinauf und Hinab etwas von der Beständigkeit und Dauerhaftigkeit der Ebenen. Dann war mir so, als sei mir das Anhaften der Menschenmänner vertraut und wie ihr Mut und ihre Entdeckerfreude Teil jener geheimnisvollen Kraft. Aber es war anders, wenn es von mir kam.

Ich folgte all den Männern, die Hans hießen, in ihre Düsternis und glaubte, sie erretten zu können aus all den Schrecken, die so bedrohlich waren, dass sie ihnen den Schweiß auf die Stirnen trieben, ihre im Schlaf so unschuldig wirkenden Gesichter sich maskenhaft verzerrten und ihnen der Atem stockte. Ich haftete an ihnen und an der Menschenwelt, denn in ihr lebten all die Kinder der Männer, die Hans hießen, die ich geboren hatte und die ich liebte und mit denen ich gehen wollte: Hand in Hand zunächst, langsamen Ganges, damit ihnen die Ebene feste Stätte ihres Bleibens werde und sie wach würden und aufrecht gegen Schwerkraft und Fliehkraft. Wohl hätte ich mit ihren Vätern gehen wollen – die aber schliefen in den trüben dämmrigen Häusern und träumten ihre bunten, verlockenden oder bedrohlichen Träume. Ich vermisste sie selten.

Träume seien Schäume, so sagten die Menschen, schüttelten bedenklich die Köpfe über mein Gebaren oder wandten sich ab oder lächelten verzeihend oder ungut über eine, die allenfalls Platz hatte in den Phantasien der Kinder, die geheimnisvolle langhaarige Schöne, die die Männer locken konnte mit ihrem KOMM! oder umschlingen und fesseln und hinabziehen bis auf den Grund. Und dennoch: ich blieb meinen Göttinnen verhaftet und meinen Träumen und denen, die ich liebte.

Die Höhen und Tiefen der Ebenen mit ihren trüben, dämmrigen Häusern, all ihren Schlössern und Zäunen, all den starren blankpolierten Spiegeln und den erdachten Regeln hatten andere Götter.

Wie eine feste Burg seien sie, so hieß es, feste Wehr und Waffen. Grausam und besitzergreifend konnten sie sein, herrschsüchtig und manipulativ, bewusst und absichtsvoll. Sie blieben mir so fremd wie ihre jungfräulichen Mütter, auch wenn mir ihr Fleischwerden und ihr Auf und Ab vertraut war; bis ich erahnte, dass sie lediglich Bilder waren, hier im Reich der entfalteten Schatten, der Formen und des Dauerhaften; weil irgendjemand es so brauchte, oder liebte, oder hasste. Ich weiß es nicht.

Die Liebe eines Menschenmannes wollte ich gewinnen und eine Seele, WERDEN wollte ich, und nicht nur SEIN, mir die Ebene erschließen als feste Stätte meines Bleibens. Und so begann ich, es den Menschenmännern gleich zu tun.

Ich führte mit ihnen ihre Kriege, kämpfte, siegte und fiel an ihrer Seite und manchmal führte ich ihre Heere an – stolz auf meine Macht und ihren Gehorsam. Ich stieg mit den Bergbezwingern unter ihnen hinauf und hinab. Diejenigen, die sich mit Wohlgefallen betrachteten; die mit ehernen Gesichtern, stolzgeschwellt, ein Bein erhöht auf einem Stein gleich neben dem Kreuz auf den Gipfeln standen, so, als stünden sie wie ein Großwildjäger auf einem aus sicherer Distanz getöteten Tier, hießen Hans. Und mein MIT war ein GEGEN, gegen die Heere der anderen und gegen jeden Vater und jede Mutter, deren Sohn durch mein Schwert starb; gegen die Berge, die ich glaubte, bezwingen zu können, gegen Hans und gegen mich.

Ich baute mit denen, deren Häuser wuchtig, trotzig und vermessen gen Himmel ragten, ihren Ruhm verkünden und ihnen und ihren wirren Herrschaftsideen Unsterblichkeit verleihen sollten – und die doch nur von Eitelkeit, Starrsinn und Wahnsinn kündeten, von vergänglicher Macht und dem Leid ihrer Opfer. Sie hießen Hans.

Ich reiste mit denen, die die Höhen und Tiefen der Ebenen erkundeten mit ihren erdachten und gebauten Maschinen. Die, die äußerlich und innerlich gepanzert in die Weiten des Himmels und der Meere vordrangen wie in die Körper ihrer Frauen – als gelte es, zu erobern, zu besiegen, zu unterwerfen, zu vereinnahmen und auszubeuten, sich zu verströmen und zu ergießen als wollten sie ihren Besitz markieren – hießen Hans. Ich erkundete und drang vor, eroberte, besiegte und unterwarf – mit all denen, die Hans hießen. Jedes MIT war auch ein GEGEN: gegen das Blau des Himmels und das der Meere, gegen das, was uns hätte verbinden können und gegen mich.

Ich war mit denen, die dieser geheimnisvollen Kraft nicht standhielten, weil sie ihr einfach nicht gewachsen waren, nicht stark genug gegen Schwerkraft und Fliehkraft, ohne Mitte, die sie hätte halten können. Ich war mit denen, die vor ihr flüchteten oder sie leugneten. Ich war mit denen, die „ICH doch nicht!" riefen und nicht ICH waren, nur verloren und aufgebläht. Und jedes MIT war ein GEGEN: gegen das Aufrichten und die Aufrichtigkeit, gegen das WERDEN und gegen mich.

Ich war mit denen, die ihre menschliche Schwäche erkannten und gebeugt waren von der Last ihrer Schuldgefühle, von der Überzeugung ihrer Unzulänglichkeit und ihres tatsächlichen oder vermeintlichen Versagens. Ich war mit denen, die sich voller Angst hinter freundlichem Schweigen versteckten oder hinter ihrer Prinzipienfestigkeit; oder die sie zur Schau stellten – und die an all ihren erdachten erbarmungslosen Regeln und Gesetzen klammerten, als könnten die stillen Hass, verborgene Wut und Rachsucht rechtfertigen; die in all dem Geborgenheit suchten wie im Schoß ihrer Mütter und doch nur einen schäbigen Ersatz fanden. Ich war mit denen, die sich selbst erbarmungslos antrieben oder sich geißelten und Buße taten mit unerschütterlicher Beharrlichkeit, als gäbe es nicht das "absolvo te" menschlicher Menschen und menschlicher Götter. Und jedes MIT war zugleich ein GEGEN: gegen Eigenständigkeit und Verbundenheit, Wachsen und Werden, Mitgefühl und Barmherzigkeit.

Ich war mit denen, die sich in die Arme ihres Selbstmitleids fallen ließen oder in die ihrer Götter oder Götzen, deren Gebote und Regeln auslegten, wie es ihnen gerade genehm war, ihr Menschsein darüber vergaßen und – sich gut, fromm und gehorsam wähnend – auch sich und das, was ihnen anvertraut war. Sie alle hießen Hans.

Ich war mit denen, die es mir gleich tun wollten, unbedarft in die Wasser gingen und sich tragen und wiegen ließen bis ins Vergessen oder sich siegessicher in die Strudel stürzten. Sie hießen Hans.

Ein jeder gehe seinen Weg, sagen die Weisen. Man möge sich hüten vor dem der anderen. Er könne Irrweg sein.

Ich war mit denen, die nach Wissen und Erkenntnis strebten. Ich war mit denen, die ihr tatsächliches oder vermeintliches Wissen – das über Erscheinungen oder Dinge, über sich selbst oder andere – verkündeten, als verkündeten sie die letzte, für immer in Stein gemeißelte Wahrheit. Sie hießen Hans.

Ich war mit denen, die Scheiterhaufen entzündeten, ich war mit denen, die auf ihnen brannten. Ich war mit denen, die die Bücher derer totschwiegen oder verbrannten, die anders dachten als sie. Und jedes MIT war zugleich ein GEGEN: gegen das Wissen, gegen die Wahrheit, gegen das Andersdenken und die Andersdenkenden und gegen mich. Und ich erkannte, dass ich irrte.

Ich ging mit denen ohne Ziel, die einfach nur gehen wollten, weil sie arglos und sorglos waren oder getrieben von unerklärlicher Unruhe. Mit ihnen spielte ich ihre wilden Spiele, kämpfte ihre Wettkämpfe, versuchte mich in Arg- und Sorglosigkeit. Manche hießen Hans. Die spielten und kämpften, bis sie in ihrer Unruhe ermatteten und ihre Blicke leer wurden und verloren. Manche spielten und liefen voller Freude, bis etwas in ihnen offen wurde und weit und frei, manche legten die Köpfe in die Nacken und breiteten die Arme aus, dem Blau des Himmels entgegen, manche spiegelten sich im Blau der Meere, der Flüsse, der Quellen, manche erschraken darüber und kehrten alsbald zurück zu Tagwerk und Geschäftigkeit und all den bunten Verlockungen. Manche erkannten, dass sie irrten. Manche blieben bis sie gelöst schienen und beglückt.

Ich ging mit denen, die mit leichtem Gepäck reisten bis an die Schwellen. Ich erwartete sie, als sie zurückkehrten, manchmal verband ich ihre Wunden, manchmal reinigte und pflegte ich ihre Waffen und manchmal übte ich mich in deren Gebrauch.

Ein jeder gehe seinen Weg, sagen die Weisen. Man solle sich hüten vor dem der anderen, er könne Irrweg sein.

Manchmal tröstete ich und beherbergte, wenn die Rückkehrer nicht mehr in die Welt zu passen schienen und das, was sie mitbrachten, keiner haben wollte. All das war mir vertraut. Sie hießen Odysseus, Orpheus …und manchmal legten sie ihre Namen ab. Ich hörte, was sie erzählten – ganz ICH waren sie oft, wenn sie zurückkehrten, ICH und das, was sie taten. Und oft liebten sie, was sie taten. Auch ich war irgendwann ICH und manchmal schien mir, ich sei, was ich liebte.

Ich liebte, mit denen zu bauen, deren Häuser wie aus der Landschaft gewachsen zu sein schienen, so, als könnten sie sich mit ihr ändern und sich irgendwann in ihr auflösen, nach einer Zeit der Beständigkeit.

Ich liebte, mit denen zu sein, die das Schöne liebten und sahen. Und wir sahen, dass Gebäude, die in den Himmel ragten, beständig, grazil und schön sein und von dem Wissen um etwas erzählen konnten, was größer und dauerhafter war als jedes ICH. Ich war mit denen, die Bilder schufen, Geschichten, Gestalten und Skulpturen. Manche entstanden, wenn wir an den Meeren bauten, mit dem Rücken zum Mond – und wir wussten, wie vergänglich sie waren.

Ich liebte es, mit denen zu sein, die ihre menschliche Schwäche, Fehlbarkeit und Unzulänglichkeit aufrecht und aufrichtig, mit Würde und Sicherheit zu tragen lernten und irgendwann darum wussten, dass eben das sie zum Menschen machte und gleichermaßen in ihnen wie in anderen war. Keiner von ihnen bedurfte erdachter Regeln und Gesetze, weil Mitgefühl und Barmherzigkeit eine ihnen innewohnende Richtschnur ihres Handelns wurden. Sie waren von elastischer, schwingender Stärke und energischer Zartheit und verbunden mit sich selbst und dem Lebendigen um sich herum.

Ich liebte es, mit denen zu sein, die mutig über Grenzen gingen – über die ihrer trüben dämmrigen Häuser, über die Mauern ihrer Zeit und über die ihrer Gedankengebäude. Sie flogen mit abenteuerlichen Flugapparaten ins Blau des Himmels und wagten sich mit zerbrechlichen kleinen Schiffen auf die Meere, sie schrieben in Studierstuben und an Küchentischen verbotene Schriften, sie schrieben mit erlaubten gegen den Zeitgeist an, sie vertrauten sich ihren Träumen an und ihren tiefsten Tiefen – keiner wusste, ob er jemals zurückfinden würde.

Ich liebte, mit denen zu sein, die Dinge erschufen und mit ihnen umgingen, als hätten sie etwas zu verschenken. Sie erforschten die Weiten des Himmels und der Meere mit einer Vorsicht und Fürsorglichkeit, als gelte es, die tiefsten Tiefen kennenzulernen und zu erschließen, einzig, um das Wertvollste und Verletzbarste erkennen, befördern, bewahren und schützen zu können – in den Tiefen des Blau und in denen ihrer Frauen.

Ich liebte, mit denen zu sein, die zurückgefunden hatten zu den einfachen Dingen, die mit ihren Händen Brotlaibe formten für die nächsten Tage und Holz sammelten für ihre Feuer, an denen sie gemeinsam saßen oder jeder für sich schwiegen oder an denen sie sangen. Ich liebte es, bei denen zu sein, die mit knotigen erdigen Händen Samen und

Totes in die Erde versenkten und geduldig warteten, bis es sich auflöste oder etwas daraus wuchs.

Sie alle ahnten, dass der Geist der Ebenen den der Tiefe, von dem die Weisen wußten, nicht Lügen strafte – auch, wenn er sie nur in merkwürdigen Gedanken und Träumen heimsuchte.

Mit manchem tanzte ich Tango und wir bemerkten, dass die Aktivität des einen mal defensiver war als die des anderen und das Defensive aktiver, bis es dann wechselte- und es erstaunte uns nicht.

Ich liebe es, mit denen zu sein, die liebend nach Erkenntnis streben. Sie wollen das Leben erkennen und es meistern – wie ich auch. Und doch ist es anders: wenn ich steige oder falle wie die Nebel, die Gezeiten oder die Säfte in den Bäumen ist mir, als SEI ich das Leben.

Ich habe viele Namen. Undine bleibt.

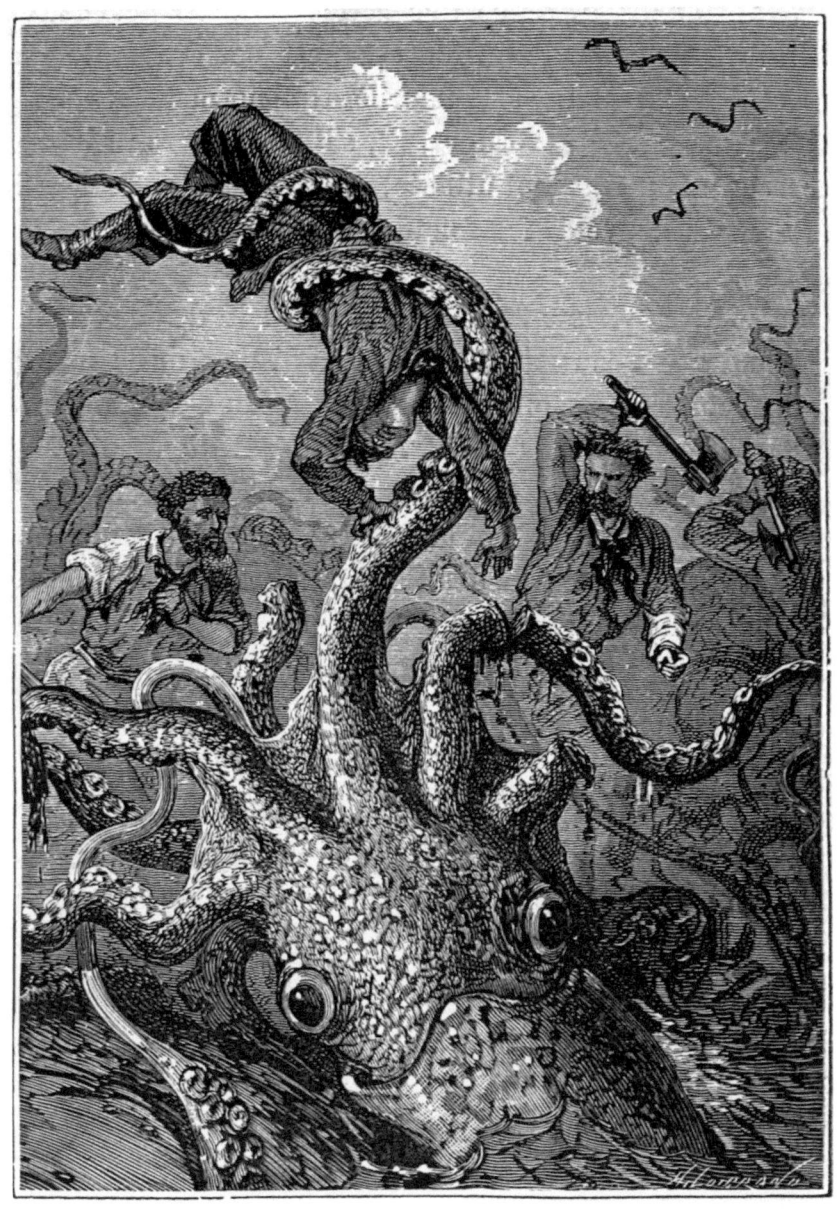

Wir sprachen von den zwei Bewegungsrichtungen, die im Zusammenhang mit den Undinen vorkommen: Vom Wasser ans Land oder vom Land ins Wasser. Wir haben sie auch mit Regression und Progression in Zusammenhang gebracht.

Bei Kapitän Nemo ist es ähnlich. In der Vorgeschichte des Romans von Jules VERNE (20000 Meilen unter dem Meer) hat sich Nemo entschlossen, vom Land ins Meer zu gehen. Nemo *ward* danach *nicht mehr gesehn*. Bei ihm spielen Undinen freilich überhaupt keine Rolle. Seine Gründe sind anderer Natur und haben offenbar mit der Enttäuschung von der Menschenwelt zu tun. Er will also primär nicht an einen bestimmten Ort, sondern er will von einem Ort fliehen.

Es gibt einen weiteren Unterschied: Während die Undinen-Geschichten selbstverständlich eine starke weibliche Betonung aufweisen, hat Nemo ganz offenbar alles Weibliche aus seinem Leben verbannt.

Die Seefahrt – ob nun unter oder über Wasser – ist (war und ist noch weitgehend) eine männliche Domäne. Frauen an Bord waren lange Zeit sogar verboten. Es ist aber beliebt, das Weibliche in einer reinen Männergesellschaft als Symbol mit sich zu führen, z.B. in Form der Galionsfigur, die meistens weiblich ist, und oft sogar eine Undine darstellt. Oder als das, was oft auf der Innenseite der Spinde klebt.

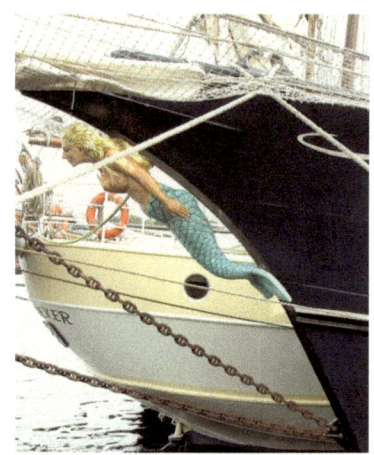

Aber klassischerweise kommt der Seemann nach einer Weile wieder zurück aufs Land, zu Antje, seinem blonden "Kind":

> *Wenn mich einmal die See behält, nimm's nicht so schwer...* [137]

Und bekanntlich hat der Seemann in jedem Hafen ein "Mädchen".

Ich finde dieses Verhältnis zum Weiblichen irgendwie merkwürdig, Grund genug, sich Gedanken zu machen über das Schiff und das Meer, Männer und Frauen.

---

[137] Heinrich ANACKER

Mir fallen drei Arten ein, wie man das Verhältnis von Schiff und Meer betrachten kann:
Die erste besteht darin, dass das Meer immer stärker ist als das Schiff. Poseidon könnte Odysseus jederzeit vernichten, wenn dieser nicht den Schutz einer ebenfalls mächtigen Göttin hätte: Athene, Tochter von Zeus und Metis. Das Leben des Seemanns ist immer bedroht.

> *Einmal holt uns die See und das Meer gibt keinen von uns zurück.*[138]

Dennoch behauptet sich das Schiff auf dem Meer – eine Zeitlang. Das Meer gewinnt immer.
Man kann darin eine Metapher auf Leben und Tod sehen, vielleicht auch ein intensiveres Lebensgefühl im Bewusstsein, dass der Tod jederzeit kommen kann. Ein solches intensives Lebensgefühl kennen wir von Medorrhinum mit seiner Beziehung zum Meer.

Die zweite Vorstellung ist das Schiff des Bewusstseins auf dem Meer des Unbewussten. Einerseits ist das die Selbstbehauptung des Ichs, andererseits aber auch eine Sehnsucht nach Entwerden, nach Selbstauflösung (von den Undinen in den See oder die See gezogen werden).

In diesem Sinne entspräche das Meer entwicklungsdynamisch-miasmatisch gesehen der Carcinosinie und das Schiff mindestens der Psora (aber durchaus auch anderen Miasmen[139]).

Und schließlich kann man das Meer mit dem Weiblichen in Verbindung bringen und das Schiff mit dem Männlichen. Das ist wahrscheinlich die schwächste Assoziation, aber tendenziell scheint sie mir zu stimmen[140]. Der Meergott Poseidon ist zwar eindeutig männlich und es gibt noch andere männliche Gottheiten, aber das sind die Chefs; das sonstige Personal des Meeres ist vorwiegend weiblich.

---

[138] Der Mann, der für das Singen von "La Paloma" (von einer Fassung des Liedes) berühmt geworden ist, hieß Hans!

[139] Das Schiff ist gegenüber dem Meer sicher psorisch, aber es kann selbst wieder differenziert werden: Auf der einen Seite der Steuermann, der im Sturm dem Meer trotzt, auf der anderen Seite die Passagiere, die im Bauch des Schiffes geschaukelt werden und für die der Ruf "All hands on deck!" nicht gilt.

[140] Im Deutschen gibt es drei verschiedene Artikel: das Meer, die See, der Ozean. Letzteres kommt natürlich vom entsprechenden griechischen Namen. Im Französischen gibt es die merkwürdige Ähnlichkeit von la mer (das Meer) und la mére (die Mutter).

Seemanns Braut ist die See[141].

Im Französischen, wo, wie gerade bemerkt wurde, das Meer eindeutig weiblich ist und nicht, wie im Deutschen, zwischen Neutrum und Femininum schwankt, sind dafür die Schiffe männlich[142]. Im Deutschen sind die Schiffe weiblich (was international überwiegt und bereits im Griechischen so war).

Der Seemann (Nautilus) hingegen ist eindeutig männlich.

Vielleicht ist die Zuordnung nicht so eindeutig, aber sie fällt doch immer wieder auf. Ich werde darauf zurückkommen.

Das gilt für die normale Seefahrt.

Bei Nemo ist es anders. Während es den normalen Seemann nach Hause zieht, wenn er auf See ist und zur See, wenn er zu Hause ist[143] (*es rief mich an Bord...*), möchte Nemo für immer der Menschenwelt fernbleiben. Er will nie wieder zurück.

Wir wissen zunächst nicht, was ihn zu diesem Entschluss getrieben hat, aber es dürfte wohl eine schwere Enttäuschung gewesen sein. Wir wissen auch, dass er seine Umgebung konsequent männlich gestaltet und hierarchisch. Er ist der alleinige Bestimmer.

Frauen treten nur an zwei Stellen auf: In seiner Kajüte gibt es ein Bild einer Frau und es gibt die Beschreibung einer im Wasser treibenden toten Frau, die sich merkwürdig fremd in der Geschichte ausmacht und auch keine wirkliche Rolle im Gang der Handlung spielt.

Während die normale Seefahrt sowohl vom Kampf gegen die Naturgewalten getragen ist als auch von ungeheurem Respekt vor der See, geht Nemo weiter: Er glaubt, das Gebiet unter dem Meer sei sein Reich und er beutet es aus – wenn auch nur in kleinem Maßstab für sich und seine Mannschaft. Er okkupiert dieses Reich, das ihm eigentlich nicht gehört. Ich kann mir gut vorstellen, dass er die ganze Zeit keine Undine zu Gesicht

---

[141] Nebenher gesagt: Man beachte an dieser Stelle im Vergleich mit dem vorigen Zitat die Parallelität von Hochzeit und Tod (Siehe ANDERSENs "Kleine Meerjungfrau").

[142] Es gibt Übersetzungen ins Deutsche, in dem der männliche Artikel übernommen wird und solche, in denen er in die gebräuchliche deutsche Form überführt wird, wodurch das U-Boot namens "Nautilus" weiblich wird. Dass uns im Deutschen die männliche Form befremdet, liegt an der unterschiedlichen sprachlichen Tradition. Die ursprüngliche griechische Form des Namens, ναυτίλος, ist hingegen wie die latinisierte Form Nautilus männlich.

[143] Man kann da an die Rubrik "*Hause, zu - Verlangen, nach Hause zu gehen - auszugehen; und, wenn er daheim ist*" denken. Calcium phosphoricum (ein deutlich tuberkulinisches Mittel) als einziges im dritten Grad. Bei Kapitän Nemo ist das allerdings etwas anders.

bekommt, denn Undinen fliehen vor einem "Wesen" wie dem Nautilus, Nemos Körperpanzer. Auch die Nereiden nähern sich dem Nautilus nicht wie manchen anderen Schiffen, wo sie die Seeleute besuchen und mit ihnen sprechen.

Der Nautilus ist aus Stahl und hart und kalt. Und Nemo lässt fast jede Seelenregung vermissen. Sie wäre auch sehr gefährlich für ihn, denn damit könnte er diesem anderen Reich verfallen.

Nemo kompensiert gnadenlos (was immer es auch ist, das er kompensieren muss). Er kompensiert mit Reichtum und Macht, mit einer überlegenen Stellung in der Hierarche (die er dadurch erlangt, dass er sich der Gesellschaft entzieht[144]). Und er kompensiert mit Wissenschaft und Technik[145]. Der Preis dafür ist eine grandiose Einsamkeit. Er *ward nicht mehr gesehn.*

Nemo muss für seinen Herrschaftsanspruch viel kämpfen.

Und er kämpft an zwei Fronten. Er kämpft zunächst gegen die Welt, aus der er stammt, das Festland. Natürlich kann er nicht gegen das Festland selbst kämpfen, wohl aber gegen die von dort entsandten Schiffe. Ein Schiff rammt er versehentlich, ein anderes absichtlich, aber so, dass es nur manövrierunfähig wird, ein drittes versenkt er.

Dem Meer kann man sich nicht so einfach gegenüberstellen. Das Meer zu besiegen, hieße nämlich nach dem oben Gesagten irgendwie, den Tod zu besiegen. Es gibt mehrere Gelegenheiten, bei denen diese Gefährdung deutlich wird. Drei davon möchte ich erwähnen:

Unter dem Südpol wird der Nautilus von Eis eingeschlossen, in einer Blase. Es ist nur mit letzter Kraft möglich, sich zu befreien. Man könnte bei dieser Situation entfernt an eine (Wieder-) Geburt denken, aber das ist sehr spekulativ. Zudem hat sich Nemo nach dieser Befreiung überhaupt nicht verändert.

---

[144] Bei diesem Total-Entzug, verbunden mit einer totalen Überhöhung, könnte man homöopathisch an Veratrum album denken, im Gegensatz zu dem gerade erwähnten Calcium phosphoricum oder Tuberkulinum oder Medorrhinum, was auf die "normale" Seefahrt passt.

[145] Ich muss einmal wieder sagen, dass ich Kompensationen nicht für etwas Schlechtes halte. Wissenschaft und Technik haben durchaus ihren eigenen Wert, auch wenn sie primär als Kompensationen dienten. Reichtum und Macht sehe ich nicht ganz so positiv (auch wenn ich selbstverständlich gern reich wäre). Kompensationen helfen uns, trotz unserer Probleme einigermaßen klarzukommen. Manchmal – wie bei Kapitän Nemo – ist der Preis aber verdammt hoch.

Die zweite Situation könnte entfernt etwas mit dem Undinen-Thema zu tun haben.

Das Seemannsgarn behauptet, es gebe Riesen-Seeungeheuer, die in der Lage sind, ein ganzes Schiff in die Tiefe zu ziehen. Auch wenn diese Fähigkeit sehr unwahrscheinlich ist, gibt es jedoch Riesenkalmare, deren längste Tentakel über 10 Meter lang werden können und die bei möglichen Sichtungen durchaus Angst bei Seeleuten erzeugt haben können. Wenn man die reale Größe dann verzehnfacht (wie es der Erzähler – ein Wissenschaftler – von "20000 Meilen unter dem Meer" in Bezug auf den Narwal tut), haben wir tatsächlich ein Ungeheuer. Verzehnfachung ist bei Seemannsgarn als möglich anzusehen.

Die Gemeinsamkeit mit den Undinen ist natürlich, dass dieses Seeungeheuer das Schiff in die Tiefe zieht. Solches tun auch Undinen (nun, kein Schiff, aber einen Seemann durchaus). Eine solche Vorstellung mag Horror erzeugen, aber in gewisser Weise auch Sehnsucht. Zudem lauert im Zentrum der vielen Arme, die einen umschlingen, jene entsetzliche Öffnung, jener "Papageienschnabel", wie sie bei Verne genannt wird, die durchaus als ein Bild der Vagina dentata gelten kann.

Bei Nemo ist es wiederum etwas anders. Nemo ist ins Wasser gegangen, um der Menschenwelt zu entfliehen, aber nicht, um sich den Undinen hinzugeben, sondern um im Meer uneingeschränkter Herrscher zu sein. Als der Nautilus von den Riesenkalmaren angegriffen wird (und mit ihm natürlich die Besatzung), geschieht das ganze Gegenteil des Herabziehens. Der Nautilus taucht mitsamt den Seeungeheuern auf und an der Wasseroberfläche werden sie harpuniert und in Stücke gehackt.

Man könnte sagen, dass Hans-Nemo die Gefahr, die von den Undinen ausgeht, erkennt und sich daher freiwillig ins Wasser begibt – gepanzert selbstverständlich. Damit gewinnt er Macht über sie. Nicht sie ziehen ihn herab, er zieht sie gewaltsam an die Oberfläche. Wissenschaft. Die Natur auf der Folterbank.

Und ward nicht mehr gesehn

ist eine Formulierung, die wir sowohl bei Goethes Bearbeitung des Undinen-Mythos ("Der Fischer") als auch bei Jules Verne in bezug auf Kapitän Nemo finden, wenn auch in recht unterschiedlicher Weise.

Die dritte Situation ist durch Nemo bewusst herbeigeführt worden. Nachdem er ein Kriegsschiff, das ihn angriff, versenkt hatte, nachdem ihm klar wird, dass der Verbleib des Professors (des Erzählers) an Bord des Nautilus zwar für ihn als notwendig erschien, dass er aber trotzdem – und trotz allen gegenseitigen Respektes für die wissenschaftlichen Leistungen – eine Gefangenschaft war. Offenbar nehmen ihn diese Geschehnisse stark mit.

Nemo begibt sich mit dem Nautilus in den Maehlstrom, jenen legendären Wasserwirbel vor der Küste Norwegens. Man kann darin einen Suizidversuch sehen, man könnte aber auch meinen, dass es sich um eine grandiose Selbstüberhebung handelt, denn wenn er das überlebte, wäre er dann der Konstrukteur des sagenhaften Schiffes, das selbst den Maehlstrom aushält. Die Infragestellung seines bisherigen Vorgehens führt zu einer weiteren Selbstüberhebung. Und er würde sich dann noch besser verstecken können.

Innerhalb des Romans wird die Frage tatsächlich gestellt, ob er es geschafft hat. Die drei Gefangenen entkommen und können darüber nicht mehr berichten. Es gibt zwei Möglichkeiten:

Einmal holt uns die See und das Meer gibt keinen von uns zurück.

Oder aber: "Ich bin stärker als die See, ich kann den Undinen trotzen, ich bin der Herr des Meeres"

In dem späteren Roman "Die geheimnisvolle Insel" erfahren wir schließlich, dass Nemo tatsächlich mit dem Nautilus den Maehlstrom überlebt hat.

Bevor ich zu einem zweiten Versuch komme, Kapitän Nemo homöopathisch zu fassen, muss auf den Schluss jenes späteren Romans, in dem Nemo auftritt, eingegangen werden, denn in ihm erfahren wir noch etwas mehr:

Nemo auf der geheimnisvollen Insel

Nemo hat sich mit dem Nautilus auf einen seiner geheimen Stützpunkte zurückgezogen und kann durch geologische Veränderungen auch nicht mehr auf das offene Meer hinaus. Als eine Gruppe von Ballonfahrern auf dieser Insel notlandet, hilft er ihnen immer wieder, ohne sich zu offenbaren.

Erst als er seinen Tod nahen fühlt, berichtet er der Gruppe von seinem Leben. Er ist ein indischer Prinz, der im Hass auf die britische Kolonialmacht erzogen worden ist, der dennoch in England studiert hat, sich in den Künsten und allen Wissenschaften auskennt, viele Sprachen spricht –

ein Genie sozusagen. Seine Triebfeder ist aber der Hass und das Bestreben nach Rache. Nach Indien zurückgekehrt, ist er Anführer eines Aufstandes gegen die Kolonialmacht, der verloren geht. Dabei verliert er seine Eltern, seine Frau und seine Kinder. Das ist der Grund, warum er sich mit 20 Getreuen vollkommen von der Menschheit zurückzieht.

Es ist eine merkwürdige Kombination: einerseits dehnt er seinen Hass gegen die Briten auf die ganze Menschheit aus, andererseits ist er aber Einzelnen gegenüber großzügig und es wird auch angedeutet, dass er einige Projekte verfolgt, um Unterdrückten zu helfen. Wiederum andererseits hat er keine Skrupel, die geretteten Drei zu lebenslanger Gefangenschaft an Bord des Nautilus zu verdammen und es macht ihm auch nichts aus, ein britisches Kriegsschiff zu versenken, eben deshalb, weil es ein britisches ist.

Zweifellos ist ihm Gerechtigkeit sehr wichtig, ebenso zweifellos ist er aber auch vom Hass vergiftet. Ganz am Schluss melden sich bei der Gruppe wie auch bei ihm Zweifel, ob er denn immer richtig gehandelt habe. Die Frage wird offen gelassen und ersetzt durch Hochachtung vor seiner Lebensleistung. Es gibt Anzeichen dafür, dass er am Ende seines Lebens versöhnliche Gedanken empfindet.

Es gibt einiges, was man da repertorisieren kann:

1	Gemüt - Abneigung - Frauen; gegen	18
2	Gemüt - Abneigung - Frauen; gegen - Männern; bei	10
3	Gemüt - Abneigung - Menschen; gegen - alle, gegen	18
4	Gemüt - Beachtung; schenkt allgemeinen Regeln keine	14
5	Gemüt - Beschwerden durch - Enttäuschung	53
6	Gemüt - Beschwerden durch - Tod von geliebten Personen	40
7	Gemüt - Geheimnistuerisch, verschlossen	44
8	Gemüt - Gesellschaft - Abneigung gegen	296
9	Gemüt - Haß	96
10	Gemüt - Haß - Rachsucht; Haß und	23
11	Gemüt - Menschenfeindlichkeit, Misanthropie	60

12	Gemüt - Sachlich, vernünftig	16
13	Gemüt - Ungerechtigkeit; erträgt keine	63
14	Gemüt - Verstecken - sich	40
15	Gemüt - Verweilt - vergangenen unangenehmen Ereignissen; bei	81

	nat-m.	sep.	staph.	plat.	ign.	lach.	lyc.	sulph.	phos.
	13/27	12/17	11/21	11/15	10/22	10/16	10/16	10/15	10/11
1	1	1	1	2	1	2	1	1	1
2	1	1	1	2	-	-	1	1	1
3	1	1	2	-	-	-	-	2	1
4	-	2	-	1	-	-	1	1	-
5	3	1	4	1	4	2	2	-	1
6	1	-	3	1	3	3	1	1	-
7	1	2	1	-	2	1	2	-	1
8	4	3	3	2	3	2	2	2	1
9	4	1	-	1	1	2	1	3	1
10	3	-	-	-	-	1	-	-	-
11	1	1	1	1	1	1	2	1	2
12	1	1	-	1	-	1	-	-	-
13	2	1	3	1	2	-	-	1	1
14	-	-	1	-	2	1	-	-	-
15	4	2	1	2	3	-	3	2	1

Ich habe Kapitän Nemo schon einmal repertorisiert (im zweiten Band meiner "Psychodynamik hiomöopathischer Arzneimittelbilder"). Damals entschied ich mich für Sepia. Natrium muriaticum wäre aber laut der Repertorisation durchaus auch in Frage gekommen.

Was ist in dieser neuen Repertorisation anders?

Ich habe damals den Komplex "Haß" und "Rachsucht" nicht genügend berücksichtigt. Das mag zum Teil dadurch bedingt sein, dass ich damals die "geheimnisvolle Insel" nicht im Fokus hatte, in der, als Nemo/Dakkar seine Lebensgeschichte erzählt, dieser Hass sehr deutlich wird. Immerhin gibt es aber auch schon in "20000 Meilen unter dem Meer" Belege: In Bezug auf diesen Hass wird dort bemerkt, dieser Hass sei

nicht gewöhnlicher Menschenhaß, sondern ein ungeheurer und erhabener Haß, den die Zeit nicht abschwächen konnte.

Insofern ist das, was ich hier schreibe, eine Korrektur. Nicht einmal so sehr hinsichtlich der Repertorisation. Da haben Natrium muriaticum und Sepia rein rechnerisch die Stellen vertauscht – erste Stelle gegen zweite und umgekehrt. Das ist aber nicht so sehr wichtig.

Wir haben erfahren, dass Nemo schon im Hass gegen die Briten erzogen wurde und dass er diesen Hass bis kurz vor seinem Ende nicht lassen konnte. Wir wissen auch, dass er Rachegedanken hat. Sein Gerechtigkeitsempfinden ist groß. Aber er zieht sich vollkommen von der Welt zurück. Das wären in etwa die Symptome 9-11, 13 und 15 (die Rubrik 11 könnten wir auf den ersten Blick mit fast 300 Mitteln getrost weglassen, da sie in dieser Repertorisation kaum eine Differenzierung erlaubt.)

Nimmt man das alles zusammen, so spricht das in starkem Maße für Natrium muriaticum[146].

Sepia ist bei diesen Rubriken eher ein Mittel der zweiten Wahl. Wenn man sich auf diese Rubriken beschränkt, kommt noch ein Mittel in Frage, das ebenfalls diesen *Haß, den die Zeit nicht abschwächen konnte,* hat: Nitricum acidum. Nitricum acidum besteht auf sein Recht, und sei es gleich jenseits des Gesetzes.

Man kann wohl menschlichen Gesetzen Trotz bieten, aber nicht den Naturgesetzen.

sagt Nemo (woraus sich nebenher bemerkt die Frage ergibt, was denn Naturgesetze sind: objektive Zusammenhänge in der Natur oder die

---

[146] Ich muss dazu bemerken, dass ich den Hass von Natrium muriaticum für einen stillen Hass halte – ähnlich zu dem bekannteren stillen Kummer. Vielleicht habe ich deswegen diese entscheidenden Rubriken beim ersten Versuch vergessen.

menschliche Beschreibung derselben; diese Frage kann jedoch im Rahmen dieses Buches nur gestellt, nicht aber beantwortet werden).

Nitricum acidum hasst und will Rache. Nitricum acidum verfolgt seinen Widersacher bis ans Ende der Welt, zieht sich dabei aber auch von der normalen Gesellschaft zurück. Einzig in einer randständigen Gruppe gibt es für Nitricum acidum eine Art Aufgehobensein. Insofern ist die Rubrik 13 (Abneigung gegen Gesellschaft) doch zur Differenzierung geeignet, indem sich Nitricum acidum hier nicht findet. Das ist auch richtig: Nitricum acidum hat in der Regel keine Abneigung gegen Gesellschaft, sondern nur gegen die sogenannte "normale" Gesellschaft.
Eigentlich würde ich meine erneute Wahl zwischen Natrium muriaticum und Nitricum acidum vollziehen.
Aber natürlich bleibt auch Sepia im Gespräch und an vierter Stelle Staphysagria. Dass dieses untereinander ähnliche Dreigespann an der Spitze steht, finde ich schon erstaunlich und es fällt wirklich schwer, zwischen diesen dreien zu differenzieren.

Platin könnte noch interessant sein. Das Mittel ist ja bekannt für seine Selbstüberhebung. Die können wir bei Nemo durchaus nachweisen. Er ist der alleinige Bestimmer, niemand kann ihm das Wasser reichen. Einzig mit dem Professor, der ein Buch geschrieben hat, das ihm gefällt (auch wenn er es korrigieren musste), kann ihm einigermaßen genügen – manchmal.
Ich denke aber auch immer an die Quelle dieses Hasses. Es wird gesagt, dass Nemo schon in diesem Hass erzogen wurde. Wohl gibt es da auch einen großen Gerechtigkeitssinn, aber wo ist eigentlich die Liebe geblieben? Kann man in Hass und Liebe gleichzeitig erzogen werden, kann man Rachegedanken hegen und gleichzeitig seiner Familie liebevoll zugewandt sein? Wenn man es nicht kann, bleibt nur noch die Kompensation auf anderen Feldern und die kann durchaus auch zur Selbstüberhebung führen. Irgendwie hat Nemo das geschafft: Er ist der Einzige, umgeben von einem Kreis seiner hörigen Mannschaft. Am Schluss ist er ganz allein. Ja, Platin könnte auch passen.

Miasmatisch bewegt sich Nemo, wie ich meine, zwischen Tuberkulinie und Syphilinie. Die Sykose spart er durch Vermeidung der normalen menschlichen Gesellschaft aus. So sind wir mit Natrium muriaticum, Sepia und Staphysagria vor allem in der Tuberkulinie und mit Nitricum acidum und Platin vor allem in der Syphilinie.

Was hat das alles mit dem Undinen-Thema zu tun?

Ich denke, dass da der Zugang hierzu vor allem über Natrium muriaticum und Sepia möglich ist.
Sepia kann man mit dem Herabgezogenwerden und der Furcht davor in Verbindung bringen. Das Seemannsgarn, von dem ich oben schrieb, mag eine Ursache in der tatsächlichen Beobachtung von Riesenkalmaren haben, aber es können auch noch psychische Gegebenheiten bedeutsam sein, eben jene Angst, ins "Wasser" gezogen zu werden. ...*Und ward nicht mehr gesehn...*
Sepia hat auch etwas mit dem Verschwinden zu tun, damit, sich hinter einer Wolke (Tinte) zu verbergen. Das halte ich aber in Bezug auf die Undinen für einen untergeordneten Aspekt.

Und Natrium muriaticum?
Ich habe einmal einer Freundin in Bezug auf Sepia von meiner Vorstellung des Umschlungen- und In-die-Tiefe-gezogen-Werdens erzählt und dazu bemerkt, dass das doch ganz sicher ziemliche Angst machen muss. Sie hatte dazu eine ganz andere Vorstellung: Es sei doch wunderbar, von so vielen Armen umschlungen und liebkost zu werden[147]!
Letztere Vorstellung würde einen Natrium-muriaticum-Menschen wahrscheinlich zunächst sehr erschrecken. Zu Natrium muriaticum gehört eher die Gefahr, die von einer (emotionalen oder/und körperlichen) Berührung ausgeht.
Das ist die eine Seite. Die andere Seite ist die große Sehnsucht des Natrium-muriaticum-Menschen, Sehnsucht nach Kontakt, dazuzugehören. Und so können paradoxerweise jene, die große Furcht vor dem Hinabgezogenwerden haben, gerade diejenigen sein, die sich den Undinen hingeben und hernach nicht mehr gesehen werden. Heißen sie auch Hans?

Nemo ist eine besondere Art von Hans. Er gibt seinem Drang, hinuntergezogen zu werden, nach, aber er kontrolliert ihn. Die Undinen mögen solche Kontrolle nicht. Sie fliehen daher vor ihm. Hans Nemo bleibt nur die Ratio, die Technologie, die wissenschaftliche Klassifikation der Meereslebewesen und die Frage ihrer Eignung für den Speisezettel. Zwanzigtausend Meilen und viel mehr haben ihm keine Erfüllung geschenkt. Erst

---

[147] Ich weiß zwar nicht, welches Mittel man dieser Freundin zuordnen könnte, denn ich mache mir darüber bei Menschen in meiner Nähe nur Gedanken, wenn ich dazu aufgefordert werde, und bei Freunden auch dann nur sehr selten. Nach dieser Äußerung bin ich mir aber ziemlich sicher, dass es sich jedenfalls nicht um Natrium muriaticum handelt.

kurz vor seinem Ende kann er sich öffnen und findet Freunde – aber eben erst kurz vor seinem Ende. Das ist eine sehr traurige Geschichte. Natrium-muriaticum-Geschichten sind oft in dieser oder einer ähnlichen Weise traurig.

Natrium muriaticum.

Zwischenstück: Trauer und Zorn

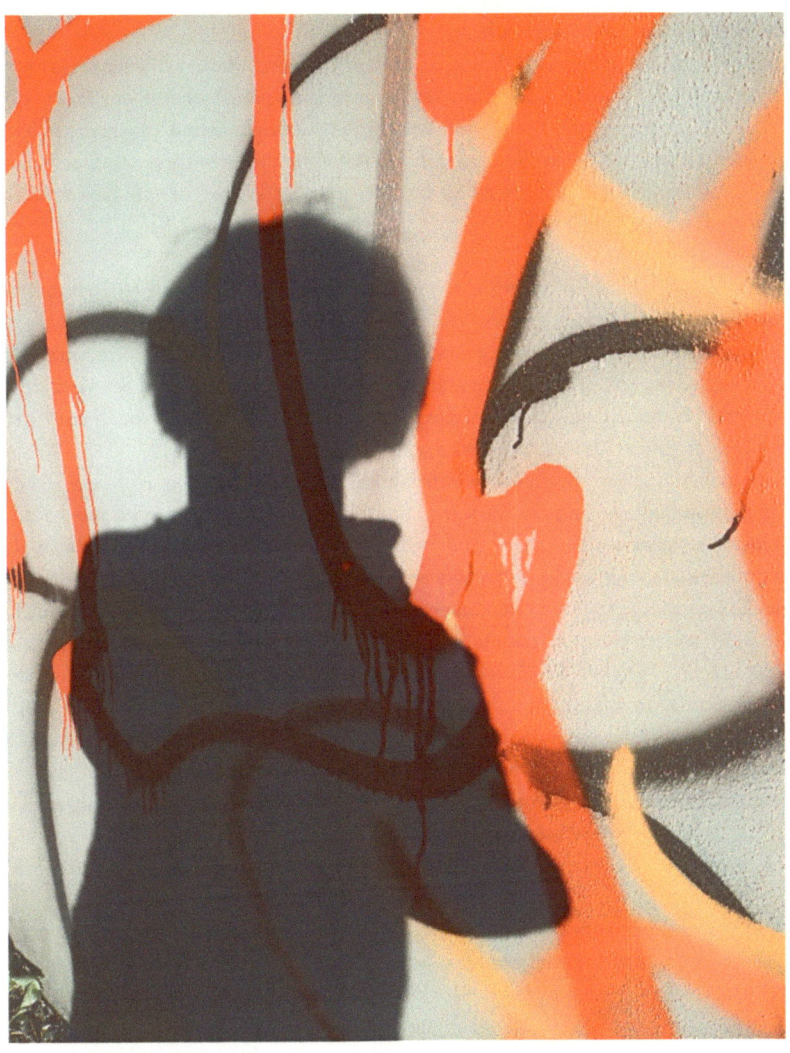

*Die Vernunft kann sich mit größerer Wucht dem Bösen
entgegenstellen, wenn der Zorn ihr dienstbar zur Hand geht.*

Papst Gregor der Große, 7. Jahrhundert

Manchmal staune ich angesichts der Bilder und Geschichten, die einfach so in mir aufsteigen – hier im Reich der entfalteten Schatten, der Formen und des Dauerhaften. Unklar Empfundenes ist es, mühsam Entfaltetes, schmerzhaft und mit Freude Erlebtes, das in eine Form zu drängen scheint.

Und so versuche ich erneut, Worte zu finden für etwas, dessen Erinnerungsspur noch feiner und tiefer ist als die anderen; das in etwas beheimatet scheint, das tiefer reicht als selbst die Erinnerungen des Leibes. Von einem dunklen Grund reden die Alten, vom dunklen Grund, der auch die Quelle der Erkenntnis und der Liebe sei. Der Menschenkörper – er wäre wohl auch zu verletzbar, um die Wucht dessen hervorzubringen, wovon ich nun erzählen will.

Sanft ziehend und schmerzhaft machte es sich bemerkbar, der mir so vertrauten Wehmut ähnlich – und doch anders. Wohl fühlte ich das Weh, das mich den Blick zurück richten ließ oder nach vorn, so genau weiß ich es nicht, die unbestimmte Sehnsucht, die mich begleitete, seit ich von mir wusste, diesen leichten, dauerhaften Schmerz des Trennens, der Trennung, des Getrenntseins – nicht aber den Mut, der mich einst drängte, dem Ruf zu folgen Mensch zu werden, eine Seele zu gewinnen.

Sanft ziehend, schmerzhaft, dunkel und unklar war zunächst, was ich fühlte – das Weh, das sich wandelte in Trauer... Sie waren mir beide vertraut. Nun, als ich mehr und mehr Menschin wurde und es mehr und mehr zu beachten begann, wuchs etwas, das ich kannte und das mir zugleich fremd war, eine Kraft, die mich erschreckte, geballte Energie die laut sein konnte und still, nach innen gerichtet oder nach außen, auf mich selbst oder auf andere bezogen, die mich durchdrang und mehr und mehr zu ihrem Werkzeug machte. Welchen Sinn, welches Ziel sie wohl hätte, fragte ich mich. Zunächst erschien sie willkürlich und absichtslos und ich ihr ausgeliefert.

Vielleicht erschrickt sie auch dich, wenn ich über sie erzähle, vielleicht kannst du meine Geschichte mit Gelassenheit hören, weil du mit den Kräften der Ebene vertraut bist, die heiß und gewaltig sein können, fremd und besitzergreifend; die alles in ihrem Umfeld auszulöschen vermögen oder unvermittelt in bedrückende Tiefen führen.

Vielleicht weißt du gar mit ihnen umzugehen, hier im Reich der entfalteten Schatten, der Formen und Widersprüche und der dauerhaften Dinge.

Vielleicht hast auch du staunend erlebt, dass scheinbar Gegensätzliches ganz eng beieinander ist und aufeinander bezogen, lange ohne dass es einander berühren kann – bis es sich plötzlich zueinander fügt oder ineinander wandelt. Hör mir zu, wenn du magst.

Wohl war ich vertraut mit der zerschmetternden Macht der Brandung und der verschlingenden der Strudel. Das, was nun von mir Besitz ergriff, war von ähnlicher Gewalt aber von anderer Art.

Es hatte die zerstörerische Energie und Faszination der Blitze, tobender Feuersbrünste und ausbrechender Vulkane. Es war wie ein brodelnder Urgrund außerhalb meiner selbst, der einschmilzt und ausspeit was bald darauf scheinbar leblos erstarrt und

Lebendiges unter sich begräbt. Ich verstand nicht, was mich so vereinnahmte, es verwirrte mich, es ängstigte mich – und ich konnte es nicht verhindern, als ich noch sehr Undine war. Das allgegenwärtige Weh und dieses andere – wie intuitiv Tanzende schienen sie verbunden, den Blick aufeinander gerichtet und untrennbar aufeinander bezogen; wohl die Gewänder und die Rollen tauschend, aber unfähig, einander zu berühren: Weh und Trauer als Vertraute der Tiefe, unendlich beständig und geduldig, ohne jede Eile; und der Zorn, kurzsichtig, flüchtig und fremd, von Unruhe getrieben.

Die alles zerschmetternde Macht der Brandung, die verschlingende der Strudel – ich erlebte sie kühl und absichtslos in den Meeren, den Flüssen, den Quellen, als SEI sie einfach nur mit dem einzigen Ziel, sich aufzubauen um wieder abzuflauen und sich zu wandeln und mit ihr das, was unter ihren Einfluss geriet.
Die heiße und zerstörerische Energie der Blitze, der Feuersbrünste und ausbrechender Vulkane – mag sein, dass auch sie einfach WAR. Ja, zu Beginn erschien sie absichtslos, ziellos und willkürlich - und doch begann ich, es anders zu erleben, hier im Reich der entfalteten Schatten, der Formen, der Widersprüche und des Dauerhaften.

Ich sah vom Blitz gespaltene und gefällte Bäume, ich sah unter erstarrter Lava und Asche begrabenes Leben, ich sah von der Brandung zerschmetterte Schiffe und zerschmetterte Leiber und fühlte Trauer und Zorn, mal dieses, mal jenes; wie intuitiv Tanzende waren sie miteinander verbunden ohne einander je zu berühren; sanft ziehend, schmerzhaft und dunkel erschienen sie zunächst, ähnlich der mir so vertrauten Wehmut und doch anders.
Mit war, als würde mir etwas genommen, was ich doch nie besaß. Ich verstand nicht, was ich fühlte, hier, im Reich der entfalteten Schatten, der Formen und des Dauerhaften, denn es schien sich zu vermischen mit jenem noch so fremdartigen ICH, ICH und immer wieder ICH, ICH, koste es, was es wolle.
ICH war wie all das pulsierende – und so unendlich verletzbare – Leben unter meinen nackten Sohlen, wenn ich es in jeder meiner Fasern spürte, ICH liebte das zarte Grün der Weiden im schüchternen Licht des eben erwachenden Morgens und das üppige, wuchernde und blühende in den dumpf-dunstigen Wäldern und an den Leibern der Berge; ICH hatte Furcht um die Jünglinge, die – sich verzweifelt an glitschige Planken klammernd – hilflos in tobenden Unwettern auf den Meeren trieben, den Strudeln und Klippen entgegen; ICH weinte, wenn ich ihre zerschmetterten Leiber an den Stränden fand, sie auf die toten Stirnen küsste und sie einhüllte in die vom Sturm zerrissenen und an Land gespülten Segel ihrer zerbrechlichen kleinen Schiffe.
ICH verstummte vor Schreck, Ehrfurcht und Angst, wenn die Vulkane Feuer spien und wurde starr und schroff wie das erkaltete Gestein über all dem unter ihm begrabenen Leben.
ICH brachte – nur den Schmerz an meiner Seite – die Kinder all der Männer zur Welt, die HANS hießen und zog sie einsam groß; ICH spürte den Zorn, ungerichtet und will-

kürlich zunächst; gerichtet und absichtsvoll, als ich in die schlafenden Gesichter ihrer Väter schaute und meine Rechte mein Schwert mit tödlicher Entschlossenheit umgriff. ICH erkannte mich kaum mehr in all ihren starren blankpolierten Spiegeln, ICH fühlte mich voller Entsetzen zum Ungeheuer werden.

ICH war einsam und verzweifelt, wenn mir meine Göttinnen verloren schienen, versunken in mir unerreichbaren Tiefen oder im Vergessen; ICH haderte mit den gütigen oder grausamen Göttern der Menschen oder ihren Teufeln, ICH rief sie an in Zorn oder Trauer...
Welchen Sinn es hätte, mich zu beschenken mit all dem, was ich zu lieben gelernt hätte , so fragte ich sie, wenn es mir doch genommen würde, hier im Reich der entfalteten Schatten, der Formen und Widersprüche und der dauerhaften Dinge, obwohl ich doch opferte und wartete, hoffte, hegte, tröstete und beherbergte...
Manchmal glaubte ich, ich könne mit ihnen handeln, gar die Einhaltung eines vermeintlichen Vertrages einfordern zwischen ihnen und mir — waren sie doch die Götter der Menschen. Sie blieben stumm und mir fremd.

Nein, ich war nicht gefeit vor allem Unheil und Verlust, so sehr ich auch ihre Gesetze achtete, so willig ich ihnen auch opferte und mich selbst den erdachten Vorschriften und Regeln der Menschen fügte. Und mein Zorn darüber war so heiß, so wild und willkürlich wie die Blitze und die Feuersbrünste und die Feuer speienden Vulkane und dicht bei ihm war die Trauer, kühl und tief wie die Meere, verschlingend wie die Strudel und manchmal schien es mir, als könnten sie die Gewänder wechseln. Doch sie berührten einander nicht.

Ja, ich betrauerte den Verlust meiner Göttinnen und den meiner Schwestern und den jeder vom Blitz gefällten Weide, ich betrauerte unter erstarrtem Gestein begrabenes Leben; ich betrauerte all die Jünglinge, die ich mit meinem Gesang betört, mit meinem Haar umschlungen und hinabgezogen hatte bis auf den Grund ins Reich meiner Schwester Ran, die über ihre Seelen wacht.
Ich betrauerte die, die von der Brandung zerschmettert an den Ufern lagen, die ich auf die kalten Stirnen küsste und einhüllte in die nassen zerschlissenen Segel ihrer zerbrechlichen kleinen Schiffe. Ich betrauerte all die nicht eingelösten Versprechen, meine verlorene Unschuld und Arglosigkeit, das vergebliche trügerische Hoffen und die unerfüllt gebliebenen Träume.
Ich betrauerte jedes tote, braune, mumifizierte Etwas, das ich geboren hatte und all die niemals geborenen Kinder, deren Vätern ich nie begegnet war, und die andere Namen hätten tragen können als HANS; mit denen ich vielleicht hätte gehen können, Hand in Hand, Schritt für Schritt und langsamen Ganges, auf dass sich uns die Ebene als feste Stätte unseres Bleibens erschließe und aufrecht gegen Schwerkraft und Fliehkraft ...

Und ich zürnte. Ich zürnte, weil mir meine Göttinnen verloren waren und ich sie nur noch in merkwürdigen Gedanken und Träumen ahnte; ich zürnte den stummen, fremden Göttern der Menschen.

Ich zürnte den Blitzen wegen jeder gefällten und ausgebrannten Weide; ich zürnte der Brandung, die die zerbrechlichen kleinen Schiffe derer zerschmetterte, die sich in die Weiten der Meere wagten und die keinen Unterschied machte, ob sie es innerlich oder äußerlich gepanzert taten, um zu erobern und zu unterwerfen oder aus dem Drang nach liebendem Erkennen, um das Wertvollste, was sich ihnen enthüllte beschützen und bewahren zu können.

Ich zürnte mir und jedem Schttt... mit dem ich mich selbst meinte und beruhigte, als sei alles gut; ich zürnte all den schlafenden Männern, die Hans hießen, ich zürnte dem vertrauten Haut-an-Haut; ich zürnte meinem Drang, eine Seele zu gewinnen und zu werden.

Ich zürnte meiner Naivität und Arglosigkeit, meiner trügerischen Hoffnung und meinem Verstehenwollen, das mich aushalten und ertragen und ihren Schlaf bewachen ließ und mich meiner Kraft, meiner Freiheit und selbst meiner Zukunft beraubte, wieder und wieder. Ich zürnte jenem ICH, das sich geadelt fühlte dadurch, gut genährt wuchs und einsamer und einsamer wurde.

Ich zürnte der verlockenden Geborgenheit und meinem getrübten Blick in den trüben dämmrigen Häusern; ich zürnte meiner infantilen Liebe und der hilflos brachliegenden Kraft meines Schwertes; ich zürnte den Schatten all derer, die Hans hießen und die in mich eingegangen waren als suchten sie mein menschliches Herz oder meine wandernde Seele, die ich von mir gewiesen hatte.

Ich zürnte selbst meinem Zorn, verstand ich doch nicht, wozu er taugen sollte, hinterließ er doch scheinbar nichts als Zerstörung im Innen und im Außen.

Ich baute Schutzwälle gegen ihn, ich versuchte mich in schweigsamer Duldsamkeit und ungerührter Gelassenheit, ich verbarg ihn hinter Verhärtung und Hoffnungslosigkeit, Kühle und Milde, Engagement und Leidenschaftlichkeit; er verbarg sich hinter meiner Erschöpfung, hinter brütendem, feigem Schweigen, verweigerter Wärme, Kleinlichkeiten und schönen Worten; er demonstrierte seine Macht direkt und auftrumpfend, wenn ich müde war und leer oder in unbedachter Eile... Er blieb, ob ich ihn nun spürte oder nicht.

Ich zürnte und trauerte an den Schutzwällen der Kinder all der Männer, die HANS hießen, die ich geboren hatte, die kamen und gingen und die tapfer wurden, was sie waren, hier im Reich der entfalteten Schatten, der Formen und des Dauerhaften. Ich zürnte und trauerte, wenn ich mich selbst in ihnen erkannte – in Verhärtung und Hoffnungslosigkeit und brütendem Schweigen, Kühle und Milde, Engagement und Leidenschaftlichkeit, Kampfgeist und Hoffnung und trügerischem Verstehen.

Ich zürnte und trauerte, wenn sie sich unruhig und getrieben auf die Suche begaben nach ihren schlafenden oder ertrunkenen Vätern und doch nur einen schäbigen Ersatz fanden oder andere, die HANS hießen. Ich zürnte und trauerte, wenn deren Schatten ihnen fremd und beharrlich folgten, als seien sie der ihre, weil sie sie liebten oder hassten oder weil sie sie brauchten – ich weiß es nicht.

Ich zürnte und trauerte, als ich erkannte, dass selbst meine Hoffnung, ich könne ihnen den Weg bahnen, trügerisch war.

Ein jeder gehe seinen Weg, sagen die Weisen. Man hüte sich vor dem der anderen. Er könne Irrweg sein.

Ich trauerte und zürnte ob des leeren Platzes, der wohl in ihnen geblieben war und den ich nicht hatte füllen können – war ich doch ein um Ganzheit ringendes Halbes, Menschenfrau und Undine, ein Kind der Meere, der Flüsse, der Quellen- und mir schien, als sei dieser leere Platz in ihnen besetzt von Trauer und Zorn, die mir mit einer Wucht gewahr wurden, als seien sie mein.

Und mir schien, als müssten all meine Trauer und mein Zorn einander nun in freiwilliger Unfreiwilligkeit berühren, als müssten sie einem Ruf folgen, dem sie sich nicht entziehen könnten: wie intuitiv Tanzende, die einander seit langem kennen; vorsichtig, weil sie um die Gefahr der Berührung wüssten, um die des Verlöschens oder der Auslöschung; und dennoch entschlossen in der Gewissheit, nur gemeinsam halten und stützen zu können, was in all den Kindern war an Trauer und Zorn.

Und als sie dann einander berührten, vorsichtig, weil sie um die Gefahr der Berührung wussten, um die des Verlöschens oder der Auslöschung und dennoch entschlossen, war es, als berührten Wasser und Feuer einander, blau und rot, Flachland und Tiefe, Senkrechte und Horizontale, Hitze und Kälte, Schwerelosigkeit und Schwerkraft und Fliehkraft, Undine und Menschin.

Am Wellensaum gehend, in der Hoffnung, etwas in mir könne sich öffnen und weit werden und frei oder eine neue, ihm gemäße Form finden, wünschte ich, Trauer und Zorn müssten nicht mühsam und stückhaft werden und entwerden mit diesem ICH, hier im Reich der entfalteten Schatten, der Formen und Widersprüche und des Dauerhaften sondern könnten einfach SEIN, beständig fließend und sich wandelnd und absichtslos wie die Meere, die Flüsse, die Quellen, das Auf und Ab der Nebel und der Gezeiten und das der Säfte in den Bäumen.

Undine bleibt.

Herman Melville: Moby-Dick

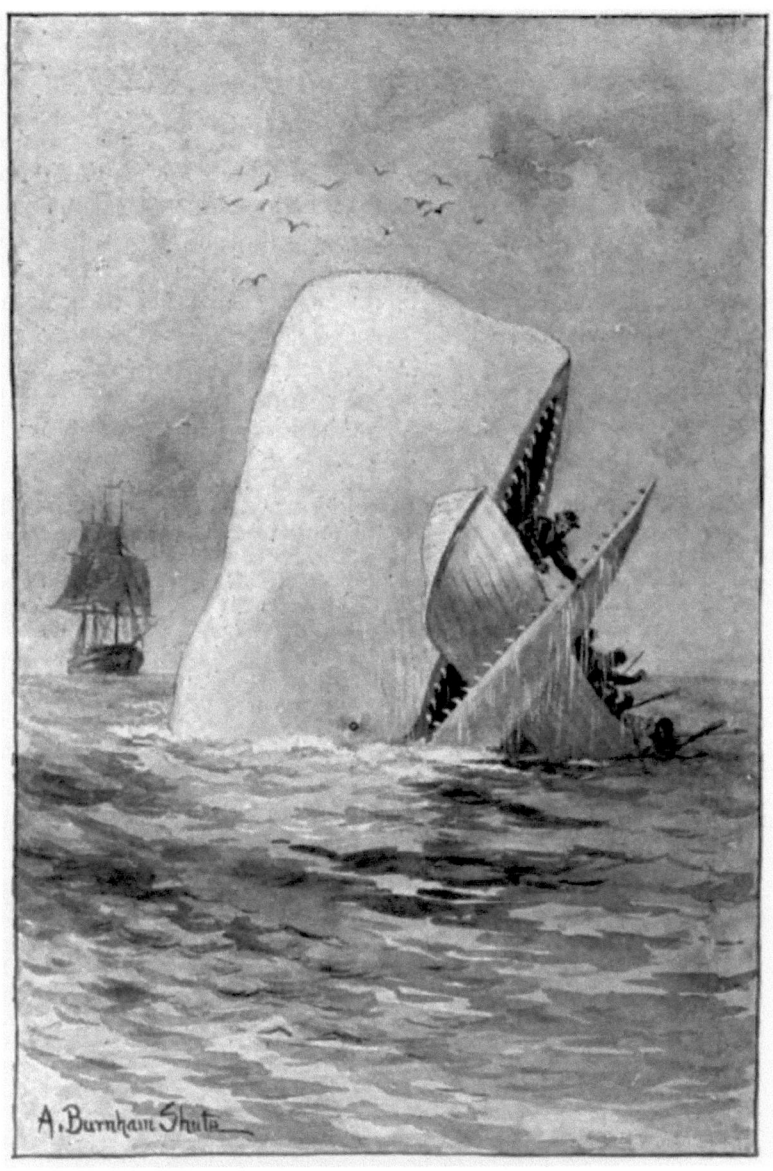

Wo liegt des Vaters Findling verborgen?

Man muss MELVILLEs Roman nicht mögen. Man kann etwa die sprachliche Qualität an manchen Stellen bemängeln. Man kann sich an dem Thema des Walfangs stoßen, der von MELVILLE teilweise verherrlicht wird (auch ich habe damit meine Probleme). Man kann die Fehler, die beim Sachbuch-Teil passiert sind (denn einen solchen gibt es), aufzählen. Man kann von einem feministischen Standpunkt her Anstoß daran nehmen, dass es in dem ganzen Buch fast ausschließlich Männer gibt[148] und vordergründig eine Welt von "harten Kerlen" beschrieben wird, und es mag sehr viel mehr Kritikpunkte geben. Eines halte ich aber für unmöglich, sofern man diese an die 900 Seiten wirklich liest und sofern man noch irgend etwas spürt: sich der ungeheuren Wucht des Textes zu entziehen. Als ich am Ende angelangt war, bemerkte ich ein leichtes körperliches und ein stärkeres geistiges Zittern ob dieses Ungeheuren.

In "Moby-Dick" kommen keine Undinen vor[149], genausowenig wie bei Kapitän Nemo. Dennoch hat der Roman mit unserem Thema zu tun, da

---

[148] In der Tat gibt es nur zwei mit Namen bezeichnete Frauen: Mrs. Hussey vom Gasthaus "Zum Trankessel", und "Tante Charity", die Frau eines der Schiffseigner, die sich mit um die Ausrüstung des Schiffs kümmert, dabei aber auch Sachen an Bord schleppt, die von der Mannschaft irgendwann dem Meer überantwortet werden (z. B. Ingwertee - kein Getränk für harte Männer). Daneben ist noch die Rede von olivfarbigen Mädchen, die mit den Besatzungsmitgliedern der "Bachelor" von den polynesischen Inseln durchgebrannt sind und an Bord dieses Schiffes, das im Walfang ungemein erfolgreich war, tanzen. Das Fehlen von Frauen ist aber auch nicht verwunderlich, da der Walfang eine rein männliche Angelegenheit war. DREWERMANN weist aber darauf hin, dass die psychologische Problematik, um die es geht, nicht nur Männer betrifft.
(DREWERMANN, E.: "Moby Dick oder vom Ungeheuren, ein Mensch zu sein. Melvilles Roman tiefenpsychologisch gedeutet)

[149] Es wird aber von ihnen geredet (irgendwie passend zu unseren bisherigen Erörterungen über die Undinen):

Der Tod scheint die einzig wünschenswerte Fortsetzung [...]; doch der Tod ist bloß ein Stapellauf in die Region des fremden Unversuchten; er ist nichts als der erste Gruß der Möglichkeiten des gewaltig Entlegenen, des Wilden, des Wässerigen, des Gestadelosen; deshalb breitet vor den todessehnsüchtigen Augen von solchen Menschen, welche in ihrem Innern immer noch einige Widerstände des Gewissens gegen die Selbsttötung zurückbehalten, der alles nehmende und alles verschlingende Ozean verlockend seine ganze Weite aus unvorstellbaren, packenden Schrecknissen und wunderbaren, neues Leben spendenden Abenteuern aus; und singen aus den Herzen unendlicher Stiller Ozeane die tausend Meerjungfrauen ihnen zu – "komm hierher, gebrochenes Herz; hier liegt ein anderes Leben; hier liegenWunder der übernatürlichen Art, ohne für sie sterben zu müssen. Komm hierher! bestatte dich in einem Leben, welches deine nun gleichermaßen verachtete und verachtende Welt an Land stärker vergessen macht als der Tod. Komm hierher! Komm hierher!
(CXII)

auch hier jemand – Ahab – ins Wasser gezogen wird – und jemand – Moby Dick – aus dem Wasser gezogen werden soll. Aber das ist nicht der einzige Berührungspunkt mit dem Undinen-Thema.

Mir scheint, dass in "Moby-Dick" die Pathologie weit fortgeschritten ist, dass es sich bei Kapitän Ahab um Hass und Fanatismus und schließlich Wahnsinn handelt. Und das <u>kann</u> eigentlich nur tödlich enden.

Ich will nur wenige Gestalten des Romans aus dem homöopathischen Blickwinkel ansehen, denn mehr würde eine eigene (und wesentlich ausführlichere) Arbeit erfordern.

Der Roman hat aus meiner Sicht einen der großartigsten Anfänge der Literaturgeschichte:

Nennt mich Ishmael[150].

Schon dieser erste Satz wirft Fragen auf. Da steht nicht "Ich bin Ishmael", sondern nur, dass er Ishmael genannt werden möchte. Warum?
Möchte er uns seinen Namen nicht sagen?
Oder kennt er seinen Namen nicht, wie Parzival, der anfangs immer nur Lieberschönerguter genannt wird?
Oder hat er gar keinen Namen, worunter wir verstehen könnten, dass er keine wirkliche persönliche Identität gefunden hat?
Manches spricht für letzteres.
Ishmael hat die feste Stätte seines Bleibens offenbar nicht gefunden[151]:

Wann immer ich bemerke, daß ich um den Mund herum grämlich werde, wann immer in meiner Seele nasser, niesliger November herrscht; wann immer ich bemerke, daß ich vor Sarglagern stehenbleibe und bei jedem Leichenzug, der mir begegnet, die Nachhut bilde, und insbesonderheit, wann immer meine Chondrien so sehr die Überhand über mich gewinnen, daß nur starke moralische Grundsätze mich davon abhalten können, mit Vorsatz auf die Straße zu treten und systematisch den Leu-

---

Man könnte auf profanere Weise auch darüber sinnieren, dass eine Kaffehauskette, die eine Melusine im Emblem trägt, nach dem Obermaat der Pequod benannt ist: Starbuck.

[150] Der originale Satz heißt *Call me Ishmael*. In der deutschen Synchronisation des grandiosen Spielfilms mit Gregory Peck wird das leider mit "Ich heiße Ismael" übersetzt. Im amerikanischen Original wird sogar noch betont, dass er eigentlich nicht Ishmael heißt, indem zwischen "Call me" und "Ishmael" eine kleine Pause ist.

[151] Die Zitate entstammen, der Übersetzung von Friedhelm RATHJEN (Herman Melville: "Moby Dick; oder: Der Wal, deutsch von RATHJEN, F. Frankfurt am Main 2012)

ten die Hüte runterzuschlagen – immer dann ist es höchste Zeit,
sobald ich kann zur See zu gehen. [...]
Mit einer philosophischen Sequenz stürzte sich Cato in sein
Schwert; ich gehe still aufs Schiff[152].

Irgendwann zieht es ihn aber auch wieder an Land. Und dann beginnt
alles von vorn.

Homöopathisch liegt eine Rubrik nahe: "*Hause, zu - Verlangen nach*
Hause zu gehen - auszugehen; und wenn er daheim ist": Bryonia (2),
Calcium carbonicum (2), Calcium phosphorium (3), Cuprum aceticum(2).
Allerdings kann man nicht wirklich sagen, dass er nach Hause geht und
dann das Zuhause wieder verlässt, denn er hat kein Zuhause, es sei denn,
das Meer bzw. das Schiff auf dem Meer.

> *Seemanns Braut ist die See*
> *und nur ihr kann er treu sein...*
> ("La Paloma")

Dennoch: Calcium phosphoricum, das Arzneimittel im dritten Grad,
scheint mir irgendwie zu passen. Calcium phosphoricum will aus einer
unerträglich gewordenen Situation weg, egal, wohin[153]. Eben das findet
bei "Ishmael" statt.

Calcium phosphoricum hat miasmatisch eine ziemlich klare tuberkulinische Betonung. Und diesen Hang, unterwegs zu sein, können wir ebenfalls ziemlich klar der Tuberkulinie zuordnen. Aber es gibt noch mehr zu
sagen:

> *Ob sie's wissen oder nicht, beinah alle Menschen hegen zuweilen*
> *die gleichen Gefühle für den Ozean wie ich.*
> *Durchwandert die Stadt [Manhattan] an einem verträumten*
> *Sabbatnachmittag. [...] Was seht ihr? – wie stumme Schildwa-*

---

[152] Gemeint ist wahrscheinlich: *Nur der Gerechte ist frei, alle anderen Menschen sind*
Sklaven. Kurz darauf wird diese Sentenz bestätigt, indem sich "Ishmael" fragt: *Wer ist*
denn kein Sklave? Was dann in der Folge bedeutet: "Wer ist denn gerecht?" Eine ziemlich pessimistische Sichtweise, die man mit verschiedenen Rubriken, die etwas mit dem
Verlust des Seelenheils zu tun haben, in Verbindung bringen könnte.
[153] Holden Caulfield, der "Fänger im Roggen" ist ein ziemlich eindeutiges Beispiel für
eine solche Calcium-Phosphoricum-Persönlichkeit. Das Fortgehen und Wiederkommen
ist am Schluss des SALINGER-Romans sehr deutlich, als Holdens kleine Schwester auf
dem Karussell sitzt und wegfährt, und wiederkommt... *the way she kept going around*
and around, in her blue coat and all. God, I wish you could've been there.

chen überall in der Stadt postiert, stehen Tausende und Abertausende sterblicher Menschen in ozeanischen Träumereien befangen still da.

[...]

Warum ist beinah jeder robuste Junge, in dem eine robuste gesunde Seele steckt, irgendwann einmal wild darauf, zur See zu gehen? Warum verspürtet ihr bei eurer ersten Seereise als Passagier eine solch mystische Schwingung, sobald man euch mitteilte, ihr und euer Schiff seiet nun außer Sichtweite vom Land?

(I)

Ich möchte eine Antwort versuchen:

Zuhause ist anderswo!

Es ist die Tuberkulinie. Da sehen wir verschiedene Seiten:
Die eine Seite ist die Lust zu reisen oder/und die Lust, Abenteuer zu erleben. Das kann verschiedene Formen annehmen: wie bereits gesagt bei Calcium phosphoricum im Bestreben, einer schwierigen Situation zu entkommen, bei Tuberkulinum im Vorsatz, endlich das verlorene Paradies (z.B. den perfekten Strand) wiederzufinden oder bei Medorrhinum, alles, was man auf dieser Welt bekommen kann, auszuprobieren.
Die andere Seite der Tuberkulinie ist diese unstillbare Sehnsucht, die zum Teil regressiv sein kann. Zurück ins Meer, woher wir alle kommen. Und das hat mit dem Undinen-Thema zu tun.
Natürlich ist es Reise- und Abenteuerlust, aber es könnte auch ein wenig Todessehnsucht dabei sein. Ozeanische Träumereien können mit der blauen Ferne zu tun haben, aber auch mit dem "ozeanischen Gefühl", welches Romain ROLLAND formulierte [154]. Vollkommen wiederzuverschmelzen wäre Auflösung des Ichs und somit der psychische Tod. Aber darum geht es bei Ishmael nicht.

Einmal holt uns die See
und das Meer gibt keinen von uns zurück
("La Paloma")

Diese Todessehnsucht kann man als Regression in die Carcinosinie oder als Progression in die Syphilinie auffassen. Beide Bewegungsrichtungen

---

[154] Er tat das in einem Brief, in dem er FREUDs Werk "Die Zukunft einer Illusion" kritisierte.

lassen aber ein Miasma aus: im ersteren Fall die Psora, im zweiten die Sykose. Beide, die Psora wie die Sykose sind aber Miasmen der Ordnung und des Gehorsams.

An dieser Stelle muss ich mir sofort selbst widersprechen. Gerade auf Schiffen gibt es ein strenges Regime, in dem der Gehorsam im Zentrum steht, inclusive Strafen bei Zuwiderhandlungen. "Kielholen" etwa. "Ishmael" weiß das auch:

> *Wer ist denn kein Sklave? Sagt mir das. Nun ja, dann habe ich, so sehr die alten Kapitäne zur See mich auch herumkommandieren mögen – so sehr sie mich auch herumschubsen und -stoßen mögen, dann habe ich die Befriedigung, daß das alles schon recht ist; daß auf die eine oder andere Weise jeder andere auf ziemlich gleiche Weise gedient hat – entweder in physischer oder metaphysischer Hinsicht, heißt das; und so geht das universelle Gestoße reihum, und alle Hände sollten einander die Schulterblätter kratzen und zufrieden sein.*
> (I).

Vielleicht hat ja die Strenge an Bord gerade damit zu tun, dass die Besatzung tendenziell mit Gehorsam und Disziplin eigentlich nicht so sehr viel im Sinn hat.

Ich denke, dass von der Symbolik her die Tuberkulinie eher zum Wasserelement gehört, auch wenn man bei der Krankheit Tuberkulose auf den ersten Blick das Luftelement vermutet[155].

Sehr deutlich wird das bei Medorrhinum[156]. Medorrhinum-Menschen wollen nicht nur alles erleben, was möglich ist, sondern sie fühlen sich auch ausgesprochen von Wasser und speziell dem Meer angezogen.

Ich habe bisher drei Mittel erwähnt: Calcium phosphoricum, Tuberkulinum und Medorrhinum. Alle drei rechne ich zum Miasma der Tuberkulinie. Wenn ich für "Ishmael" – bisher ohne zu repertorisieren – ein Mittel wählen sollte, so wäre es Medorrhinum.

---

[155] Auch wenn man versucht, die fünf Wandlungsphasen der chinesischen Philosophie auf die fünf Miasmen zu legen, entspricht die Tuberkulinie dem Wasser und die Syphilinie der Luft.

[156] Hier muss erwähnt werden, dass ich Medorrhinum als ein prädominant tuberkulinisches Mittel auffasse und kaum Sykotisches wahrnehmen kann (was im Gegensatz zu den Auffassungen vieler anderer Autoren steht). Historisch hat das wahrscheinlich mit der Vermischung der Feigwarzenkrankheit mit der Gonorrhoe zu tun. An dieser Stelle kann dieses Thema aber nicht näher ausgeführt werden.

"Ishmael": Der Name

Den wirklichen Namen von "Ishmael" kennen wir nicht und wir wissen nicht, ob er ihn selbst kennt – wie bereits bemerkt wurde – und ob er überhaupt einen Namen hat. Man kann sich nun die Frage stellen, warum dieser junge Mann für sich den Namen "Ishmael" ausgesucht hat (bzw. MELVILLE für ihn).

Wenig rätselhaft ist der Aspekt des Ausgestoßenseins, der sich mit dem Namen verbindet. Ishmael/Ismael ist der Sohn eines Königs (Abraham) und seiner Magd (Hagar). Diese Verbindung entstand dadurch, dass es mit der Frau von Abraham (Sara) keine Nachkommenschaft gab und deshalb von Sara diese zweite Ehe geduldet wurde. Nachdem Sara dann doch selbst schwanger wurde (mit Isaak) kam es dazu, dass Hagar und Ismael verstoßen wurden.

Es geht also um Ausgestoßensein und um Vaterlosigkeit. Indem der Protagonist sagt, man solle ihn Ishmael nennen, schwingen beide Aspekte mit.

Ausgestoßensein erklärt auch leicht, wieso MELVILLEs Protagonist keinen festen Platz in der Welt gefunden hat.

Mit diesem vermuteten Hintergrund macht sich "Ishmael" auf die Suche nach einem Vater. Man könnte auch mutmaßen, dass damit eine Gottessuche verbunden ist (wie es DREWERMANN meint). Und so muss er mit dem *gottlosen, gottgleichen* Kapitän Ahab zusammentreffen.

Homöopathisch können wir an dieser Stelle für Ishmael folgende Rubriken anwenden: "*Beschwerden durch - Vernachlässigung - Vater durch den*".

Das ist freilich indirekt, durch den selbstgewählten Namen "Ishmael", wobei wir annehmen können, dass "Ishmael" um die Bedeutung dieses Namens weiß, denn er zeigt sich insgesamt durchaus bibelfest.

Sehr deutlich ist aber das Gefühl des Verlorenseins, welches man ebenfalls in einer Rubrik einigermaßen ausgedrückt findet:

"*Verlassen zu sein; Gefühl*", wahrscheinlich sogar mit der verstärkenden Unterrubrik: "*Verlassen zu sein; Gefühl - Isolation; Gefühl von*".

Miasmatisches zu "Ishmael"

Die Suche nach dem Vater ist die eine Seite dieses Drangs zur See. Eine andere Seite könnte die Sehnsucht nach der Wiederverschmelzung mit der Mutter sein. Das Meer wird ja gern mit dem Mütterlichen in Verbindung gebracht – Wasser und Fruchtwasser... Man denke dabei wiederum an die phonetische Ähnlichkeit der Worte für Meer und Mutter im Französischen (la mer, la mère).

Ich habe bisher Medorrhinum, Calcium phosphoricum und Tuberkulinum als mögliche Mittel für "Ishmael" vorgeschlagen und damit als Miasma die Tuberkulinie. Von dort aus ist die rückwärts gerichtete Sehnsucht in die Carcinosinie häufig.

Ein zweiter Aspekt ist die Flucht vor dem Landleben. Wir erfahren, dass "Ishmael" vor seinem Entschluss, wieder zur See zu fahren, Landschulmeister war. Miasmatisch wäre dieser Beruf wohl am ehesten der Sykose zuzuordnen, so wie das Landleben von "Ishmael" wohl vor allem als sykotisch angesehen wird (natürlich gebraucht er dieses Wort nicht). Ein erster Versuch, dieser beengenden Sykose zu entkommen, war das Anmustern bei der Handelsmarine. Das könnte man schon als eine gewisse Flucht bezeichnen, aber die Handelsmarine bewegt sich von Hafen zu Hafen und der Aufenthalt auf dem Meer ist nur Mittel zum Zweck, und dieser Zweck bleibt sykotisch. Gewiss kann da auch Tuberkulinisches dabei sein, aber eben zusammen mit der Sykose.

Der Walfang ist anders. Zwar geht es auch hier um wirtschaftlichen Gewinn (dem Thema kann man bekanntlich kaum ausweichen), aber im Zentrum steht die Jagd[157]. Und man redet von Zeiträumen von drei Jahren auf See, ohne irgendwo anzulegen. Es ist also ganz anders als der Transport von Waren zu bestimmten Zielen. Im Walfang ist die Sykose schwach ausgeprägt. Es ist – wie schon bemerkt – die Tuberkulinie im Zentrum, mit gewissen Verbindungen hin zur Carcinosinie und natürlich zur Syphilinie. Es geht nicht um das Land, es geht um das Meer.

Man kann sich an dieser Stelle fragen, ob die strenge Hierarchie an Bord des Schiffes nicht doch sykotisch ist. Die Sykose ist ja eigentlich der zentrale Platz, an dem hierarchische Zuordnungen stattfinden. Die Sykose ist aber auch der zentrale Ort von Demokratie. Demokratie und Hierachie zeichnen sich dadurch aus, dass sie mit der Zustimmung aller (oder der meisten) Beteiligten stattfinden.

Wie steht es um Hierarchie und Demokratie an Bord der Pequod? Die Hierarchie ist sehr einfach strukturiert: Ahab und der Rest der Mannschaft. Erst danach können wir über gewisse hierarchische Differenzierungen innerhalb des Restes der Mannschaft nachdenken. Demokratie existiert nicht an Bord des Schiffes. Der Kapitän ist der fast uneingeschränkte Herrscher – wenn man davon absieht, dass er sich an Land womöglich wegen gewisser Vergehen im Nachhinein verantworten muss.

---

[157] In der Rubrik *"Jagd - Verlangen, auf die Jagd zu gehen"* stehen nur drei Mittel: Nux vomica, Sulphur und Tuberkulinum.

Aber eben an Land! Man bedenke, bevor man sein Urteil über diesen demokratischen Mangel spricht, dass auch in unserer Welt die Möglichkeit besteht, in Krisenzeiten gewisse demokratische Rechte außer Kraft zu setzen. Der Aufenthalt auf einem Schiff jener Zeit und gar einem Walfänger ist aber als eine permanente Krise und Bedrohung (durch das Wasser und seine Bewohner und durch die Luft in Form von Sturm sowie das Feuer als Blitz) aufzufassen. Hier zählt nicht mehr der Gesellschaftsvertrag, dessen Wirkungsbereich das Land ist, hier zählt nur unbedingter Gehorsam, ob uns dass, die wir sicher an Land leben, nun gefällt oder nicht.

Oben war davon die Rede, dass "Ishmael" wahrscheinlich eine Vatergestalt sucht. Und das hat durchaus etwas mit Gehorsam zu tun. In der frühen Kindheit geht es nicht um Demokratie und um Verträge, sondern es geht darum, zu tun, was die Eltern fordern (oder es eben zu verweigern). Das halte ich für ein Merkmal der Psora.

Psora wie Sykose sind Herrschaftsbereiche von Regeln. Der Unterschied besteht darin, dass die Regeln der Psora von außen kommen: "Du gehst jetzt ins Bett!", die Regeln der Sykose aber die prinzipielle Zustimmung der Beteiligten erfordern – dazu, dass diese Regeln gelten.

Gehorsam gibt es natürlich dann auch in der Syphilinie, aber dann handelt es sich um einen hoch pathologischen und zerstörerischen Gehorsam. Auch diesen wird es an Bord der Pequod geben.

Wir finden also einige miasmatisch interpretierbare Aspekte. Wo sollten wir also "Ishmael" einordnen? Der Kern in der Gegenwart ist gewiss die Tuberkulinie. Dahinter steht das carcinosinische Verlassensein (was ich immer noch fast nur am Namen festmachen kann). Es fehlt die väterliche Seite. Man könnte sagen, dass die Psora fehlt. Diese väterliche Seite versucht er bei Ahab zu finden, worin sich – wie wir sehen werden – wohl eine gewisse Psora entwickeln kann – gewissermaßen als Nachholung – die aber bald in die Syphilinie umkippt. Sykose ist kaum vorhanden.

Abhängigkeit und Unabhängigkeit

Beides durchmischt sich bei "Ishmael". Aus meiner Sicht begibt er sich in die totale Abhängigkeit des Gehorsams (der Psora), um einer anderen Teilabhängigkeit, der er nicht gewachsen ist (der Sykose) zu entfliehen.

In die Sykose gelangen wir auf verschiedene Weise. Zwei davon sind problematisch. Unproblematisch ist, wenn wir irgendwann mit freundlicher Unterstützung unserer wichtigsten Bezugspersonen von der Carcinosinie in die Psora gelangen und dort stabile (wenn auch noch unreife) Ich-Strukturen ausbilden (weder in der positiv-narzisstischen Sulphur-

Übertreibung noch in der negativ-narzisstischen Calcium-Untertreibung). Von dort geht es in die Tuberkulinie, wo wir von der Peer-Gruppe lernen, wie man so miteinander umgeht. Die Verbindung davon mit dem psorischen Gehorsam/Ungehorsam (s.oben) macht uns für die Sykose tauglich. Der zweite Weg in die Sykose findet unter Aussparung der Tuberkulinie statt. Er ist heute gar nicht so selten. Der psorische Narzissmus wird so in der Tuberkulinie nicht relativiert. Resultat sind etwa narzisstische Karrieristen, die keine Rücksicht auf niemanden nehmen.

Der dritte Weg findet unter der Aussparung (bzw. schwacher Ausprägung) der Psora statt. Diese Personen wechseln von der Carcinosinie (die zumeist auch bereits gestört ist) nicht in die Psora, sondern in die Tuberkulinie. Die Tuberkulinie muss für sie auch problematisch sein und ist zumeist von der Sehnsucht geprägt nach dem, was sie nie hatten. Natürlich haben diese Personen ein Ich, aber es ist ein fragiles Ich. Wenn diese Personen in die Sykose eintreten, gibt es zwei Möglichkeiten: Entweder die Sykose kann sie stabilisieren (etwa bei Thuja, Kaliumsalzen und teilweise auch Natrium muriaticum) oder sie halten die Sykose einfach nicht aus. Bei diesem Nichtaushaltenkönnen spielt meiner Meinung nach auch bereits die Verbindung von der Tuberkulinie zur Syphilinie eine gewisse Rolle.

Ich meine, dass "Ishmael" am ehesten der letzten Gruppe zuzuordnen ist. Er will diese psorische stabile Ich-Struktur erwerben, indem er die Psora nachholt – in einer extremen Form, die nur zweierlei erlaubt: Gehorsam oder Meuterei (die dritte mögliche Form, die Desertion, ist bei einem dreijährigen Aufenthalt auf dem Schiff ohne Landgang nicht möglich[158]). Alle drei Möglichkeiten sind psorisch oder syphilinisch, auch wenn das Motiv, auf dem Walfänger anzuheuern, tuberkulinisch gewesen sein mag. Die hinter dieser problematischen Tuberkulinie vorhandenen Defizite in den vorigen Miasmen sollen ausgeglichen werden.

DREWERMANN schreibt über die Flucht auf das Meer (um die es sich bei "Ishmael" wahrscheinlich handelt), dass es sich dabei gleichzeitig um die Suche nach der verlorenen Mutter und die Abwendung von ihr handelt. Über die Mutter von "Ishmael" wissen wir nichts, er spricht aber von seiner Stiefmutter. Wie er seine Mutter verloren hat, ist ebenfalls unbekannt. Was er aber schreibt, ist, dass sie (die Stiefmutter) ihn *auf die eine oder andere Weise ständig peitschte oder [...] ohne Abendessen zu Bett schickte*. Wir können also wahrscheinlich von Vater- und Mutterlosigkeit und

---

[158] MELVILLE selbst, der ebenfalls auf einem Walfänger unterwegs war, ist hingegen desertiert. Sein Vater starb, als er 13 war.

von Mißhandlung reden. Dass sich "Ishmael" von der ihn misshandelnden Stiefmutter abwendet, ist leicht verständlich. Ebenso verständlich ist die Suche nach der verlorenen Mutter. Beides kann symbolisch mit dem Meer zu tun haben. Dass diesbezüglich eine Ambivalenz in ihm entsteht, ist ganz natürlich.

Mir fällt dabei noch eine andere Ambivalenz auf: Bisher (beim Undinen-Thema) habe ich ja eher dafür plädiert, dass die Bewegungsrichtung vom Meer aufs Land progressiv ist und die gegenteilige regressiv. Hier zeigt sich aber, dass die Richtung vom Land aufs Meer auch durchaus progressiv sein kann (wie vielleicht und teilweise auch bei der "Soulskin-Frau"). Zu bedenken ist dabei aber auch, dass es sich bei "Ishmael" nicht um den Gang eines Menschen ins Wasser (was ich weiter als regressiv bezeichnen möchte), sondern um den Gang auf ein Schiff handelt, das sich gegenüber dem Meer behaupten will, was man mit dem Verhältnis von Carcinosinie und Psora in Verbindung bringen kann. Das Schiff entspräche dabei der Psora. Die Assoziationen sind an dieser Stelle vielgestaltig.

Eine davon möchte ich noch erwähnen: Die Pequod läuft am Weihnachts-abend aus. Das darf man wahrscheinlich als unüblich betrachten. Und es verweist auf eine Geburt, also auf das Unabhängig-Werden, das progressive Überschreiten einer Grenze.

Es gibt noch eine weitere Stelle in "Moby-Dick", in der es auch um das Thema von Abhängigkeit / Unabhängigkeit geht und die mir recht rätsel-haft erscheint.
Es geht um einen Steuermann namens Bulkington, dem "Ishmael" schon vor der Reise begegnet:

> *Kennt ihr nun Bulkington? Streiflichter meint ihr zu erhaschen von der tödlich unerträglichen Wahrheit; daß alles tiefe, ernst-hafte Denken nichts anderes ist als das unverzagte Bemühen der Seele, die offene Unabhängigkeit ihres Meeres zu bewahren; während die wildesten Winde des Himmels und der Erde sich verschworen haben, sie an die hinterlistige, sklavische Küste zu werfen.*

Ich zitiere hier einmal einen Teil der Originalversion:

> *[...] the intrepid effort of the soul to preserve the open independence of her sea [...]*

Mir scheint die deutsche Überetzung korrekt zu sein (außer vielleicht bei "intrepid", was aber zweitrangig ist – wie mein Englisch).

Die offene Unabhängigkeit des Meeres der Seele...

Es fällt mir nicht leicht, das zu verstehen und ich kann hier nur Assoziationen anbieten.

Das Meer gehört hier irgendwie zur Seele; man könnte vermuten, dass es die Heimat der Seele ist.

Freilich widerspricht das der alten Paracelsischen Auffassung, dass die Undinen als Wasserbewohner keine Seele hätten.

Vielleicht wäre eine Lösungsmöglichkeit, dass beiden Auffassungen ein unterschiedlicher Seelenbegriff zu Grunde liegt. Paracelsus (und Andersen) könnten die Individualseele meinen oder das, was wir heute als "Ich" bezeichnen.

Dem gegenüber könnte ein anderer Seelenbegriff stehen. Diese Seele könnte sich im Meer aufgehoben fühlen "wie ein Fisch im Wasser"[159].

Die Alchimisten sprechen vom "runden Fisch", der im Ozean schwimmt (oder vielleicht nicht einmal die Aktivität des Schwimmens entfaltet). Dieser Fisch hat keine Haut und keine Knochen und ist praktisch unsichtbar und nicht zu fangen[160].

Dieser Fisch ist einerseits vollständig enthalten im Meer, andererseits ist er aber auch schon ein Knotenpunkt, eine Differenzierung vom Wasser: eine perfekte Beschreibung der Carcinosinie. Dieser Fisch ist der Keim des Anderen, vom Ozean Differenzierten[161]. Aber er ist – ohne das Grenzorgan der Haut – nicht wirklich abgegrenzt. Mir scheint diese Illustration des Seelenbegriffs mehr den Aspekt der Verbundenheit und jener andere mehr den Begriff der Abgetrenntheit zu repräsentieren. Der eine legt Wert

---

[159] Es muss jedoch erwähnt werden, dass es im Buch auch Aussagen gibt, die nicht mit diesem Aufgehobensein im Meer "wie ein Fisch im Wasser" harmonieren, sondern eher das Gegenteil meinen:

> *Wonne wird dem – eine weite, weit hinausreichende, eine inwendige Wonne –, welcher den stolzen Göttern und Kommodores dieser Erde auf immer sein eigenes, unerbittliches Ich entgegenstellt.* (IX)

Das stammt allerdings nicht von "Ishmael", sondern – ausgerechnet – vom Prediger.

[160] JUNG (9/2,195) weist darauf hin, dass, wissenschaftlich gesehen, dieser Fisch kein Fisch sein kann, sondern ein Weichtier sein muss. Die Seele ist das Runde, das somit enthalten ist im Meer (des Unbewussten?). Weiter fasst JUNG diesen runden Fisch als Selbstsymbol auf (9/2,219).

[161] Als Beschreibung von Moby Dick taugt diese Vorstellung natürlich nur sehr begrenzt. Obwohl: "Ishmael" selbst schildert die Haut des Pottwals (wenn man von der Speckschicht absieht) als äußerst zart und dünn und der riesige Walkopf enthält ziemlich wenig Knochensubstanz.

auf Individualität, der andere auf Ganzheit. Man könnte auch von "Ich" und "Selbst" reden, so etwa im Sinne Jungs. Darauf werden wir noch zurückkommen.

Eine Illustration dieser Polarität von Identität und Verschmelzung:

> *Denn heutzutage versieht die Walfischerei gar manchen roman-*
> *tischen, melancholischen und geistesabwesenden jungen Mann,*
> *der sich vor den mühseligen Sorgen der Erde ekelt und Empfin-*
> *delei bei Teer und Walspeck sucht, mit einem Asyl.*
> *[...]*
> *aber eingelullt in solch eine opiumartige Schlaffheit aus leeren,*
> *unbewußten Tagträumereien, ist dieser geistesabwesende Jüng-*
> *ling infolge des verschmelzenden Heben und Senkens der Wellen*
> *bei seinen Gedanken, daß er zuletzt seine Identität verliert; den*
> *mystischen Ozean zu seinen Füßen für das sichtbare Bild jener*
> *tiefen, blauen, bodenlosen Seele hält, die Menschheit und Natur*
> *durchdringt [...].*
> *In dieser bezaubernden Stimmung ebbt dein Geist dahin zurück,*
> *woher er kam; wird zerstreut durch Raum und Zeit [...].*
> (XXXV)

Die Seefahrt kann also als Asyl vor den mühseligen Sorgen der Erde dienen. Das erinnert mich an Werther, der auch nach einem solchen Asyl sucht und daran scheitert. Eine durchweg romantische (tuberkulinische) Idee.

Das trifft irgendwie auch auf "Ishmael" zu, der diesen Gedanken hat. Auch "Ishmael" flieht tuberkulinisch vor der Sykose – wie Werther, Aber er hat eine andere Zielrichtung: Er will die Psora nachholen und integrieren. Deshalb wendet er sich bewusst gegen diese romantischen und tagträumerischen Ausflüchte vor der Realität – auch wenn sie in ihm wirken.

Weiteres zu "Ishmael":
Wildheit und Gehorsam

Dem biblischen Ismael wird Wildheit zugesprochen (diese Rubrik gibt es im Repertorium und sie enthält neben 43 anderen Mitteln auch Medorrhinum – Eintrag von Hering und Kent). Und natürlich ist Medorrhinum "Born to be wild"[162].

---

[162] Wobei man beim entsprechenden Film auch an Tuberculinum denken könnte, was aber eben nicht so wild ist. Bei Wildheit kommen natürlich auch die Nachtschatten in

Was bedeuten könnte: nicht gezähmt durch die Sykose (und möglicherweise auch nicht durch die Psora).
"Ishmael" bittet förmlich um Zähmung, aber eben nicht um die sykotische Zähmung, sondern um die psorische:

> *Was soll's, wenn irgend so ein Knauser von Kapitän mir befiehlt, einen Kehrwisch zu nehmen und das Deck abzuschrubben? Was macht diese Schmach schon aus, ich meine, wenn man's in die Waagschale des Neuen Testaments wirft? Glaubt ihr, der Erzengel hält irgend weniger von mir, weil ich bei jener bestimmten Gelegenheit jenem alten Knauser prompt und mit Respekt gehorcht habe? Wer ist denn kein Sklave?[163]*

Im Zitat auf S. 309 war von der hinterlistigen, sklavischen Küste die Rede. Zwar bietet die Leeküste in dem Wind, den die Pequod bei ihrer Ausfahrt begleitet, *Sicherheit, Behaglichkeit, Herdfeuer, Abendbrot, warme Laken, Freunde, alles, was unserer menschlichen Natur wohltut.* Dennoch wird die Küste als sklavisch bezeichnet, denn all das hat seinen Preis.
Letzteres würde ich als sykotisch bezeichnen.

Ich möchte das mit einem einfachen Beispiel illustrieren:
Man kann einem Kind sagen: "Eine Runde 'Mensch ärger' dich nicht', und dann gehst du ins Bett!" Und wenn die Runde vorbei ist "So, jetzt aber Zähneputzen und ins Bett!" Das würde ich als psorischen Gehorsam (oder eben auch Ungehorsam) bezeichnen.
Wenn ich hingegen dem Kind verspreche, dass es, wenn es jetzt schlafen geht, morgen ein Eis bekommt, ist dies eine sykotische Induktion von Gehorsam. Ich beginne, mit meinem Kind <u>Geschäfte</u> zu machen. Irgendwann wird das Kind auf die Aufforderung, zu Bett zu gehen, die Forderung erheben: "Aber nur, wenn ich morgen ein Eis bekomme". Und bei dem Eis wird es nicht bleiben. Eine wunderbare "Vorbereitung auf das Leben", die allerdings einem 5- oder 6-jährigen Kind nicht angemessen ist[164].

Frage, insbesondere Stramonium, aber auch Tarentula und eine ganze Reihe anderer in der Rubrik angegebener Mittel.
[163] Das erinnert mich an einen interessanten Satz, den ich irgendwo aufgeschnappt habe: *Die Sklaverei ist nicht abgeschafft; sie ist nur etwas gleichmäßiger verteilt als früher.*
[164] Nebenher möchte ich noch die Gestaltungen des Themas "Gehorsam" in anderen Miasmen erwähnen: Im carcinosinischen Zustand des Verschmolzenseins kann es naturgemäß noch keinen Gehorsam geben. Der tuberkulinische Gehorsam besteht klassischerweise im Türenschlagen und Abhauen, obwohl in dieser Lebensphase eben

An Bord des Schiffes gibt es keine Demokratie, keine Kompromisse, sondern eindeutige Befehle. Und wenn der Wal erlegt ist, gibt es eine Beloh-
nung: Rum und Walsteaks. Klare Verhältnisse sind das. Psorische
Verhältnisse.
Demokratie ist sykotisch. Kompromisse, Bündnisse, Versprechen, eine
Hand wäscht die andere, Beeinflussungen des Wählers. Das kennen wir
alle.

Das gemeinsame Bett mit Queequeg

Das ist ein merkwürdiges Geschehen, welches auf immerhin 25 Seiten
beschrieben wird. Auf seinem Weg nach Nantucket (wo er anmustern
will) muss "Ishmael" übernachten. Im ausgewählten Gasthaus ist aber
kein Bett mehr frei und er wird gefragt, ob er mit einem Harpunier (eben
Queequeg) zusammen in einem Bett schlafen wolle. Es ist ein breites Bett,
so dass sich keiner von beiden eingeengt fühlen muss.
Aber "Ishmael" hat Vorbehalte, die zunächst einmal verständlich sind: Es
ist ein Fremder, es ist ein Dunkelhäutiger, der zudem auch noch in der
Stadt Schrumpfköpfe verkauft. Also recht eigentlich ein "Ungeheuer".
Und er ist noch gar nicht da, als "Ishmael" schließlich ins Bett geht, nachdem er eine ganze Weile mit sich gekämpft hat, ob er dieses Angebot nun
annehmen soll oder nicht. Das ist aus meiner Sicht völlig normal und ich
denke, es würde mir ähnlich gehen wie "Ishmael". Aber dass MELVILLE
diese Szene so lange ausführt, scheint mir schon etwas zu bedeuten. Man
kann die Rubriken "*Furcht vor Fremden*" und "*Abneigung gegen Fremde*" verwenden. "*Abneigung gegen das Bett*" ist im Repertorium vorhanden, sie stimmt aber eigentlich nicht, es sei denn, man nähme Bezug auf
die Vorgeschichte, als er als Kind ohne Abendessen ins Bett geschickt
wurde und man sähe in dieser Situation eine Art Reinszenierung – was
aber als recht spekulativ erscheint.
DREWERMANN (op. cit.) führt hierzu aus:

Ausgerechnet das Bett, diese exquisite Stätte des Ausruhens, die-
ser deutlichste Ersatz für die verlorene Geborgenheit im Schoße

---

doch noch eine Abhängigkeit besteht, die (meist) das Zurückkehren zur Folge hat. Der
syphilinische Gehorsam ist eigentlich gar nicht mehr existent. Entweder wir gliedern
uns aus eigenem Antrieb und aus Achtung vor dem jeweils Anderen in die Gesellschaft
ein – dann kann das auf den ersten Blick der Sykose ähnlich sehen – aber mit dem
Unterschied, dass solche Menschen ein Strahlen umgibt – oder wir wenden uns gegen
die herrschende sykotische Ordnung. Anarchie ist beides. Im ersten Falle ohne Leichen.

*der Mutter, verwandelt sich unter den Händen dieser Frau in
ein Folterwerkzeug zu erzieherischen Zwecken.*

Das hieße, dass "Ishmael" dem Bett ambivalent gegenüberstehen muss.
Insofern würde ich die genannte Rubrik doch mit verwenden. Man bedenke auch, dass es an Bord des Schiffes keine Betten gibt, sondern Hängematten. Die Gefahr des Bettes ist also gebannt.

"Ishmael" ist zunächst entsetzt, als er seinen Mitbewohner erstmals sieht:
der ganze Körper ist vollständig tätowiert, er betet ein kleines Idol an, er
benimmt sich merkwürdig. Es stellt sich aber heraus, dass er ein anständiger Kerl ist.

Die Parallelität der jetzigen Situation und der des Kindes wird durch eine
Wahnidee deutlich, die "Ishmael" als Kind in jener Nacht hatte, als er als
Strafe für ein Vergehen 16 Stunden im Bett verbringen musste.

> [...] *nichts war zu sehen, und nichts war zu hören; doch eine
> übernatürliche Hand schien in der meinigen zu ruhen. Mein Arm
> hing über die Steppdecke, und die namenlose, lautlose Form o-
> der Phantomgestalt, zu der die Hand gehörte, schien dicht an
> meiner Bettkante zu sitzen.*

Dieses wahnhafte Erlebnis des Kindes findet seine Reaktivierung am
nächsten Morgen, als "Ishmael" *Queequegs Arm in der liebevollsten und
herzlichsten Manier über* [sich] *geworfen* fand.

> *Nun, man ziehe die fürchterliche Angst ab, und meine Empfin-
> dungen, als ich die übernatürliche Hand in der meinen spürte,
> waren in ihrer Befremdlichkeit denjenigen höchst gleich, die ich
> durchmachte, als ich aufwachte und Queequegs Arm um mich
> geworfen sah.*
> (IV)

"Ishmael" bringt also diese Bettsituation mit der Situation als Kind selbst
in Verbindung.

Es ist weiter von einem Bräutigamsgriff die Rede und von den zunächst
erfolglosen Versuchen "Ishmaels", sich aus dieser Umarmung zu lösen. Es
ist verschiedentlich versucht worden, hieraus eine homosexuelle Neigung
abzuleiten – auch in Bezug auf MELVILLE selbst. Ich sehe hierfür kaum
Anhaltspunkte[165]. Interessant ist aber, dass die liebevolle und herzliche

---

[165] Man muss allerdings zugestehen, dass reine Männerbünde (wie jener der Seeleute)
immer auch eine gewisse homophile Komponente enthalten. Man schläft zusammen in
einem Raum, aber jeder schläft in seiner Hängematte. Aber um diese Fragen geht es
eigentlich kaum in "Moby-Dick".

Umarmung gleichzeitig als einengend erlebt wird. Es ist bei "Ishmaels" Vorgeschichte kein Wunder, dass er einerseits solche Nähe braucht, sie aber andererseits nicht aushalten kann.

Dafür stehen eine Reihe von Rubriken zur Auswahl, wobei hier zu bemerken ist, dass es sich um keine Repertorisation handelt, sondern nur um eine Auflistung möglicher Rubriken:

1	Gemüt - Wahnideen - beobachtet, sie würde - nachts	1
2	Gemüt - Wahnideen - berührt; er würde	12
3	Gemüt - Wahnideen - Gestalten - sieht Gestalten	57
4	Gemüt - Wahnideen - Hand - streichelt; spürt eine Hand, die sie	1
5	Gemüt - Wahnideen - Menschen, Personen - neben ihm; Menschen wären	17
6	Gemüt - Wahnideen - Person - Zimmer; eine andere Person sei im	8

	med.	anac.	hyos.	bell.	ars.	calc.	op.	stram.
	4/7	4/4	3/4	2/4	2/3	2/3	2/3	2/3
1	1	-	-	-	-	-	-	-
2	3	1	-	-	-	-	1	1
3	-	1	2	3	1	2	2	2
4	1	-	-	-	-	-	-	-
5	2	1	1	1	2	1	-	-
6	-	1	1	-	-	-	-	-

Die Rubrik Nr. 4 ist natürlich verführerisch, weil sie Medorrhinum als einziges Mittel "pusht". Ich werde sie aber in der Gesamtrepertorisation von "Ishmael" nicht verwenden, weil sie eben doch nicht ganz stimmt, denn im Text ist von "streicheln" nicht die Rede. Außerdem habe ich gewisse Vorbehalte gegen Rubriken, in denen nur ein einziges Mittel steht.
Die anderen Rubriken sind alle möglich. Da es sich um eine kleine (wenn auch wichtige) Begebenheit innerhalb der Gesamtgeschichte handelt, würde ich nur eine Rubrik verwenden. Das wäre die Rubrik Nr. 2. Oder es wäre auch eine Kombination von Nr. 1 und Nr. 2 möglich. In jedem Falle

wird Medorrhinum bestätigt, wobei natürlich auch Anacardium möglich ist bzw. als Mittel der zweiten Wahl die Nachtschatten.

Die wirkliche Begebenheit kann offenbar die Nachwirkungen der damals wahnhaft erlebten offenbar "homöopathisch" abschwächen, denn Queequeg wird hernach zu "Ishmaels" Freund (genauer gesagt ist von "Busenfreund" die Rede).

Dieser Wandel von Furcht vor dem Fremden zur Freundschaft deutet sich bereits an, als "Ishmael" die Tätowierungen des "Kannibalen" erblickt und zunächst erschrickt, dann aber ganz klar sagt:

> *Ein Mann kann in jeder Haut ehrlich sein.*
> (IV)

Und das bezieht sich nicht nur auf Queequeg, sondern wir finden bei "Ishmael" generell eine Haltung der Toleranz und nicht die Spur von Rassismus. Auch die anfängliche Furcht vor dem unbekannten Fremden ist keine rassistische, sondern bezieht sich auf den einen ihm unbekannten Menschen. Auch wenn MELVILLE das Wort "Neger" gebraucht (im Jahre 1851!), steht dahinter doch eine universal-menschliche Haltung. Und auf die kommt es an, nicht auf das eine oder andere dumme Wort. Andersherum können natürlich die Worte Ausdruck der Haltung sein. Heute ist es hochgradig unangebracht, das Wort "Neger" in den Mund zu nehmen. Selbst ich begehe hier schon einen Frevel, wenn ich dieses Wort hinschreibe und nicht "N-Wort".
Diese Toleranz "Ishmaels" bezieht sich auch auf ein anderes wichtiges Gebiet:

Religion

Das ist verwirrend.
Ich sprach ja oben schon davon, dass "Ishmael" auf Abraham verweist, der im biblischen Mythos sein Vater war. Bis Abraham ist die Geschichte (bzw. der Mythos) der Juden und der Araber die gleiche. Mit Ismael und Isaak trennt sich das. Ismael wird zum Stammvater der Araber und Isaak zu dem der Juden.
Somit sollte also "Ishmael" eher auf der arabischen Seite stehen. In Wirklichkeit ist er aber Amerikaner – welcher Religion auch immer.

Dennoch bleibt der Name, den er sich gegeben hat, und das muss etwas bedeuten. Zu Zeiten von Ismael und Isaak kann man natürlich in religiöser Hinsicht noch nicht vom muslimischen oder jüdischen Glauben sprechen, aber zu MELVILLEs Zeiten "gehört" der muslimische Glaube zu den Arabern und der jüdische zu den Juden – von Ausnahmen abgesehen. Umso mehr verwundert folgende Äußerung von "Ishmael", gleich auf Seite eins, auf der er sich auch als "Ishmael" vorgestellt hat:

Durchwandert die Stadt an einem verträumten Sabbatnachmittag...
(I)

Nun ist der Sabbat durchaus keine muslimisch-arabische Angelegenheit. Wohl könnte man denken, dass man es hier mit einem arabischen Juden zu tun hat (bzw. mit einem Araber jüdischen Glaubens), aber es gibt noch weitere Verwirrung:
Er fragt sich, was er von einem Harpunier halten soll,

der an einem Samstagabend spurlos bis in den heiligen Sabbat hinein ausblieb, befaßt mit dem kannibalischen Geschäft wie dem Verkauf von Köpfen toter Götzenanbeter?

Von Samstagabend bis in den Sabbat... Der Sabbat geht bekanntlich von Freitagabend bis Samstagabend. Keine Rede also davon, dass Quequeg bis in den heiligen Sabbat ausblieb. Hier ist eher vom christlichen Tag des Herrn, also Sonntag, die Rede.
Und es geht noch weiter:
"Ishmael" sieht Queequeg in einem Zustand tiefer Versenkung und offenbar im Gebet zu seinem "Götzen". Er bezeichnet das als Queequegs "Ramadan". Der Ramadan ist aber bekannterweise der muslimische Fastenmonat und eine ausschließlich muslimische Angelegenheit. Zwar fastet Queequeg während seiner Versenkung ebenfalls, aber nur kurze Zeit, keinesfalls einen Monat. Und er ist sehr wahrscheinlich kein Muslim. Man könnte annehmen, dass "Ishmael" über diese Dinge uninformiert ist, was aber auszuschließen ist, wenn man an mehreren Stellen sieht, dass er sich gut in den biblischen Mythen auskennt. So sollte er auch diese grundlegenden Rituale der richtigen Religion zuordnen können. Er ist ja ein gebildeter Mann.

Hinduistisches, Heidnisches kommt auch zur Sprache. Es scheint so zu sein, dass "Ishmael" die Zugehörigkeit zu einer bestimmten Religion oder Religionsgemeinschaft ziemlich egal ist. Ihm scheint auch egal zu sein, ob bestimmte Inhalte von anderen als "abergläubisch" betrachtet werden. Abergläubisch sind sowieso alle Seeleute.

Es ist auch nicht verwunderlich, dass an Bord eine solche Toleranz herrscht. Sonst käme es zu Mord und Totschlag. Auf dem Schiff sind Menschen aller möglicher Herkunft, die sich irgendwie vertragen <u>müssen</u>. Toleranz ist dafür die Grundbedingung. Mir scheint aber, dass "Ishmael" sie bewusst lebt.

Eine Ausnahme gibt es jedoch: An Bord ist auch Fedallah, ein Parse. Aber auch da haben wir wieder diese beschriebene Verwirrung hinsichtlich des Namens. Fedallah ist ein arabisch-muslimischer Name und bedeutet wahrscheinlich soviel wie "Gottesopfer". Parsen sollten eigentlich keine muslimischen Namen haben.

Mir scheint aber, dass die Vorbehalte der Mannschaft gegen Fedallah einschließlich "Ishmaels" nicht durch die Religionszugehörigkeit bedingt sind, sondern durch die Undurchschaubarkeit dieser Person, die als Harpunier eines zusätzlichen Bootes zusammen mit der übrigen Bootsbesatzung heimlich von Ahab an Bord gebracht wurde, versteckt dort lebt und fast nur bei der Waljagd in Erscheinung tritt.

Er gehört nicht zu der Gruppe der anderen Besatzungsmitglieder, was ihn verdächtig macht, bis dahin, dass er als die menschliche Verkörperung des Teufels gesehen wird. Wir lesen davon, dass er nur Umgang mit Ahab hat. Vielleicht kann man ihn als Ahabs "Schatten" auffassen. Es gibt eine Szene, in der tatsächlich die Schatten beider verschmelzen.

Schicksal

Vom Schicksal ist viel die Rede in "Moby-Dick". Es ist hier nicht die Stelle, Einzelheiten dazu vorzustellen. Ich wüßte auch nicht, ob ich dazu in der Lage wäre. Es scheint mir aber generell um die Frage zu gehen, ob das Schicksal unausweichlich seinen Gang geht, oder ob der Mensch in einem gewissen Rahmen Gestaltungsmöglichkeiten hat. Mit anderen Worten geht es um die von CAMPBELL[166] gebrauchten zwei Schicksalsbegriffe: Fatum (Unausweichlichkeit) und Wyrd (Gestaltungsmöglichkeit).

---

[166] "Die Masken Gottes", Band 4: "Schöpferische Mythologie"

Gerade die Seeleute müssen über das Schicksal nachdenken (und es wird in "Moby Dick" viel darüber nachgedacht), denn sie sind in ihren kleinen Schiffen den Elementen so stark ausgesetzt wie kaum ein Landbewohner. Das geht vom Fatalismus Queequegs, der sich irgendwann einen Sarg tischlern lässt, weil er glaubt, bald sterben zu müssen, der aber dennoch (deswegen?) bis zur endgültigen Katastrophe überlebt, hin zu Ahab, der einerseits auch fatalistisch an das Schicksal glaubt, sich aber andererseits für den Erfüllungsgehilfen des Schicksals hält (Rubriken siehe unten) und drittens meint, dem Schicksal trotzen zu können.

Denn die Seefahrt ist eben auch die große Freiheit:

Wenn der Sturmwind sein Lied singt
Dann winkt mir der großen Freiheit Glück.
La Paloma

Versuch einer Repertorisation von "Ishmael"

Zwar sind wir vom Gang der Handlung noch ziemlich am Anfang, aber das, was "Ishmael" von sich selbst schreibt, hat sich im ersten Drittel des Buches weitgehend erschöpft. In der Folge wird er fast nur noch als Beobachter auftreten. Zwar könnte man da auch weiter auf Eigenschaften von "Ishmael" rückschließen, aber das wäre dann doch manchmal recht spekulativ. Daher soll es an dieser Stelle genug davon sein.

1	Gemüt - Abenteuerlustig	5
2	Gemüt - Aktivität - Verlangen nach	162
3	Gemüt - Beschwerden durch - Mißbrauch, Mißhandlung; nach	56
4	Gemüt - Beschwerden durch - Vernachlässigung; durch	25
5	Gemüt - Bett - Abneigung gegen das Bett, meidet es	21
6	Gemüt - Fahren, Autofahren - Verlangen zu fahren	11
7	Gcmüt - Fremde - Anwesenheit von Fremden - agg.	26
8	Gemüt - Furcht - Fremden; vor usw...	73
9	Gemüt - Furcht - geschehen; etwas werde - Grauenhaftes, Furchtbares werde geschehen; etwas	22

10	Gemüt - Hause, zu - Verlangen, nach Hause zu gehen - auszugehen; und wenn er daheim ist	4
11	Gemüt - Meer; Aufenthalt am - liebt es, am Meer zu sein	6
12	Gemüt - Mystizismus	10
13	Gemüt - Reisen - amel.	2
14	Gemüt - Reisen - Verlangen nach	58
15	Gemüt - Verlangen, Wunsch nach - voller Verlangen	59
16	Gemüt - Wahnideen - berührt; er würde usw...	12
17	Gemüt - Wildheit	44
18	Gemüt - Zurückhaltend, reserviert	135

	med.	carc.	lach.	ign.	sep.	tub.	nat-m.	ambr.
	14/19	12/13	9/14	9/13	8/15	8/12	7/15	7/10
1	2	1	-	-	-	2	-	-
2	1	1	3	-	2	1	-	-
3	2	1	2	3	3	1	3	1
4	1	1	1	1	1	-	2	-
5	1	-	2	-	-	-	-	-
6	1	-	-	-	-	2	-	-
7	1	-	-	-	3	-	1	2
8	-	1	2	1	2	1	4	3
9	1	1	-	1	2	-	-	1
10	-	-	-	-	-	-	-	-
11	1	1	-	-	-	-	-	-
12	1	-	1	-	-	-	-	-
13	-	1	-	1	-	-	-	-
14	-	2	1	2	1	3	1	1
15	2	1	1	1	-	1	1	1

	med.	carc.	lach.	ign.	sep.	tub.	nat-m.	ambr.
16	3	-	-	-	-	-	-	-
17	1	1	-	1	-	-	-	-
18	1	1	1	2	1	1	3	1

Es gibt in dieser Repertorisation ein paar fragwürdige Rubriken. Nr. 5 ist nur akzeptabel, wenn man an die beschriebene Kindheitsepisode denkt und diese in Verbindung mit dem gemeinsamen Bett mit Queequeg bringt. Nr. 6 stimmt natürlich gar nicht, aber das Verlangen, auf einem Schiff unterwegs zu sein, gibt es im Repertorium nicht[167]. Nr. 10 ist etwas spekulativ. Es ist eigentlich an keiner Stelle gesagt, dass es "Ishmael" irgendwann wieder nach Hause zieht. Aber offenbar gibt es bei ihm doch auch längere Aufenthalte an Land. Nr. 12 ist ebenfalls fraglich.

Wenn man diese vier Rubriken aussondert, ändert sich nicht viel. Carcinosinum und Medorrhinum tauschen die Plätze, Lachesis rutscht etwas weiter nach hinten, aber die Grundtendenz bleibt die gleiche.

Mit Carcinosinum ist wahrscheinlich die Psychoätiologie verbunden: Als letztendliche Ursache konnte die Vernachlässigung in Kombination mit Misshandlung identifiziert werden. Das bedeutet nichts anderes als ein carcinosinisches Defizit.

Die Gegenwart von "Ishmaels" Problematik ist aber eine tuberkulinische. Unter den ersten zehn Mitteln haben die meisten ihren hauptsächlichen Wirkungsbereich in der Tuberkulinie.

Medorrhinum ist das von mir präferierte Mittel. Dazu habe ich im bisherigen Text schon Bemerkungen gemacht. Ignatia halte ich insofern für interessant, als bei Ignatia die Besserung durch Reisen wichtig ist, was ich aus meiner Praxis bestätigen kann (die Rubrik enthält nur zwei Mittel: Ignatia und Carcinosinum).

Sepia, Natrium muriaticum und Tuberculinum kommen als tuberkulinische Mittel in Frage, allerdings erst als Mittel der zweiten Wahl. An Lachesis denke ich eher nicht.

Immerhin gelingt es "Ishmael", die Probleme, die er mit sich herumschleppt, zu kompensieren (eben durch die Seefahrt). Und es gibt sogar

---

[167] Dennoch fällt mir in diesem Zusammenhang der Drang ein, unterwegs zu sein (On the road) wie bei Jack KEROUAC. Die Haltung, die hinter dem Verlangen steht, auf der Straße zu sein und dem Verlangen, das Meer zu besegeln, scheint mir recht ähnlich zu sein.

den oben beschriebenen miasmatischen Heilansatz, innerhalb einer eigentlich tuberkulinischen Situation die Psora nachzuholen. Um ganz zu gesunden, müsste er freilich noch vor die Psora zurückgehen und die endliche Heilung in der Carcinosinie finden. Das geht aber nicht. In den Zustand der Verschmelzung können wir nicht zurück[168] (nur vorwärts).

In diesem Zusammenhang kann man den Schluss sehen: Das Schiff sinkt, alle sterben – bis auf Ishmael, der sich an Queequegs zur Rettungboje umgebauten Sarg klammern kann, bis er gerettet wird, ausgerechnet von jenem Schiff, das ein verlorenes Kind sucht. In der Tat war (und ist an dieser Stelle) "Ishmael" ein verlorenes Kind. Und er wird gefunden.

Das muss etwas näher erläutert werden: Gegen Ende der Jagd auf Moby Dick begegnet die Pequod der Rachel. Deren Kapitän hat den weißen Wal gesichtet, aber er bittet Ahab, dass er ihm bei der Suche nach einem verlorenen Walfangboot beistehen möge. Auf diesem Boot befand sich auch sein Sohn. Ahab lehnt ab. Zu groß ist sein Drang, den weißen Wal zu töten.

Auch hier kann man sich wieder Gedanken über die Namensgebung machen: Rachel ist natürlich eine biblische Gestalt. In ihr wiederholt sich in gewisser Weise die Geschichte von Ismael. Rachel ist die Frau Jakobs. Wie Sara, die Frau Abrahams (s.o.) ist auch sie unfruchtbar und wie dort wird auch hier eine Magd erwählt, Jakob Kinder zu gebären. Anders als bei Sara und Abraham werden diese Kinder aber nicht verstoßen, sondern werden sogar die Wurzel der Stämme Israels (neben Josef und Benjamin, den beiden Kindern, die Rachel doch noch gebiert).

So steht Rachel insgesamt für Israel, aber auch für die Trauer um den verlorenen Stamm Ephraim.

Einem Schiff des Namens "Rachel" ging ein Sohn verloren und das gleiche Schiff findet den Schiffbrüchigen, der sich Ishmael nennt!

Welch eine Größe haben diese Zusammenhänge, die sicher von MELVILLE ganz bewusst so gestaltet wurden! Wenn das doch in der heutigen Politik auch gelänge...!

"Ishmael" ist der Ausgesetze, der Verlorene. Am Schluss, in Todesnähe, wird er wiedergefunden, von Rachel. Psychodynamisch ist das eine wirklich ungeheure, aber eben auch tröstliche Botschaft: Wir sind nicht zwangsläufig an das Schlimme gekettet, das uns früher geschehen ist. Wir können uns retten und wir können gerettet werden. Heilung ist möglich.

---

[168] Hier muss bemerkt werden, dass zwar die carcinosinischen Mangelerscheinungen, die erwähnt wurden, in einer Lebensphase stattfanden, an die sich "Ishmael" erinnern kann, dass sie also nicht mehr rein carcinosinisch sein können. Aber es ist zu vermuten, dass es auch schon vorher, in der Zeit, die vor seiner Erinnerung liegt, Defizite gegeben hat.

Miasmatisch handelt es sich hier eben nicht um ein Zurückgehen in die Carcinosinie. In meinen Augen geht es eindeutig darum, über die zerstörerische Syphilinie hinauszugehen und "wiedergeboren" zu werden. Das Symbol hierfür ist natürlich der Sarg. Ich stelle mir vor, wie "Ishmael" an den Sarg geklammert auf dem Meer treibt:

> *Von jenem Sarg an der Oberfläche gehalten, trieb ich beinah einen ganzen Tag und eine Nacht lang auf dem linden und trauerliedartigen offenen Meer. Die nun so harmlosen Haifische, sie glitten vorüber, als hätten sie Vorhängeschlösser vor ihren Mäulern; die wilden Raubmöven segelten vorüber mit ihren Schäbeln in ihren Scheiden. Am zweiten Tag kam ein Segel nah heran, noch näher, und las mich schließlich auf. Es war die schweifend kreuzende Rachel, welche auf ihrer der eigenen Spur folgenden Suche nach ihren vermißten Kindern bloß eine weitere Waise fand.* (Epilog)

Das sind die letzten Sätze des Buches, nach denen nur noch "finis" steht (was sich auf das Buch, aber nicht auf "Ishmael" bezieht).
Eigentlich sollte man bei diesem Treiben im Meer Verzweiflung und Panik erwarten, aber nichts davon scheint auf "Ishmael" zuzutreffen. Das Meer ist *lind und trauerliedartig*, die Haifische beißen nicht und die Raubmöven sind auch ungefährlich. Der Löwe schläft neben dem Lamm. Das ist eine Paradiesvorstellung! Das ist Carcinosinie!
In gewisser Weise kann man nachvollziehen, dass das Gerettetwerden auch ein wenig Enttäuschung enthält. Denn durch das Gerettetwerden (durch das Geborenwerden) verlieren wir auch etwas, wir werden irgendwie zu Waisen... Dafür beginnt jetzt eine neue Psora und "Ishmael" – nein, er kann sich jetzt nicht mehr "Ishmael" nennen, – beginnt eine neue Runde auf dem Karussell der Miasmen – aber mit einem anderen Hintergrund.

"Ishmael" hat eine Kompensation gefunden und ist schließlich auf dem Heilungsweg. Aber die zweite Hauptgestalt, Ahab, ist tief in der Pathologie gefangen, so tief, dass er schließlich untergehen muss – tatsächlich untergehen.

Ahab und der Wal

Ich möchte mit einer Einsicht Ahabs beginnen, die zum eben Gesagten passt (CXIV):

Es gibt keinen stetigen unumkehrbaren Fortschritt in diesem
Leben; wir schreiten nicht über feste Stufenfolgen voran und zu-
letzt ein Innehalten: – von der frühen Kindheit unbewußtem
Zauberbann, über des Knabenalters gedankenlosen Glauben,
der Jugend Zweifel (das übliche Los), dann Skeptizismus, dann
Unglauben, zur Rast einkehrend schließlich in des Mannesalters
grübelnde Ruh des Was-wäre-wenn. Sondern einmal durch-
wandert, beschreiten wir die Runde aufs neu; und sind Klein-
kind, Knabe, Mann und Was-wäre-wenn auf immerdar. Wo
liegt der letzte Hafen, von welchem wir nie mehr ablegen? In
welch entrücktem Äther segelt die Welt, deren der Mindeste
niemals müde wird? Wo liegt des Findlings Vater verborgen?
Unsre Seelen sind gleich den Waisen, deren unvermählte Mütter
bei der Geburt sterben; das Geheimnis unserer Vaterschaft liegt
in deren Grabe, und dorthin müssen wir, um's zu ergründen.

Das geht nicht nur mit dem hier verfolgten Miasmenmodell konform, es
passt auch zu dem, was "Ishmael" am Schluss geschieht – und irgendwie
auch zu dem, was Ahab am Schluss passiert.
Und es zeugt – wie bei "Ishmael" – von einem Gefühl der Verlassenheit
und Isolation. Die Rubrik wurde bei "Ishmael" bereits erwähnt.

Das, was an Ahab als erstes ins Auge springt, ist seine intensive Rachsucht
und sein intensiver Haß auf den weißen Wal, was er auf die gesamte Besatzung überträgt und was alle bis auf "Ishmael" in den Tod führt.
Das ist im Repertorium auffindbar unter "*Haß - Rachsucht; Rachsucht
und Haß*". Die Mittel im zweiten bzw. dritten Grad sind Anacardium",
Natrium muriaticum, Nitricum acidum, Nux vomica, Phosphoricum acidum und Rhus glabra. Von dieser einen Rubrik her denke ich in erster
Linie an Anacardium, Nitricum acidum und Nux vomica. Natrium muriaticum, das einzige drittgradige Mittel, erscheint mir weniger wahrscheinlich, weil es sich bei Natrium muriaticum eher um einen stillen Haß
handelt, der selten seine Erfüllung findet. Aber man sollte Natrium muriaticum trotzdem nicht aus den Augen verlieren. Medorrhinum, das Mittel
für "Ishmael", ist ebenfalls im ersten Grad vorhanden.
Aber natürlich kann man von einer einzigen Rubrik her nicht viel sagen.
Fast würde ich aber annehmen, dass das gesuchte Arzneimittel in dieser
Rubrik stehen sollte, denn sie ist sehr zentral. Eine zweite Rubrik, die an
dieser Stelle passt, ist "*Monomanie*", denn Ahab stellt die Jagd auf Moby
Dick an erste Stelle, ist besessen davon.

Diese Rachsucht und dieser Haß kommen daher, dass jener weiße Wal namens Moby Dick Ahabs Bein abgerissen hat, so dass Ahab auf eine Beinprothese angewiesen ist – natürlich aus Walknochen gefertigt. Das ist selbstverständlich für einen bekannten und erfolgreichen Walfänger eine enorme Kränkung. Seit diesem Tag will er Rache nehmen an jenem Wal. Die Walfangtour, welche über drei Jahre gehen soll, dient für Ahab allein diesem Zweck. Er lässt sich geradezu herab, auch den einen oder anderen Wal zu erlegen.

So klar diese Motivation ist, so vordergründig ist sie aber auch. Wir erfahren nämlich, dass bei jener Begegnung, bei der Ahab sein Bein verlor, er mit einem Messer von nur 6 Zoll Länge direkt auf den Wal losging. 6 Zoll durchdringen nicht einmal oder vielleicht gerade so die Speckschicht des Wals. Damit kann man ihm nicht ernsthaft schaden. Das weiß Ahab natürlich, aber indem er trotzdem sein Messer benutzt, wird klar, dass dieser Hass auch schon vor dem Verlust des Beines vorhanden gewesen sein muss.

> *Es ist nicht wahrscheinlich, daß diese Monomanie in ihm erst genau im Augenblick seiner körperlichen Zerstückelung entstand.* (XLI)

Wir werden also nach einer anderen Erklärung suchen müssen und in der Verwundung wohl die Quelle der Rachsucht und die Verstärkung des Hasses finden, aber eben nicht die ursprüngliche Quelle des Hasses.

Es gibt also zwei Fragen, die zu beantworten wären: 1) Wie gestaltet sich dieser Haß konkret, welche gegenwärtige Psychodynamik können wir dabei beobachten? 2) Was steht dahinter, wie ist es dazu gekommen?

Beginnen wir mit der letzteren Frage: Wie ist es dazu gekommen? Zum Zeitpunkt, als der Wal ihn verstümmelte, verspürte er wohl physischen Schmerz, der Wahnsinn (und wir müssen wahrscheinlich von Wahnsinn reden) kam aber erst später:

> *Aber als Ahab, von diesem Zusammenstoß zur Rückkehr in die Heimat gezwungen, während der Tage und Wochen lang währender Monate gemeinsam mit seiner Pein in eine Hängematte gestreckt lag, mitten im Winter jenes trostlose, heulende Kap Patagoniens umsegelnd; da geschah's, dass sein zerrissener Körper und seine klaffende Seele sich blutend ineinander ergossen.* (XLI)

Der Wahnsinn bricht also erst auf dem Heimweg aus. Ahab muss dabei teilweise gefesselt werden. Scheinbar wird es dann besser. Aber:

Menschlicher Irrsinn ist oftmals eine verschlagene und höchst katzenhafte Sache. Glaubt man ihn entflohen, so mag er nur in irgendeine subtilere Form überführt worden sein.
(XLI)

Ich habe bereits angedeutet, dass es auch schon vorher etwas gegeben haben muss, das zu dieser Reaktion prädestiniert.

Denn gewiss ist eine solche Verstümmelung traumatisch – körperlich wie seelisch –, aber manchem wird es gelingen, mit einer solchen Einschränkung zurecht zu kommen und dennoch ein erfülltes Leben zu haben.

Technisch gesehen geling das auch Ahab – und sogar recht gut. Er hat eine Prothese aus dem Unterkieferknochen eines Wals, er hat an Deck ein Loch, in das er diese Prothese stecken kann, damit er sicherer steht, er kann nachts über Deck spazieren und er steht auch selbst in einem Walfangboot. Es bleiben gewisse Einschränkungen, mit denen er aber technisch gesehen leben könnte. Die weitaus schwerere Verletzung, tiefe Kränkung und Beleidigung ist die seelische. Und es muss Gründe geben, dass diese so verheerend ist.

Wann kränkt uns eine Verletzung am meisten? Wenn sie (wie bei Natrium muriaticum) auf eine lange Reihe vorangehender Verletzungen trifft oder wenn sie uns von einer ebenfalls nicht der Realität entsprechenden Höhe herabholt (wobei diese Höhe wie bei Lycopodium, Platin oder Veratrum auch wieder Kompensation für das Gefühl der Minderwertigkeit sein kann – wenn auch auf unterschiedliche Weise).

Und um diesen Sturz aus großer Höhe zu rechtfertigen, muss Ahab den weißen Wal überhöhen – bis dahin, dass er ein Wesen aus der Hölle ist.

Die Frage, was vorher war, was zum gegenwärtigen Zustand führte, was ihn zum Wahnsinn prädestinierte, lässt sich nur schwer beantworten, da das Buch hierzu nicht viel sagt. Eine Möglichkeit der Annäherung ist vielleicht der Name, denn, wie schon bei "Ishmael" gezeigt wurde, scheint Melville die Namen keineswegs zufällig ausgewählt zu haben.

Ahab: Der Name

Ahab war ein König von Israel, der unter dem Einfluss seiner Frau Isebel dem Baal-Kult verfiel.

[...] und tat was dem HERRN übel gefiel, über alle, die vor ihm gewesen waren.
1 Kön.16,30

Da lesen wir im Kapitel XVI von "Moby-Dick" die Formulierung, Ahab sei ein *prächtiger, gottloser, gottähnlicher Mann.*

Bekannt ist auch die biblische Prüfung des Feuers vom Himmel. Es ging sozusagen um eine Wette, ob Baal oder JHWH einen Stapel aus Holz entzünden könnten. Natürlich brannte der Stapel, der JHWH zugedacht war, durch das Feuer vom Himmel. Hier gibt es eine merkwürdige Korrespondenz, indem Kapitän Ahab das Feuer vom Himmel (das St.-Elms-Feuer) bezwingt.

Irgendwie denke ich bei dem Namen "Ahab" nicht nur an jenen biblischen König, sondern weiter zurückgehend auch an Abraham, also jenen, der Ismael verstoßen hat. Das geht aber über eine bloße Assoziation nicht hinaus.

Es muss gesagt werden, dass all diese Assoziationen zum Namen eben nichts weiter als Assoziationen sind und dass sie uns nicht so sehr weiterführen bei der Frage, wie es denn dazu kam, dass Ahab ist, wie er ist.

Die Geschichte Ahabs vor der ersten Konfrontation mit Moby Dick

Viel wissen wir nicht.

Als er 12 Monate alt war, starb seine verwitwete Mutter. Er wurde also zur Vollwaise. Mit 18 musterte er auf einem Schiff als Harpunier an und erlegt seinen ersten Wal.

Es stellt sich die Frage, was in der Zwischenzeit geschehen ist – zwischen dem Verlust der Eltern und seiner Auszeichnung der ersten erfolgreichen Jagd. Das wissen wir leider nicht. Mag es eine Pflegefamilie sein, oder mögen es Verwandte sein oder ein Kinderheim: Bei allen diesen Möglichkeiten wissen wir nicht, wie die tatsächlichen emotionalen Verhältnisse aussahen. Sicher ist jedoch, dass der kleine Ahab eine Zeitlang der primären carcinosinischen Geborgenheit verlustig gegangen sein muss.

Irgendwann fährt er zur See. Dann erlegt er seinen ersten Wal. Man kann spekulieren, dass es sich bei dieser ersten Jagd um eine Initiation handelt. Er ist durch diese Tat in den Kreis der Erwachsenen aufgenommen (wenngleich die Intiation mit 18 traditionell als etwas spät erscheint). Man könnte die Initiation zum Erwachsenwerden mit dem Übergang von der Psora zur Tuberkulinie in Verbindung bringen: der Aufnahme in die Peer-Gruppe.

Zu dieser Geschichte von Ahab werde ich gleich zurückkommen, aber zunächst:

Die Gegenwart der Jagd auf den weißen Wal

Ahab zu charakterisieren, fällt schwer, denn es gibt auf diesen 900 Seiten so viele Aussagen von ihm und über ihn. Wir können hier nur darstellen, was uns aufgefallen ist. Und das ist weit jenseits der Vollständigkeit.

Beginnen wir mit der Verstümmelung und damit, was sie für Ahab bedeutet. Er selbst spricht davon, dass er *entmastet* sei. Nun ist allerdings der Mast sozusagen das Gegenteil zum Bein: Der Mast ist unten befestigt und ragt in die Höhe, beim Bein ist es umgekehrt.

Man kann diese Umkehrung psychoanalytisch ansehen. Da gibt es bei Männern ein anderes Körperteil, welches gelegentlich in die Höhe ragt... Könnte es sein, dass Ahab den Verlust seines Beines als Kastration empfunden hat – natürlich unbewusst? Das würde diese enorme Wut besser erklären als die bisherigen Ansätze.

Die Kastrationsdrohung geht im psychoanalytischen Sinne vom Vater aus. Dann wäre der weiße Wal irgendwie ein Vatersymbol und Ahab will sich über den Vater (über Gott) erheben, indem er ihn tötet. Wir werden jedoch sehen, dass diese Hypothese, wie es im Psychischen ja üblich ist, auch eine andere Seite hat.

Weiter wird berichtet, dass sich bei einer Gelegenheit die Unterschenkelprothese in Ahabs Leiste gebohrt habe (schwer vorstellbar), was eine längere Krankheit zur Folge hatte. Die Leistenwunde ist die Wunde des alten Gralskönigs im "Parzival", und sie ist dadurch entstanden, dass er sich über die bindende Weisung des Grals hinsichtlich der Wahl seiner Partnerin hinweggesetzt hat. Und man kann diese Wunde als Umschreibung einer Wunde des Genitals betrachten.

Mit anderen Worten könnte es um eine Missachtung einer Weisung des Vaters (Gottes) gehen, die mit dem Verlust des "Mastes" bestraft wird[169]. Die Amputation macht eine Drohung wahr. Darauf folgt das Aufbegehren und der Haß[170]. Hieraus ergibt sich zwanglos die Zuschreibung der Attribute "gottlos" und "gottähnlich" an Ahab. Der Wal wäre bei alledem ein Symbol für den Vater (Gott).

---

[169] Als Amplifikation dieses Gedankens mag gelten, dass es ein Fisch war, der den Penis des zerstückelten Osiris fraß. Isis konnte bis auf dieses Körperteil alle anderen Teile auffinden und Osiris magisch wieder zusammensetzen.

[170] Man könnte assoziativ noch einen Schritt weiter gehen: Indem Ahab jenes Loch im Boden des Oberdecks benutzt, um besser stehen zu können, macht er gewissermaßen sich selbst zum Mast (und sein künstliches Bein zum Penis). Das weibliche Schiff, das er mit seinem künstlichen "Mast" penetriert... Aber genug dieser psychoanalytisch gefärbten Assoziationen!

Aber freilich hat der weiße Wal noch einen anderen Symbolgehalt bzw. formt sich der Symbolgehalt als Stellvertreter Gottes um.

Die Umformung besteht darin, dass Moby Dick von Ahab bewusst eben gerade nicht als Stellvertreter für Vater/Gott gesehen wird, sondern geradezu als Gegenteil.

Viele Male im Buch wird der weiße Wal (und Wale im allgemeinen) als Leviathan bezeichnet. Der biblische Leviathan ist ein Meerungeheuer, das Züge von Krokodil, Drache, Schlange und Wal trägt. Er wird als bösartig beschrieben – wie Moby Dick.

In der Bibel ist von ihm z.B. im Buch Hiob die Rede. Hiob, der gegen Gott aufbegehrt, weil er meint, das Unglück, das ihm widerfahren ist, sei ungerecht, erhält schließlich eine Antwort von Gott, die ihn an seine menschlichen Grenzen erinnert:

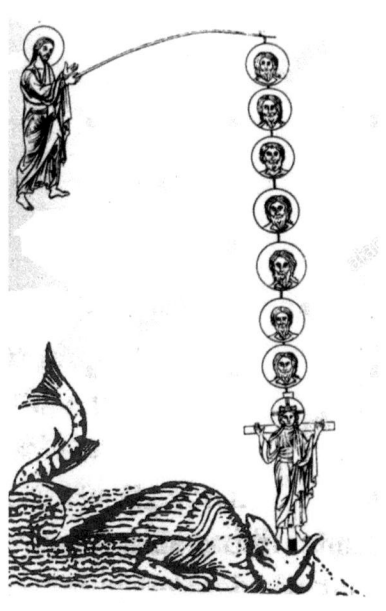

Kannst du den Leviathan ziehen mit dem Haken und seine Zunge mit einer Schnur fassen? [...] Wenn du deine Hand an ihn legst, so gedenke, daß es ein Streit ist, den du nicht ausführen wirst. [...] Niemand ist so kühn, daß er ihn reizen darf; [...] Wer kann ihm sein Kleid aufdecken? und wer darf es wagen, ihm zwischen die Zähne zu greifen? [...] Seine stolzen Schuppen [171] sind wie feste Schilde, fest und eng ineinander. [...] Aus seinem Munde fahren Fackeln, und feurige Funken schießen heraus. [...] Die Gliedmaßen seines Fleisches hängen aneinander und halten hart an ihm, dass er nicht zerfallen kann. Sein Herz ist so hart wie ein Stein [...] Wenn er sich erhebt, so entsetzen sich die Starken [...] Wenn man zu ihm will mit dem Schwert, so regt er sich nicht [...] Er

---

[171] Das spricht gegen einen Wal, der keine Schuppen hat.

macht, daß der tiefe See siedet wie ein Topf [...] *Auf Erden ist seinesgleichen niemand; er ist gemacht, ohne Furcht zu sein.*

Das könnte durchaus zu Moby Dick passen. Und wenn Moby Dick dem Leviathan entspricht, entspräche Ahab Hiob – mit dem Unterschied, dass Hiob im Gegensatz zu Ahab gottesfürchtig ist. Der zweite Unterschied ist, dass Hiob am Schluss seinen Kopf wieder unter Gottes Fuß legt, was Ahab nicht tut.

Ahab nimmt die Herausforderung Gottes an und beantwortet die Frage (den Leviathan ziehen zu können) mit "Ja, ich kann, und ich werde es Dir zeigen!"

Das könnte man mit Nux-vomica in Verbindung bringen. Nux vomica erhält ja oft (meist vom Vater) eine merkwürdige Dreifachbotschaft:

1) Du schaffst das (was auch immer) nicht, weil du nichts taugst!
2) Du musst das schaffen!
3) Wehe, wenn du das schaffst!

Ob das bei Ahab so war, wissen wir nicht. Passen würde es. Aber wir können etwas mutmaßen: Wir wissen, dass Ahab mit 12 Monaten zur Vollwaise wurde und wir wissen, dass er mit 18 Jahren als Harpunier seinen ersten Wal erlegt.

Was ist in der Zwischenzeit geschehen?

Harpunier auf einem Walfänger ist ganz gewiss kein normaler Ausbildungsberuf mit 3 Jahren Berufsschule und Praxis. Vielmehr wird es wohl eine lange Zeit als einfacher Matrose brauchen, bis man sich so bewährt hat, dass man diesen verantwortungsvollen Posten einnehmen kann. Wann sollte das gewesen sein? Zu vermuten ist, dass Ahab irgendwann als Schiffsjunge angemustert hat, vielleicht mit 12 Jahren. Was wiederum bedeuten würde, dass er so um dieses Alter herum von jenen, die sich um ihn "kümmerten", ausgerissen ist. Und das wird wohl seine Gründe gehabt haben. Und offenbar wollte er nicht Schiffsjunge und einfacher Matrose bleiben, sondern er hatte Größeres vor. Und er hat es geschafft: Er ist Kapitän geworden. Aber auch das reicht noch nicht. Er muss den weißen Wal erlegen.

Das könnte zu Nux vomica passen, auch wenn wir die genannte Dreifachbotschaft nicht nachweisen, sondern lediglich darüber spekulieren können.

Es gibt eine Episode, die für erlittene Kränkung und Verachtung bei Ahab spricht:

Der Schiffsjunge der Pequod, Pip, muss vertretungsweise das erste Mal ein Walfangboot besteigen und er ist vollkommen unerfahren. So kommt es dazu, dass er, als der Wal von unten mit seiner Fluke gegen das Boot schlägt, in Panik über Bord springt, sich in einer Leine verheddert (das Gleiche, was am Schluss Ahab passieren wird) und nur gerettet wird, indem der zweite Maat Stubb die Leine kappt.

Er ermahnt danach Pip, dass er nie wieder einen solchen Fehler machen solle, das nächste Mal würde er ihn einfach treiben lassen und nicht retten. Und so geschieht es: Pip springt ein zweites Mal in Panik ins Wasser und Stubb lässt das Boot weiterfahren.

Man stelle sich die ungeheure Einsamkeit und Verlassenheit vor, die den Schiffsjungen im Meer treibend befallen muss (Das Kapitel heißt "Der Verstoßene") – und das auch noch in der Gewissheit des nahenden Todes.

> *Nun, bei ruhigem Wetter im offenen Ozean zu schwimmen ist für den geübten Schwimmer wie zu Lande eine Fahrt im gefederten Wagen. Doch die schreckliche Einsamkeit ist unerträglich. Das nachhaltige Zurückgeworfensein inmitten einer solchen herzlosen Unermeßlichkeit, mein Gott! wer kann's künden? Achtet darauf, wie, wenn Matrosen bei totenstiller Flaute in der offenen See baden – achtet darauf, wie dicht sie sich an ihrem Schiff halten und nur an seiner Bordwand entlangstreichen.*
> *(XCIII)*

Ja, er wird schließlich gerettet – von der Pequod – aber er ist fortan nicht mehr derselbe.

In unseren psychologischen Worten ist er traumatisiert. MELVILLE beschreibt das aber anders und tiefer:

> *[...] doch von Stund an ging der kleine Neger als Schwachsinniger an Deck herum; hierzu zumindest erklärten sie ihn. Das Meer hatte seinen endlichen Körper hohnredend an der Oberfläche gelassen, doch das Unbegrenzte seiner Seele ersäuft. Nicht gänzlich ersäuft freilich. Vielmehr lebendig zu wundersamen Tiefen herabgeholt, wo seltsame Schemen aus der unvorstellbaren Urwelt vor seinen untätigen Augen hin und her glitten; und der knickrige Meermann Weisheit ihm seine gehorteten Haufen enthüllte; und Pip inmitten der freudenvollen, herzlosen, auf*

immer jungen Ewigkeiten die unzähligen, Gottallgegen-
wärtigen Korallinsekten entdeckte, welche aus dem Firmament
der Wasser die riesenhaften Kreisbahnen emporstemmten. Er
sah den Fuß Gottes auf dem Trittholz des Webstuhls und
sprach's aus; darum nannten ihn seine Schiffskameraden irr. So
ist des Menschen Irrsinn des Himmels Sinn; und hinweggewan-
dert von allem sterblichen Verstand, gelangt der Mensch am
Ende zu jenem himmlischen Gedanken, welcher der Vernunft
absurd und verrückt vorkommt; und verspürt bei Wohl und
Wehe Unbeteiligtheit und Gleichmut wie sein Gott.
(XCIII),

Ich kann nicht sagen, dass ich das alles verstehe. Genau: der Bewusstseinszustand, in dem sich Pip befindet, ist jenseits des Verstandes (und –
wie MELVILLE meint - auch jenseits der Vernunft). Irrsinn.
DREWERMANN (op. cit.) bezeichnet diesen Zustand als Ich-Implosion,
komplementär zu Ahabs Ich-Explosion.
Wir könnten bei Pip vielleicht von einer Überwältigung durch das Unbewusste sprechen.

Ich habe versucht, Pip zu repertorisieren, obwohl es nicht allzu viele Informationen gibt.

1	Gemüt - Furcht - Entsetzen, panische Furcht	48
2	Gemüt - Verlassen zu sein; Gefühl - Isolation; Gefühl von	76
3	Gemüt - Beschwerden durch - Schock; seelischen	45
4	Gemüt - Persönlichkeitsverlust	13
5	Gemüt - Wahnideen - Visionen, hat	130
6	Gemüt - Beschwerden durch - Schreck	86
7	Gemüt - Geisteskrankheit, Wahnsinn - Kränkung, Demüti-gung - durch	6
8	Gemüt - Wahnideen - Feigling - sein; ein Feigling zu	1
9	Gemüt - Sprache - unzusammenhängend	87

	puls.	stram.	plat.	vanil.	bell.	nux-v.	op.	phos.	anac.	sulph.
	6/10	6/10	6/7	5/10	5/9	5/9	5/9	5/9	5/7	5/7
1	1	1	1	2	1	1	-	1	-	1
2	1	1	1	2	-	-	1	1	2	-
3	1	-	1	3	-	1	2	-	-	1
4	-	1	-	-	-	-	-	-	1	-
5	2	2	1	1	3	2	2	1	1	2
6	3	2	2	2	2	2	3	3	1	1
7	2	-	1	-	1	3	-	-	-	-
8	-	-	-	-	-	-	-	-	-	-
9	-	3	-	-	2	-	1	3	2	2

Ich möchte diese Repertorisation einen Moment unkommentiert lassen.
Für die homöopathische Analyse von Ahab ist aber interessant, was geschieht, als Ahab Pip erstmals in diesem Zustand sieht. Es ist klar, dass Pip so, wie er jetzt ist, von den anderen Besatzungsmitgliedern gern etwas geschurigelt wird. Als Ahab das erlebt, sagt er folgendes:

> "Es kann keine Herzen geben über der Schneegrenze. Oh, ihr froststarrenden Himmel! seht hier herab. Ihr habt dieses glücklose Kind gezeugt, und ihr habt es ausgesetzt, ihr schöpferischen Wüstlinge. Hier, Junge; Ahabs Kajüte soll fortan Pips Zuhause sein, solang Ahab am Leben ist. Du rührest an mein Allerinnerstes, Junge; du seiest durch Bande an mich gefesselt, die aus Herzfasern gewoben.
> [...]
> Sehet da! die ihr an durch und durch gütige Götter glaubt, und an durch und durch böse Menschen, sehet da, ihr! schaut auf die allwissenden Götter, wie sie den leidenden Menschen vergessen; und den Menschen, welcher, obschon geisteswirr und nicht weiß, was er tut, doch erfüllt von den süßen Dingen der Liebe und der

der Dankbarkeit. Komm! Ich fühl mich stolzer, daß ich dich an deiner schwarzen Hand geleite, als ergriffe ich die eines Kaisers."

Der Kommentar eines dabei stehenden Matrosen ist:

"Da gehen nun zwei verdrehte hin", murmelte der alte Manxmann. "Der eine verdreht vor lauter Stärke, der andre verdreht vor lauter Schwäche."

Zu dieser Stelle gibt es Verschiedenes zu sagen. Das eine hat zu tun mit der eben erwähnten Stärke und Schwäche. Und es passt zu Nux vomica: Nux vomica ist gern bereit zu kämpfen, aber es muss sich um ebenbürtige oder stärkere Gegner handeln, deutlich schwächere werden eher beschützt.
Pip ist schwach. Und er muss unter manchen Bemerkungen der Besatzung leiden. Dadurch kommt bei Ahab die Seite des Schutzbietens in den Vordergrund.

An dieser Stelle wird die Repertorisation von Pip interessant. Bei ihm steht Pulsatilla an erster Stelle (womit ich ursprünglich nicht gerechnet hatte und wobei ich mir auch nicht sicher bin). Klassischerweise treffen mit Nux vomica und Pulsatilla zwei Menschen aufeinander, von denen der eine nach Hilfe sucht und der andere diese Hilfe auf ritterliche Weise geben kann. Auch wenn es sich hier um ein Klischee handelt, ist so etwas doch relativ häufig zu beobachten – natürlich bietet sich die Kombination Pulsatilla-Frau und Nux-vomica-Mann an. Hier ist es anders: ein älterer Nux-vomica-Mann und ein Pulsatilla-Junge.
Aber halt: Es ist noch nicht sicher, dass Nux vomica für Ahab das richtige Mittel ist – und bei Pip bin ich mir auf Grund der wenigen Symptome noch unsicherer. Stramonium und Vanilla kommen auch in Frage bei dem Ausgesetztsein, welches Pip erlebt[172]. An Platin denke ich eher weniger. Da ist so gar nichts von Selbstüberhebung an Pip. Aber auch Nux vomica ist immerhin rechnerisch an sechster Stelle.

Für die Tatsache, dass Ahab Pip fortan in seiner Kajüte wohnen lässt, scheint mir diese Ritterlichkeit aber als Erklärung nicht auszureichen. Es

---

[172] Natürlich sind Stramonium und Vanilla recht verschieden. Aber gemeinsam haben sie das Ausgesetztsein. Vanilla antwortet darauf mit einer großen Sehnsucht. Bei Stramonium führt es zur "Verwilderung". Beide haben aber wenig Zugang zur erwünschten Gemeinschaft.

scheint so zu sein, dass Ahab sich seelenverwandt zu Pip fühlt. Das sind die beiden auch. Ahab ist sich sehr wohl seiner Geistesgestörtheit bewusst und erkennt sie auch bei Pip. Das ist aber nur Symptom. Dem zu Grunde liegt wahrscheinlich die bereits erwähnte Erfahrung des Alleinseins, der Isolation, des Ausgesetztseins. Bei Pip war es ein – so viel wir wissen – einmaliges Ereignis, wenngleich ein sehr traumatisches, bei Ahab geht das sehr viel weiter zurück, zu seiner Kindheitszeit als Waise. Beide verarbeiten das unterschiedlich aber beide sind sich doch verwandt. Ein weiteres Zitat hierzu, von Ahab an Pip gerichtet:

> *"Die Stunde kommt, da Ahab dich nicht von sich scheuchen möcht, dich aber auch nicht bei sich haben möcht. Da steckt das in dir, armer Bengel, was ich als zu heilsam empfinde für meine Krankheit. Gleiches heilt gleiches; und für diese Jagd wird meine Krankheit zu meiner meistersehnten Gesundheit."*
> (CXXIX)

Kann der Wahnsinn – der eigene Wahnsinn – den Wahnsinn heilen, der Zorn den Zorn? Das wäre die Heilung durch das Gleiche. Wir Homöopathen wissen, dass ähnliches Ähnliches heilt, nicht gleiches Gleiches[173].

Pip könnte also durch die Ähnlichkeit, die Seelenverwandtschaft, nicht durch Gleichheit, Heilmittel für Ahab sein – und Ahab für Pip. Diese Art von Heilung lehnt Ahab aber ab. Er wäre dann nicht mehr Ahab. Und so kommt es unausweichlich zum Verhängnis.

Weiter muss von dem ungeheuren Pessimismus bzw. Fatalismus geredet werden, den wir an Ahab beobachten können. Oben sprach er von den *froststarrenden Himmeln*, die entweder gleichgültig[174] sind – wie auch die Welt – gegen das Schicksal des Einzelnen oder aber böse. Es gibt im Buch viele Stellen, in denen das bestätigt wird. Das lässt Ahab in seinem Zorn und seinem Haß und dem Bestreben nach Rache – letztendlich an der Welt und an den Göttern (an Mutter[175] und Vater) – verbleiben.

---

[173] Auch bei der Isopathie erfolgt die Heilung nicht durch das Gleiche, sondern durch das transformierte Gleiche.

[174] Man kann dieser *froststarrenden* Gleichgültigkeit Ahabs CAMUS' *zärtliche Gleichgültigkeit der Welt* entgegensetzen ("Der Fremde"). Diese Gleichgültigkeit ist keine Quelle von Haß und Rachsucht. Im Gegenteil erhofft sich Meursault, am Tage seiner Hinrichtung mit *Schreien des Hasses* aus dem Publikum empfangen zu werden. Es ist hier leider nicht der Ort, um die beiden Geschichten wirklich zu vergleichen. Nur so viel: Es könnte sich von der Abwehrstruktur her bei Ahab um eine Verschiebung des Hasses handeln und bei Meursault um eine Projektion.

[175] In CXXXII wird das Meer als männlich bezeichnet und die Luft als weiblich. Dem mögen wir nicht so gern zustimmen.

Der ganzheitliche Mensch ist von unten bis zur Mitte ein Fisch.

Diesen Satz haben wir bei C.G. Jung gefunden (8,826). Leider versäumte er es ausnahmsweise, anzugeben, wo er ihn her hat.

Ahab ist unten ein Fisch. Bei ihm wird es sogar körperlich deutlich, denn sein eines Bein besteht aus Walknochen (oder, wie gesagt wird, "Walfischelfenbein"[176]). Sein Problem ist, dass er eben dieses Fisch-Sein rundweg ablehnt und bekämpft.

Das führt natürlich zu der Frage, was es bedeutet, dass der ganzheitliche Mensch Fisch-Eigenschaften hat.

Die naheliegendste Symboldeutung ist die Christus-Fisch-Parallele über das griechische Wort Ichthys für Fisch:

ΙΗΣΟΥΣ Ἰησοῦς Χριστός Θεοῦ Υἱός Σωτήρ
Jesus Christus, Sohn Gottes, Erlöser

Andere Deutungen der Wasserwesen sind hier schon versucht worden und dem wollen wir hier nichts weiter hinzufügen.

Ahab scheinen hingegen diese Assoziationen fremd zu sein. Er sieht in Moby Dick im Gegenteil zum Christussymbol die Bestie wie in allen Wesen der Tiefe, die für ihn Schrecknisse bedeuten[177].

Die Weiße des Wals

So heißt ein Kapitel im Buch, das von "Ishmael" geschrieben ist und in dem sich eine Ambivalenz ausdrückt:

> *Es war die Weiße des Wals, die mich mehr als alles andere entsetzte.* (XLII)

Das ist zunächst schwer verständlich und bedarf einer assoziativen Annäherung, denn auf den ersten Blick ist es unklar, wieso die Farbe Weiß solch ein Entsetzen auslösen soll.

---

[176] Natürlich ist der Wal kein Fisch, aber wir können an dieser Stelle die taxonomische Einordnung getrost beiseite lassen. Immerhin bestellen auch wir gelegentlich Tintenfisch zum Essen. Dem Erzähler "Ishmael" ist übrigens durchaus bewusst, dass es sich beim Wal um ein Säugetier handelt, er zieht es aber vor, ihn weiter als Fisch zu bezeichnen

[177] Und doch: Wie im obigen Bilde Gottvater den Leviathan mit Christus als Köder angelt, könnte auch Ahab als Angelhaken vom unbekannten Vater benutzt werden. Der Unterschied ist natürlich, dass Christus von Liebe bestimmt ist und Ahab von Haß. Ein Spiegel im Negativ. Reine Spekulation...

Er versucht, das an Beispielen deutlich zu machen. Da gibt es zunächst eine Fülle von Beispielen, in denen das Weiße für das Gute, das Schöne und das Heilige steht. Man könnte diesen Beispielen durchaus noch das eine oder andere hinzufügen, was aber hier nicht ausgeführt werden soll.

> [...] *und doch, trotz all dieser aufgehäuften Verknüpfungen mit allem, das süß und ehrwürdig und erhaben ist, lauert da doch zuunterst in der Vorstellung von diesem Farbton ein unergründliches Etwas, welches der Seele grausigere Bestürzungen eingibt als jene Röte, die am Blute entsetzt.*

Es folgen eine Reihe von Beispielen, die diese andere Seite des Weißen beleuchten. Ich will nur eines herausgreifen, in dem jene Ambivalenz deutlich wird:

> *In betreff des Polarbären mag womöglich von dem, welcher gern noch tiefer in diese Angelegenheit eindringen möchte, Nachdruck darauf gelegt werden, daß es nicht die Weiße, für sich betrachtet, ist, welche die unerträgliche Scheußlichkeit jenes Scheusals auf die Spitze treibt, denn in der Analyse erwächst jene auf die Spitze getriebene Scheußlichkeit, so möchte angeführt werden, allein aus dem Umstand, daß die unverantwortliche Grausamkeit dieser Kreatur in das Vlies der himmlischen Unschuld und Liebe gekleidet steht; und folglich der Polarbär, indem er zwei solch gegensätzliche Regungen in unserem Gemüt zusammenbringt, uns vermöge eines so unnatürlichen Kontrastes entsetzt. Aber selbst angenommen, all dieses sei wahr; dennoch, wär's nicht der Weiße wegen, hättet ihr nicht jenen übernatürlichen Schrecken.*
> (XLII)[178]

---

[178] Die Formulierung von *Scheußlichkeit* und *unverantwortlicher Grausamkeit* jenes *Scheusals* kann man heute nicht mehr gebrauchen, ohne heftigsten Widerspruch zu erhalten. Für den heutigen "Zeitgeist" ist der Mensch das Scheusal. Der Eisbär hingegen ist Opfer. Man denke an die Bilder von verhungernden Eisbären auf einer Eisscholle. Man denke aber auch an die Bilder, die insbesondere Eisbärbabys darstellen und in uns das Bild von *Unschuld und Liebe* erzeugen (sollen?). Man erinnere sich an Knut, das ach so niedliche Eisbärbaby oder an jene unsägliche wie geniale Werbung eines großen Herstellers von Soft-Drinks.
(einzusehen unter https://www.youtube.com/watch?v=2B6XhEUx7gI).
Ich (Albin) kann nicht sagen, dass diese Dinge mich völlig kalt lassen, Welpenbilder funktionieren immer, aber viel mehr hat sich ein anderes Bild in mein Gedächtnis eingegraben: es war in einer Vorlesung über Gerichtsmedizin, die ich als Student Mitte der Siebziger Jahre besucht hatte. Da wurde ein Bild gezeigt und die Geschichte dazu er-

Der Formulierung von Scheußlichkeit mögen wir heute nicht mehr wirklich zustimmen. Wir haben uns ganz auf die andere Seite geschlagen. Wenn man das obige Zitat noch einmal liest, wird aber deutlich, dass sich "Ishmael" (MELVILLE) jener Ambivalenz bewusst ist.

Das Weiße ist einerseits mit dem Gefühl von Unschuld und Reinheit verbunden. Andererseits wird es aber gerade dadurch um so schlimmer, wenn sich das Gegenteil realisiert. Die Natur ist rein und grausam.

Es gibt einen weiteren Aspekt des Weißen, der gerade nicht auf Polarbären zutrifft: den Albinismus (und Moby Dick ist ja eindeutig ein Albino). Mit Albinismus ist im Tierreich wie bei Menschen oft eine soziale Ausgrenzung verbunden. Wir wissen von Moby Dick, dass er ein Einzelgänger ist, im Gegensatz zu den sonst sozial lebenden "normalen" Walen. Diese Ausgrenzung kann zur Resignation führen oder aber zu einer erhöhten Aggressivität und zu dem Willen, sich entgegen der Ausgrenzung gerade an die Spitze stellen zu wollen. Insofern sind sich der weiße Wal und Ahab (teilweise auch "Ishmael") doch recht ähnlich.
Und es kann – wenngleich auf eine eigentlich paradoxe Weise – erklären, warum Ahab gerade den weißen Wal so intensiv bekämpft. Er kämpft sozusagen gegen sich selbst.

"Ishmael" ist sich dieser Amivalenz bewusst – und zum Teil auch Ahab. Im Kapitel CXXXII ("Die Symphonie") spürt sie Ahab ebenfalls:

> *Doch die lieblichen Aromen in jener verwunschenen Luft schienen schließlich für einen Augenblick das krebsartige Ding in seiner Seele zu lindern. Jene frohe, glückliche Luft, jener wonnesame Himmel, schließlich liebkosten und herzten sie ihn; die Stiefmutter [!] Welt, so lange grausam – abstoßend – schlang ihm nun ihre liebevollen Arme um den störrischen Hals und schien Freudentränen über ihn zu schluchzen wie über einen, den, wie halsstarrig und verfehlt auch immer, zu erretten*

---

zählt: Ein Kind war durch Kletterversuche in das Wasserbecken eines Eisbärgeheges im Zoo gefallen. Das Foto zeigte, wie sich ein Eisbär dieses Kind holt – und nicht, um es zu retten. So viel zur Frage des artenübergreifenden Welpenschutzes bei Eisbären. Wer mir jetzt entgegnen möchte, dass diese Aggressivität unnatürlich sei und durch die menschengemachte und nicht artgerechte Zoohaltung bedingt, dem möchte ich einerseits sagen, dass ich prinzipiell auch der Meinung bin, Zoohaltung von Tieren habe tatsächlich ihre Probleme, andererseits möchte ich aber darauf hinweisen, dass es auf dieser Welt Gegenden gibt, in denen Kinder mit geschultertem Gewehr zur Schule gehen, um sich im Notfall gegen den Angriff eines Eisbären zur Wehr setzen zu können.

und zu segnen ihr Herz ihr immer noch eingab. Unter seinem
tief herabgezogenen Hut ließ Ahab eine Träne in die See fallen;
ebensowenig trug der ganze Pazifik solch Reichtum in sich wie
in jenem winzigen Tropfen.

Es ist die letzte Chance zur Umkehr für Ahab. Er spricht nach diesen Gedanken mit dem vernünftigen ersten Maat Starbuck und dieser versucht, in der Stimmung, in der Ahab gerade ist, diesen zur Aufgabe seines Planes zu bewegen. Vielleicht ist es aber gerade diese vernünftige Argumentation, die Ahab dazu bewegt, eben nicht von seinem (selbst-) mörderischen Plan abzusehen. Danach beginnt die dreitägige Jagd, die mit der fast totalen Vernichtung endet – und mit dem Tode Ahabs.

Ich muss noch einmal zu der Ambivalenz-Idee zurückkehren. Es ist im Zusammenhang mit der weißen Farbe von Heiligkeit die Rede gewesen, aber auch von deren Gegenteil. Ahab betrachtet ja den Wal eher als verflucht denn als heilig, eher als teuflisch, denn als göttlich.
Diese Ambivalenz findet sich in dem griechischen Wort "sacer" wieder, welches sowohl "heilig" wie "verflucht" bedeuten kann.
Es ist in Bezug auf die weiße Farbe auch von Schönheit die Rede, wozu man den RILKEschen Satz zitieren kann:

Das Schöne ist nichts als des Schrecklichen Anfang, den wir ge
rade noch ertragen.

Edgar Allan POE, LOVECRAFT und MELVILLE

Edgar Allan POE kann man durchaus als einen der großen Meister des Grauens bezeichnen. Wenn man etwa "William Wilson" liest, so wird man erkennen, dass es einer der größten Schrecken sein kann, sich selbst in den eigenen Abgründen zu begegnen. Und wir haben ja gerade gesehen, dass Ahab in Gestalt von Moby Dick seinen eigenen seelischen Abgründen begegnet und in Moby Dick gewissermaßen sich selbst bekämpft.
Aber es gibt noch andere Ähnlichkeiten zwischen beiden Autoren.
1838 erschien "The narrative of Arthur Gordon Pym of Nantucket", 13 Jahre später "Moby Dick". Und da gibt es einige Ähnlichkeiten.
Eine erste äußere Parallele ist der Ort, an dem für Arthur Gordon Pym und für "Ishmael" die Reise beginnt: In beiden Fällen ist es Nantucket (und von Nantucket brach auch Melville zu seiner eigenen Walfang-Tour auf). Auch der Ich-Erzähler in Poes Erzählung schläft anfangs mit einem

Freund in einem gemeinsamen Bett. Aber das sind nur äußere Ähnlichkeiten. Ansonsten handelt es sich um eine Abenteuergeschichte, wie es ja auch bei Moby Dick der Fall ist, nur ohne die philosophischen, psychologischen, zoologischen und sonstigen Einschübe. Bemerkenswert ist aber der Schluss. Da begegnen die Seefahrer einem aggressiven Eingeborenenstamm, der schließlich ihr Schiff vernichtet, so dass sie mit einem Kanu fliehen müssen. Auf der Insel dieser Eingeborenen gibt es nichts Weißes (selbst ihre Zähne sind schwarz) und sie empfinden offenbar ein großes Grauen vor allem Weißen.

Die Geschichte endet damit, dass Gordon Pym und seine Kameraden durch einen Dunst aus weißer Asche fahren und dass sich plötzlich vor ihnen eine riesige menschliche Gestalt von weißer Farbe befindet.

Es könnte möglich sein, dass MELVILLE aus dieser Geschichte (die ich insgesamt als eine der schlechtesten von POE ansehe) Inspiration bezogen hat. Das Grauen, welches die Eingeborenen angesichts der weißen Farbe empfinden, ist jedenfalls eindringlich beschrieben.

Homöopathisch kann ich zu jener Geschichte wenig sagen, es sei denn, dass sich der Ich-Erzähler wahrscheinlich ebenfalls – wie "Ishmael" – am ehesten Medorrhinum oder Tuberkulinum zuordnen lässt. Die Abneigung gegen die Farbe Weiß gibt es im Repertorium. Dort stehen nur Ignatia und Nux vomica. Das könnte man um das Verlangen nach Kampf ergänzen. Für eine Repertorisation reichen die Informationen allerdings nicht. Interessanterweise ist Medorrhinum hingegen für das Verlangen nach Weiß bekannt.

Bei H.P.LOVECRAFTs "Die Farbe aus dem All" geht es zwar nicht ausdrücklich um Weiß, sondern eben um eine Farbe, die auf die Erde gekommen ist und ein völlig anderes Spektrum hat als alles, was wir kennen. Eine Farbe, die *auf Gottes schöner Welt nichts zu suchen* hat (Ähnliches denkt und sagt Ahab von Moby Dick). Also geht es erneut um das Ungewöhnliche, das Fremde, wie bei Moby Dick. Grauen wird von jener Farbe erzeugt und Vernichtung ist das Ergebnis.

Weitere Assoziationen zum Weißen

Weiß ist undifferenziert. Die Abwesenheit von Weiß ist Schwarz. Weiß ist nicht in Farben aufgespalten. Weiß ist keine Farbe und – wie wir seit NEWTON wissen – alle Farben. Beim Begriff der Undifferenziertheit muss ich (Albin) natürlich miasmatisch an die Carcinosinie denken und von dort ausgehend an ein zentrales Ereignis, mit dem das Verlassen der Carcinosinie gefeiert wird: die Taufe (in späteren Lebensphasen wiederholt mit Erstkommunion / Firmung / Konfirmation). Weiß ist dort die zentrale Farbe[179], als solle daran erinnert werden, dass trotz der Differenzierung die Verbundenheit dennoch bleibt. Die Ehe ist ebenfalls weiß (und rot). Und teilweise auch der Tod.

Meine (Albin) zweite Assoziation geht einmal wieder zu Faust:

> [...] *Der alte Winter, in seiner Schwäche,*   *906*
> *Zog sich in rauhe Berge zurück.*
> *Von dorther sendet er, fliehend, nur*
> *Ohnmächtige Schauer körnigen Eises*
> *In Streifen über die grünende Flur;*
> *Aber die Sonne duldet kein Weißes,*
> *Überall regt sich Bildung und Streben,*
> *Alles will sie mit Farben beleben; [...]*

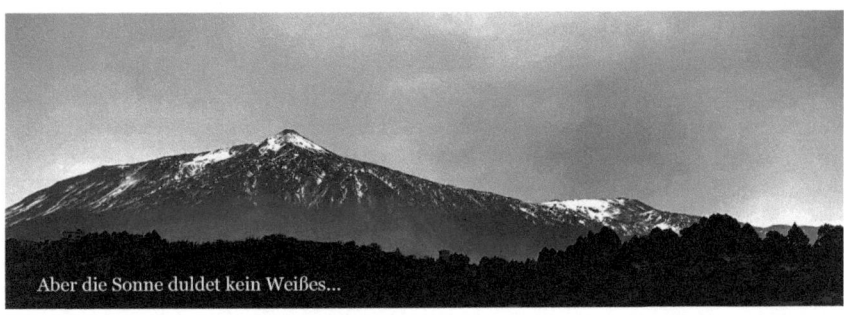

Aber die Sonne duldet kein Weißes...

Das Weiße steht hier für den Winter, für die Kälte (was *an Ahabs froststarrende Himmel* erinnert), für Erstarrung, für Stagnation oder gar Rückbildung. Man sollte diese Zeilen vor dem Hintergrund von GOETHEs Farbenlehre sehen. Zwar wissen wir seit NEWTON, dass das Weiße die Farbe des Sonnenlichtes ist und dass es sich aufteilen lässt in (fast) alle Farben. Für GOETHE ist es hingegen die Sonne, *das liebe Himmelslicht,*

---

[179] Ich (Albin) muss dazu bemerken, dass ich die Carcinosinie auch schon symbolisch mit Purpur, der Mischung von Rot und Blau in Verbindung gebracht habe. Wenn ich gerade gesagt habe, dass Weiß alle Farben enthält, so stimmt das nicht ganz. Diese Zwischenfarbe ist monochromatisch für unsere Augen nicht verfügbar. Vielleicht meinte LOVECRAFT Purpur, die Farbe, die es monochromatisch nicht gibt?
Der Film "Die Farbe" (Deutschland 2010, Regie Huan Vu), eine Adaptation von Lovecrafts Erzählung, ist in Schwarz/Weiß gedreht, mit einer Ausnahme: Die Farbe ist tatsächlich Purpur.

welches an der Grenze zur Dunkelheit die Farben erzeugt. Das Weiß hingegen wird von der höher stehenden Sonne nicht geduldet.

Durch die Sonne regt sich Bildung und Streben. Man sollte dieses Wort "Bildung" durchaus in seiner Doppelbedeutung sehen, wie es wahrscheinlich von Goethe beabsichtigt war.

Im Weißen kann man also nicht nur die Wärme der ursprünglichen Verschmolzenheit sehen, wie gerade bemerkt, sondern auch das Gegenteil: Kälte, Leblosigkeit. Das unterstreicht die Ambivalenz des Weißen, die MELVILLE wortreich ausführt[180].

Man kann noch ein wenig weiter assoziieren: Weiß ist auch die Farbe der Wissenschaft und des ärztlichen Berufes, der weiße Kittel, die Distanziertheit vom Alltag, die sich darin ausdrückt und die Kälte der objektiven Erkenntnis (was bis heute oft so praktiziert wird, auch wenn HEISENBERG irgendwann gesagt hat, wirkliche Erkenntnis könne immer nur liebende Erkenntnis sein). Schlimmer als diese weißen Uniformen sind nur noch die Uniformen der Krankenhaus-Patienten, die auf dem Weiß ein Punktmuster angeordnet haben – weltweit zu sehen und wahrscheinlich von einem drogensüchtigen oder geisteskranken Designer entworfen. Sie haben aber den Vorteil, dass die Patienten sofort als Patienten erkannt werden können, denn niemand, wirklich niemand, würde so etwas außerhalb des Krankenhauses tragen – auch eine Form von Ausgrenzung und Sklaverei. Übrigens sind normalerweise auch Zwangsjacken weiß...

Eine weitere Assoziation ist die zur Melancholie. Üblicherweise wird Schwarz als Farbe der Melancholie gesehen, aber ich denke, es kann durchaus auch Grau oder Weiß sein. Aber niemals Farben.

Ich denke etwa an die "Winterreise". Die Bilder, die ich da vor mir sehe, sind nicht farbig, sondern weiß, grau oder schwarz. Wenn ich an den Leiermann denke, der da barfuß auf dem Eis seine Leier dreht und es hört ihm niemand zu, so ist das für mich der Gipfelpunkt der melancholischen Weltsicht. Und man kann Weiß neben Schwarz auch durchaus als die Farbe des Todes sehen.

Aber es gibt auch das Gegenteil (ist es das Gegenteil?): Weiß ist auch das Symbol für Reinheit. Ich sprach oben bereits von Taufe und Hochzeit. Lars VON TRIER hat die Symbolik von Melancholie und Reinheit zusam-

---

[180] Meine Assoziationen gehen noch ein wenig weiter: Bildung und Streben haben für GOETHE etwas mit den Farben zu tun. Dem mag ich sehr gern zustimmen. Farben sind dem Leben zugeordnet, Weiß (und Schwarz) dem Leblosen, Abgestorbenen. Farben bedeuten Vielfalt, Schwarz und Weiß nur Gegensatz.

mengebracht, in seinem Film "Melancholia" (Dänemark, Frankreich, Schweden, Deutschland 2011). Wir sehen im Prolog Justine im Hochzeitskleid in einem Bach treiben, mit einem Strauß von Maiglöckchen (eine Marienblume[181]) in der Hand. Das ist zutiefst melancholisch (parallel dazu wird im Film die schwere Depression von Justine thematisiert).

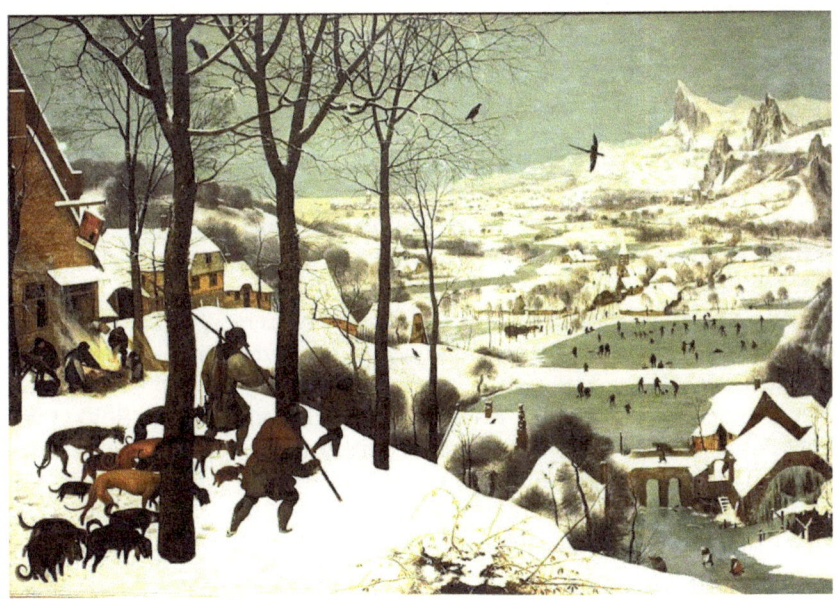

Wichtig ist im Film auch das Bild "Jäger im Schnee "von BRUEGEL D.Ä. Auch hier sehen wir dieses Weiß. Selbst wenn unten im Dorf Schlittschuhläufer zu sehen sind, ist das Bild doch wenig freudig, sondern melancholisch. Jedenfalls geht es mir so damit[182].
Was hat das alles mit Moby Dick und Ahab zu tun? Wir halten Ahab für einen zutiefst melancholischen Menschen. Und Moby Dick? Ganz gewiss geht es ihm ähnlich. Will Ahab in Moby Dick seine Melancholie töten? Das kann nicht gelingen.

---

[181] Ich kann mir Maria nach der Verkündigung (der Verkündigungsengel ist selbstverständlich weiß) nicht wirklich als freudig vorstellen, sondern nur als melancholisch.
[182] Nebenher bemerkt ist dieses Bild auch im Film "Solaris" von TARKOWSKI (Russland 1968) zu sehen (dem Lars von Trier seinen Film "Melancholia" widmet). Und auch dieser Film ist sehr melancholisch.

Noch einmal: Von unten bis zur Mitte ein Fisch

Über diese Formulierung lässt sich weiter nachdenken. Wir haben versucht, über das bisher Gesagte hinaus noch ein paar mehr Assoziationen zum Symbol des Fisches zusammenzutragen.

Es dürfte recht klar sein (und es wird in der Symboldeutung recht einhellig so gesehen), dass der Fisch (oder auch die Schlange oder andere Tiere der Unterwelt) für tiefere Schichten der Psyche stehen (Jung 18/1, 412).

Das Meer wird gern als Symbol für das Unbewusste gesehen und die Fische im Wasser als *die lebendigen Inhalte des Unbewussten* (JUNG 13, 241).

JUNG baut auch eine Verbindung des Fisches / der Melusine zum kollektiven Unbewussten, zur objektiven Seele, insbesondere zur Anima auf, (JUNG 13, 218).

Von WALKER[183] werden der Fisch und Meer mit dem Weiblichen in Verbindung gebracht (im Gegensatz zu Ahab, der vom männlichen Meer spricht (CXXXII)).

JUNG bezeichnet weiter den Fisch als ein Selbstsymbol (10, 807). Vielleicht sollte man besser sagen, dass die Integration von Fisch- und Menschenteil das Selbstsymbol ist. Und das Wasser ist der Urgrund von beiden Anteilen.

Weiter finden wir bei JUNG folgende Aussage:

> *Das ambivalente Verhalten dem Fisch gegenüber spiegelt dessen Doppelnatur wider. Einerseits unrein und ein Zeichen des Hasses* [!], *ist er andererseits ein Objekt des religiösen Kultus. Er scheint sogar als Seelensymbol gegolten zu haben* [...]
> JUNG 9/2, 187

Wie kann man damit umgehen, zur Hälfte ein Fisch zu sein? Es gibt zwei Möglichkeiten: Die eine ist die, welche Ahab praktiziert: Den Fisch-Anteil weitgehend bekämpfen – stellvertretend durch die Jagd auf Moby Dick. Man könnte diesem Verfahren den berühmten Freud-Satz zur Seite stellen:

> *Wo Es war, soll Ich werden. Es ist Kulturarbeit, wie die Austrocknung der Zuidersee.*[184]

---

[183] WALKER, Barbara G.: "Das geheime Wissen der Frauen"

Die andere Möglichkeit ist die Integration. Diese gelingt Ahab nicht. Er bleibt gespalten.
Oder man könnte auch ganz "Fisch" werden, sich von den tieferen Schichten der Psyche überwältigen lassen.

Spaltung

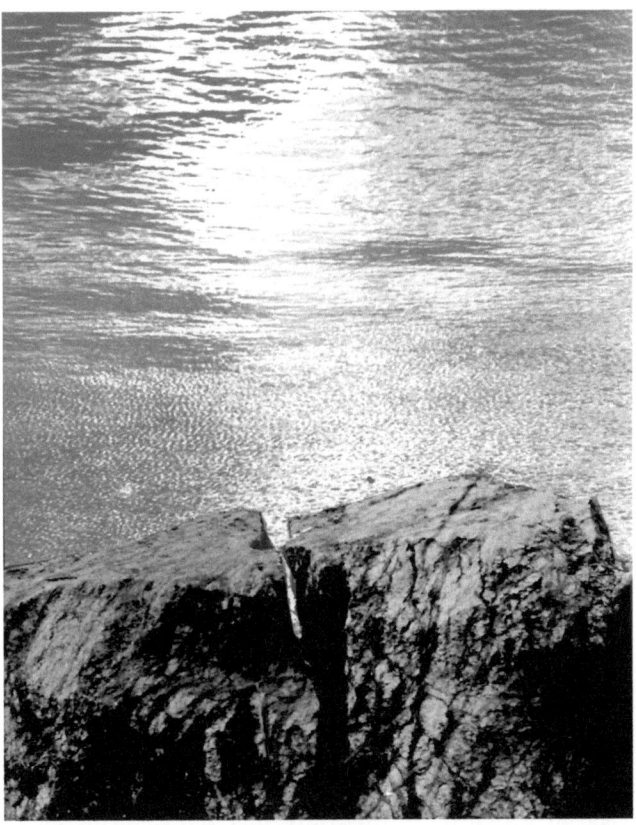

Diese Spaltung begegnet uns schon im Äußeren Ahabs: Er hat eine Narbe mitten im Gesicht. Es wird nicht ganz klar, woher diese Narbe stammt. Die eine Hypothese ist, dass sie durch einen Blitz entstanden ist. Folgerichtigerweise (und homöopathisch korrekt) wird Ahab sich den St-Elms-

---

184 "Neue Folge der Vorlesungen zur Einführung in die Psychoanalyse"

Feuer[185] stellen und es bezwingen. Es kann doch nicht sein, dass dieser starke Mann schwächer als ein Blitz ist! Nebenher bemerkt lehnt er sich dabei gegen das himmlische Feuer auf. Der gottlose und gottgleiche Ahab! Wahrscheinlich wäre an dieser Stelle die Rubrik "*Furchtlos*" angezeigt.

Mitten auf der Stirn eine Narbe. Wann man das nicht als ein Symbol für eine Spaltung betrachten sollte... Das wird noch deutlicher, als Ahab mit dem Schmied spricht:

> "*Und ich nehm an, du könntest beinah jegliche Scharten und Risse glätten; ganz gleich, wie hart das Metall, Schmied?*"
> "*Aye, Sir, ich denk, ich kann'; alle Scharten und Risse außer einem einzigen*"
> "*Dann schau mal her*" *rief Ahab, indem er erregt herantrat und sich mit beiden Händen auf Perth's Schultern stütze; "schau mal her – hierher –, könntest du einen Riss wie diesen glätten", indem er sich mit einer Hand über seine geriffelte Stirn fuhr; "so du's könntest, Schmied, nur zu gern würde ich meinen Kopf auf denen Amboß legen und deinen schwersten Hammer zwischen meinen Augen spüren. Antworte! Könntest du diesen Riß wohl glätten?*"
> "*Oh, das ist der einzige, Sir! Sagt ich nicht, alle Scharten und Risse außer einem einzigen?*"
> "*Aye, Schmied, das ist der eine einzige; aye, Mann, der ist unglättbar; denn obschon du ihn hier bloß in meinem Fleische siehst, hat er sich tief ins Gebein meines Schädels eingegraben* [...]"

(CXIII)

Es liegt auf der Hand, dass hier nicht nur eine körperliche Narbe gemeint ist, sondern ein Riss in der Seele.

Es gibt über dieses äußere Merkmal Ahabs noch eine andere Hypothese, die von einem Besatzungsmitglied vorgebracht wird: Es handele sich nicht um eine Narbe, sondern um ein Muttermal, das sich von der Stirn bis zum Fuß erstrecke. Man könnte das als Hinweis für eine sehr frühe Entstehung dieser Spaltung ansehen.

---

[185] Das St. Elms-Feuer ist eine Koronarentladung, die bei starken elektrischen Spannungen auftreten kann, insbesondere an Spitzen. Es hat also die gleiche Ursache wie der Blitz und kündet auch von hoher Gefahr eines Blitzeinschlags.

Es muss auch bemerkt werden, dass es für den Wal Moby Dick eine wirkliche Vorlage gab, von der Melville wußte: Mocha Dick, ein tatsächlicher weißer Wal: Auch dieser hatte eine Narbe mitten am Kopf. Bedeutet das, dass Ahab in dem Wal letztendlich sich selbst bekämpft – oder seine Spaltung – sozusagen im homöopathischen Sinne bzw. als Projektion / Verschiebung?

Aber das sind nur äußerliche Zeichen oder Symbole der Spaltung. Die tiefere seelische Spaltung, um die es eigentlich geht, wurde schon angedeutet: Es ist die Spaltung zwischen "Fisch" und "Mensch". Das kennen wir alle: die Spaltung etwa zwischen Bewusstsein und tieferen seelischen Schichten. Idealerweise gelingt die Integration. Bei Ahab gelingt das nicht. Der Fisch-Anteil muss mit allen Mitteln bekämpft werden – jenseits des oberflächlichen Rachemotivs. Ahab ist stark, er ist sich seiner selbst bewusst. Uns scheint, dass bei ihm ein abgespaltener Persönlichkeitsanteil die Herrschaft über die Gesamtpersönlichkeit übernommen hat. Manchmal (selten) erleben wir so etwas wie eine ansatzweise Harmonie der verschiedenen Anteile.

Es gibt noch weitere Belege. Einer wurde schon zitiert: Nach dem Verlust des Beines:

[...] daß sein zerrissner Körper und seine klaffende Seele sich blutend ineinander ergossen und ihn toll werden ließen

Und an anderer Stelle (XLI)

Dieses nun dämmerte dem Ahab in seinem Herzen, nämlich: alle meine Mittel sind vernunftbegabt, meine Beweggründe und mein Ziel irr. Freilich ohne die Kraft, das Faktum auszulöschen oder zu verändern oder auf Distanz zu halten [...]

Abgespalten fühlt sich Ahab auch von seiner Mannschaft. Er lässt sich am Anfang der Reise tagelang nicht sehen, verschwört aber dann seine Mannschaft auf ein einziges Ziel: sein Ziel. Er ist ein gnadenloser Kapitän, der Alleinherrscher, der Sultan.
Hass ist sein Motiv. Dieser Hass ist dominierend und die Liebe ist weitgehend abgespalten. Nur selten sind liebevolle Gefühle an ihm zu sehen, etwa in der schon beschriebenen Szene mit dem Schiffsjungen Pip. Man kann an dieser Stelle auch von einer Spaltung im Menschlichen sprechen.

Es geht aber noch weiter:
Der Riss geht womöglich nicht nur durch Ahabs Psyche und durch seinen Körper. Es gibt noch einen weiteren Riss, der, wie ich meine, zur Befindlichkeit des Menschen generell hinzugehört: Der Riss zwischen Natur und Mensch – bzw. könnte man auch formulieren, der Riss zwischen Natur und Geist. Der Mensch ist darinnen ein Doppelwesen, Natur <u>und</u> Geist. Mir scheint, dass sich diese Zwiespältigkeit in der Gestalt des Ahab ganz besonders scharf zeigt.
Noch weiter gedacht, kann man auch von einem Riss zwischen der Person des Ahab und dem Göttlichen sprechen. Er wird ja als gottlos und gottgleich beschrieben, an mehreren Stellen. Er spricht aber von sich als Erfüller des Schicksals.

Faust spricht jenen maßlosen Satz:

> *Wer bin ich denn, wenn es nicht möglich ist*   1803
> *Der Menschheit Krone zu erringen,*
> *Nach der sich alle Sinne dringen?*

Ahab hat eben das in der kleinen Welt des Schiffes geschafft (auch wenn es jene Szene gibt, in der Starbuck erwägt, ihn zu erschießen, tut er es letztendlich nicht). Aber diese Krone, dieser *Sultanismus* reicht nicht. Ahab will mehr. Er will Herr der Natur sein. Will er sich womöglich an Gottes Stelle setzen? Ich wiederhole: gottlos und gottgleich soll (und will) er sein.
Tiefenpsychologisch gesprochen, setzt er sein (defizitäres) Ich (bzw. Ego) an die Spitze, obwohl (oder gerade weil) er es als bedroht empfindet. Den Weg vom Ich zum Selbst, zur Ganzheit, vermag er nicht zu beschreiten. Er bleibt tief gespalten. Der Schmied, den er fragt, ob er nicht jenen Riß glätten könnte, fertigt ihm schließlich die Waffe, mit der er Moby Dick erlegen will. Die Spaltung wird damit nur noch vertieft.
Kurz vor Beginn der verderblichen drei Jagd-Tage gibt es noch einen Moment, an dem man denken könnte, dass er doch ein Stück weit zur Integration fortschreiten könnte. Nicht umsonst ist dieses Kapitel "Symphonie" umschrieben, also mit einem Wort, welches das Zusammenklingen bezeichnet. Ich schrieb oben schon davon.
Ich (Albin) denke, es ist an der Zeit, Ahab homöopathisch anzusehen. Von der miasmatischen Seite her habe ich ja schon ein paar Bemerkungen gemacht. Die Wurzel von allem ist ganz offenbar eine unerfüllte Carcinosinie, die natürlich die folgenden Miasmen ebenfalls problematisch

macht. Ich denke, dass da insbesondere die Tuberkulinie betroffen ist (denn zu der Psora im narzisstischen Modus könnte er einigermaßen fähig gewesen sein – immerhin wird er mit 18 Harpunier). Was wir aber schließlich vor uns sehen, ist die Syphilinie in ihrer zerstörerischen Form. Daran kann kaum ein Zweifel bestehen.

So kann ich gleich zu dem Versuch einer Repertorisation fortschreiten, wobei es sich erforderlich machen wird, die eine oder andere Rubrik näher zu erläutern. Es sind durchaus einige fragwürdige und spekulative Rubriken dabei. Und ich habe davon abgesehen, verschiedene Phasen bei Ahab zu unterscheiden, sondern vielmehr einen Längsschnitt versucht. Mir scheint auch, dass es bei Ahab innerhalb dessen, was uns vorgelegt wird, keine wesentliche Entwicklung gibt. Zunächst aber die Tabelle:

1	Gemüt - Beschimpfen, beleidigen, schmähen	108
2	Gemüt - Beschwerden durch - Verletzungen, Unfälle; Gemütssymptome durch	16
3	Gemüt - Delirium - rasend	88
4	Gemüt - Destruktivität, Zerstörungswut	70
5	Gemüt - Hartherzig, unerbittlich	39
6	Gemüt - Haß - Rachsucht; Haß und	23
7	Gemüt - Hilflosigkeit; Gefühl der	75
8	Gemüt - Ichbezogenheit, Selbstüberhebung	55
9	Gemüt - Jagen, Jagd - Verlangen, auf die Jagd zu gehen	3
10	Gemüt - Kämpfen, möchte	34
11	Gemüt - Manipulierend	12
12	Gemüt - Menschenfeindlichkeit, Misanthropie	60
13	Gemüt - Mitgefühl, Mitleid	98
14	Gemüt - Monomanie	46
15	Gemüt - Pessimist	46
16	Gemüt - Pflicht - kein Pflichtgefühl	19

17	Gemüt - Raserei, Tobsucht, Wut	164
18	Gemüt - Tadelt sich selbst, macht sich Vorwürfe	89
19	Gemüt - Töten, Verlangen zu	77
20	Gemüt - Töten, Verlangen zu - Messer - mit einem Messer	15
21	Gemüt - Verlassen zu sein; Gefühl - Isolation; Gefühl von	76
22	Gemüt - Wahnideen - göttlich; er sei	5
23	Gemüt - Wahnideen - übermenschlich zu sein - Kontrolle einer übermenschlichen Macht zu stehen; unter der	15
24	Gemüt - Zerrissenheit der Person; Persönlichkeitsspaltung	3
25	Allgemeines - Tabak - Abneigung gegen - Rauchen der gewohnten Zigarre	60

	anac.	lach.	nux-v.	sulph.	stram.	hyos.	nat-m.	lyc.	merc.	plat.
	17/23	17/21	15/28	15/19	14/25	13/24	13/20	12/26	12/17	12/15
1	2	1	3	1	3	2	2	3	1	1
2	-	-	-	-	1	-	-	1	-	-
3	1	1	1	1	3	3	1	3	2	-
4	1	1	2	1	4	2	-	-	1	1
5	2	-	1	1	-	1	1	-	-	1
6	2	1	2	-	-	-	3	-	-	-
7	1	-	-	-	1	-	1	3	-	-
8	1	2	2	2	1	-	-	2	1	3

	anac.	lach.	nux-v.	sulph.	stram.	hyos.	nat-m.	lyc.	merc.	plat.
9	-	-	1	1	-	-	-	-	-	-
10	1	1	2	-	-	1	-	-	1	-
11	-	1	-	2	-	1	-	-	-	-
12	2	1	-	1	1	2	1	2	1	1
13	-	1	2	1	-	-	2	1	-	-
14	1	1	-	1	1	1	-	-	-	1
15	1	1	2	-	-	1	2	-	-	-
16	1	1	-	1	-	-	1	-	2	-
17	2	2	1	2	3	3	2	3	2	1
18	1	1	3	1	1	2	2	1	1	-
19	1	2	2	1	2	3	1	2	2	2
20	-	-	2	-	2	2	-	3	2	1
21	2	-	-	-	1	-	-	-	1	1
22	-	-	-	-	1	-	-	-	-	-
23	1	2	-	-	-	-	-	-	-	1
24	-	-	-	-	-	-	-	-	-	-
25	-	1	2	2	-	-	1	2	-	1

Kommentare:

Rubrik 1 meint vor allem eine Beschimpfung des zweiten Maats Stubb als Hund. Aber auch ansonsten ist Ahab in seiner Wortwahl nicht so zimperlich.

Rubrik 3 bezieht sich auf das, was Ahab nach dem Verlust seines Beines auf der Heimfahrt geschah. Da kann man tatsächlich von Delirium reden.

Rubrik 4 bedeutet die allgemeine Destruktivität von Ahab, aber speziell die Stelle, als er im Zorn den Quadranten – das Gerät zur Positionsbestimmung anhand des Sonnenstandes – zerstört und somit den Weg nach Hause unmöglich macht oder wenigstens sehr erschwert. Kein Wunder bei jemandem, der kein wirkliches Zuhause hat!

Rubrik 22 ist spekulativ und wurde gerade im Text angesprochen. Das Streichen dieser Rubrik würde aber nichts ändern.

Rubrik 23 halte ich hingegen für richtig, denn Ahab betrachtet sich gleichzeitig als Opfer des Schicksals und als dessen Erfüller.

Rubrik 25 ist eher unbedeutend. Sie bezieht sich darauf, dass an seinem ersten Abend auf Deck Ahab seine Pfeife wegwirft und meint, der Tabak beruhige ihn nicht mehr.

Rubrik 24 ist zwar richtig, aber es gibt dort nur drei Mittel: Anhalonium, Aurum und Heroinum. Das sind sehr wahrscheinlich zu wenige Mittel. Zumindest Anacardium müsste noch dort stehen, und sicher auch das eine oder andere Nachtschatten-Mittel.
Dennoch ist es interessant, sich die Mittel anzusehen, die dort aufgeführt sind, insbesondere Anhalonium und Aurum (denn von Heroinum weiß ich nicht allzu viel)[186].
Bei Anhalonium denke ich an die Zweiseitigkeit einerseits von Verschmelzungsgefühlen mit der Umwelt und andererseits von dem Gefühl der Distanziertheit bis hin zur Dissoziation. Dem könnte Persönlichkeitsverlust entsprechen (denn Persönlichkeit geht bei Verschmelzung notwendig verloren) oder eben die Spaltung.
Bei Aurum ist von Verschmelzungstendenzen wenig zu spüren. Dafür ist die Spaltung im Sinne des Gefühls der Abgetrenntheit vom "normalen" Leben intensiv. Man lese den Anfang von "Faust" zur Illustration. In der Tat habe ich auch ein wenig an Aurum für Ahab gedacht; in der Repertorisation steht das Mittel aber erst an 21. Stelle.

Welches Mittel wäre zu wählen? Diese Entscheidung kann ich nicht treffen, aber es gibt Argumente für das eine oder andere Mittel.

---

[186] Patrick C HIRSCH hat für Diomedes, den Helden aus der Odysse, Heroinum gewählt. Irgendwie passt das auch zu unserem Thema. ("Hero in Iliad. Diomedes, Homers Lieblingsheld, in: Homöopathie und... Eine Schriftenreihe, ein Glasperlenspiel, erste Ausgabe, Norderstedt 2013)

An die Spitze stellen möchte ich Nux vomica und Anacardium. Zu Nux vomica habe ich oben schon einiges gesagt, was ich hier nicht wiederholen muss. Anacardium spricht für die tiefgehende Spaltung von Ahab. Es ist eines der zentralen Mittel für Spaltung bzw. dissoziative Störungen.

Natrium muriaticum steht auch noch zur Auswahl. Dafür spricht, dass Ahab sich tagelang nicht auf Deck sehen lässt und dass er auch sonst eine deutliche Abneigung gegen Gesellschaft hat. Natrium muriaticum gehört primär in die Tuberkulinie (in eine problematische Tuberkulinie, woraus aber auch syphilinisch Zerstörung erwachsen kann). Ein Zitat, das für Natrium muriaticum sprechen könnte (es stammt allerdings nicht von Ahab, sondern von "Ishmael"):

> *Denn wie dieser grausige Ozean das begrünte Land umschließt, so liegt da in der Seele des Menschen ein einziges, insulares Tahiti, voll Friede und Freude, doch umfaßt von all den Schrecknissen des halberkundeten Lebens. Gott bewahre dich! Stoße nicht ab von jenem Eiland, zurückkehren vermögest du nimmer!*
> (LVIII)

Lachesis ist zwar eines der rechnerisch vorderen Mittel, ich vermag aber nicht sehr viel von Lachesis bei Ahab zu erkennen. Insbesondere fehlt mir die starke sexuelle Komponente von Lachesis. Von Sexualität ist bei Ahab fast nichts zu spüren.

Sulphur passt zwar zu Ahabs Narzissmus und zu seinem "Sultanismus" und ist ein psorisches Mittel, was aber auch eine syphilinische Komponente haben kann, aber insgesamt scheint mir Sulphur nicht sehr wahrscheinlich.

Die Nachtschattengewächse, insbesondere Stramonium und Hyoscyamus, kommen natürlich in Bezug auf den Geisteszustand Ahabs in Betracht, wenngleich für mich erst als zweite Wahl.

Lycopodium würde ich auf keinen Fall wählen, schon allein wegen des fast vollständigen Fehlens der Sykose.

Mercurius ist hingegen wieder möglich, denn irgendwie geht etwas Dämonisches von Ahab aus, das man auch bei Mercurius finden kann, und überdies ist Mercurius ein syphilinisches Mittel.

Ich habe dann die Repertorisation versuchsweise derart modifiziert, dass ich die Rubrik "Haß und Rachsucht" als eliminierende Rubrik verwendet habe, was heißt, dass ich angenommen habe, das zu gebende Mittel müsse in dieser Rubrik stehen, weil das ja wirklich die herausragende Eigenschaft von Ahab ist.

Dabei ergibt sich – bei den gleichen Rubriken – folgende Reihenfolge der Mittel:
Anacardium, Lachesis, Nux vomica, Natrium muriaticum, Calcium carbonicum, Crotalus cascavella, Medorrhinum, Nitricum acidum, Aurum muriaticum natronatum.

An erwägenswerten Mitteln kommen dadurch Medorrhinum, Nitricum acidum und Aurum muriaticum natronatum hinzu.
Medorrhinum ist natürlich im Umfeld der Seefahrt nie ganz auszuschließen. Irgendwie ist Ahab auch "Ishmael" ähnlich, aber ich sehe bei Medorrhinum nicht diese Besessenheit, sondern eher eine flottierende Abenteuerlust. Außerdem halte ich den syphilinischen Anteil von Medorrhinum für gering.
Nitricum acidum ist unnachsichtig und verfolgt die Menschen, die ihn gekränkt haben, konsequent und bis ans Ende der Welt. "*Haß - Menschen, auf - ungerührt; Entschuldigungen lassen ihn*" ist eine Nitricum-acidum-Rubrik. Diese trifft zwar hier naturgemäß nicht zu, aber es ist vorstellbar, dass Ahab eben so handeln würde, wenn Moby Dick zu einer Entschuldigung in der Lage wäre.
Mit Aurum muriaticum natronatum hält in dieser Repertorisationsvariante schließlich doch noch eine Gold-Verbindung Einzug in die Repertorisation.

Ich kann mich noch nicht entscheiden. An erster Stelle stehen für mich Anacardium und/oder Nux vomica, an zweiter Stelle Natrium muriaticum und Nitricum acidum, danach folgen die Nachtschattengewächse und Platin.

Sähe man Ahab mit den Augen von SANKARAN an, so wäre als erstes die Frage zu beantworten, ob es sich bei dem zu wählenden Mittel um ein Mineral, eine Pflanze oder ein Tier handeln sollte. Mir scheint, dass dann für Ahab in erster Linie ein Tier in Frage kommen sollte, denn es geht ganz zentral um die Frage von Aggressor und Opfer, die nach Sankaran für das Tierreich charakteristisch ist. Ahab ist Opfer <u>und</u> Aggressor. Von den Mitteln, die in der Repertorisation an der Spitze stehen, würde das Lachesis[187] fördern.

---

[187] Interessanterweise schreibt SANKARAN folgende Zeilen: *Manchmal manifestiert sich ein körperliches Merkmal des Tieres als Wahnidee. So kann ein Patient, der ein Schlangenmittel braucht, zum Beispiel den Aspekt, keine Gliedmaßen zu haben, als Furcht ausdrücken, dass seine Hände und Füße abgeschnitten werden.* Nun ja, diese Furcht hat Ahab nicht, aber ihm fehlt <u>tatsächlich</u> ein Bein. Zitat aus: SANKARAN,R.:

Kommen wir zum Schluss: Im schon erwähnten Kapitel "Symphonie" hat Ahab Zweifel an seinem unbedingten Willen:

"Was ist's, welch namenloses, unergründliches, mörderisches Ding ist's; welch betrügerischer, verborgner Herr und Meister und grausamer, ununbarmherziger Herrscher befiehlt mir, daß ich mich gegen alles natürliche Lieben und Verlangen die ganze Zeit über immer weiter so sehr treibe und dränge und presse; mich rücksichtslos dazu bereit machend, das zu tun, was ich von meinem eignen richtigen, natürlichen Herzen aus nicht einmal zu wagen wagte? Ist Ahab Ahab? Bin ich's, ist's Gott, oder wer, der diesen Arm hebt?"

(CXXXII)

Hier kommt noch ein neuer Aspekt hinzu: Es ist – trotz der grandiosen Stärke Ahabs – eine Frage nach der eigenen Identität (letztendlich eine Frage nach dem Selbst, das er nicht finden kann). Diese Frage führt bei Ahab zu der Vorstellung der Besessenheit.

Man könnte also die Rubriken *"Verwirrung; geistige – Identität; in Bezug auf seine"* und *"Wahnideen - besessen zu sein"* ergänzen. Damit geht meine Mittelwahl doch mehr zu Anacardium, denn das zweite Mittel, welches ich präferierte – Nux vomica – ist für diese Problematik eher nicht bekannt. Aber Lachesis finden wir in dieser Rubrik ebenfalls.

Bei BOMHARDT[188] finden wir unter "Anacardium" die Formulierung, die auf ACHTZEHN zurückgeht: *Ein Fanatiker ist ein Zweifler, der eine Entscheidung getroffen hat*[189]. Hingegen finden wir im Repertorium unter der Rubrik *"Fanatiker"* Anacardium – nicht zu Unrecht, wie ich meine.

Ich habe eine zweite Repertorisation vorgenommen, die nur die für mich essenziellen Rubriken zusammenfasst.

"Synergie homöopathischer Ansätze in Fallaufnahme und Analyse", Mumbai 2013, S. 182

[188] Bomhardt, M. : Symbolische Materia medica, Version 3.5, Berlin 2014

[189] Ganz zustimmen möchte ich dieser Aussage nicht. Wir alle zweifeln gelegentlich und wir alle entscheiden uns gelegentlich. Wir sind aber nicht alle Fanatiker. Es kommt m.E. darauf an, ob wir in der Lage sind, eine getroffene Entscheidung unter veränderten Bedingungen auch revidieren zu können (und darauf, wie diese Veränderung der Bedingungen denen aussieht). Ein Fanatiker ist für mich jemand, der eine einmal getroffene Entscheidung unter keinen Bedingungen revidiert. Insofern kann man die Verwendung der Rubrik *"Fanatiker"* für Ahab wieder in Zweifel (!) ziehen, denn Ahab zweifelt durchaus.

1	Gemüt - Beschwerden durch - Verletzungen, Unfälle; Gemütssymptome durch	16
2	Gemüt - Delirium - rasend	88
3	Gemüt - Destruktivität, Zerstörungswut	70
4	Gemüt - Fanatismus	11
5	Gemüt - Hartherzig, unerbittlich	39
6	Gemüt - Haß - Rachsucht; Haß und	23
7	Gemüt - Ichbezogenheit, Selbstüberhebung	55
8	Gemüt - Jagen, Jagd - Verlangen, auf die Jagd zu gehen	3
9	Gemüt - Kämpfen, möchte	34
10	Gemüt - Menschenfeindlichkeit, Misanthropie	60
11	Gemüt - Monomanie	46
12	Gemüt - Pessimist	46
13	Gemüt - Töten, Verlangen zu	77
14	Gemüt - Verlassen zu sein; Gefühl - Isolation; Gefühl von	76
15	Gemüt - Verwirrung; geistige - Identität; in bezug auf seine	79
16	Gemüt - Wahnideen - besessen zu sein usw...	33
17	Gemüt - Zerrissenheit der Person; Persönlichkeitsspaltung	3

	anac.	sulph.	lach.	nux-v.	stram.	hyos.	plat.	positr.	bell.	verat.
	13/20	11/15	11/14	10/16	10/16	9/16	8/11	8/10	7/11	7/11
1	-	-	-	-	1	-	-	-	-	-
2	1	1	1	1	3	3	-	-	3	3
3	1	1	1	2	4	2	1	-	2	2
4	-	3	-	1	-	-	-	-	-	-

	anac.	sulph.	lach.	nux-v.	stram.	hyos.	plat.	positr.	bell.	verat.
5	2	1	-	1	-	1	1	1	-	1
6	2	-	1	2	-	-	-	-	-	-
7	1	2	2	2	1	-	3	1	-	2
8	-	1	-	1	-	-	-	-	-	-
9	1	-	1	2	-	1	-	-	1	-
10	2	1	1	-	1	2	1	-	1	-
11	1	1	1	-	1	1	1	1	1	1
12	1	-	1	2	-	1	-	2	-	-
13	1	1	2	2	2	3	2	1	2	-
14	2	-	-	-	1	-	1	2	-	-
15	3	1	1	-	1	-	-	1	-	1
16	2	2	2	-	1	2	1	1	1	1
17	-	-	-	-	-	-	-	-	-	-

Die Mittel, die hier an Stelle 1-10 stehen (und Natrium muriaticum an 11. Stelle), erscheinen mir alle als plausibel (bis auf Positronium, ein Mittel, das es, wie ich meine, gar nicht geben kann). Auch Sulphur scheint mir wenig wahrscheinlich. Meine Wahl fällt auf Anacardium oder Nux vomica, an zweiter Stelle Lachesis und an dritter Stelle die Nachtschatten und Veratrum.

Es könnte womöglich sein, dass Ahab bei Nux vomica begonnen hat, während des tobenden Deliriums nach dem Verlust seines Beines ein Nachtschattenmittel gebraucht hätte und sich während dieser letzten Fahrt schließlich in Richtung Anacardium entwickelt hat. Dann hätten wir auch in miasmatischen Sicht einen Verschlimmerungsprozess vor uns. Und natürlich bleibt auch Lachesis unter den Mitteln der engeren Wahl, denn auch Lachesis ist für den Zweifel und die Zwiespältigkeit bekannt. Und schließlich denke ich auch noch an Aurum oder ein Aurum-Salz.

Im Kapitel CXXXII ("Die Symphonie") zweifelt Ahab, aber er trifft schließlich seine nun nicht mehr revidierbare Entscheidung und die unmittelbare Jagd beginnt im nächsten Kapitel. Sie dauert drei Tage und endet mit fast völliger Zerstörung. Ahab geht an Moby Dick gefesselt (sic!) unter und alle Boote sowie das Schiff sind zerstört.

Falle ich einst zum Raube empörtem Meer,
Fliegt eine weiße Taube zu dir hierher.
Lasse sie ohne Säumen zum Fenster ein.
Mit ihr wird meine Seele dann bei dir sein.
La Paloma

Was ist mit Ahabs Seele? Beim Untergang des Schiffes wird ein Vogel, der sich in der Flagge Ahabs verfangen hat (wie Ahab in den Seilen der Harpunen) mit in die Tiefe gerissen, nachdem sein Flügel zwischen Hammer und Holz geriet. Gewissermaßen wird dieser Vogel festgenagelt, bevor er mit in die Tiefe gerissen wird – was für ein Bild! Ist das Ahabs Seelenvogel? Seine weiße Taube[190]?
Während die Kleine Seejungfrau am Ende vergeistigt in die Luft aufsteigt, gibt es wahrscheinlich diese Chance für Ahab nicht. Zu groß war wohl sein Hass, der offenbar aus der massiven und tiefen Spaltung resultiert. Die Kleine Seejungfrau erhält irgendwann eine Seele, Ahab verliert die seine[191].

Nun überflogen kleine weiße Vögel den noch immer klaffenden Schlund...

Die Seelen der anderen Seeleute?

Und das verlorene Kind "Ishmael" wird gerettet, indem er sich an jenen Sarg klammern kann – ein Symbol für Wiedergeburt.

[...] und das große Bahrtuch des Meeres rollte sich hin, wie es sich vor fünftausend[192] Jahren schon hingerollt.

---

[190] Man könnte, auch in Zusammenhang mit dem Kapitel "Symphonie" und etlichen anderen Äußerungen, vom "*Zweifel am Seelenheil*" sprechen. Die Hinzufügung dieser Rubrik würde Lachesis und Nux vomica fördern. Aber eigentlich ist hier von Zweifel keine Rede mehr, sondern Ahab ist sich gewiss, dass er das Seelenheil verloren hat. Damit kommt wieder Aurum ins Spiel.
[191] So richtig glauben können wir das eigentlich nicht, auch wenn die Symbolik dafür spricht.
[192] Diese Zahl lehnt sich wahrscheinlich an das biblisch angenommene Alter der Schöpfung an.

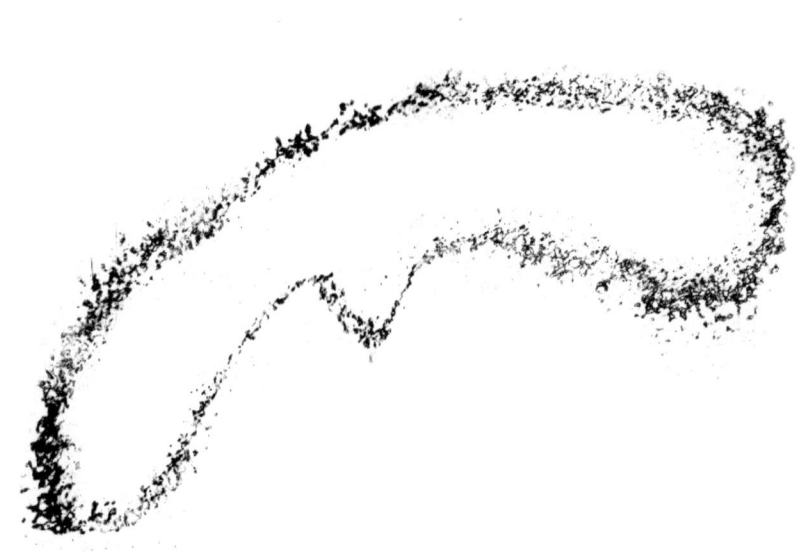

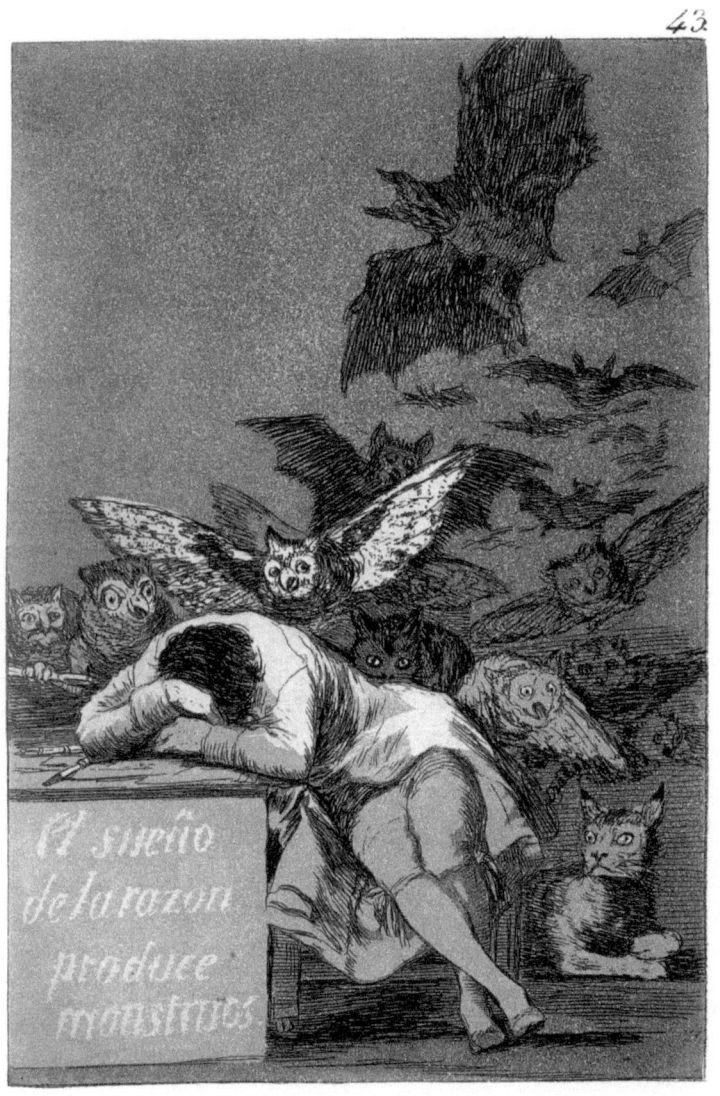

Monstra sunt in genere humano. Augustinus

Noch immer macht mir Angst, wovon ich nun erzählen will. Ich weiß auch nicht, ob es gelingt. Wohl sind die Ungeheuer immer da, dennoch sind sie aber nach wie vor Meister des Verbergens und der Tarnung. Sie lieben die Dunkelheit und sie entziehen sich unseren Wünschen. Geduld braucht es, Wachheit und einen geschärften Blick, um sie zu erkennen und mit ihnen umzugehen, Stärke und Wissen, Mut und Demut.

Sie sind mächtig und unberechenbar. Bisweilen erscheinen sie völlig unerwartet, einfach so; bisweilen lauern sie verborgen in bedrückenden Tiefen. Gelingt eine Begegnung, lässt sie keinen unverändert, nicht sie und auch nicht uns. Sei es, dass uns ihre majestätische Kraft übermannt oder plötzliches Mitgefühl für all das Verletzbare und Schwache, in dessen Dienst sie stehen können; sei es, dass ihre Hässlichkeit, Kälte und Grausamkeit uns erschrickt, weil sie alles übersteigt, was wir uns je vorstellen konnten; sei es, dass das Bild, das sich uns zeigt nicht zu dem passt, das wir von ihnen hatten, weil sich uns unvermittelt verborgene Anmut und Schönheit offenbart; sei es, dass der Begriff „Ungeheuer" plötzlich etwas anderes für uns bedeutet; sei es, dass das Bild, das wir von uns selbst hatten, plötzlich verzerrt scheint und falsch... Sie entziehen sich unseren Wünschen, sie passen nicht in unsere Vorstellungen, sie lehren uns Bescheidenheit.

Und so muss ich warten, ob sie sich zeigen, wenn ich erzähle und du mir noch immer zuhörst. Dein Zuhören macht mir Mut und mildert meine Angst. Sie hängt wohl zusammen mit dem Ich, um das ich rang, zu dem ich wurde und dessen begrenzende Enge ein Teil meiner Seele zuweilen beklagt.

Vielleicht erschrickt dich, was ich zu erzählen habe, vielleicht kannst du es mit Gelassenheit hören, weil du Mensch bist und all die Ungeheuer und Monster Teil des Menschseins sind – und weil du dich vertraut gemacht hast mit ihnen und mit dir. Hör mir zu, wenn du magst.

Es ist eine Ungeheuer-Geschichte, und es ist meine Geschichte, die ich nun erzählen will – in freiwilliger Unfreiwilligkeit. Ich muss sie erzählen, wenn ich wahrhaftig sein will und heil werden und wahrhaft Mensch – all das ginge nicht, wenn ich sie verschwiege. Ich wurde zum Ungeheuer im Reich der entfalteten Schatten, der Formen und des Dauerhaften – mit mir Anvertrauten, mit all den Männern, die Hans hießen, mit mir und selbst mit den Kindern, die ich zur Welt brachte und aufzog – wenn ich auch Segen spenden konnte, Herberge, Nahrung, Fürsorge, Trost und Mitgefühl; wenn ich auch zu lieben lernte. Ich weiß um den Wert all dessen und doch scheint mir, all das Dunkle und Verletzende, all das Unterlassene, Grausame, Kalte und Zerstörerische wiege schwerer, ist es doch zusätzlich befrachtet mit Scham und Schuld. Ich kann mich nicht freisprechen davon. Widrige Umstände als mildernde Umstände zu sehen, ist nicht in meiner Macht.

Oft ist mir, als verliefe die Geschichte der Ungeheuer ebenso wie die meine nicht linear vom Anfang zum Ende, von Grund zu Folge. Vielmehr ist mir so, als bewege sie sich in oszillierenden Kreisen um eine Achse, steige und falle, pausiere, passe sich der Umgebung an, verenge sich und weite sich aus, wechsle zwischen Innen und Außen; als vergröbere und verfeinere sie, je mehr sie sich dem Zentrum nähere und je höher oder tiefer sie durch die Zeiten mühsam steige oder falle. Mir ist nun, als seien diese miteinander verwobenen Geschichten EINE zwischen Schicksal und ICH und Zufall, Einfalten und Entfalten, Erinnern und Vergessen. Beides kann Segen sein – und Qual. Ich weiß es, seit ich Menschin bin. Die Tür schließt sich nicht mehr einfach so. Die Ungeheuer bleiben fühlbar.

Manchmal ist mir, als hätte ich sie erlebt, sobald ich von mir wusste; und wieder und wieder, in wechselnden Gestalten, in mir oder in anderen, verfeinert oder viel gröber und aus anderer Perspektive, als bräuchte ich mich nur zu erinnern, wenn ich sie erkennen wolle. Ja, vielleicht ist es so. Dennoch macht mir noch immer Angst, wenn ich sie erkenne im Außen und im Innen, in mir und in anderen – und manchmal bin ich dessen müde, auch, weil ich befürchte, dass es eine unendliche Geschichte ist. Noch immer fürchte ich, überwältigt zu werden von ihrer Übermacht und meiner Ohnmacht. Es geschah oft genug. Aber ich kann mich dem Erkennen ebenso wenig entziehen wie dem Verlangen, eine Seele zu gewinnen und zu werden. Monstra sunt in genere humano. Wenn ich Mensch sein will, sind sie auch Teil von mir. Und die Tür ist offen.

Es gibt viele dieser feinen tiefen Erinnerungsspuren. Sie machen auf sich aufmerksam. Wenn ich mich mutig fühle, gestärkt und aufrecht, folge ich ihnen bewusst. Ich brauche nicht mehr die Augen zu schließen, muss nicht mehr auf das Wiegen der Wellen warten oder die Sicherheit eines atmenden Brustkorbs unter meinem Kopf, nicht mehr auf die Geborgenheit in einer Armbeuge, um zu steigen oder zu fallen, dahin, wo es still und leer wird und die Ungeheuer sich deutlich zeigen, wenn ich nur geduldig genug warte. Sie tun es öfter, jetzt, wo es weniger grob ist, wo Schlachtfelder, Schlachthäuser und Krisengebiete ferner scheinen, weil es friedlich sein kann an guten Orten und die Häuser weniger dämmrig sind und trüb. Die inneren Krisengebiete sind nun nah – subtiler, viel weniger offensichtlich als die äußeren und dennoch nicht zu übersehen. Die Tür ist offen, seit langem schon, und es ist wohl unumkehrbar. Vielleicht hat sich auch die Wahrnehmung verfeinert durch dauerndes Hinauf und Hinab, Erinnern und Vergessen, durch die nun höhere Aufmerksamkeit, hier, zwischen Blau und Rot und den sanften, gebrochenen Farbtönen der Ebenen, seit ich wacher bin und auf der Hut und mich wieder und wieder fragen muss, wer ich sein will, Mensch oder Ungeheuer. Vielleicht war sie von jeher fein und stumpfte ab und vergröberte in all dem Groben was mich umgab. Ich weiß es nicht.

Es war grob, in den Meeren, den Flüssen, den Quellen – auch, wenn ich mich so umfangen und aufgehoben fühlte, dass ich es wie ein Versprechen empfand und mich die Sehnsucht zurück oder nach vorn – so genau weiß ich auch das nicht – nie mehr verließ.

Die Tür schien verschlossen, das Paradies verloren, das friedliche Nebeneinander von Lamm und Leu, Land und Meer, Mensch und Mensch – nichts als Illusion. Alles was lebt, will leben. Ich sah es, als ich zu sehen gelernt hatte – Verfolgung und Töten, mit offener Gewalt und leise und im Verborgenen, den Kampf all der Leviathane um Nahrung, Raum und Reproduktion. Es war grob, es war grausam – und doch WAR es mir einfach nur, als ich noch sehr Undine war. Ich war Teil des Spiels.

Die Menschen waren es, die uns Ungeheuer nannten, während sie von Heldentum sprachen, von ihrem Recht und dem Auftrag ihrer Götter, wenn sie herrschten, verfolgten und töteten im Reich der entfalteten Schatten – mit offener Gewalt und leise und im Verborgenen. Ich war Teil des Spiels, als ich Menschin wurde, ankämpfte gegen die ungewohnte Schwerkraft und versuchte, der Fliehkraft standzuhalten, die mich der Mitte entfremdete.

Die Kriege der Menschen sind vielfältig und sie fordern ihre Opfer auf vielerlei Art. Auch ich suchte und fand Schreckliches im Außen und nannte es Ungeheuer, fand Gutes in mir und nannte es ICH. Ich fantasierte Gestalten, erfand Namen, nährte diese Gestalten durch erlebte und wieder und wieder ausgeschmückte Geschichten und baute Mauern zwischen dem Außen und mir. Und mir schien, dass ich dadurch wuchs, wenn auch dieses Wachsen ein inneres Schrumpfen mit sich brachte – einen leeren Raum, der sich anfüllen ließ mit Angst vor allem Fremden, mit all den bunten verlockenden Ablenkungen und Zerstreuungen oder der scheinbar schwand durch schlichtes Vergessen. Vielleicht sollten auch all diese phantasierten, mit Namen versehenen und wieder und wieder ausgeschmückten Ungeheuer solche leeren Räume in Herzen und Hirnen füllen wie die Märchenbücher der Kinder.
Es war anders im Reich der entfalteten Schatten, der Formen und des Dauerhaften. Alles was lebt, will leben... Es galt nicht mehr uneingeschränkt und es war mehr als nur das.
Es ging nicht nur um Nahrung, Reproduktion und Raum. Es ging auch um Ruhm, um Geltung und Wirksamkeit, um Macht und Besitz. Es ging um all das, koste es, was es wolle. Das wachsende ICH brauchte Bestätigung und Grenzen. Es suchte und fand sie – im Feinen und im Groben, innen und außen. Und es war verunsichert, wenn heute als grausam galt, was gestern noch heldenhaft war, wenn das, was man anderen antat, rühmenswert und das Gleiche himmelschreiendes Unrecht war, wenn es einem selbst widerfuhr. All die jungen ICHs, die der anderen und die meinen – ich ahne, wie es für sie gewesen sein mag, wieder und wieder und durch die Zeiten bis heute. Ich ahne es und ich ahne ihre Ungeheuer hinter einer Schicht des Vergessens. Vergessen kann Segen sein. Erinnerungsspuren gibt es, Bruchstücke von Bildern... Ich vermeide es, die Ungeheuer von damals zu rufen. Was ich nähre, wächst – und manchmal verbiegt und verformt es sich dabei. Das Erinnern schenkt mir auch gute Momente, die halten und stützen gegen Schwerkraft und Fliehkraft.
Das wachsende ICH brauchte Orientierung, Bestätigung und Grenzen. Es fand sie im Außen, wenn im Innen noch wenig zu finden war – im Groben und im Feinen, im

Kleinen und im Großen: die wachsenden ICHs all der anderen und die meinen durch die Zeiten und bis heute. Ich ahne, wie es für sie gewesen sein mag, denn ich war Teil des Spiels und ich erinnere mich.

Daran, dass ich marschierte, wenn alle marschierten, applaudierte, wenn alle applaudierten, sagte, was alle sagten und schwieg, wenn alle schwiegen — für ein großes Ziel und einen edlen Zweck, einen Auftrag, ein Vermächtnis, das bis in die Zukunft reichte, wie ich glaubte.

Die da oben wissen schon, was sie tun. Was alle tun, kann so falsch nicht sein. Oder doch? Erzählungen gab es und Berichte, Erinnerungen, Bruchstücke von Bildern, die die Ungeheuer lebendig machten. Und ein Gefühl gab es, tief innen und im Verborgenen, zu Beginn ab und an nur und sehr subtil. Es fühlte sich richtig an und es erstarkte mit der Zeit. Oft passte es nicht zu dem, was alle taten und ich mit ihnen. Ich baute Mauern zwischen Innen und Außen. Was ich nicht weiß, macht mich nicht heiß. My home is my castle. Hier darf es anders sein. In der kleinen Welt, auf meiner Insel, in meiner Blase, in der Burg werde ich wahrhaft ich — so gut ich es in einer Burg vermag. Das will und muss ich zeigen — mir selbst, all den Männern, die Hans heißen und vor allem den Kindern, die ich zur Welt bringe und aufziehe. Ich will sie doch Wahrhaftigkeit und Aufrichtigkeit lehren, vor allem das. Manchmal schien es mir ein großes Ziel, ein edler Zweck, ein Auftrag; ein Vermächtnis, das bis in die Zukunft reichte, wie ich glaubte. Und dennoch alles im rechten Maß... Sie sind ja schließlich Kinder.

Im Außen schwieg ich. Ein jeder muss sehen, wo er bleibt. Das eine denken, das andere sagen, oder besser: schweigen — was denn sonst... Vor allem nicht zu viel denken. Bloß tief innen, denn verhindern will und kann ich es nicht. Bloß tief innen ist es erlaubt, ganz tief. Sonst wird es ungemütlich — und vielleicht mehr als nur das. Also geht es nicht anders. Erinnerungsspuren gibt es, Bruchstücke von Bildern... Sie dürfen sinken bis ins Vergessen. Aber sie tun es nicht. Mein Zuhause ist ebenso eine Burg wie meine Gedankengebäude — so gut es eben geht.

Die Vorschriften und Regeln im Inneren und die des Außen geben Sicherheit; Studien auch, sie sind ja objektiv. Alles was wägbar ist und messbar gibt Sicherheit... Ich wünschte, ich könnte es glauben.

Auch das, was die da oben sagen, gibt Sicherheit, was immer auch „oben" bedeuten mag; es ist doch das Neueste vom Neuen, das Beste, das wir haben und damit unfehlbar wahr, wie sie behaupten... Oder doch nicht?

Sie müssten es doch wissen. Sie sind doch nicht umsonst da oben. Zumindest an der Oberfläche scheint es so. Nur bitte alles im rechten Maß. Irgendwie bin ich doch auch noch Kind... Aber da gibt es dieses Gefühl. Es fühlt sich recht an und es erstarkt. Und dennoch: nicht zu viel vom anderen, nur nicht zu viel der Fragen und Zweifel, nicht zu viel der Eigenständigkeit, nicht zu viel des eigenen Denkens und Fühlens. Dann bin ich sicher, wie es scheint. Das ist wichtig. Ich habe schließlich Kinder.

Die Ungeheuer hatten leichtes Spiel: die der Vermeidung und des Schweigens, die der Feigheit und des Sich-Duckens, die des Rückzugs und der Angst, die der Unterdrückung, die des Sich-Rechtfertigens und des Wankens, die des Sich-Sicherfühlens und immer wieder die der Bequemlichkeit und der Anpassung.

Ich werde mich wohl nicht freisprechen können davon. Widrige Umstände als mildernde Umstände zu sehen, ist nicht in meiner Macht.

Das wachsende ICH brauchte Bestätigung, Orientierung und Halt. Es suchte und fand sie mit all den Männern, die HANS hießen – im Feinen und im Groben; all die anderen ICHs und die meinen durch die Zeiten und bis heute. Ich erinnere mich: an die Geborgenheit in Armbeugen, Hände auf meiner Haut, an die schlafenden Gesichter neben meinem auf den Kissen. All das liebte ich und ich liebte die Männer, die Hans hießen, so gut ich es vermochte.

Was scherte es mich, wenn sie schliefen. Ich fühlte mich reich beschenkt; ich hatte doch Erfahrung; ich hatte doch zu denken und zu verstehen gelernt, wie ich glaubte – ich schöpfte doch mittlerweile aus der Fülle, ich hatte doch zu geben. Es gab doch dieses starke Gefühl – und es fühlte sich gut und recht an, immer zu Beginn – zumindest an der Oberfläche war es so. Klar sollte es sein und endlich gut – nein, nun nicht zu viel der Eigenständigkeit, bloß nicht zu viel ICH. Denn nun ging es um ein höheres Ziel, einen edlen Zweck, ein Vermächtnis, was bis in die Zukunft reichte, wie ich glaubte. Ich verstand ja, – und was ich verstehe, halte ich aus –, ich umarmte, tröstete und beherbergte, richtete die Kissen, wischte über schweißnasse Stirnen; ich wachte, wie ich glaubte.

Aber die Kriege der Menschen sind vielfältig und sie fordern ihre Opfer auf vielerlei Art. Und ich tat, was ich konnte, zu Beginn mit der ganzen Kraft meines frei und freudig schlagenden Herzens. Ich bewachte ihren Schlaf, ich flocht mein betörendes Haar zu strengen Zöpfen; ich versuchte, all die Männer aufzuwecken, wieder und wieder, wollte ich doch Hand in Hand mit ihnen gehen, dass sich uns die Ebene als feste Stätte unseres Bleibens erschließe und aufrecht gegen Schwerkraft und Fliehkraft; wollte ich doch werden, eine Seele gewinnen. Ich wusste, dass mich all das adelte. Selbst die Frage, ob ich all den Männern, die HANS hießen, meine Fürsorge vorenthalten dürfe, wenn ich erschöpft war und leer – wo sie ihrer doch so bedurften, wie ich glaubte – sie adelte mich.

Ich ahnte, dass das, was ich mir erhoffte, nicht in meiner Macht war; ich fühlte, dass längst etwas anderes, Bedrohliches, Macht über mich gewonnen hatte, bis ich dem nichts mehr entgegensetzen konnte als das Erinnern und das Vergessen in den Meeren, den Flüssen, den Quellen; weil ich zur funktionierenden Hülle wurde – ich könnte es Ungeheuer nennen.

Erinnern und Vergessen kann Segen sein. Ich beraubte mich selbst, indem ich mich dieser Übermacht auslieferte. Ich beraubte mich selbst, als ich meinen Schatten abschnitt durch den Stoß meines Schwertes und dadurch einen Teil meiner Seele verlor. Ich lud all das Bedrohliche ein, erleichterte ihm den Zugang zu dem, was ich liebte und riskierte dessen Verlust.

Und dieses Bedrohliche, geübt und mit scharfem Blick breitet sich aus und tötet — wieder und wieder mit vielen kleinen Toden und kann gut genährt wachsen dadurch.

Die Kriege der Menschen sind vielfältig und sie fordern ihre Opfer auf vielerlei Art. Ich beraubte all die, die mehr von mir hätten haben wollen als eine funktionierende Hülle. Das Geschenk, das ich damit zu machen glaubte, war ein gut getarntes Ungeheuer. Ein Teil von mir hielt sich am Senkblei fest, wieder und wieder durch die Zeiten und wider besseres Wissen.

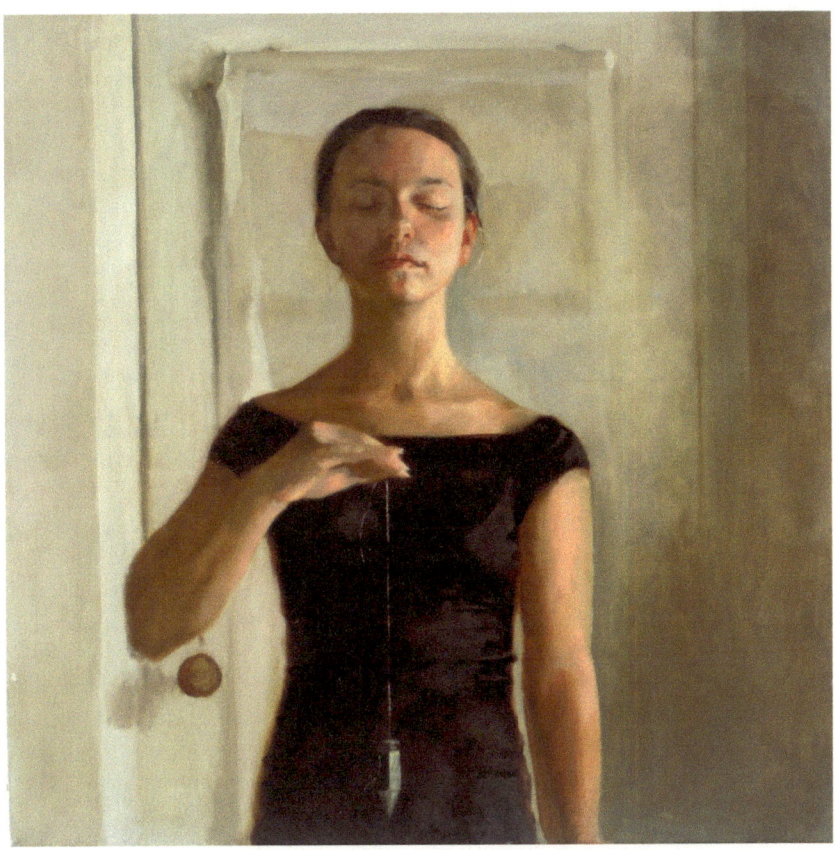

Die Ungeheuer hatten leichtes Spiel. Die der Hoffnung, der Selbstentfremdung, der Selbstüberschätzung und des Bessernwollens, die der Vermeidung und des Aushaltens. Ich beraubte mich selbst. Dennoch werde ich mich wohl nicht freisprechen können. Es gibt etwas... im Dunklen, im Inneren, es verbirgt sich geschickt und verschweigt seine

Absicht. Ich könnte es Ungeheuer nennen. Widrige Umstände als mildernde Umstände zu sehen, ist nicht in meiner Macht.

Das wachsende ICH brauchte Bestätigung und Halt. All die schwächlichen, nach innen verbarrikadierten und nach außen aufgeblähten ICHs; die der anderen und die meinen suchten und fanden sie mit ihnen Anvertrauten durch die Zeiten.
Ich erinnere mich. Erinnerung kann quälend sein – und dieses Kapitel ist wohl das dunkelste von allen. Die Ungeheuer des Beschämens, des Machtmissbrauchs, der Unterlassung, der Kälte, der Rechtfertigung, des Bessernwollens und der Besserwisserei sind zerstörerisch und am zerstörerischsten mit denen, die man liebt. Mich schaudert. Aber jeder, der jemals beschämt und gedemütigt wurde, jeder, der jemals die Macht hatte, ihm Anvertraute zu beschämen und zu demütigen, weiß wohl um die Verlockung und um die Gefahr.

Jemand, der einen anderen vor Zeugen demütige, sei als dessen Mörder anzusehen, sagen die Weisen. Die Herrschaft über andere mache diese zum Ding, zum Eigentum, verkrüpple, ersticke, behindere.

Das Leben sei hart, dergleichen normal, auch man selbst habe es erlebt und es habe einem nicht geschadet, es sei doch etwas aus einem geworden, man habe es doch trotz allem zu etwas gebracht, sagen viele.

Tun, was einem selbst getan wurde oder das genaue Gegenteil von all dem, weil man es so viel besser machen will und auf dass es so nun endlich gut werde; tun, was so viele tun, kann doch so falsch nicht sein. Oder doch? Es gibt da ein Gefühl, von tief innen scheint es zu kommen; das will anderes tun als das, was so viele tun. Nun ist es mächtig. Es fühlt sich richtig an. Manchmal ist es übermächtig. Und dennoch ist da oft Ohnmacht. Die eingefahrenen Gleise sind vertrauter und tun, was alle tun. Verführerisch wäre es, könnte Ohnmacht zu Allmacht werden. Gut und recht wäre es, bräuchte es weder Ohnmacht noch Allmacht.
Leicht wird es, zu tun, was alle tun und was einem selbst getan wurde; leicht wird es, Macht auszuüben und zu missbrauchen unter dem Deckmantel der Fürsorge, der Verantwortung und des Bessernwollens. Was Hänschen nicht lernt, lernt Hans nimmermehr. Oft braucht es nicht einmal den Deckmantel – es scheint echt, sobald es ICH heißt.
Das einzig Mögliche kann es scheinen unter dem Deckmantel der Unwissenheit, des Zwanges und der Not. Selbst dann scheint es echt, sofern es ICH heißt. Aber es wird grob dadurch. Plötzlich geht es um Nahrung und Raum und Stille, wenig Platz bleibt für das Feine, das Zarte, das Freudige, für die leisen Töne, auch wenn unter dieser Schicht des Groben so viel Feines, Zartes und Warmes ist – und dieses Gefühl, das anderes will, als so viele tun.

Wie kann es um Bessernwollen gehen; wie plötzlich und unaufschiebbar um Nahrung, Raum und Stille, mit denen, die man liebt? Ist es das Grobe, das uns alle umgibt? Ist meine empfindsame Haut gemacht für die Meere, die Flüsse, die Quellen, ist mein Fühlen unberechtigt, unpassend hier oben? Ich weiß es nicht.

Es schmerzt. Ich bin erschöpft und hilflos. Die äußere Burg schützt mein frei und freudig schlagendes Herz nicht, wenn es im Inneren ermüdet, Nahrung braucht und Raum, wenn es wandern muss mit einem Teil meiner Seele und den Puls der Erde in sich spüren. Vielleicht kann er Taktgeber sein für all das Verhärtete, Erstarrte, Erkaltete und Eingemauerte. Und doch: bloß nicht zu viel vom Eigenen, nicht zu viel des eigenen Denkens und Fühlens, bloß nicht zu viel ICH... Ich habe schließlich Kinder.

Dennoch muss ich gehen. ICH? Ich würde es dir erklären, Kind, wenn ich könnte. Ich kann es nicht und wollte, du würdest auch so verstehen (auch ohne dass ich es erkläre). Ich muss gehen, für eine Weile nur, wieder und wieder. Manchmal ist mein Körper dir noch nah, wenn es so ist. Manchmal braucht sogar er den Abstand und selbst den zu dir; Wellensäume, das zarte Grün der Weiden oder das satte und vielfältige in den dumpf-dunstigen Wäldern und an den Leibern der Berge; manchmal muss ich dann steigen oder fallen wie die Nebel, die Gezeiten und die Säfte in den Bäumen.

ICH? Ich komme zurück, Kind. IMMER.

Mein menschliches Herz ist verletzbar, unendlich einsam und in Not. Und es ist zart. Es braucht keine Gebote, keine Verbote, nicht die im Außen und auch die inneren nicht. Es braucht jetzt nur sich und die Stille, in der es den Puls der Erde spürt und steigen kann und fallen.

Ich kann es dir nicht erklären Kind, selbst wenn ich es könnte. Du bist doch schließlich Kind. My heart is my castle. Ganz tief, innen und im Verborgenen fühlt sich das weder gut an noch recht.

Auch die Leviathanmütter nähren ihre Kinder, so heißt es, die wie Menschenkinder während des Säugens ruhig und starr von der Brust wegschauten, als führten sie zwei verschiedene Leben zugleich. Vielleicht kennen auch Leviathanmütter den tiefen, wissenden Blick des soeben Geborenen, der sich so bald verliert, vielleicht Gefühle des Zarten und Warmen. Sie spielen mit ihren Kindern, sie lehren sie, sie schützen sie. Das ist sicher. Fein kann es sein im Groben.

KOMM, Kind und GEH, werde, was du bist. Aber tue, was nötig ist, Kind. Ich wollte, du würdest es sehen. Die Umstände sind widrig. Die Ungeheuer des Unterlassens, der Kälte, der Vereinzelung, des Schweigens und des wortlosen Forderns haben leichtes Spiel.

Die Kinder all der Männer, die HANS hießen – ich hätte sie gern gebadet in den Fluten des Styx, so wie viele andere ICHs dergleichen wohl gern getan hätten mit ihren Kindern. Wieder und wieder hätte ich sie lehren wollen, die verwundbare Stelle zu schützen, an der ich sie dabei hielt. Aber die Meere, die Flüsse, die Quellen - sie schienen mir kraftlos, ausgetrocknet von den Feuern des Hephaistos.

Widrige Umstände als mildernde Umstände zu sehen, ist nicht in meiner Macht. Ich kann mich nicht freisprechen von all dem. Monstra sunt in genere humano. Dennoch und deshalb bin ich Mensch.

Ich weiß, dass es mich adeln kann, wenn ich das weiß. Die Ungeheuer haben leichtes Spiel durch die Zeiten und bis heute.

Monstra sunt in genere humano. Undine bleibt.

Das Ungeheure

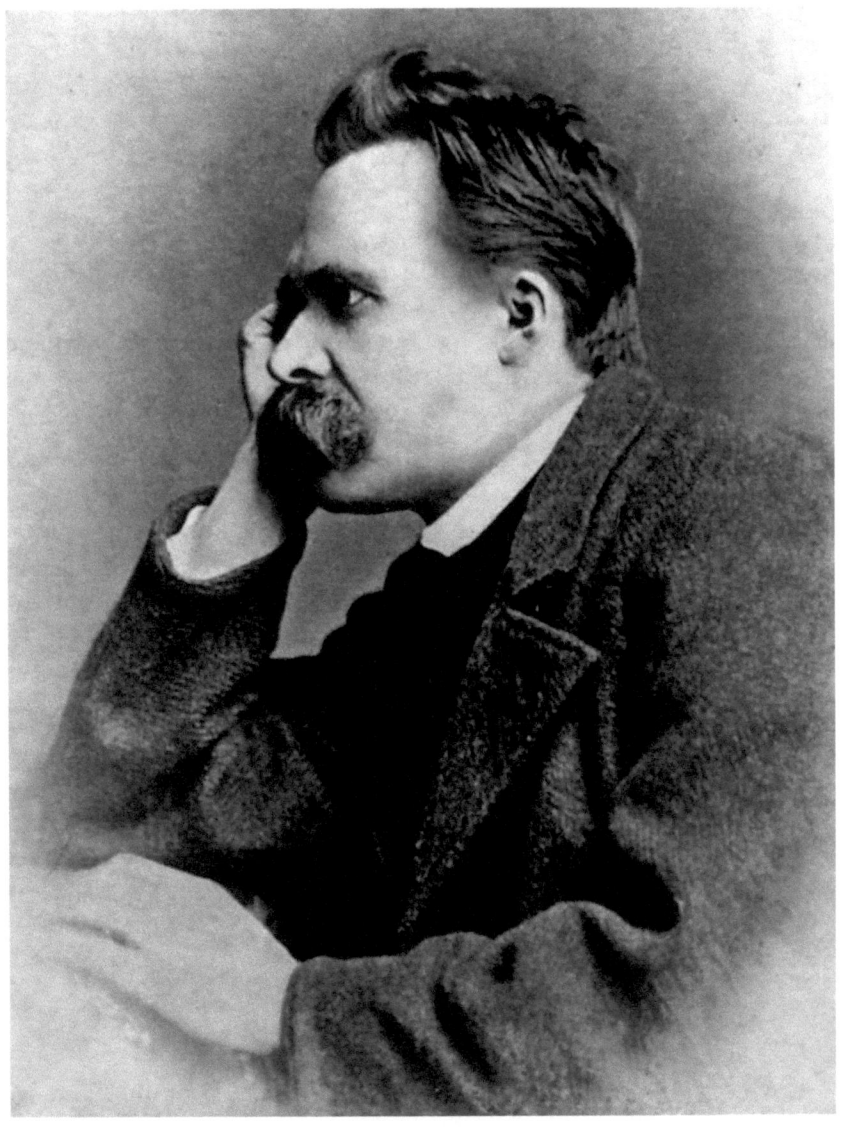

Zwei Formulierungen bewegten sich irgendwie während der Beschäftigung mit dem Thema in unseren Köpfen:
Die eine ist die bereits zitierte von Ingeborg Bachmann:

Ihr Menschen! Ihr Ungeheuer!

Die andere begegnete uns bei der Beschäftigung mit "Moby-Dick", als wir DREWERMANNs Buch dazu lasen. Der Untertitel dieses Buches heißt nämlich

Vom Ungeheuren, ein Mensch zu sein.

Das sind zwei verschiedene Sachen: Das Ungeheuer und das Ungeheure.

Formulieren wir eine ad-hoc-Hypothese: Das Ungeheuer entsteht durch eine Projektion des eigenen Ungeheuren auf einen äußeren Gegenstand (zumeist ein lebendes Wesen – ob es dieses nun wirklich gibt oder ob es ein Produkt der Phantasie ist).

Sehen wir uns die Herkunft des Wortes ein wenig an: Es ist zunächst einmal eine Negation von "geheuer". Geheuer ist als Substantiv unbekannt, aber auch als Adjektiv wird es heute praktisch nur noch in der Negation gebraucht (z.B.: "Mir ist etwas nicht geheuer"). Die mittelhochdeutsche Wurzel des Adjektivs ist "gehiure", was "angenehm, lieblich, trefflich" bedeutet. Das Gegenteil davon wäre dann das Ungeheure. Weit führt uns das noch nicht.
Man kann sich die Frage stellen, was denn das Ungeheure im Leben des Einzelnen bedeutet. Wir wissen nicht, ob es dazu Untersuchungen gibt. Wir können nur von uns reden und von wenigen anderen.

Wir können ein angenehmes und treffliches (geheures) Leben führen, aber dennoch kann uns ab und an etwas überfallen, was uns sagt, dass auch etwas Ungeheures am Leben ist.
Schon Kindern geht es so:

Wenn die Kinder sind im Dunkeln,
Wird beklommen ihr Gemüt,
Und um ihre Angst zu bannen,
Singen sie ein lautes Lied.
Heine: Die Heimkehr I

"Die Heimkehr II" ist übrigens das allseits bekannte Gedicht von der Loreley, was zu unserem Thema recht gut passt, auch wenn es hier nicht spezifisch angesehen wird[193].

Dieses Grauen im Dunkeln, dieses Gefühl, dass etwas Ungeheures (oder ein Ungeheuer) im Dunkeln lauern könnte – wer kennt es nicht, wer kann sich nicht zumindest daran erinnern, dass er es irgendwann schon einmal empfunden hat? Kinder, die den Waldteufel gesehen haben, können auf die Idee kommen, dass er sich unter ihrem Bett versteckt.

Hinter dem, was wir im Tagesbewusstsein wahrnehmen, denken und empfinden, scheint es im Dunkeln noch etwas anderes zu geben. There are more things[194]. Unendlich oft ist dieses Andere, Ungeheure oder Ungeheuer gestaltet worden, von POE zu LOVECRAFTs Ctulhu bis Ridley SCOTTs Alien und Stephen KING. Es muss also etwas in uns berühren, ob wir nun davon angezogen sind oder solche Geschichten völlig ablehnen.

Ein Zitat von LOVECRAFT über eine Begegnung mit diesem extrem Fremden:

> *Monströs, unnatürlich, gigantisch war die Begegnung – zu weit jenseits aller menschlichen Begriffe, um geglaubt zu werden, außer in den verfluchten frühen Morgenstunden, wenn der Schlaf nicht kommt.*[195]

Aber was ist es eigentlich, dieses Andere? Wir wissen doch, dass es Ctulhu nicht gibt (bei Aliens sind wir uns da nicht so sicher[196]).
Was also ist die Wurzel dieses Ungeheuren, in dessen Bann wir manchmal geraten? Wahrscheinlich wäre es zu einfach, es wieder am Unbewussten festzumachen. Wir denken, dass es weiter oder/und tiefer geht.

Was ist also das Ungeheure, oder wie sehen wir es?

---

[193] Es passt der ganze "Heimkehr"-Zyklus, aber es muss auch Begrenzungen geben.
[194] Titel einer Erzählung von Borges in der Tradition von Lovecraft
[195] H.P. Lovecraft: "Stadt ohne Namen"
Nebenher bemerkt: In der Erzählung "Dagon" sieht der Erzähler ein Relief, in dem menschenähnliche, aber grauenhafte Wesen einen Wal töten, der kaum größer als sie selbst ist. Da könnte von Ahab die Rede sein.
[196] Wir sehnen sie förmlich herbei, um unser Alleinsein zu kompensieren. Justine aus "Melancholia" (Lars von Trier) wusste es besser, war aber (deshalb?) auch schwer depressiv.

Es ist zunächst die Tatsache, dass es mich gibt und irgendwann noch nicht gegeben hat (obwohl wir uns nicht sicher sein können, was wir mit dieser Aussage, es gebe mich, überhaupt meinen). Und es ist die Tatsache, dass es mich irgendwann nicht mehr geben wird[197]. In der Zwischenzeit kann ich wohl ein geheures Leben führen, angenehm und trefflich (wenngleich es durchaus einige Bemühungen gibt, die einem das streitig machen wollen). Aber das Ungeheure wartet: an den Rändern, die vom Licht des Bewusstseins nicht mehr beschienen werden, den Halbschatten (die völligen Schatten sind dem Bewusstsein nicht mehr zugänglich und können bestenfalls erahnt werden – und eben deswegen vermuten wir dort Ungeheuer – wie z.B. Phosphorus).

Das andere Ungeheure ist die Frage des Schicksals. Ist es festgelegt? Kann man sich ein Buch vorstellen, in dem alles schon verzeichnet ist? Verläuft alles nach Ursache und Wirkung (womit wir jetzt unser gegenüber Aristoteles stark reduziertes Ursachen-Modell meinen), läuft einfach eine Uhr ab oder habe ich Gestaltungsmöglichkeiten? Diese Frage erscheint auch ungeheuer. Und wir können keine Antwort geben.

Ungeheuerlich ist auch, dass wir über diese Fragen nachdenken können. Das ist nicht immer angenehm und trefflich.
Das bedeutet auch, dass ich da über mich nachdenke. Auch das ist ungeheuerlich. Und es ist eine grundlegende Spaltung, der niemand entgehen kann, der nicht nur im Geheuren lebt.

NIETZSCHE gebraucht den Begriff des Ungeheuren häufig. Er geht dem, was wir eben nur angedeutet haben, auf den Grund.

> *Das Ungeheure, das sich dem jungen Nietzsche zuerst aufdrängt, ist das eigene Leben. Während seiner Schul- und Studienzeit, zwischen 1858 und 1868, verfaßt Nietzsche neun autobiografische Skizzen.*
> *[...]*
> *Nietzsches selbstbezogenes Schreiben setzt die Fähigkeit voraus, sich nicht nur als Individuum[198], als etwas Unteilbares, sondern als Dividuum [...] zu erleben. Eine mächtige Tradition spricht vom "Individuum" wie von einem unteilbaren Kern des Men-*

---

[197] Ich weiß, an dieser Stelle müsste ich Heidegger zitieren. Mache ich aber nicht.
[198] Unterstreichungen: die Autoren, im Original kursiv

schen. Nietzsche aber hat schon früh mit der Kernspaltung des Individuums experimentiert. Über "sich" schreibt, wem die Unterscheidung zwischen "Ich" und "sich" überhaupt etwas zu denken gibt. Das ist nicht immer und nicht bei jedem so. Neugier, überschüssiges Denken muß im Spiel sein, Selbstverliebtheit und Selbstverfeindung, es muß Brüche, Euphorien und Verzweiflungen gegeben haben, welche die Selbstzerteilung des Unteilbaren, die Dividualisierung des Individuums, begünstigen oder herausfordern.

R. SAFRANSKI über NIETZSCHE[199]

Und NIETZSCHE macht sich sein Leben lang Gedanken über ein anderes Ungeheures: das Schicksal, was ihn schließlich zu dem Begriff des amor fati führt und zu seinem Konzept der ewigen Wiederkehr. Auch das vertieft die Spaltung.

Alle Großen müssen ein Gefühl für das Ungeheure an den Enden der Welt und des Lebens gehabt haben. DOSTOJEWSKI hatte es, NIETZSCHE, der Dostojewski-Verehrer, hatte es und wurde darüber wahnsinnig[200], FREUD hatte es und hat dagegen gekämpft, JUNG hatte es und ist dadurch vorübergehend in etwas geraten, was wir (womöglich leichtsinnigerweise) eine Psychose nennen.

Nicht umsonst ist bei der Repertorisation aller der Genannten Lachesis unter den ersten Mitteln. Aber es kommen natürlich noch andere Arzneimittel für eine solche Spaltung in Frage, Aurum, Nux vomica, Nachtschatten, Anacardium...

Oder man kann das Wissen um das Ungeheure projizieren und so Ungeheuer <u>erschaffen</u>. Das macht Ahab. Es wird sehr deutlich, dass er um das Ungeheure der menschlichen Existenz weiß. Er hat nur den irrigen Glauben, dass er davon frei wird, wenn er das "Ungeheuer" tötet.

Wenn ich Ungeheuer erschaffe, muss ich gegen sie kämpfen und sie töten oder von ihnen getötet werden.

Oder man kann versuchen, mit dem Ungeheuren irgendwie zu leben.

---

[199] Safranski, R.: Nietzsche. Biographie seines Denkens, Frankfurt am Main, 2002
[200] Ja, ich weiß natürlich, dass der Wahnsinn durch Syphilis bedingt gewesen sein soll. Ich glaube es aber nicht (und es ist tatsächlich keineswegs sicher). Aber wenn doch, dann passt dieser Wahnsinn miasmatisch doch wieder.

Dorthin – will ich; und ich traue
Mir fortan und meinem Griff.
Offen liegt das Meer, ins Blaue
Treibt mein Genueser Schiff.

Alles glänzt mir neu und neuer,
Mittag schläft auf Raum und Zeit –:
Nur <u>dein</u> Auge – ungeheuer
Blickt michs an, Unendlichkeit!

Friedrich Nietzsche: Nach neuen Meeren[201]

---

[201] Unterstreichung: die Autoren (im Original kursiv)

Zwischenstück: Tod

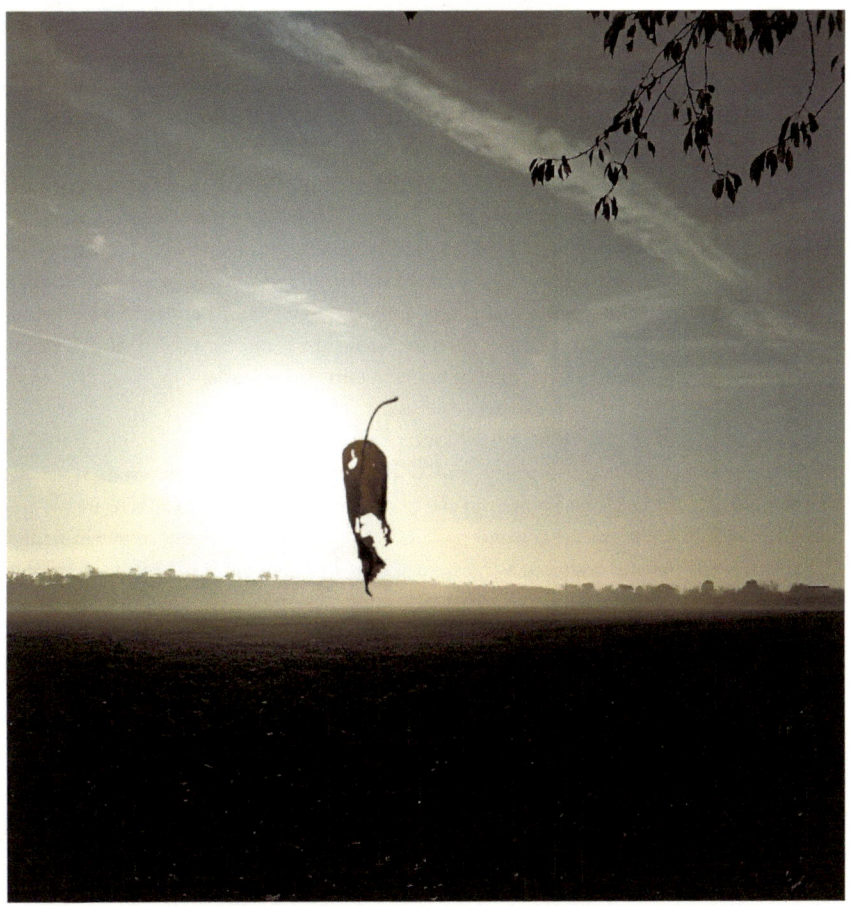

*Das Streicheln des Grases unter den Sohlen, die Sonne wärmt mein Ge-
sicht.*
Noch komme ich nicht um eins zu werden mit Gras, Sonne und Wind.
*Da bist du, mein Kind und die glucksende, saugende Kraft der über-
schwemmten Erde.*
Aber ich werde mich nicht fürchten zu gehen.
Und willst du mich finden, dann such mich am Fluss.
*Wenn ich gehen muss, bin ich Gras, Sonne und Wind und streichle und
wärme für dich, mein Kind.   1999*

Von einem alten Vertrauten will ich nun erzählen, von einem, der mir so vertraut war, dass ich keinen Namen für ihn brauchte; so vertraut wie Dunkelheit, Vergessen und Stille, so vertraut wie die zerschmetternde Macht der Brandung und die verschlingende der Strudel, wie das Auf und Ab der Wogen, der Nebel, der Gezeiten und das der Säfte in den Bäumen, so vertraut wie die Sonne auf meinem Gesicht, so vertraut wie die glucksende, saugende Kraft überschwemmter Erde und all das pulsierende Leben unter meinen nackten Sohlen, das ich in jeder meiner Fasern spüre. Hör mir zu, wenn du magst.

Mag sein, dass dich meine Geschichte erschrickt, weil du ihn erlebtest, wie ihn so viele erleben und wie ich ihn zu erleben lernte, hier im Reich der entfalteten Schatten, der Formen, der Widersprüche und des Dauerhaften – anders, als ich das kannte: voller Angst und Zorn; wie einen gegen den man kämpfen müsse, obwohl er weder kämpfen noch siegen will; wie einen Strafenden oder einen Erlöser, obwohl er kein Urteil kennt; wie einen, der Unrecht tut, obwohl er doch der Gerechteste der Gerechten ist, wie einen, der die Absicht hat, einem das Liebste zu nehmen ohne jede Gnade.

Mag sein, dass auch du ihn nicht beim Namen nennst. Viele vermeiden es, hier im Reich der entfalteten Schatten, der Formen und Widersprüche und des Dauerhaften, so, als könnten sie ihn dadurch verbannen in die Stätten der Alten und Kranken; in die Geschichten der anderen, die sie schaudernd und aufmerksam verfolgen; in merkwürdige Gedanken und Träume oder ins Vergessen; so, als könnten sie ihn heraufbeschwören mit seinem Namen, wo er sich doch nicht zu scheren scheint um den Ruf der Menschen oder deren Angst.

Mag sein, dass auch du den Versuch kennst, ihm zu trotzen – durch gesuchte und überstandene Gefahren, durch Wissen und die Tollkühnheit, das Bett der Sterbenden zu drehen, wenn er an dessen Fußende steht; dadurch, dass du Kinder zeugst und Dinge schaffst, die von Dauer sind... der Versuche gibt es ungezählte, und sie sind mir vertraut.

Mag sein, dass du meine Geschichte mit Gelassenheit hören kannst, weil du ihn anders erlebtest, hier im Reich der entfalteten Schatten, der Formen und Widersprüche und des Dauerhaften, – oder weil du dich entferntest in die Tiefen oder in die Höhen, weil ihr gemeinsam an den Betten standet oder du allein stumm vor dem, was er zurückgelassen hatte von denen, die dir verbunden waren und was plötzlich so seltsam klein wirkte, friedlich, still und schön, wenn es gut für sie war und recht... Oder weil ihr einander gegenüber standet, Auge in Auge und einander beim Namen nanntet; weil er dich unerkannt heimsuchte, etwas von dir mitnahm und du als ein anderer zurückkamst; oder weil ihr gar miteinander zu tanzen lerntet.... Ich weiß es nicht. Hör mir zu, wenn du magst, erzähl, wenn du kannst.

Er war mir so vertraut, dass ich keinen Namen für ihn brauchte, als ich Undine war. Er wurde mir so unendlich fremd, dass ich keinen Namen für ihn hatte, als ich begann,

Menschin zu werden, mich mühsam aufzurichten gegen die ungewohnte Schwerkraft, der Fliehkraft standzuhalten, die mich der Mitte entfremdete. Ich wollte werden, eine Seele gewinnen...

Jenes noch so fremdartige ICH, ICH und immer wieder ICH, ICH, koste es was es wolle... es ertrug ihn nicht. Er scherte sich nicht darum. Er suchte mich heim, sobald ich von mir wusste, in merkwürdigen Gedanken und Träumen zunächst; im Schlaf, seinem bekannten Bruder und mit der Angst, seiner unbequemen Schwester.
Ich schützte, bewahrte, beherbergte, sorgte vor... vergeblich. Je mehr ich Menschin wurde, je mehr dieses ICH sich meiner bediente, desto größer wurde seine Macht, er nahm mir, was ich zu lieben lernte, Pflanzen, Tiere, Menschen... Orte, meine Schönheit und Jugend, meine Träume und Hoffnungen, meine Arglosigkeit und mein Vertrauen... meine Wärme und mein Mitgefühl; meine Liebe schien er mir zu nehmen, langsam und schleichend in vielen kleinen Toden; gnadenlos und leidenschaftslos bemächtigte er sich dessen, von dem ich glaubte, es sei mein. Er nahm es mir, und er war begleitet von der Angst, seiner unbequemen Schwester.
Sie war bei mir, wenn er wütete, nicht in den Stätten der Alten und Kranken sondern ganz in meiner Nähe, als er einer ein Kind nahm, so jung wie meines...
Ich fand keine Tränen, ich fand keine Worte — keine eigenen und nicht die der anderen —, ich fand keine Geste, kein gemeinsames Schweigen; ich verbarg mich hilflos, stumm, feige und beschämt, als mir voller Entsetzen gewahr wurde, dass er mir auch mein Kind nehmen könnte oder mich meinem Kind, fallbeilartig und unvermittelt, einfach so.

Sie war bei mir und ließ mich keine Ruhe finden, wenn mir voller Entsetzen gewahr wurde, dass es auch die auf dem Kissen neben mir treffen könnte, über deren Schlaf ich wachte und auf deren Erwachen ich hoffte.
Und ich flüchtete mich in ihre Armbeugen oder an ihre lebendig warme Brust und das Auf und Ab des Brustkorbs erinnerte mich an das Auf und Ab der Wellen, wenn ich die Augen schloss.
Ich flüchtete in das vertraute Haut-an-Haut, in die vermeintliche Sicherheit, wenn die Grenze zwischen den Häuten schwand — es könne mir doch nichts genommen werden, so glaubte ich, mit dem ich eins sei. Lebendig und unversehrt in ihre finstersten Abgründe oder ins Totenreich wollte ich ihnen folgen, meinem Bruder Orpheus gleich; glaubte ich doch, sie zurückholen zu können, wenn ich nur genug liebte... Es traf jeden von denen, die Hans hießen — auch lebendig tot konnten sie sein und meine naive Liebe starb wieder und wieder, viele kleine Tode. Er war in ihnen, er war in mir, er war zwischen mir und ihnen, er wechselte die Gewänder, er war allgegenwärtig, ich erspürte ihn wohl, aber ich erkannte ihn nicht.

Er schien gnädig mit mir, er, der weder Gnade noch Ungnade kennt. Er nahm mir kein Kind zur Gänze und mich nicht zur Gänze meinen Kindern. Wohl suchte er mich unerkannt heim, dringlich und unaufschiebbar, wohl nahm er Lebendiges von mir – aber ich kam zurück, wenn auch niemals als dieselbe.

Ich kann weder sagen, wie wirkte, was von mir zurückblieb, noch, wie war, was verändert wiederkehrte: vielleicht wirkte es klein, friedlich, still und schön, denn es konnte gut für mich sein, tief und recht, vielleicht erschreckend oder ungeheuer, wenn er sein grausames Gesicht zeigte. Und ich kann auch nicht sagen, wie es denen war, die all das schaudernd und aufmerksam verfolgten, ob ich ihnen seltsam oder vertraut schien, gewachsen oder fremdartig klein... Ich weiß es nicht.

Wir vermieden es, ihn beim wahren Namen zu nennen, hier, im Reich der entfalteten Schatten, der Formen, der Widersprüche und des Dauerhaften – als könnten wir ihn erneut heraufbeschwören dadurch, wollten wir ihn doch hinter hohen Friedhofsmauern wissen und in den Stätten der Alten und Kranken, in den Geschichten der anderen, die wir schaudernd und aufmerksam verfolgten, in merkwürdigen Gedanken und Träumen allenfalls, gewiss im Vergessen.

Er nahm den Kindern all der Männer, die Hans hießen, ihre lebendig toten Väter. Ich küsste sie auf die Stirnen und öffnete die Fenster und stand stumm vor dem, was er von ihnen zurückgelassen hatte und was plötzlich seltsam klein wirkte, friedlich, still und schön, weil es wohl gut für sie war und recht. All das Friedliche, Stille und Schöne besänftigte meinen Zorn und ich nahm ihre Kinder an die Hand und wir gingen, Schritt für Schritt und langsamen Ganges, dass sich ihnen die Ebene als feste Stätte ihres Bleibens erschließe und so aufrecht, wie wir es vermochten.

Und manchmal schien es mir, als hätte er ihnen die Väter nicht zur Gänze genommen, als seien auch ihnen die Schatten all der Männer geblieben, die Hans hießen; als seien sie in ihnen und um sie und um uns oder als folgten sie ihnen beharrlich und fremd; starr und unveränderlich zuzeiten und dann wieder so, als seien sie der ihre und so lebendig und wandelbar, als könnten sie Leib einer Seele sein.

Er schien gnädig mit mir, er, der weder Gnade noch Ungnade kennt. Er zeigte mir nicht sein schrecklichstes Gesicht; auch, wenn schrecklich sein konnte, was er zurückließ und all diese Verluste schrecklich waren – und wenn ich angesichts all dieses Schrecklichen ahnte, dass es auch anders sein könnte als gut und recht.

Er schien gnädig mit mir, denn das zurückgelassene Schreckliche gehörte nicht zu denen, die ich liebte. Es gab meinen Schrecken und den der anderen, mein Leid und das ihre – das ihre war jenseits der Haustüren, Schlösser und Zäune all der trüben dämmrigen Häuser, es verbarg sich in Schlagzeilen, hinter Bildschirmen und Grenzen.

Er schien gnädig mit denen, die ich liebte, er, der weder Gnade noch Ungnade kennt. Er war bei ihnen, wenn sie lebenssatt waren und des Leidens müde und dann gingen sie gemeinsam – still und einvernehmlich, einfach so. Als ich ansah, was er von ihnen zurückgelassen hatte und was seltsam klein wirkte, still und schön, weil es wohl gut für sie war und recht besänftigte es meine Trauer und meinen Schmerz und irgendwann war es mir, als hätte ich sie nicht gänzlich verloren.

Und wenn er mir so nahe gekommen war, hoffte ich, er würde wieder gehen: hinter hohe Friedhofsmauern, in die Stätten der Alten und Kranken, in die Geschichten der anderen, die ich schaudernd und aufmerksam verfolgte; hinter Grenzen, in merkwürdige Gedanken und Träume und ins Vergessen – vergeblich.

Ich versuchte, ihm zu trotzen durch Wissen und Geschäftigkeit und mit all den Schutzwällen die ich baute und schuf Dinge, die von Dauer sind. Das Leid der anderen schien es zu geben und das meine. Es gab das Gute und Schöne, es gab, was ich liebte. Ich wandte mich dem Lebendigen zu, ich suchte das Wahre, das Gute, das Schöne, wie ich meinte. Ich verließ all die lebendig toten Männer, die Hans hießen und wanderte.

Gewöhnliches begegnete mir, Seltsames und Schreckliches.

Ich begegnete denen, die zum Töten bereit, todesmutig oder siegesgewiss in Kriege zogen, weil sie es für einen Auftrag ihrer Götter hielten, die Pflicht es ihnen gebot oder die Ehre und sie es gut fanden und recht – und denen, die aus diesen Kriegen flohen, weil Pflicht und Ehre und der Auftrag ihrer Götter plötzlich anderes bedeuteten oder jede Bedeutung verloren angesichts des Todes.

Und ich fragte mich, ob er sich in den Dienst all der erschreckend normalen menschenartigen Ungeheuer stellen ließe, ob er sich gar zwingen lasse oder einfach eine Gelegenheit nutze, um effizient sein Werk zu tun oder ob er all dem menschengemachten Wahnsinn – selbst wahnsinnig –zustimme, wo er sich doch nicht um den Ruf der Menschen scherte und um deren Angst – oder ob er einer Ordnung folge, die sich dem Menschlichen nicht offenbart.

Ich war entsetzt und fassungslos angesichts derer, die stolz von ihren in all diesen Kriegen getöteten Kindern sprachen und von ihrer Bereitschaft, die noch Lebendigen zu opfern als sei das Ehre und Pflicht und der Wille ihrer Götter und zweifelte, ob es das Gute gab, das Wahre, Rechte und Schöne angesichts dieses Stolzes.

Ich dachte an Götter, die zu Menschen wurden; all dieses Werden erlebten und erlitten und einen unmenschlichen menschlichen Tod; und an die, die selbst auf eine verheißene Unsterblichkeit verzichteten, um weiter Mensch zu werden inmitten der anderen – und fand sie gut und recht und unverwechselbar wahrhaftig.

Ich begegnete denen, die all das Töten und Sterben mit innerer Größe oder stoisch und abgestumpft ertrugen; denen, die sich weinend und klagend ins Unvermeidliche fügten; denen, die den Widerstand wagten und in ihm starben oder an ihm wuchsen.

Ich war mit denen, die nicht mehr zählen konnten, wieviele sie auf die Stirnen geküsst und – eingehüllt in was immer sie gerade fanden – begraben hatten, die trösteten und begleiteten und die ihre Trauer und ihren Zorn herausschrien oder sorgsam verbargen hinter Schutzwällen aus schweigsamer Duldsamkeit und ungerührter Gelassenheit, hinter Verhärtung und Hoffnungslosigkeit, Kühle und Milde, Engagement und Leidenschaftlichkeit, Erschöpfung, verweigerter Wärme und harten Gesichtern, Kleinlichkeiten und schönen Worten.

Ich war mit denen, die gegen ihre Schutzwälle aus Trauer und Zorn anbeteten, antanzten, anlachten und ansangen, die aus dem letzten Mehl miteinander und mit bloßen Händen Brotlaibe formten für die nächsten Tage, obwohl sie wussten, wie gefährdet und ungewiss sie waren und mit einer Hingabe, als sei für die Ewigkeit, was sie taten.

Ich war mit denen, die wegen all dieses menschengemachten sinnlosen Sterbens und Leides so zornig, berührt und wach waren, dass sie sich, längst erschöpft zwischen Versteinerung und wildem Umsichschlagen ihrer Tränen nicht mehr schämten und am Schmerz ihres Mitgefühls nicht verbitterten. Mir schien, als ob die fremde Not und der Schmerz darüber sich in ihnen zu Größe, Kraft und Güte verdichteten und sie nicht anders konnten als sich kraftvoll und mitfühlend einzusetzen für das, was ihnen am Herzen lag. Ich fand sie gut und schön, wahrhaftig und recht und mir war, als könne ich mich entfalten und wachsen in ihrer Nähe.

Und manchmal schien es mir, als sei der Tod ihnen so vertraut, dass sie keinen Namen für ihn brauchten, obwohl sie ihn mutig beim Namen nannten – weil sie ihn bei sich wussten wie Sonne und Mond, das Auf und Ab der Nebel und der Gezeiten und das der Säfte in den Bäumen oder weil er sie heimsuchte, wieder und wieder, dringlich und unaufschiebbar; weil sie ihn erkannten und willkommen hießen, auch, wenn er Lebendiges von ihnen mitnahm und sie nie mehr dieselben waren, wenn sie zurückkamen – aber reicher und offener, weiter und freier.

Manchmal schien mir, sie könnten einander erkennen, weil die Einmaligkeit und Ähnlichkeit ihrer Wege, ihrer Erfahrungen und ihres Fühlens sie im Innen und Außen gezeichnet hatte wie eine zierliche, unscheinbare und doch unverkennbare Gravur. Und wenn sie einander erkannten, war ihr Miteinander geprägt vom Wissen um das Kostbare dieses Verbundenseins.

Ich war mit denen, die – obwohl oder weil sie um all das wussten – zurückgefunden hatten zu den einfachen Dingen, die einander umsorgten und ihre Kinder, Tiere und Gärten. Ich war mit denen, die in diesem Bewusstsein mit filigranen Händen und filigranen Werkzeugen und einer Hingabe, als könnten sie etwas für die Ewigkeit schaffen, zu kleinen Kunstwerken zusammenfügten, was ihnen begegnet war beim Graben in Höhlen und Minen. Ich war mit denen, die sich von lieb Gewordenem trennten, wieder und wieder, weil sie mit wenig Gepäck reisen wollten und die offen dabei wurden, weit und frei, und manchmal schien es mir, als ob etwas in ihnen sich ausdehnte, je mehr sie sich begrenzten. Ich war mit denen, die mit knotigen erdigen Händen Samen und Totes in der Erde versenkten als könne es nicht anders sein und geduldig warteten, bis es sich auflöste oder etwas daraus wuchs.

Ich war mit denen, die vor der Liebe flohen, um der Trauer über all die Vergänglichkeit zuvorzukommen, weil sie glaubten, wenn sie nicht liebten, werde sie kein Leid ereilen angesichts des Todes.

Ich war mit denen, die mir versicherten, der Tod hätte sie den Wert der Liebe gelehrt, jeder Augenblick sei ihnen kostbar angesichts seiner Gegenwart. Die Betten ihrer Kranken standen mitten unter ihnen in lichten Zimmern und die, die in ihnen lagen, konnten den Himmel sehen.

Ich war mit denen, die den Tod suchten um bei denen zu sein, die sie verloren hatten; ich war mit denen, die diesem Wunsch widerstanden und sich tapfer weiter sorgten um ihre Kinder und Freunde, Tiere und Gärten und mit ihren Händen Brotlaibe formten für die nächsten Tage trotz ihrer Zweifel, ob sie sie ertragen würden.
Ich war mit denen, die Haut an Haut mit ihren Todkranken in den lichten Zimmern waren und die Tränen fanden, Gesten und Worte und gemeinsames Schweigen. Ich erlebte, dass sie denen, die sich voller Sorge um die, die sie zurücklassen würden festhielten hier im Reich der entfalteten Schatten, der Formen und Widersprüche und des Dauerhaften die Erlaubnis gaben, zu gehen, wenn es an der Zeit für sie wäre oder sie ermutigten, wenn sie des Leidens müde waren und lebenssatt.

Ich war mit denen, die nicht zu ihm finden konnten, auch wenn er schon am Fußende ihres Bettes stand, sosehr sie es auch ersehnten. Ich war mit denen, die bei ihnen waren, voller Schmerz und Liebe. Und manchmal war es so, dass sie eine Brücke zu ihm bauten, trotz ihres Schmerzes. Und mir schien, dass er, der am Fußende des Bettes stand und dem jedes Urteil fremd ist, sich fast gerührt und voller Hochachtung vor ihnen verneigte und im Wissen um die Grenzen seiner Macht.

Und in solchen Momenten schien es mir, als fänden Rot und Schwarz und Weiß, Liebe und Tod einander und begännen einen intuitiven Tanz voller Kraft und Zartheit, Schönheit und Anmut.
Er war so kraftvoll und zart, anmutig und schön, dass es uns in seinen Bann zog, bis wir wie eingesogen waren, eingeschmolzen, aufgelöst für die Dauer eines Wimpernschlages, eines Atemzuges, für die eines Mondzyklus, für die eines Umlaufs der Erde um die Sonne oder eines Weltenjahres- Menschenfrau und Undine.
Wirklich war das alles, und manchmal schien es mir, als hätte ich geträumt.

Als es dann vorüber war, schien es mir, als wolle sie nun gehen mit dem, für den sie keinen Namen braucht – für die Dauer eines Wimpernschlages oder eines Atemzuges, für die eines Mondzyklus, für die eines Umlaufs der Erde um die Sonne, für die eines Weltenjahres – ich wusste es nicht.
Und ich fragte mich, als welche sie wohl gehen würde und wohin, ob sie einfach Undine oder ohne Namen wäre oder Echo hieße, Eurydike, Kalypso...ob ich sie finden könnte, wenn ich nach ihr suchte, ob sie etwas von mir mit sich nähme, wer ich nun sei ohne sie und was mir von ihr bliebe.

Und mir schien, als sei mein Platz nun hier zwischen Meer und Land und Vulkan, als bliebe mir von ihr nur das Auf und Ab der Wogen, der Nebel und der Gezeiten und das der Säfte in den Bäumen und all das Pulsieren unter meinen nackten Sohlen, das ich in jeder meiner Fasern spüre.

Und doch war, was zurückblieb, seltsam groß. Der Schlaf griff nach mir und die Furcht; und mir war, als sollte ich sie begrüßen und gegen sie ansingen, anlachen, antanzen gleichermaßen und mit meinen Händen Brotlaibe formen für die nächsten Tage und Dinge schaffen, die von Dauer sind mit einer Hingabe, als seien sie für die Ewigkeit gemacht.
Mir war, als solle ich freudig und tätig ausharren mit all dem verbliebenen Rot wie Demeter, die Persephones Wiederkehr harrt. Und all das war einsam und verbunden, friedlich und still, schön und schwer, traurig und recht und ich wusste nicht, ob es für die Dauer eines Wimpernschlages oder eines Atemzuges sein würde, für die eines Mondzyklus oder für die eines Umlaufs der Erde um die Sonne oder für die eines Weltenjahres... Ich wusste es nicht.

Und dann gingen sie tatsächlich, so selbstverständlich, als könnte es nicht anders sein, Undine und der, für den sie keinen Namen braucht.

Die Liebe bleibt.

SeelenHAUT

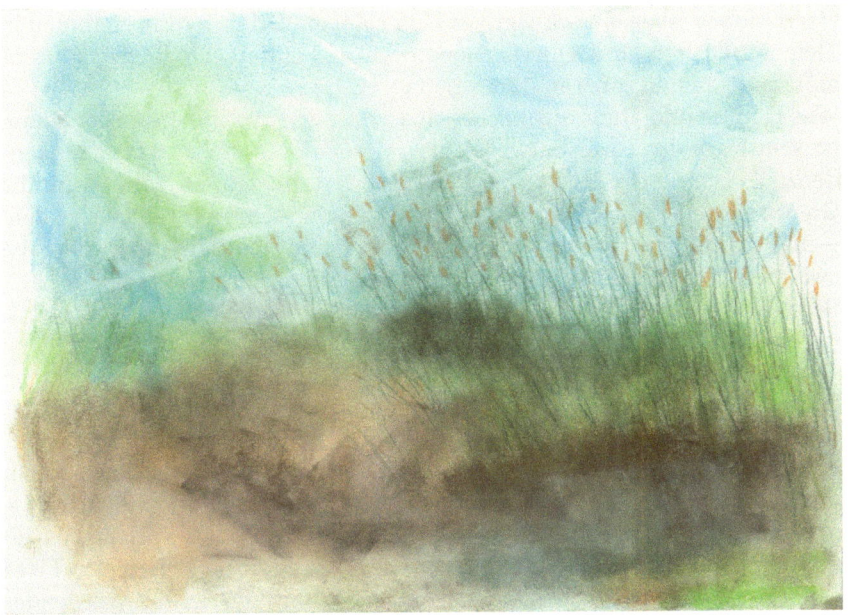

Zu Beginn unserer Arbeit warf die Soulskin-Geschichte viele Fragen auf. Nach fast zwei Jahren intensiver Beschäftigung mit Undine und Hans und dem, was aus ihnen werden kann, scheint eine erneute Betrachtung lohnend.

Ganz sicher sind wir dem Kind von Soulskinfrau und einsamem Fischer, diesem Trommler und Geschichtenerzähler Ooruk, der die Welten vereinen kann, nahe gekommen. Wir haben Geschichten gelesen, uns über sie ausgetauscht, sie in uns hineingelassen und uns in sie hineinbegeben und wir haben selbst welche erzählt. Es hat sich einiges verändert dadurch, an dem Bild, das wir von Undine und Hans hatten, in uns und vielleicht auch in den Geschichten, mit denen wir uns beschäftigten.

Die Frage, was aus Ooruk und seinen Eltern geworden sein mag, stellt sich nun irgendwie noch einmal in anderer Weise – und eine Antwort wollen wir im Außen wie im Innen versuchen und dabei einbeziehen, was wir von "Ishmael" und Ahab lernten, von Andrees und Maren, Faust und Helena, Undine, Bertalda und Huldbrand, Melusina und Reymund; Fernando, seiner unheimlichen Geliebten und dem alten Jäger Iñigo; der ANDERSENschen kleinen Seejungfrau; dem Fischer, der seine Seele abschnitt um der Liebe willen und Undine und Hans, wie wir sie im KB erlebten.

Nach wie vor ist es ein schwieriges Unterfangen, Orientierung zu finden in Tiefenstrukturen und Oberflächenstrukturen, unterschiedlichen Seelenauffassungen und inneren Bildern.

Was Undine und Hans ausmacht – bzw. das, was aus ihnen werden kann, ist schwer und oft nur entweder als „Momentaufnahme" oder aber tendenziell fassbar. Oft lassen sich Phasen unterscheiden, oft geht es um die Grenze zwischen den Welten, das Verlangen, in mehreren zugleich zu sein – und ein diesbezügliches Scheitern. Es scheint eine Bewegung zu geben zwischen Hinauf und Hinab, Ein- und Ausfalten, Vergröbern und Verfeinern, Erinnern und Vergessen. Wie brauchten Modelle um uns zu orientieren- und wir haben sie benutzt.

Sokrates spricht mit Bezug auf Diotima davon, dass Liebe und Seele im Keim vorhanden seien und sich entwickeln könnten und damit Seelenbzw. Liebesvermögen. PLOTIN sieht eine Verbindung von Allgemeinem und Individuellem und beschreibt die Seele zunächst als Individualseele – aber auch als Lebenskraft und Schöpfungsprinzip. JUNG spricht von einem Weg vom Ich zum Selbst. All das suggeriert, dass Seele nichts Fixes sondern – wie auch Liebe, Erkenntnis und Wahrheit – etwas Werdendes ist- sich aber in diesem Werden nicht erschöpft. Im Kapitel von der Seele und der Liebe schreibt Albin ausführlich über all das.

Das von uns verwendete Miasmenmodell orientiert sich an entwicklungspsychologischen Modellen der Bewusstseinsentwicklung. Es geht von kleinen Zyklen in größeren aus, die ineinander verschachtelt sein können, die relativ reibungslos ablaufen aber auch durch eine problematische Dynamik gestört sein können; und es geht davon aus, dass diese Zyklen sowohl im Individuellen als auch im Kollektiven, im Innen wie im Außen zu finden seien und hier wie da gleichen Gesetzmäßigkeiten unterliegen.

So wird verständlicher, dass Undine, Bertalda und Huldbrand, Melusina, Reymund und Fernando als Figuren der Romantik lediglich einen Ausschnitt dessen beleuchten, was Undine und Hans ausmacht. So wird auch ihr vordergründiges Scheitern verständlicher, das wiederum – zumindest bei la Motte, Andersen und Bécquer – so sicher gar nicht ist, denn wir sprechen nicht vordergründig über den physischen Tod.

In der Soulskingeschichte verwischen die Grenzen zwischen den Ebenen noch mehr, denn es wird erzählt, dass Seehunde einst Menschen gewesen seien – und die Robbenfrau wird von der Menschin wieder zum Seehund (wenn auch zu einem anderen...). Es wird also ein sehr großer (ewiger?) Zyklus beleuchtet und mit dem „Erdenleben" an der Seite des Fischers ein kleinerer inmitten dieses großen. Auch bei Andersen, Wilde und la Motte wird dergleichen vorsichtig angedeutet.

Fernando hingegen geht – kaum Ich – in die Quelle ein auf deren Grund er die geheimnisvolle Frau mit den grünen Augen sieht und *die silbrigen Ringe... dehnten sich aus, bis sie an den Ufern vergingen*; Melusina wird – ehemals Gespenst?, Fräulein, Ehefrau und Mutter hüftabwärts wieder zum Wurm und erhebt sich, zerschmetternd, zerreißend und tiefbetrübt schreiend auf Nimmerwiedersehen in die Lüfte; Ahab geht – als fragmentiertes Ich – im Meer unter wie der erzengelhaft kreischende Vogel des Himmels, dessen flatternde Schwinge zwischen Hammer und Holz gerät. Selbst bei ihnen muss nicht klar sein, dass das Ende auch das Ende bedeutet.

Wenn an all dem, was wir aus unseren Geschichten lernten, etwas Wahres ist, ist vorstellbar, dass auch diese drei lediglich höher steigen oder tiefer fallen als die anderen oder umfassender vergessen...Wir wissen es nicht.

Der ganze Mensch sei zur Hälfte ein Fisch, lehrt uns JUNG. Ganzer Mensch kann er aber nur sein, wenn er GANZ (meint: relativ entwickelt und relativ ungespalten, der „Menschenteil" des Mischwesens?) in der Menschenwelt lebt UND wenn er um seine Herkunft weiß und um das, was aus ihm werden könnte (der halbe Fisch, der auch ein Wissen um die Aggregatzustände seines Elements hat?) - beziehungsweise wenn er eine Ahnung hat, dass er ÜBERHAUPT werden könnte (über das Streben nach Leistung, Macht und Besitz hinaus).

Wüsste er das nicht, und machte er sich nicht auf, zu WERDEN; (oder – und schlimmer – wüsste er es und machte sich dennoch nicht auf) wäre er lediglich im Auf und Ab gefangen oder in den sykotischen Regeln der Ebene, der Zweidimensionalität des Flachlandes. Vielleicht wäre er gar zusätzlich fragmentiert durch äußere oder innere Umstände und darauf angewiesen, andere zu demütigen, zu manipulieren, zu benutzen und sich dienstbar zu machen wie Ahab und der Soulskinmann. In beiden Fällen wäre er LEDIGLICH Fisch; dann könnte er kein ganzer Mensch werden. Selbst wenn er sich auf den Weg machte und all das mit sich geschehen ließe – sei es durch äußere oder innere Zwänge oder durch beide, so, wie es der La Motte-Undine widerfährt – könnte er kein ganzer Mensch sein; selbst dann nicht, wenn er neben dem halben Fischkörper einen halben Menschenkörper hätte – oder wie unsere Robbenfrau einen ganzen unter dem Seehundfell.

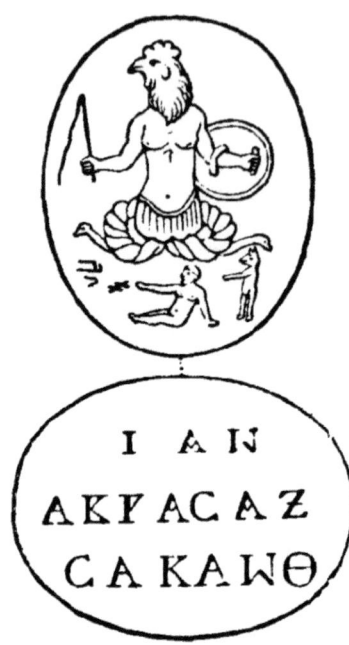

Albin sagte einmal, er könne sich für all das symbolisch gut ein Mischwesen vorstellen zwischen Fisch und Mensch, das einen Vogelkopf hätte wie die vogelköpfigen Sirenen und dass es auch schon erdacht sei, sofern man Fisch und Schlange ähnlich setze: Abraxas, das Symbol eines Urwesens.

Das würde die Möglichkeiten des „Hinan" noch einmal anders symbolisieren als das Blau des Himmels, das sich von dem der Meere zuzeiten nur schwer unterscheiden lässt- auch wenn selbst diese beiden vielleicht in irgendeiner Tiefe dasselbe sind.

Was kann aus einem Mischwesen aus Mensch und Tier, das die Seele außen trägt wie eine Haut und dem sie gestohlen wird, werden? Bedeutet das den Seelenverlust? Sagt der Menschenkörper unter der Seehundhaut aus, dass sich dieses Wesen mit dem Menschlichen auskennt? Das, was wir aus diesem Märchen erfahren, lässt den Schluss zu, dass dem nicht so ist, oder nur rudimentär, oder dass dieses Wesen Wichtiges vergessen oder eben noch nicht erfahren hat.

Die Robbenfrau ist hinaufgestiegen – nicht um eine Seele zu gewinnen, denn die hatte sie ganz offensichtlich –, sondern um sich (in einer Gruppe Gleichgesinnter und des Nachts) in der Menschenwelt einer menschlichen Beschäftigung hinzugeben, einer sehr intuitiven, dynamischen und zumindest primär an den Körper gebundenen; einer, die sich in mindestens(?) DREI Ebenen bewegt: dem Tanz (und es ist zu vermuten, dass es etwas in ihr auslöst, wenn sie das so unmittelbar und körperlich erfährt).

Offensichtlich gab es etwas an der Menschenwelt, was sie anzog. Vielleicht war es der Tanz selbst, vielleicht das Mondlicht auf den Felsen; vielleicht das andere, ihr weniger bekannte Element; vielleicht die Möglichkeit, sich sehr menschlich zu fühlen unter dem Einfluss von Schwerkraft und Fliehkraft; vielleicht der Wunsch, einen erneuten Zyklus zu durchlaufen und mehr als bisher Mensch zu werden; vielleicht etwas ganz anderes... Wir wissen es nicht.

Den Fischer zog es nicht hinab, sondern er fühlte sich verlassen und er wollte für sich einen Menschen, mit dem er sein Leben teilen könnte. Das spricht irgendwie dafür, dass auch er eine (Individual?-) Seele hat und dafür, dass er eine Bedürftigkeit spürte, die er zumindest damals weder stillen noch kompensieren konnte. Anders als die Robbenfrau war er unglücklich. Sobald er die

> *Wunderwesen lachen hörte [...] wusste [er] nicht, wie ihm geschah, aber die Bürde seiner Einsamkeit fiel von ihm ab wie eine schwere, nasse Haut, er fühlte sich emporgehoben, sprang, ohne nachzudenken, auf den Felsen und stahl eines der Seehundfelle, die dort im Mondlicht lagen.*

Das ist merkwürdig und hat zunächst nichts mit der Idee zu tun, mit einem anderen das Leben zu teilen. Das ist eher Inbesitznahme. Der Diebstahl führte unmittelbar dazu, dass es ihm besser ging.
Er verlor die Bürde seiner Einsamkeit wie eine schwere nasse Haut – und mit der gestohlenen konnte er nichts anfangen. Er versteckte das Fell zunächst lediglich unter seinem Parka, später unter einem Felsen am Meer. Es hätte ihm ein wertvoller Schatz sein können (dass es einen Wert hat, – nämlich den, über einen anderen Macht auszuüben und vielleicht auch den, zumindest potentiell Zugang zu dem „Da Unten" zu erlangen muss ihm klar sein, sonst würde er es nicht besitzen wollen), dessen langsames Entdecken lohnt, bis sich die Bedeutung offenbart. Vielleicht wäre es ihm – hätte er das denn erkennen und etwas anderes damit anfangen können als die mit dem Besitz verbundene Macht über die Robbenfrau zu missbrauchen – möglich gewesen, ihr das Fell sich erklärend und um Verzeihung bittend zurückzugeben. Dann hätte sie vielleicht nicht auf eine Freiheit warten müssen, die ihr absolut keine Wahl mehr lässt, sondern aus sich selbst heraus und im Kontakt mit ihm zu einer finden können, die ihr JEDE Wahl lässt – auch die Möglichkeit, zwischen den Welten zu pendeln, ihn und die seine kennenzulernen ohne auf die ihre für lange Zeit verzichten zu müssen.
All das geschieht nicht und so sind die Voraussetzungen ungünstig. Wohl scheint ihn das gestohlene Fell irgendwie zu ermutigen:

> *...obwohl er sehr schüchtern war, sagte er mit einem Mut, der ihm selbst fremd war: „Bitte [...] werde meine Frau und komm mit mir [...] Ich bin so einsam. [...] In sieben Sommern erhältst du dein Seehundfell zurück, das verspreche ich dir. Und dann*

kannst du dich entscheiden, bei mir zu bleiben oder zu gehen,
ganz wie es dir beliebt.

Wohl ist er ehrlich und sich seiner Bedürftigkeit bewusst; aber das Ganze
beginnt eben trotz aller Schüchternheit und dieser Bitte mit einem Diebstahl von etwas Elementarem, was ihr gehört.
Und er ist derjenige, der das offenbar nötig hat. Daran ändert auch das
Versprechen nichts. Er bestimmt die Regeln. Regeln sind Sykose – und
Sykose und Liebe (wie auch schon bei LA MOTTE und TIECK beschrieben)
sind kein sonderlich harmonisches Paar.

Dennoch ist in dieser Geschichte etwas anders. Sie forscht lange im Gesicht des Mannes nach einem Zeichen, bevor sie einwilligt; es erschließt
sich auch nicht wirklich, worauf denn ein Zeichen in seinem Gesicht hin-
deuten sollte und warum eine Einwilligung überhaupt nötig ist. Wir können nur spekulieren. Könnte sie nach etwas suchen, was beide verbindet,
nach etwas Bekanntem, dem sie vertrauen kann, nach so etwas wie einem
Raum, den beide kennen, wie tief oder hoch er auch immer sein mag oder
gar nach einem, in dem Höhe oder Tiefe letztendlich dasselbe meinen?
Er liebt ja den weisen und liebevollen Blick der Seehundaugen, auch wenn
er sich als Jäger ebendieser Tiere lediglich auf und weniger in ihrem Element bewegt. Und sie sucht nach diesem Zeichen in seinem Gesicht ohne
zu wissen, um was es letztendlich geht.
Der Seehund – von dem gesagt wird, er sei einst Mensch gewesen – kann
an Land leben, aber ohne das Meer (die Heimat der Seele?) auf Dauer
nicht sein. Der Jäger kann sich wohl auf dem Meer (der Heimat der Seele?) bewegen – auf Dauer in ihm sein kann er nicht. Welche Möglichkeiten könnten sich da im Miteinander eröffnen!
KÖNNTEN, denn sie wurde bestohlen. Ohne ihr Fell kann sie nicht einmal zurück. Es ist zweifelhaft, ob es ihr etwas brächte, darum zu bitten
oder zu kämpfen – es ist auch zweifelhaft, ob sie es könnte, denn das sind
Kompetenzen, die man in der Menschenwelt, im Prozess der Menschwerdung und im Kontakt mit anderen erwirbt. Wir wissen nicht, inwieweit sie
Mensch ist. Als kaum psorisch sehen wir sie an[202]. Das, was wir über das
Mit-(oder eher Gegen-?)einander mit diesem Fischer erfahren, spricht
entweder dafür, dass sie noch einiges zu lernen hat oder aber dafür, dass

---

[202] Man könnte an dieser Stelle zu der weit oben versuchten Repertorisation eine Rubrik
hinzufügen: "Tanzen". Da gibt es zwei Mittel im dritten Grad: Tarentula (was hier gewiss nicht zutrifft) und Carcinosinum, was ein vor-psorisches Mittel ist. Als drittes
müsste man auch an Sepia denken, was uns aber auf die Soulskin-Frau noch nicht zu
passen scheint.

sie seelisch beraubt wurde – was auf jeder Stufe und in jeder Ebene Abspaltung, Zurückfallen, Dissoziation... und damit inhomogene Entwicklung (sei es nun komplett oder nur partiell) bedeuten kann. Das wiederum könnte Einfluss nehmen auf größere Zyklen und Tiefenstrukturen.

Die beiden leben zusammen, der Sohn wird geboren, sie selbst verfällt im Laufe der Zeit, wird halb blind (!) und kann den Weg nur noch ertasten; fleht den Mann nun nach Ablauf der sieben Jahre an, ihr das Fell zurückzugeben und wird von ihm als gewissenloses Weib beschimpft, das Mann und Kind verlassen wolle; das zarte anfängliche Vertrauen (und sei es nur das in ein Zeichen, das sie in seinem Gesicht zu finden hofft) ist missbraucht, das Versprechen gebrochen.
Wir wissen nicht, was in den sieben Jahren zwischen den beiden passierte, wir wissen auch nicht wirklich, was in jedem von ihnen passierte, wir können es nur ahnen.

Wahrscheinlich ist das, was sie mit ihm „da oben" kennenlernte, eher ungeheuerlich als menschlich. Dennoch: im Inneren mag sie gereift sein.
Betrachtet man das Ganze intrapsychisch und den einsamen Fischer, das Fell, den mächtigen alten Seehund und das Kind Ooruk als innere Instanzen der Robbenfrau, so zeigen sich schon Weiterentwicklung und auch Integration.
Sie lebt in der Menschenwelt und auch ohne ihre Seelenhaut ist sie gewiss nicht seelenlos, denn sie liebt und unterweist ihr Kind und erzählt ihm Geschichten vom Wal, von Seehunden und Lachsschwärmen, was darauf hinweist, dass ihr auch „Das Dort Unten" nach wie vor zugänglich ist, zumindest imaginativ.
Das Fell stünde für die Fähigkeit, *vollkommen in sich zu Hause zu sein, in sich zu ruhen*... interpretiert C. Estes , etwas, was tagtäglich verloren gehe durch zu viel harte Arbeit, äußeren Druck, blinden Ehrgeiz, Perfektionismus, Unzufriedenheit und Selbstaufopferung – eben wenn das Ego überhandnehme – oder was verlorengeht durch die Beziehung zu Menschen, die sich selbst nicht wohl in ihrer Haut fühlen und deshalb das Bestreben hätten, anderen das Fell abzuziehen, indem sie Kraft und Zeit stehlen, was zu einer seelischen Verausgabung führe, so die Autorin der „Wolfsfrau". Das scheint bei den beiden so zu sein.

Man kann auch versuchen, die Bilder zu deuten. Die Undinen scheinen eine Individualseele allenfalls als Potenzial zu haben (und eben dieses durch die Hochzeit mit einem Menschenmann entwickeln zu wollen) – aber Anteil an der All- Seele des Wassers, von dem sie wie Jungs runder

Fisch nur durch eine Membran getrennt sind. Bei den Seehunden der Soulskin-Geschichte ist es anders. Sie waren schon Mensch, müssen also bereits über eine Individualseele verfügen und damit – zumindest partiell – über die Fähigkeit, beiden Welten anzugehören. Wenn die Robbenfrau für längere Zeit „in die Heimat" will, braucht sie zum einen den Atem und zum anderen etwas, was sie vor der Totalauflösung, wie sie Fernando widerfährt, schützt. Ansonsten wäre die Individualität verloren. Für diesen Schutz könnte das Robbenfell stehen. Da es ihr nun geraubt wird von dem Fischer, dessen ICH ebenfalls schwach, wenn nicht sogar gespalten ist, geht ihr die Abgrenzungsfähigkeit auch in der Menschenwelt verloren, denn die Menschenhaut trocknet aus und fällt ihr in Fetzen vom Leib und ihre Individualseele nimmt Schaden.

Der Mensch IST KEINE Insel... In der Traumatherapie offenbart sich uns die zerstörerische Wirkung täterbasierter Persönlichkeitsanteile in den unmittelbar Betroffenen ebenso wie in ihrem Umfeld.

Der ganze Mensch ist zur Hälfte ein Fisch... Geht es in dem Märchen um den störanfälligen Weg zum Selbst, der sich eben nicht im Ausprägen der ebenfalls störanfälligen Individualität und im zweidimensionalen Flachland (obgleich beides unabdingbar ist...) erschöpft? Können wir aufeinanderfolgende Zyklen vermuten, die im Meer, im Carcinosinischen, beginnen und wieder dahin zurückführen, wenn auch auf einer anderen Stufe des Bewusstseins? Wir denken, dass dem so ist – und das Symbol der in Fetzen herabhängenden Menschenhaut spricht für eine Störung dieses Prozesses.

Haut wie ICH sind „Abgrenzungsorgane", die eine Grenze und den Kontakt nach außen gleichermaßen symbolisieren. Beide sind aber auch durchlässig. Die Haut muss atmen. Auch das ICH sollte das – im übertragenen Sinne – können. Durchlässigkeit kann jedoch mehr als das bedeuten.
Ist das ICH (noch) nicht stabil, ist es anfällig für den „Einbruch" der Welt oder auch den eines anderen Menschen. Das kann komplett geschehen und dann im schlimmsten Falle in die Psychose führen. Ronald D. LAING beschreibt es ausführlich in seinem Werk vom geteilten Selbst[203]. Es kann auch inkomplett geschehen, sodass hochfunktionale Teile der Persönlich-

---

[203] LAING, Ronals D.: "Das geteilte Selbst. Eine existentielle Stude über geistige Gesundheit und Wahnsinn"

keit erhalten bleiben und eher im Vordergrund, dysfunktionale zumeist im Hinter- oder Untergrund agieren.

Ist das ICH stabil und reif genug, ist es möglicherweise nicht mehr unbedingt auf eine derart stabile Abgrenzung angewiesen und kann die Welt (oder den anderen Menschen) zunehmend in sich hineinlassen, ohne Schaden zu nehmen- und dadurch sogar bereichert werden; ebenso wie der andere Mensch (oder gar die Welt?).

Sicher sind ICH und Individualseele nicht deckungsgleich, (der WILDEsche Fischer und auch die Undine aus unserem Buch verweisen darauf) – aber doch eng miteinander verbunden.

Sowohl der Typhon als auch der Zentaur sind – wie schon erwähnt – Mischwesen.

Allerdings ist der Typhon (Mensch und Schlange) dem Animalischen noch verhaftet, der Zentaur (Mensch und Pferd) hat es integriert und ist darüber hinausgewachsen wie JUNGs ganzer Mensch, der zur Hälfte ein Fisch ist.

Stünde das Fell für den Bewusstseinsstand des Typhon, hätte die Robbenfrau diese Stufe zugunsten des Menschlichen für sieben Jahre verlassen- und es stünde die Frage, ob sie zur Gänze dahin zurückkehren kann. Vermutlich nicht.

Stünde es für den Bewusstseinsstand des Zentauren, ergäbe sich die Frage, wie es möglich war, dass sie in eine solche Situation kam, denn der Zentaur hat das Animalische eben integriert – nicht eliminiert! – und mit dem Ego verhält es sich ebenso. Bei ihr jedoch scheint es sich (zumindest teilweise) gegen sie zu richten beziehungsweise (auch das zum Teil) verlorenzugehen. Sähe man den einsamen Mann als Teil des Egos der Frau, so fehlte ihr das Gefühl für ihren seelischen Energiehaushalt; da gäbe es auch in ihr eine Bürde , die sie dazu brächte, sich selbst gegenüber grenzüberschreitend und ausbeuterisch zu sein und das Feine und Zarte (eben die Seelenhaut) gering zu schätzen, sie mit Verstand und Willen zu kontrollieren und zu dominieren, so, als hebe sie beständig Geld von einem seelischen Konto ab, wie C. ESTES das ausdrückt. Dennoch braucht es natürlich das Ego, um die materielle Welt zu erforschen, in ihr seinen Platz zu suchen und den Umgang mit ihr zu erlernen. Der Zentaur kann nur integrieren beziehungsweise aus etwas emergieren, was bereits vorhanden ist.

Stünde das Kind auf der inneren Bühne für die Fähigkeit, zwischen Weltlichem und Seelischem zu vermitteln, dem Feinen und Zarten der Seele Gehör zu schenken und ihm bei Bedarf die Führung zu überlassen, so hätte die Robbenfrau einen erheblichen Entwicklungsschritt getan, auch, wenn der Aufenthalt in der Menschenwelt für sie nahezu zerstörerisch wurde. Genau das deutet sich in der Geschichte an: es gelingt ihr, das Fell zurückzubekommen und in die „Heimat" zurückzukehren. Die Erinnerung hat sie sich bewahren können, der mächtige alte Seehund als Vertreter des „Da Unten" macht sich durch sein Rufen bemerkbar und das Ergebnis ihres „Landganges", das Kind, das beide Welten vereint, verhilft ihr zur Rückkehr. Wir könnten von einer Progression in der Regression sprechen, von ineinander verschachtelten Zyklen. Sie geht zurück – aber als eine andere. Sie ist sicherlich heiler – und zurückgekehrt gesundet sie ja auch.

Auf der äußeren Bühne ist die Geschichte in hohem Maße tragisch. Sie hat einen Sohn geboren und gewiss liebt sie ihn. Sie hat in der Menschenwelt gelebt, aber wir erfahren nur von dem einsamen Fischer als Gefährten- und es ist wohl zu Beginn eine sykotische Beziehung (wenn man von der kurzen tuberkulinischen Begeisterung des Fischers absieht), die jedoch zunehmend ins Zerstörerische abgleitet.

Die, mit denen sie auf dem Felsen im Mondschein tanzte, sind ihr verloren und es ist unwahrscheinlich, dass sie das, was sie damals tat, irgendwie ausbauen und sich ihre Freude daran bewahren konnte. (Es ist ohnehin zweifelhaft, ob sie sich eine andere Freude bewahren konnte als die an ihrem Kind und den Gedanken an die Welt unter dem Eis.)

Selbst wenn ihr der Tanz trotz des zunehmenden Verfalls noch möglich gewesen wäre – es ist ein Unterschied, ob man in einer vertrauten Gruppe bei Nacht tanzt, oder ob man es allein bei Tage tut, womöglich unter den Augen dieses Fischers, der ihr bestenfalls so lange wohlgesonnen ist, solange für ihn der Service stimmt und er keinen Mangel spürt. Sie müsste sich eben auch „da oben" beheimatet fühlen, stark und verbunden und wohl auch irgendwie schön, sie müsste in sich selbst und in der Welt angekommen sein. Ohne Seelenhaut geht das nicht.

Und gut wäre es, da oben ab und an nicht allein, sondern mit einem anderen zu tanzen in einem sensiblen Miteinander von Führen und Folgen. Auch das kann der Fischer-Hans nicht.

Das Paar ist einander wohl nicht nahe gekommen. Ihre „Seelenhaut", die kennenzulernen für ein Miteinander unabdingbar wäre, liegt versteckt unter einem Felsen.

Es ist unwahrscheinlich, dass der einsame Mann im Zusammenleben mit der Robbenfrau weniger einsam ist als vorher. Vielleicht spürt er bloß die schwere nasse Haut der Einsamkeit nicht mehr, die so unvermittelt von ihm abfiel; vielleicht reicht es ihm, ab und an neben der Frau zu liegen;

vielleicht ist ihm unwichtig – vielleicht bemerkt er es nicht einmal –, dass ihr die Menschenhaut in trockenen Fetzen vom Leib fällt, das weiße Fleisch hohl und grau wird, die Haare ausfallen und sie sich halbblind ihren Weg ertasten muss... Wir wissen es nicht. Wir wissen auch nicht, ob sie während dieser sieben Jahre bemerkte, dass es ihr zunehmend schlechter ging, und wenn ja, ob es ihr gelang, auf all das irgendwie aufmerksam zu machen. Wir erfahren, dass er Angst hat, verlassen zu werden; wir erfahren, dass er sie wütend anbrüllt und als gewissenloses Weib beschimpft, als sie dann endlich auf der Einhaltung des Versprechens besteht.

Dass sie zurückfindet, rettet ihr das Leben – aber sie verliert ihr Kind und das Kind verliert sie, wenn auch wahrscheinlich nicht zur Gänze.

Es ist sieben Jahre alt, es wird in dieser Eiswüste nicht allein leben können, es braucht den Vater. Vielleicht wird sie nie wieder so richtig „da unten" ankommen können, wohin sie (auch?) gehört, weil sie mittlerweile eben auch der Menschenwelt angehört und weil ein Teil von ihr immer bei ihrem Kind sein wird. Wir wissen, dass sie dem Sohn erklärt, er müsse nur berühren, was sie berührte, Feuerhölzer, Messer, Steinmetzarbeiten... um einen Atem zu spüren, der ihr Atem sei; wir wissen, dass er noch viele Jahre später im Morgennebel auf dem Felsen kniet und mit einer Seerobbe Zwiesprache hält, die niemand fangen kann, da sie unantastbar sei und die Glänzende genannt werde mit den weisen, wilden, seelenvollen Augen. Wir wissen, dass die Leute sagen, er habe seine Kräfte einem Wunder (oder ist es vielmehr eine Wunde oder beides?) seiner Kindheit zu verdanken... Aber es ist ein Unterschied ob man in zwei unterschiedlichen Elementen und Ebenen beheimatet ist und ab und an im Morgennebel an der Grenze der Welten Zwiesprache hält oder den Alltag teilt mit jemandem, den man liebt und für den man verantwortlich ist.

Der einsame Fischer als Ooruks leiblicher Vater sollte ihn lieben und besorgt sein um seine Entwicklung und vielleicht ist er das ja auch – aber er ist ein Hans (unentwickelt UND gespalten) und das Kind ist erst sieben Jahre alt. Die Robbenfrau weiß das besser als jeder andere. Wäre der Fischer kein Hans, müsste sie sich weniger sorgen, selbst dann, wenn er nicht der Vater wäre. Die Welt ist voller Väter, wenn man das Glück hat, sie zu finden. Ooruk wird nicht nur der Trommler und Geschichtenerzähler, der die Welten vereint, wie wir erfahren, sondern er wird auch ein Mann. Wie das geht, kann er von der Mutter nicht lernen.

Die Trennung findet mit sieben Jahren statt. Mit sieben gehen wir zur Schule – werden also der Gesellschaft ausgeliefert. Und etwa mit sieben ist oft bei Jungen das Umschlagen der Orientierung zum Vater zu beobachten. All das beeinträchtigt die basale Verbundenheit zur Mutter nicht unbedingt, aber es ändert sich etwas. Vielleicht kann sie auch des-halb gehen.

Wir erfahren nicht, was für ein Mann aus Ooruk geworden ist. Wir wissen nicht, wie es ihm bei diesem Vater ohne seine Mutter erging. Die Ge-schichte verrät uns nicht, ob es andere Männer außer dem Vater gab: solche, die wiederum Hans hießen, denn die Welt ist auch von ihnen voll oder solche, die nicht Hans hießen und nicht Hans waren, die ihn wahr-haft hätten lehren können.
Wir wissen nicht, inwieweit er ICH werden konnte, bei all diesem Vermit-teln. Trommler und Geschichtenerzähler haben wohl Zugang zu verschie-denen Welten – aber selbst sie können manipulativ und ausbeuterisch sein. Wir wissen nicht ob Ooruk zu unterscheiden lernte zwischen lieben-dem Erkennen und einem Interesse am anderen, das dazu dient, Wissen und Macht über ihn zu erlangen und ihn so stückweise auszubeuten, zu besetzen und sich dienstbar zu machen. Mittler zwischen den Welten zu sein bedeutet nicht automatisch eine Haltung, die Inbesitznahme und Ausbeutung verbietet. Die Kenntnis beider Welten kann all das sogar erleichtern.

Wir wissen auch nicht, ob der einsame Fischer-Hans noch einer ist. Wir wissen nicht, was der Verlust der Robbenfrau für ihn bedeutete, ob die Bürde erneuter Einsamkeit ihn wieder umfing wie eine schwere nasse Haut (trotz des Sohnes), oder ob es auch so etwas wie Erleichterung gab-denn auch diese beiden führten ja eine Mahrtenehe, auch bei ihnen gesell-te sich nicht Gleich zu Gleich. Wir kennen seine Affinität zu dem weisen liebevollen Blick glänzender Seehundaugen und erfahren nicht, ob er je zu verstehen lernte, was er in ihnen suchte; wir kennen die Affinität zu sich im Mondlicht wiegenden silbern und milchig schimmernden Gliedmaßen nackter Frauen – wer wollte es ihm verdenken.
Vielleicht ist er ja umgehend losgepaddelt und hat hinter einem Felsen verborgen ein Seehundfell gestohlen und das Spiel begann von vorn...
Vielleicht ist er unerwartet dramatisch gesundet und zu einem geworden, der nicht, um die Einsamkeit zu besiegen, eine bitten muss, seine Frau zu werden, sondern der das tun kann ohne sie zu bestehlen – weil er ein ICH geworden ist, das ein DU in ihr erkennt, wie BUBER uns lehrt.
Vielleicht konnte er lernen, dass die Faszination silbern und milchig schimmernder Körper nur der Anfang von etwas ist – Diotima wusste das.
Vielleicht konnte er gar mit einer gehen, Hand in Hand und aufrecht ge-gen Schwerkraft und Fliehkraft. Es wäre ihm zu wünschen und vor allem seinem Sohn.

Unklar bleibt auch, wie es für die Robbenfrau ist, die Unantastbare zu sein, die niemand fangen kann. Nein, sie wird sich wohl nicht mehr fangen lassen, denn sie ist nicht mehr dieselbe. Vielleicht bleibt sie ja da unten, weil sie nur langsam gesunden und zu Kräften kommen kann und weil die Narben schmerzen, auch wenn sie wohl insgesamt heiler ist. Wir wissen auch nicht, was am meisten schmerzt und auch nicht, ob alle Wunden heilen können. Vielleicht schmerzt der Verlust des Vertrauens – in Menschenmänner, weil manche von ihnen eben hinter Felsen verborgen auf Seelenraub gehen – oder der in sich selbst, weil sie die Gefahr nicht erkannte und fast darin umkam; vielleicht hat sie generell das Vertrauen in das Menschliche verloren.

Vielleicht ist es der Verlust ihres Kindes, der sie am meisten schmerzt, trotz aller Einsicht und trotz des Wissens, dass der Sohn „Da Unten" (noch) nicht leben kann; vielleicht schmerzt die Befürchtung, sie könne ihn verlieren an all die Männer, die Hans heißen weil er Mann-Sein mit Hans-Sein gleichsetzt, weil ihm dieses Verhalten vertraut ist und er eine Alternative nicht kennt; vielleicht die, er wolle auch Mittler werden zwischen ihnen und ihr. Vielleicht schmerzt die Sorge, auch er könne besetzt und benutzt sein ohne es zu bemerken und emotional derart verstrickt, dass auch er sich nicht lösen kann – aus dieser Verstrickung oder aus den sykotischen Regeln oder aus den Zwängen eines noch unreifen Ich.

Vielleicht schmerzt die Sorge, der gemeinsame Raum mit dem Sohn könne verlorengehen oder anderweitig besetzt werden... All das wäre möglich, auch wenn Ooruk auf den Felsen kniend im Morgennebel darauf wartet, mit ihr Zwiesprache zu halten.

Wir wissen nicht, ob sie je den Mut finden wird, erneut aufzusteigen und das Meer zu verlassen, in freiwilliger Unfreiwilligkeit oder gar aus einer Freiheit heraus, die ihr jede Wahl lässt. Vielleicht tut sie es wieder, hat ihr Fell während des Tanzes aufmerksam im Blick und achtet genau darauf, ob sich da jemand hinter den Felsen verbirgt, bevor sie es überstreift und wieder abtaucht bis zum nächsten Mal.

Vielleicht könnte sie bleiben, wenn da einer auf dem Felsen stünde und sich offen zeigte: einer, der nicht Hans heißt und nicht Hans ist. Einer, der ihre Seelenhaut ebenso behutsam kennenlernen wollte wie die milchig schimmernde Haut ihres Körpers und wüsste, dass BEIDES nur der Anfang eines Weges ist.

Vielleicht könnten sie dann im Mondlicht einander schüchtern gegenüberstehen und denken, es würde nie wieder so schön. Vielleicht könnten sie miteinander auf den Tagesanbruch warten. Vielleicht würde sie ihm ihren Atem in die Lungen hauchen, ihn mit unter ihr Seehundfell nehmen und mit ihm tauchen, auf dass sich ihr Blick weite durch seinen; auf dass er sich erinnere und sich ihm die Tiefe erschließe – wenn auch nicht notwendigerweise als feste Stätte des Bleibens.

Vielleicht würden sie auch einfach losgehen – langsamen Ganges durch die Ebene, wieder und wieder, Hand in Hand und aufrecht gegen Schwerkraft und Fliehkraft. Vielleicht könnte sich beider Blick weiten durch die Perspektive des anderen. Vielleicht würden sie Tango miteinander tanzen und staunend feststellen, dass die Aktivität des einen mal defensiver ist als die des anderen und das Defensive aktiver bis es dann wieder wechselt...so paradox das vielleicht auch klingen mag.

Vielleicht könnten sie all das dann tun aus einer Freiheit heraus, die ihnen jede Wahl lässt – auch die, gemeinsam in der Menschenwelt zu sein und ab und an gemeinsam zu tauchen; vielleicht, aber nicht notwendigerweise und gewiss nicht mit sklavischer Unbedingtheit an einem Samstag wie Melusina. Wenn es so wäre, wäre wohl für beide das Rauben einer Seelenhaut ebenso undenkbar wie das Hinabziehen des anderen bis auf den Grund. Mit Sicherheit wäre es ein großes Glück.

Dem Menschsein könnten sie gemeinsam näher kommen, wohl erneut dem damit verbundenen Ungeheuren und dem damit verbundenen Schmerz.

Wir wissen nicht, was aus ihr werden wird. Wir wissen nicht einmal wirklich, wer sie ist – ob Typhon, Menschin oder Zentaur oder eine Mischung aus all dem. Vielleicht bewegt sich ja etwas in ihr zwischen all dem hinauf oder hinab, entfaltet sich oder faltet sich ein ohne dass allzuviel dabei vergessen wird oder verlorengeht, verfeinert oder vergröbert, pendelt zwischen wild und weise und hält gelegentlich inne um aufzutauchen, sich im aufrechten Gang zu üben und selbstvergessen zu tanzen.

Am Ende der Geschichte jedenfalls ist sie zu Hause, im Meer – als die nicht zu fangende Unantastbare, Tanqigcaq, die Glänzende, die mit den weisen, wilden, seelenvollen Augen.

Epilog

Am Anfang stand eine Frage: Wenn wir wissen, dass es keine Undinen gibt (jedenfalls hat bisher niemand eine auf den Tisch gestellt oder gelegt), genauso, wie wir ziemlich sicher sind, dass es keine böse Hexe im Pfefferkuchenhaus gibt und keine sieben Zwerge hinter den sieben Bergen, dann müssen wir uns fragen, was es denn ist, das diese Geschichten (diese Märchen) von eben jenen Wesen, die es physisch nicht gibt, entstehen ließ (und noch entstehen lässt). Es muss ihnen irgend eine psychische Wirklichkeit entsprechen, denn sonst gäbe es die Geschichten (diese Märchen) einfach nicht.

In dem Versuch, uns dieser psychischen Wirklichkeit anzunähern, fiel uns zuerst ein, dass es bei den Undinen zwei Bewegungsrichtungen gibt: Entweder die Undine kommt an Land (Andersen), oder sie zieht den jungen (!) Mann ins Wasser und er *ward nicht mehr gesehn.*
Bei Andersen gehen die Möglichkeiten noch weiter, indem die Meerjungfrau nach ihrer Auflösung im Wasser zu einem Luftwesen wird. Mythologisch kann man da an die Auffassung denken, dass es drei Welten gibt, psychologisch kann man vielleicht von Regression und Progression sprechen.

Aber wir meinen mittlerweile, dass diese eindimensionale Denkweise von "oben" und "unten" nicht ausreicht. Neben "oben" und "unten" gibt es <u>die Ebene</u> an Land, in der wir vielleicht hoffen, *die feste Stätte unseres Bleibens*[204] zu finden oder die wir als den *Garten der Pfade, die sich verzweigen*[205], begreifen können, in dem es Wege gibt, die sich gabeln und die immer wieder Entscheidungen fordern. Dort gibt es rechts oder links sowie vorwärts und zurück.

Auf dieser Ebene können wir ziellos (bzw. mit wechselnden Zielen) hin und her laufen, was Hänschen in der Regel so tut und Gretelchen wohl auch. Oder wir können uns ein Haus bauen und wähnen, in diesem Haus lebenslang in Sicherheit zu sein. Dann werden wir zu Hans und das Haus wird trüb und dämmrig. Man kann das tatsächlich ein Leben lang beibehalten, aber es ist nicht immer ausgeschlossen, dass wir taub werden gegen jenen Ruf: "Komm!" Wenn Hans ihn doch noch hören kann und ihm sogar folgt, dann ist die Gefahr groß, dass er *nicht mehr gesehen ward.*

---

[204] Milton: "Paradise lost"
[205] Titel einer Erzählung von Borges.

Denn die andere Seite der Sicherheit des Hauses (des IchIchIchs) ist die Regression oder die Spaltung. Auch das gehört zu Hans.

Nichts gegen Häuser, wenn sie offen sind und es ermöglichen, nicht sicher zwar, doch tätig-frei zu wohnen (Faust, 11564). Oder in übertragener Bedeutung, wenn das Ich sich nicht abschottet (z.B. mit einer Thuja-Hecke), sondern Kontakt mit anderen, mit anderen Lebensmöglichkeiten aufnimmt und sich so auf den Weg zum Selbst macht.

Hans ist für Undine kein dauerhafter Partner (wie uns Ingeborg Bachmann zeigte). Von Hans, der Hans bleibt, kann sie nur zurückgehen ins Meer oder sie kann töten. Eine dritte Möglichkeit gäbe es noch: sich so sehr anzupassen an die Hans-Welt, dass sie nicht mehr Undine ist (oder vielleicht nur einmal pro Woche).

Aber welches wäre der richtige Partner?

Natürlich wäre es der Held. Nicht unbedingt jener, der mit dem Schwert die Hydra besiegt (der Witz ist, dass er sie eben nicht besiegt hat, weil sie sich nicht besiegen lässt), sondern jener, der im *Garten der Pfade, die sich verzweigen*, an jeder Weggabelung eine Entscheidung trifft, wie Bastian im Tausend-Türen-Tempel[206], um vielleicht irgendwann den schwer zu erringenden Schatz zu gewinnen[207].

Mit diesem Helden könnte Undine durch die Ebene dieser Welt wandern, und sie könnte ihn andersherum lehren zu tauchen, ohne dass er – wie Hans – ersäuft. Er muss nicht schon Held sein und Undine darf auch noch Undine bleiben. Aber beide könnten sich gemeinsam entwickeln. Jeder könnte vom anderen lernen. Beide könnten über "Undine" und "Held" hinausgehen[208].

Und dann ist da noch die vierte Dimension: die der Zeit. Wir haben ja gehört, dass die Zeit für die Undinen anders aussieht. Andersen redet bei Undinen von 300 Jahren, also doch ein wenig mehr als uns Menschen zusteht. Man könnte das noch erweitern: Vom Wimpernschlag bis zum Weltenjahr. Oder könnte es sein, dass man dahin kommt, dass Zeit keine Bedeutung mehr hat?

---

[206] Ende: Die unendliche Geschichte
[207] Das Geheimnis ist, (und das darf der Held niemals wissen!), dass er den schwer zu erringenden Schatz mit Beginn der Suche sozusagen bereits gefunden hat.
[208] Die Heldentat selbst ist eine individuelle Aktion, aber sie kann den Helden öffnen für den Kontakt zum Selbst, denn eine Heldentat ist niemals nur vom IchIchIch bestimmt.

Eine weitere Frage stellt sich noch:
Paracelsus war sicher ein großer (wenn auch wahrscheinlich etwas ver-
rückter) Gelehrter. Was sollen wir also von seiner Behauptung halten,
Undinen verfügten über keine Seele und könnten sie nur von einem Menschenmann erhalten?

Eine mögliche Antwort ist, dass Undinen ursprünglich wirklich keine
Individualseele haben (als Potenzial hingegen durchaus), dafür aber ihr
Zugang zu dem, was wir die "Allseele" bezeichnen können, also etwas über
das Individuum hinausgreifendes, dass es beim Helden aber umgekehrt
ist. Der Held ist natürlich Individuum in hohem Maße (Hans ist es nicht
oder nur in Ansätzen), ein Zugang zur "Allseele" muss aber nicht gleich-
mäßig entwickelt sein. Wenn es möglich ist, dass sich Undine und der
Held treffen und voneinander lernen, dann wäre das womöglich wirklich
der Hieros gamos, die heilige Hochzeit[209], die Verbindung der Dimensio-
nen. Mit anderen Worten: der Weg zum Selbst.

In Wirklichkeit ist beides in beiden angelegt: Undine und Held, die senkrechte Dimension und die Ebene, die Individualseele und die Teilhabe an
der Allseele. Es geht um Integration.-

Wir schrieben davon, dass es auf diesem Weg viele Verirrungen gibt, dass
Pathologie entstehen kann, wie bei der Melusine und Reymund oder bei
Kapitän Nemo oder – am schlimmsten – Ahab.

Es stellt sich die Frage, wie die Bedingungen im Inneren und im Äußeren
beschaffen sein müssen, damit die Undinen ein Stückweit Undinen bleiben dürfen und die Helden Helden und wie sie dennoch (oder gerade
deswegen) zusammenfinden können.

Eine Antwort könnte sein:

Respekt und Liebe. Und das, was dadurch möglich wird.

---

[209] Es entsteht hier der Eindruck, dass prinzipiell Männer die Helden sind und Frauen
die Undinen. Das wird traditionell auch so dargestellt. Aber bei beiden ist natürlich
beides angelegt und es geht letztendlich darum, auch das zu entwickeln, was nicht im
Vordergrund steht – damit man sich treffen kann. Die Vorstellungen und Realisierun-
gen von Heldentum und undinischen Zuständen mögen und dürfen dabei ruhig unterschiedlich bleiben. Es geht aber auch darum, eine Sprache dafür zu finden.

Som natural tears drop'd, but wip'd them soon.
The World was all before them, where to choose
Thir place of rest, and Providence thir guide;
They hand in hand with wandring steps and slow
Through EDEN took thir solitarie way.

MILTON: "Paradise lost"

Anhänge

1) Katathymes Bilderleben

Das steht am Ende unseres Buches, obwohl wir damit begonnen haben. Wohl hatten wir vorher schon die eine oder andere Undinen-Geschichte gelesen (Zwanzigtausend Meilen unterm Meer und Moby Dick – allerdings in der gekürzten Abenteuer-Variante – lagen schon sehr lange zurück), aber wir hatten noch nicht eine einzige Zeile geschrieben. Wir ahnten aber, dass diese Geschichten aus ganz tiefen psychischen Strukturen kommen und wir wollten mit dem Bewusstsein an diese anknüpfen. Dafür eignet sich das katathyme Bilderleben (oder wie es heute genannt wird: die katathym-imaginative Psychotherapie). Wir bevorzugen ersteren Begriff, da es uns nicht um Therapie ging. Man könnte auch mit JUNG von aktiver Imagination sprechen. Es ist egal, wie es heißt. Und orthodox sind wir wahrscheinlich nicht vorgegangen, sondern wir haben uns einfach fallengelassen und erzählt, was wir so an inneren Bildern sehen. Es schloss sich natürlich aus, dass wir uns dabei gegenseitig begleiten. Das tat unser gemeinsamer Freud Patrick, dem wir (nicht nur) hierfür herzlich danken.

Beide haben wir uns mindestens zweimal in diese Welt begeben, einmal unter dem Stichwort "Hans" und einmal unter dem Stichwort "Undine". Wer uns bis zu dieser Stelle gefolgt ist und auch das Folgende noch liest, wird merken, dass vieles von dem, was wir bisher schrieben, damit zu tun hat.

Gabi: Undine (fast wörtliches Transkript der Tonaufnahme)

Ich höre den Springbrunnen vor meiner Wohnung. Dann sehe ich ein Bild, das ich schon eine Weile mit den Undinen verknüpfe: einen Granatapfel. Der platzt plötzlich auf, die Kerne verteilen sich fast explosionsartig, der herauslaufende Saft bildet eine rote Pfütze. Mir fällt auf, dass ich selbst klein bin, der Granatapfel hingegen riesig. Dieser Kontrast verstärkt sich noch. Ein bisschen beklommen bin ich, aber auch neugierig. Ich hüpfe durch die Granatapfelpfütze, es spritzt und ich halte Ausschau nach den Undinen, um die es ja gehen soll. Diese erscheinen nicht, stattdessen wird es tiefblau. Ich hüpfe durch die Saftpfützen während blaue Wellen mit Schaumkronen auf mich zukommen. Eine Welle fängt mich ein, ich tauche, das fühlt sich gut an, fast so, wie zu Hause sein. Es ist kühl, aber nicht kalt; um mich herum sind viele verschiedene Blautöne. Im normalen Leben ist Blau nicht meine Farbe – aber jetzt scheint das richtig und gut. Ich bin im Meer, um mich herum schwimmen Fische, ich sehe aufsteigende Luftblasen, irgendwann habe ich eine warnende Stimme im Kopf, die auch irgendwie von außen zu kommen scheint: „Vorsicht vor den Strudeln!"

Ich bin auf dem Meeresgrund und kann gut sehen, wie ein gründelnder Fisch bewege ich mich schlängelnd durch Sand und Muscheln. Dann sehe ich einen Strudel und überlege, ob ich ihm ausweichen oder mich hineinbegeben soll. Ich weiß, dass das gut ausgehen kann, aber längst nicht immer. Meine Vorsicht lässt mich ein wenig zurückweichen, sodass ich zum Sitzen komme. Dabei bemerke ich, dass ich einen Fischschwanz habe. Der Strudel kommt näher und wird größer, er ist aus gelblichem verwirbeltem Sand. Ich weiche zurück, er kommt näher; ich habe das Gefühl, so klein, wie ich im Moment bin, kann ich da nicht rein. Ich beginne zu wachsen und verliere die kindliche Gestalt. Der Granatapfelsaft ist wieder über mir, merkwürdigerweise vermischen sich sein Rot und das Blau des Wassers nicht. Ich weiß: wenn ich klein wäre, müsste ich ins Blaue, als Erwachsene ins Rot. Das Blau ist heimeliger. Ich bin ratlos und kann mich nicht entscheiden.

Dann hat mich der Strudel eingefangen. Ich kann mich ihm nicht entziehen, bin aber auch irgendwie einverstanden mit dem, was passiert. Es geht nach oben. Einen Teil von mir wirbelt es wild herum, ein anderer beobachtet die Szene. Dann finde ich mich in einem Brei aus Sand und rotem Saft wieder. Ich bin weder an Land noch im Meer, um mich ist es morastig und sumpfig, ein Brei aus Sand und rotem Saft. Ich frage mich, was ich da soll und versuche mühsam, mich herauszuarbeiten. Dabei merke ich, dass mein Fischschwanz verschwunden ist und ich Beine habe. Ich versuche zu laufen, das ist mühsam, immer wieder versinke ich, alles wirkt fremd. Von dem Brei, in dem ich mich bewege abgesehen ist rundherum nicht viel: eine Wüstenlandschaft aus gelbem Sand, ab und an liegen da Granatapfelkerne.

Ich habe das Bedürfnis, mich zu strecken- die Schwerkraft macht mir zu schaffen, alles ist mühsam, jede Bewegung kostet unendlich Kraft. Ich will nur weg – aber so einfach ist das nicht. Die Beine sinken ein, wenn ich die Hände zu Hilfe nehme, drohen auch sie zu versinken. Allmählich wird es besser, der Boden wird fester, ich kann mich strecken und laufen, die Landschaft verändert sich, ich sehe ein paar Bäume...und jede Menge Mohn. Aus dem Granatapfelsaft wird roter Mohn.

Ich laufe durch den Mohn. Eigentlich wollte ich den Undinen begegnen, das geht nicht, ich weiß, ich bin irgendwie selbst Undine. Ich versuche sie zu rufen und frage, ob sie Mohn kennen. Es erscheint so etwas wie eine große Sprechblase aus tiefem Blau, darin sind Undinen, jede Menge schöne, spielende Mädchen vielleicht zwischen 3 und 16, nicht älter. Sie sehen alle irgendwie gleich aus, haben Fischschwänze und lange braune Locken. Sie tanzen einen Reigen und schauen mich an, ich spüre eine Aufforderung, mitzutanzen: Komm her, mach mit, du kannst das... Ich sage, dass ich das weiß, aber nun doch an Land bin in einem Mohnfeld und nicht ganz zurück kann, nur ab und zu...Was sie mir vermitteln, scheint mir ebenso erbarmungslos wie unmöglich: ich müsse mich entscheiden, entweder sie und das Meer oder der Mohn.

Ich bin traurig, irgendwann kommt die Wut: Ich kann das nicht, das finde ich gemein, warum eigentlich muss ich mich entscheiden? Sie sagen, das müsse so sein, weil sie nun mal unten sind und ich oben. Die Spannung kann ich kaum aushalten, es zerreißt mich fast. Noch einmal sage ich, das ginge nicht, ich könne nicht mehr ganz und dauerhaft nach unten. Die Undinen lachen über mich und verstehen mich einfach nicht.

Ich fühle tiefe Einsamkeit. Unten im Meer sind die Undinen, die über mich lachen, da, wo ich bin, ist niemand, nur Mohn...

Ich kann auf das Blau nicht verzichten und versuche einen Trick: ich stelle es mir kleiner vor, schrumpfe es auf die Größe einer Schneekugel. Das Blau des Meeres mit den Undinen darin – ich stecke die Kugel in meine Kleidertasche.

Wieder bin ich traurig. Ich laufe durchs Mohnfeld, eigentlich wunderschön, aber da ist sonst niemand. Ich bin froh über meine mich unterstützenden Freunde im Außen. Ich setze mich in den Mohn. Es tut gut, den festen Boden zu spüren. Mit den Händen streiche ich über den Boden und durch den Mohn – wohltuend. Die Sonne scheint, auch das tut gut. Ich bekomme Durst und schaue in den Himmel: Der ist blau. Wie das Wasser... kommt es mir in den Sinn. Da kommt das Blau auf mich zu und hüllt mich ein, unten ist der Mohn, oben das Blau des Himmels. Eigentlich ist das wunderbar, ich wünschte einfach nur, dass da jemand wäre, der das genauso erlebt und nicht über mich lacht. Ich nehme meine Kugel aus der Tasche. Die Undinen darin sind nicht lebendig – es ist einfach wie ein heimeliges Bild, in das ich nicht hinein kann. Im wahren Leben scheint es leichter: da kann ich mit etwas Konzentration jederzeit hin und wieder zurück. Nun nicht.

Alles ist weit: Mohnfeld und Himmel und Sonne. Aber es ist einsam. Am Horizont sehe ich ein Bild, was man von T-Shirts kennt: sich allmählich aufrichtende Gestalten, die die evolutionäre Entwicklung darstellen sollen vom Affen bis zum Menschen. Mir kommen sie vor wie eine Horde Neandertaler. Ich lasse sie vorbeiziehen, sie sehen mich auch nicht.

Ich habe das Gefühl, festzustecken: ich kann nicht zurück ins Meer, ich kann nicht weg aus dem Mohnfeld, obwohl ich das möchte. Die Undinen sind unbeweglich in der Kugel gefangen, ich bin immer noch traurig und verwirrt darüber, dass sie sich über mich lustig gemacht haben. Ich weiß, dass ich zu ihnen könnte, aber dann würden sie eine Entscheidung fordern.

Irgendwann kommt mir eine Idee: ich stelle mir vor, das Rot des Mohns bewege sich in die Granatapfelkerne und diese zurück in einen Granatapfel, den ich in die andere Tasche stecken kann. Das funktioniert. Mit dem Granatapfel in der Tasche tauche ich in die blaue Welt und begegne erneut den Undinen. Nun verhalten sie sich anders. Sie verstehen mich nach wie vor nicht- aber sie lachen mich nicht aus. Sie kommen zu mir, nehmen mich in die Mitte, wir tanzen. Sie sind freundlich. Trotzdem weiß ich, ich kann da unten nicht bleiben. Der Granatapfel in meiner Tasche zieht mich nach oben, er explodiert, wird zum Mohnfeld, sonst ist da nichts. Ich weiß nicht, wie es weitergehen könnte.

Aber ich weiß, dass ich zwischen „blauer" und "roter" Welt wechseln kann, ohne mich entscheiden zu müssen. Das Bild des Meeres und das des Mohnfeldes stehen nebeneinander. So kann ich es lassen und komme zurück. Ich bin sehr froh, meine beiden Freunde im Außen um mich zu haben, die mir das Gefühl geben, im Mohnfeld nicht allein zu sein.

Gabi: Hans (fast wörtliches Transkript der Tonaufnahme)

Mein Eingangsbild ist das meines Schwertes, das imaginativ schon lange zu mir gehört, auch wenn ich es selten benutzte. Es hat einen rostfarbenen Griff, an dessen Enden sich zwei Edelsteine befinden: ein Rubin und ein Saphir. Es gibt noch eine zweite Waffe: Pfeil und Bogen. Die sind für mich mit einer inneren Bogenschützin und der dazugehörigen Körperhaltung verbunden. Diese innere Instanz ist nicht permanent präsent, aber abrufbar. Mein Schwert zerhackt ohne mein Dazutun einen Granatapfel. Ich schaue zu. Ein Pferd kommt angaloppiert. Es hat ein rostfarbenes Fell — die gleiche Farbe wie der Schwertgriff — der Schweif und die Mähne sind blassgelb. Es ist weder Rennpferd noch Ackergaul, ein bisschen kompakt eben. Es steht da und schnaubt, scharrt mit dem Vorderhuf. Ich schaue auf das Pferd und möchte aufsteigen: wie meine — irgendwie mit einem Eigenleben versehenen — Waffen, die ich in der Luft vor mir sehe. Ich selbst trage Lederkleidung, Hosen, ein Wams mit Umhang, die Farbe ist die des Pferdefells. Ich steige auf. Ein bisschen schwer tue ich mich damit, die Waffen am Körper zu tragen, mich gleichzeitig frei bewegen und reiten zu können, aber schließlich gelingt es. Das Pferd schnaubt, scharrt mit den Hufen, stampft, kostet kurz von dem zerhackten Granatapfel am Boden.

Dann reitet es los. Der schnelle Galopp fühlt sich gut an, ich spüre die Kraft des Pferdes, zu Beginn ist es holprig, wir haben noch keinen gemeinsamen Rhythmus gefunden. Wir reiten zunächst durch die Luft und stockfinstere Nacht, ein Lufthauch ist spürbar, dann tauchen Sterne auf, aber keine Landschaft. Ich sehe mich auf dem Pferd und habe irgendwie Sehnsucht nach leitenden, führenden Undinen, weiß aber, dass es eigentlich um Hans geht. Es geht weiter durch tiefblaue Nacht mit Sternen. Es taucht eine innere Gestalt auf, die ich seit langem kenne: eine zierliche, jugendliche Alte mit weißem Gewand. Sie erscheint in der Luft, wie auch eine Eule, ebenso ein innerer seit langem bekannter Anteil. Sie kreist über mir und schaut mich an.

Ich möchte gern weniger schnell reiten, nehme die Zügel kürzer. Tatsächlich wird das Pferd langsamer. Es ist immer noch Nacht, ich sehe die Sterne und den Vollmond über mir. Die Farben ändern sich durch das Mondlicht, alles ist blass blaugrau und ein wenig gespenstisch, das Pferd schnaubt und scheut, ich habe den Eindruck, es mag den Mond nicht. Ich bin etwas ratlos, denke ans Absteigen, versuche, Landschaft zu erkennen und sehe auch weit entfernt Silhouetten von Häusern. Es erscheint eine Landschaft die ich kenne, und ein Weg, den ich liebe: es ist eine gewundene Straße den Berg hinunter zum Meer, ich bin ihn oft in die Morgendämmerung hinein gegangen. So ist es nun auch: es ist noch dunkel aber die Farben am Horizont verändern sich bereits, die Pinien duften, ihre Umrisse sind scharf in der Dämmerung, nach jeder Biegung der Straße ist das Bild ein anderes. Ich reite das letzte Stück den Berg runter. Am Strand bleibt das Pferd stehen. Es riecht nach Meer, der Kies knirscht, das Pferd wundert sich über das Geräusch. Ich ziehe mich aus, um ins Wasser zu gehen- unbekleidet, aber nicht ohne meine Waffen. Irgendwie mag ich sie nicht ablegen, obwohl ich das ziemlich unsinnig finde. Sie stören auch nicht. Ich schwimme nach unten – ohne Fischschwanz, aber im Undinestil. Ich tauche tiefer und tiefer, das Schwert leuchtet hellgolden, die Steine vorn blau und hinten rot. Ich sehe ein paar Wasserpflanzen, Quallen, aber keine Undinen. Ein bisschen ratlos und verloren komme ich mir vor – meine Alte ist weg, aber die Eule sehe ich wieder, deren Augen goldgelb leuchten.

Es geht noch tiefer. Ein bekanntes altes KB – Bild taucht auf: ich kenne es aus einer Höhle, zunächst erscheint es wie ein aufrecht stehender schwarzer Stein, der wie ein dreiviertel Ei aus dem Meeresboden ragt. Dann erkenne ich die schwarze maskuline Gestalt, die den männlichen Gegenpart zu meiner Alten bildet. Unter Wasser habe ich ihn noch nie gesehen. Ich habe das Gefühl, ich könnte die Waffen nicht ablegen, weil es wichtig ist, sie ihm zu zeigen. Unter Wasser nehme ich sie ab und lege sie vor ihm hin. Normalerweise bewegt er sich leicht vor und zurück – diesmal jedoch tut er das nicht. Es gibt eine indirekte Kommunikation. Ich habe das Gefühl, dass es gut war, die Waffen zu zeigen, nun aber solle ich sie wieder an mich nehmen, sie gehörten zu mir. Das tue ich auch. Mir scheint, die Gestalt will noch etwas von mir, sie schaut mich an und hat jetzt Eulenaugen. Es ist nicht beängstigend, auch nicht unfreundlich, nur fremd. Das Leuchten aus den Augen wird stärker, ich schwimme nach oben. Offensichtlich hat die Eule auf der schwarzen Gestalt gesessen und ist mit ihr verschmolzen, nun bewegt sie sich vor mir mantaartig nach oben. Zwei Tiere nähern sich nacheinander von der Seite: ein freundlich schnatternder Delfin und eine Meeresschildkröte. Dann tauche ich auf und gehe an Land. Das Pferd freut sich, es scharrt mit den Hufen und schnaubt, es steht im zerhackten Granatapfel. Wieder habe ich das Bedürfnis, davon etwas mitzunehmen und versuche, das Bild zu verändern. Das gelingt auch. Aus dem Rot des Granatapfelsaftes und dem des Mohnfeldes, das –wie im Undinebild- auftaucht, schrumpfe ich eine Kugel, die ich in die linke Tasche stecken kann. Ähnlich ist es mit dem Blau. Zunächst denke ich, das Blau sei das gleiche wie das des Saphirs im Schwert, dann jedoch merke ich, es ist anders. Ich fange das Blau des Meeres und des Sternenhimmels in einer Glasmurmel ein und stecke sie in die andere Tasche.

Mittlerweile sehe ich den Sonnenaufgang. Sonst bin ich in den Lichtkegel der aufgehenden Sonne geschwommen- nun jedoch habe ich das Gefühl, ich dürfe nicht warten sondern müsse wegreiten, bevor sie gänzlich aufgegangen ist. Ich reite den Strand entlang, am Wellensaum. Der Strand ist nicht lang, es ist lediglich eine Bucht, die von hohen Felsen eingeschlossen ist. Ich frage mich, ob das Pferd einen Weg findet und bin traurig, weil ich denke, es könnte auch anders sein. Dann sind wir am anderen Ende der Bucht. Das Pferd schnaubt und scharrt mit den Hufen. Ich versuche, es ins Wasser zu führen. Das geht lediglich ein kleines Stück.. Ich sitze auf dem Pferd, keine der Möglichkeiten, aus der Bucht zu kommen, scheint machbar: das Pferd will nicht über längere Zeit schwimmen, es will nicht tauchen, ich will den Weg durch das Gebirge nicht. Ich könnte schon tauchen und schwimmen, will aber das Pferd nicht zurücklassen. Es scheint keinen anderen Weg zu geben als den durch die Nacht. Das Pferd suggeriert mir irgendwie: Wir kamen durch die Luft und durch die Nacht – wir werden verschwinden dahin, woher wir gekommen sind. Aufsteigen, festhalten, ich mache das schon, irgendwo werden wir landen. Zunächst fühlt sich das gut an. Dann jedoch macht mir die Aussicht, erneut durch die Nacht zu müssen irgendwie Angst, so dass ich spontan aus dem Bild gehe, bevor das Pferd losrennen kann.

Fortsetzung (aus dem Gedächtnis)

Auch ohne dass ich mich absichtlich hinein begebe, arbeitet es weiter, ein paar Tage. Das Pferd ist irgendwann nicht zu halten, es rennt einfach los, zunächst durch die rabenschwarze Nacht, durch die Luft. Es ist nicht so schlimm, wie ich ursprünglich glaubte, aber anstrengend, wirklich so wie für einen Reitanfänger, der mit dem Pferd noch keinen gemeinsamen Rhythmus gefunden hat. Ich brauche gar nichts zu tun, es reicht, nicht herunterzufallen. So geht es scheinbar endlos (auch über ein paar Tage, das Bild taucht ab und an auf, ohne dass ich mich bewusst hineinbegebe)- ein wilder Ritt durch rabenschwarze Nacht, ich weiß nicht, wohin es geht, es gibt keine Geräusche, das Pferd hat mit Sicherheit keinen festen Boden unter sich. Dann verändert sich etwas. Zunächst ist es ein Gefühl: alles wird körperlicher, vor allem die Verbindung mit dem Pferd. Ich spüre seine Wärme, das Fell, die wehende Mähne, das Spiel der Muskeln, ich kann es riechen. Das Reiten wird intuitiver, unser beider Rhythmen gleichen sich an- das ist schön und irgendwie kraftvoll. Das Schwert steckt nicht mehr in der Scheide am Gürtel, sondern ich sehe es vor mir. Es leuchtet. Der Himmel ist auch nicht mehr ausschließlich schwarz. Es ist ein Sternenhimmel, so wie man ihn manchmal in Spätsommernächten im Süden sehen kann – beeindruckend schön. Auch das geht eine Weile so, bevor sich etwas ändert. Dann sehe ich mich auf dem galoppierenden Pferd stehend, den gespannten Bogen in der Linken, den Pfeil auf der Sehne, die Rechte in der Kuhle zwischen Unterkiefer und Ohr. Es ist die Haltung, die man hat, bevor man den Pfeil abschießt – das tue ich aber nicht. Ich stehe einfach in dieser Haltung auf dem Pferd, in den Knien ein bisschen wippend um die Bewegung des Pferdes aufzunehmen.
Dann scheint ein Stück Film zu fehlen: es ist Tag, trübes Wetter, ein bisschen nieselig, ich bin an einem endlos weiten Strand und laufe, wie ich es gern tue am Wellensaum entlang, barfuß, aber mit der Reitkleidung, aufmerksam und gleichzeitig nachdenklich. Ich versuche, den Wellen auszuweichen- und freue mich, wenn sie mich doch erwischen- es ist ein Spiel, was ich liebe. Das Schwert steckt im Gürtel, Pfeil und Bogen habe ich über der rechten Schulter, das Pferd ist weg, aber ich weiß, dass ich es rufen könnte. Plötzlich bin ich sehr traurig, fast schwallartig, dann geht es bald wieder. Ich laufe allein

am Wellensaum, es ist ein endlos weiter Strand. Erst denke ich, das Bild hat sich erschöpft – dann kommt Wind auf. Die Wellen türmen sich, es geht sehr schnell. Ich schaue auf's Meer und sehe das Pferd. Es ist ganz klar MEIN Pferd, wirkt aber viel wilder. Es reitet schnaubend durch die riesigen Wellen, seine Mähne hat die Farbe der Gischt. Mir kommt spontan der Gedanke, es hätte es niemals ausgehalten in der vom Gebirge umschlossenen Bucht. Dann sehe ich eine Gestalt auf dem Pferd, die ich selbst sein könnte- obwohl ich nach wie vor am Strand entlanglaufe. Ich bin nicht sicher. Die Kleidung und das Schwert sprechen dafür.

Am nächsten Tag geht es nochmal weiter- wieder ohne bewußtes Wollen. Die Frage, ob ich das sein könnte auf dem wilden Pferd, hat mich wohl doch beschäftigt. Die Frau auf dem Pferd hat – anders als ich- blaue Augen und langes Haar von der gleichen Farbe wie die Mähne des Pferdes. Ich habe, während ich so am Strand laufe, die Idee, ich könne versuchen, hinter ihr aufzusitzen. Das geht nicht, in dem Moment, in dem ich es versuche, verschmelzen wir zu einer Gestalt. Die enge Verbindung zum Pferd ist wieder da, wir bewegen uns in und mit den riesigen Wellen. Das Pferd schnaubt – ich halte mich mit einer Hand fest, mit der Rechten schwinge ich das Schwert – es ist eine wilde und kraftvolle Szene, aber trotzdem nicht ungerichtet oder haltlos, eher so wie ein wildes Spiel oder ein ganz urtümlicher Tanz. Ich bin eine Kriegerin und bin es doch eigentlich nicht. Dann geht es auf dem Pferd hinauf oder hinab. Ich weiß gar nicht genau, wohin zuerst, im Nachhinein denke ich, hinab. Beides geht furchtbar schnell, ich weiß, dass es gut wäre, zwischendurch anzuhalten und sich einfach umzuschauen, aber irgendwie geht das nicht. Es gibt zwei Bilder, die einander sehr gleichen: das tiefe Blau des Himmels mit den blassgoldenen Sternen, das tiefe Blau des Meeres mit unzähligen oszillierenden Kleinlebewesen. Dann gehe ich aus dem Bild und beobachte es quasi von außen. Mir fällt auf, dass das Bild vom Sternenhimmel und das von der Tiefsee zwei Pole bilden, kleine, oszillierende Gebilde, die man mit einer vertikalen Achse verbinden könnte. Mit mir (?), wie ich da am Strand laufe und mir (?) auf dem wilden Pferd inmitten der Wellen ist es ähnlich, beide Bilder sehe ich auf einer horizontalen Achse, wobei das mit dem wilden Pferd nicht ein Endpunkt, sondern der Mittelpunkt des Gesamtbildes ist. Ich weiß, dass am anderen Ende der Achse etwas sein müsste – aber ich kann es nicht sehen.

Albin: Undinen (wörtliches Transskript der Tonaufnahme)

Ich bin am Meer – in einem Dalí-Bild. Am Meer, mit einem Felsen im Hintergrund, der ins Meer geht. Ich kenne den Felsen. Ich bin ein Stück weiter oben und sehe die Szenerie von oben. Ich gehe runter. Da ist dieses Kind. Das hebt das Meer an. Hebt das Wasser hoch. Da gehe ich rein, ich gehe unter die Meeresoberfläche. Ich trenne das Wasser vom Sand, kann das Wasser nach oben wegdrücken. Gehe trockenen Fußes unter dem Wasser lang, muss es immer mit den Händen zur Seite schieben. Mit trockenen Händen. Das ist etwas mühselig. Ich komme langsam voran. Sehe, wie die Klippe unten weitergeht.

Am Fuß der Klippe ist eine Art Weg, mit Böschung an der linken Seite. Das ist künstlich angelegt. Von Undinen ist noch nichts zu sehen. Ich gehe die Straße entlang. Ich muss das Wasser nicht mehr zur Seite schieben, sondern es teilt sich von allein.
Bin am Fuße des Felsens da ist wie eine Art Krater. Da unten ist eine Stadt.
Jetzt sehe ich auch die Undinen. Mehrere. Die sind kleiner als ich , ungefähr 60 cm groß, wie Kinder. Sie haben keinen Fischschwanz. Die sind wie Menschenmädchen, sind auch Kinder. Um die flattert was herum. Fast so, als ob die mich abholen und begrüßen. Als ob sie so Fahnen hinter sich her zögen. Die sind sehr freundlich, lachen, kichern. Die Straße führt da nicht hinunter, die bricht ab. Da ist aber eine Art Rutschbahn. Ich rutsche da runter. Da sind viel mehr von den Undinen. Die umschwärmen mich, die tippen von außen an meine Blase, aber sie kommen nicht durch. Der Finger macht eine Beule, aber sie kommen nicht rein. Ich mache das Gleiche nach draußen, die kichern wieder. Lustig, Kinderspiel, ohne tieferen Sinn.
Jetzt ist da eine Brücke. Unter der Brücke fließt ein Fluß. Ich gehe drüber. Jetzt sehe ich zwei erwachsene oder halbwüchsige Undinen. die lächeln auch, aber die sind wesentlich ernster. Die haben auch keinen Fischschwanz.
Lange, lange Haare, oben ohne, total bunte Wickelröcke bis zu den Füßen. Barfuß, die eine hat auf der linken, die andere auf der rechten Seite ein silbernes Fußkettchen.
Jetzt ist die Grenze zwischen dem Wasser und der Blase weg. Kann nicht sagen, wohin das gegangen ist. Ich fühle mich ganz normal. Wenn ich nach oben sehe, sehe ich das Wasser und die Wellen ganz oben und die Sonne scheint da rein. Reflexe auf der Straße. Die nehmen mich jede an der Hand. Straße, die aus Basaltsteinen gepflastert ist, ab und zu ein goldener Stein, die werden mehr, und dann ist die ganze Straße aus Gold, ich bin offenbar auf dem Weg zum Palast.
Ich werde in den Palast gebracht. Komischerweise sind da keine anderen Leute. Werde in den Thronsaal gebracht. Und da sitzt tatsächlich eine Undine mit Fischschwanz. Sie sagt, mach dir mal keine Sorgen, wir können das so und so.
Ich frage, ob es da nur die drei gibt, weil ich in der Stadt keine anderen gesehen habe. Sie sagt, nein, hier sind viele, aber die anderen haben alle Angst.
Vor mir?
Ja, vor dir.
Ich will Euch aber doch nichts tun, ich finde es hier einfach schön.
Sie sagt, einerseits bräuchten wir hier mal jemanden, der mal alles wieder richtet hier, die Straße ist nicht mehr in Ordnung und so. Aber andererseits wollen wir auch, dass das alles so wächst, wie es wächst. Und diese Stadt, die ist nicht gebaut, die ist gewachsen.
Ich glaube das nicht. Sie sagt, dass, wenn man dem Zeit genug gibt, dann wächst das von alleine so, wie man will. Daher haben viele Angst, dass ich was ändern würde und bauen.

Ich frage, wie ist es denn mit Euch? Sie sagt, naja, ein bisschen was davon könnten wir schon auch mal vertragen, auch mal ein bisschen was nach unserem Willen gestalten und nicht nur warten. Ich frage, was wollt ihr denn von mir? Gar nichts. Du kannst eine Weile bleiben, immer bleiben, wieder gehen, keine Verpflichtung... wie du willst.

Ja, ich will doch nur erstmal gucken, ohne Verpflichtung.

Ja, bei Euch ist das immer so. Erstmal gucken, dann Ärmel hochkrempeln und anfangen... Ihr wollt reparieren, und dann zerstört ihr doch.

Ich will ja gar nichts machen, bloß mal ein bisschen gucken.

Jetzt sehe ich am Fenster doch noch ein paar andere, die von außen in den Palast reingucken. Die lachen auch und ich habe das Gefühl, dass sie auch ein bisschen über mich lachen, das ist aber nicht unfreundlich. Offenbar haben sie nicht mehr solche Angst. Irgendwelche Speisen, Früchte wie an Land. Weintrauben, Ananas und ein paar Sachen, die ich nicht kenne. Die schwirren immer um mich rum. Die fassen mich immer mal an und streicheln mich - das ist dann wieder auf der Straße. Die Ober-Undine macht eine Geste, als ob sich was geändert hätte. Für mich nicht, aber die anderen haben offenbar ihre Angst überwunden.

Die eine legt ihr Gesicht an meins. Setzen uns auf eine Steinbank. Merkwürdigerweise nicht erotisch, jedenfalls nicht vordergründig. Haar wallt.

Sie sagen, das ist hier nicht entweder-oder, ich kann kommen und gehen wie ich will. Und sie können den Fischschwanz haben oder nicht, auch wie sie wollen. Das ist nicht das, was ich erwartet hätte. Habe Entweder-Oder erwartet. Ich frage, wie ich wieder zurück komme. 4 bis 6 von ihnen nehmen mich, schwimmen durch das Wasser nach oben, sehr schnell, ich komme dann wieder raus, jetzt nass, bin nicht weit weg vom Ufer, 50 m. Komme mit ganz angenehmem Gefühl raus. Winke zurück, die Undinen winken auch. Wollt ihr nicht auch mal raus? Nein, in Deine Welt wollen wir nicht. Mein Gefühl ist ganz angenehm. Wo ich hergekommen bin (auf jener Klippe) ist jetzt ein weißroter Leuchtturm, da steht auch mein Auto (merkwürdigerweise, denn ich fahre nicht). Blicke zurück, da sehe ich die Undinen auf dem Wasser spielen.

Ich schaue noch einmal zurück.

Hatte eigentlich erwartet, den Undinen-König zu sehen, aber den gibt es nicht. Alles Frauen und Mädchen.

Fortsetzung (nicht wörtlich)

Mein Undinen-Bild war schön, aber es hat etwas gefehlt: der Aspekt des Sich-Auflösens, des Ertrinkens — letztendlich des Todes. Ich habe mich daher noch einmal in diesen unbewussten Kontakt mit den Undinen begeben.

Das beginnt mit einer Erinnerung (und es musste mit dieser beginnen). Ich habe sie schon beschrieben. Es war dieses Erleben, als ich in einer Vollmondnacht in einem fernen Land ins Meer ging und jene vom Mondlicht phosphoreszierenden Bläschen im Wasser sah. Und eine unbestimmte Sehnsucht verspürte. (Seite 139)
Diesmal gehe ich weiter. Ich lege mich im Wasser auf den Rücken und sehe den Vollmond über mir. Die Stimmung ist wie damals: melancholisch (nicht suizidal). Das Wasser ist warm[210].
Ich genieße diese Melancholie eine Weile und es kommen vier Undinen geschwommen. Diesmal haben sie auch Fischschwänze. Der Oberkörper ist mit den gleichen bunten Tüchern verhüllt, aber sie sind ernst - und gleichzeitig liebevoll. Sie ziehen mich ganz sacht nach unten. Ich sehe den Mond durch das Wasser. Es ist nicht sehr tief, vielleicht 5 oder 10 Meter. Auf dem Weg nach unten passiert etwas Merkwürdiges mit mir: Ich werde zweidimensional, platt. Und ich bin weiß-grün gestreift. Mich erinnert das an ein Bild von Vasarely (ich glaube, es heißt "Marsmensch"), da ist der dargestellte Mensch tatsächlich zweidimensional (bis auf den Kopf) und schwarz/weiß kariert.
So zweidimensional werde ich auf den Meeresboden gelegt. Dort sind diese Sandwellen und meine grün-weiße Streifung passt perfekt damit überein.
Ich bin nunmehr nur eine etwas andere Färbung des Sandbodens. Die beginnt aber an den Rändern auszufransen, also ob ein Wind wehen würde (aber natürlich ist es die Wasserbewegung). Ich denke auch an diese Sand-Mandalas in Tibet, die zerstört werden, wenn sie fertig sind. Meine Stimmung dabei ist irgendwie feierlich. Jedenfalls keine Angst. Irgendwie merkwürdig, denn das ist zweifellos der Tod und ich habe im bewussten Erleben Angst vor dem Tod.
Ich sehe jetzt etwas von oben diese Auflösung, durch die so etwas wie ein Nebel im Wasser entsteht, der sich aber bald auflöst. Diese Sandwellen sind fast wie zuvor, aber es gibt in einem Umkreis von vielleicht 10 oder 20 m eine etwas andere (grünlichere) Färbung. Das war's, damit ist dieser Auflösungsprozess zu Ende.

Merkwürdigerweise bin ich aber noch da und kann das beobachten[211]. Dennoch frage ich mich, wo und wie ich bin. Da kommt ein anderes Bild. Es ist auch am Meer, in der Südsee wohl. Palmen. Es ist Nacht. Ein ganz alter Mann hat ein Kind bei sich und zeigt auf das Meer. Es wird nichts gesagt. Das Kind sieht auch auf das Meer und sieht diese Phosphoreszenz der Wellen.
Mich erinnert das an ein Cover von "The Moody Blues," das ich in meiner Vorstellung schon eine ganze Weile mit mir herumtrage, auf dem ein alter Mann zu sehen ist, der einem Kind einen Kristall zeigt. Das ist aber nicht mehr wirklich katathym und ich denke, dass dieses Erlebnis zu Ende ist.

---

[210] An dieser Stelle muss gesagt werden, dass ich niemals bei einer Temperatur unter 26°C im Meer baden gehen würde. Nun ja, diese Bedingung war dort erfüllt.
[211] Kann ja auch nicht anders sein, wegen dieses komischen Zustandes im KB.

Danach: Das Album heißt: "Every good boy deserves Favour"[212]. Ich kenne es von früher und ich war von Moody blues fasziniert (was ich nicht so gern zugebe). Ich habe dann mal nachgesehen.

Ein Titel darauf heißt: You can never go home.

Hier der Text:

> I don't know what I'm searching for,
> I never have opened the door.
> Tomorrow may find me at last,
> Turning my back on the past.
> But time will tell of stars that fell,
> A million years ago.
> Memories can never take you back,
> Home, sweet, home.
> You can never go home any more.
> All my life I never really knew me till today.
> Now I know I'm just another step along the way.
> I lie awake for hours,
> I'm just waiting for the sun,
> When the journey we are making has begun.
> Don't deny the feeling,
> That is stealing through your heart,
> Every happy ending needs to have a start.
> All my life I never really knew me till today.
> Now I know I'm just another step along the way.
> Weep no more for treasures,
> You've been searching for in vain,
> 'cause the...

Kurz danach fiel mir noch ein, dass die Undinen <u>auch</u> Todesschwestern sind (nicht die Todesmutter, die ist anders, die hat ein Schlangengewand). Coatlixue.

Und es schließt sich ein Kreis, weil ich damals aus jenem fernen Land nicht mehr ganz zurück gekommen bin. Ein Teil meiner Seele ist noch dort und bleibt dort. Und das ist verdammt noch mal gut so.

---

[212] Leider kann das Cover aus schutzrechtlichen Gründen nicht abgebildet werden, aber unter dem Titel ist es im Internet jederzeit einsehbar.

Nein, das ist nicht richtig. Ich bin vollständig zurückgekommen, aber dennoch ist ein Teil meiner Seele dort. Die Seele wird womöglich nicht kleiner, wenn man einen Teil zurücklässt oder jemandem schenkt (vielleicht wird sie sogar größer ... und ich bin damals ganzer zurückgekommen als ich vorher war).

Albin: Hans (nicht ganz wörtlich)

Es beginnt mit dem Anfangsbild des Undinen-KB. Ich stehe auf der Düne und sehe mich im Meer verschwinden. Das Kind, welches das Meer angehoben hat, grinst mich an. Das Kind ist etwa 6 Jahre alt, ich selbst bin etwa 14. Ich habe eine Jacke an, die ich wirklich besaß und die führt mich zu einem anderen Bild. Ich bin an der Ostsee mit meinen Eltern (das war wirklich so und auch etwa in jenem Alter). Ich stehe wieder auf einer Düne und schaue auf das Meer. Kiefernwald, Strandgras, dazwischen Weg zum Meer. Ich weiß nicht so recht, was ich da soll, ich bin traurig und fühle mich verloren. Ich male mit einem Stock Kreise in den Sand.

Gehe auf der Düne nach rechts, da gibt es eine Landzunge, auf der ein rot-weißer Leuchtturm steht. Ich tappe da mit gesenktem Kopf und hochgezogenen Schultern lang. Ich gehe auf den Leuchtturm zu, es gibt keinen Deich mehr, sondern diese Beton-Wellenbrecher. Die sind vom Weg aus gesehen 3 m hoch, der Weg ist nur 2 m breit.

Ich besteige den Leuchtturm. Oben kann man hinaussehen. Ich sehe Menschen im Wasser, die von irgendwelchen Kraken oder anderen Viechern hinuntergezogen werden. Sie schreien um Hilfe, aber ich kann nichts tun. Schnell sind alle weg und ertrunken. Ich gehe wieder hinunter, klettere über diese Beton-Wellenbrecher drüber, da gibt es Krabben. Auf der anderen Seite setze ich mich hin, das Wasser ist niedrig. Obwohl ich weiß, dass diese Tiere dort sind, halte ich meinen Fuß ins Wasser. Es kommt so ein Tentakel und streicht über meinen Fuß. Das fühlt sich überhaupt nicht bösartig an. Es ist wie Streicheln.

Ich weiß, dass meine Eltern nach mir suchen, aber sie können mich nicht sehen und ich mache auch nicht auf mich aufmerksam.

Der Arm des Kraken (der Undine?) geht höher, bis ans Knie und ich lasse mich ins Wasser gleiten. Ich werde ins Wasser gezogen, bleibe aber an der Oberfläche, breite meine Arme aus. Meine Eltern rufen nach mir. Ich werde aufs Meer hinausgezogen, es ist angenehm, aber ich habe keine Angst, obwohl ich weiß, dass es mich jederzeit hinunter ziehen könnte. Ich sehe in der Ferne den Felsen aus dem Undinen-Bild. Dorthin werde ich gezogen. Und dort ist auch wieder dieses Kind. Der Krake lässt mich los, ich gehe an Land. Das Kind hebt wieder das Meer an, ich sage aber, dass ich jetzt nicht will. Ich gehe auf den Felsen zu und besteige ihn. Dort oben ist ein kreisrundes Areal von Gras, direkt am Rand. Ich lasse die Beine baumeln und sehe den Widerschein der Sonne auf dem Meer – kreuzförmig. Dann ist die Sonne weg und ich lasse mich nach hinten fallen und sehe die Sterne. Ich habe zwei Bedürfnisse: zum einen mich auf die Seite zu rollen, die Beine anzuziehen und einzuschlafen, zum anderen, auf dem Rücken zu liegen, die Arme breit zu machen und in die Sterne zu sehen. Wenn ich mich einrollen würde, müsste ich weinen. Ich kann mich schwer entscheiden, aber schließlich liege ich auf dem Rücken. Jetzt kommen von den Sternen Strahlen, ganz dünne Lichtlinien, die auf mich treffen. Das ist schön. Dann ziehen sie sich wieder zurück. Ich gehe wieder... ganz langsam am Strand lang. Es ist wieder dieses traurige Gefühl, aber irgendwie anders. Ich sehe jetzt Undinen, die winken, aber locken nicht. Manche sagen, ich soll nicht kommen, sondern an der Grenze weitergehen. In die Trauer mischt sich Freude ein, dass ich die Undinen gesehen habe. Ich denke auch an meine Eltern, aber ich gehe trotzdem weiter. Ich kann sie ja morgen anrufen. Immer an der Grenze lang. Sternenschein, ohne Mond. Das geht immer so weiter.

Danach stellte ich mir die Frage, was das denn mit Hans zu tun haben könnte, denn eigentlich ging dieses Bild ja durchaus positiv aus.
Ich bin daher mehrfach in die Schlusssequenz wieder eingestiegen und habe versucht zu erfahren, wie es denn nun weitergeht. Das Bewusstsein sagt natürlich, dass man ja nicht ewig am Strand entlang wandern kann, sondern irgendwann eine feste Stätte des Bleibens finden muss. Das Unbewusste war offenbar anderer Meinung, denn alle diese Versuche führten nicht weiter. Wohl kam ich in eine Stadt, nachts, mit Kopfsteinpflaster, dunkel, verlassen, wohl gab es andere Versuche, aber immer wieder war es der Strand, an dem ich mich wiederfand - und immer nachts. Der letzte Versuch endete damit, dass ich durch eine Stadt ging, wieder nachts, und dass dort, wo ich vorbei ging, die Lichter in den Fenstern ausgingen[213]. Danach habe ich keinen neuen Versuch gestartet.

Vielleicht ist das ja Hans: Irgendwann geht es nicht mehr weiter, irgendwann tritt eine Blockade ein, irgendwann kann keine Entscheidung getroffen werden, irgendwann ist es einfach zu Ende.

---

[213] Dieses Bild stammt aus dem Roman von SARAMAGO "Die Stadt der Sehenden" (Reinbek 2006), aber ich habe während des Bilderns nicht bewusst daran gedacht.

2) Quellen der Abbildungen

Erste Umschlagseite: Foto von Gabi

Frontispiz: Zeichnung von Giuliano Montisci (mit herzlichem Dank für die Abdruckgenehmigung)

S. 9   Foto: Gabi
S. 13   Hieronymus Bosch: "Die Versuchung des Heiligen Antonius (Ausschnitt)
S. 30   Foto: Albin
S. 37   Foto: Gabi
S. 53:   Jan Steen: "Der Zahnreißer"
S. 56:   Charlie Chaplin: "Moderne Zeiten"
S. 59:   prähispanische Skulptur aus dem Museum von Jalapa, Mexico, Foto: Albin
S. 65:   Foto: Albin
S. 67:   Foto: Silar, lizenzfrei veröffentlicht bei der Wikimedia foundation unter:
          https://commons.wikimedia.org/wiki/File:08152_Bukowsko_(powiat_sanocki).jpg?uselang=de
S. 81:   Antoni Madeyski : "Pain" (von der Wikimedia foundation als gemeinfrei bezeichnet)
S. 87:   Lucas Cranach d.A.: "Christis und Maria"
S. 89:   Zeichnung zum "Faust" aus Goethes eigener Hand
S. 104:   Skulptur im Museum von Madurai, Indien, Foto: Albin
S. 105:   Halbrelief im Tempel Angkor Vat, Foto: Albin
S. 112:   Cosima Turi: "Ceres", Palazzo Schiffanoia, Ferrera
S. 117:   Frederic Leighton: "The fisherman and the Syren"
S. 133:   Foto: Albin
S. 137:   John William Waterhouse: "Hylas und die Nymphen"
S. 143:   Wolkenschatten, Foto: Albin
S. 147:   Foto: Gabi
S. 150:   Henry Holliday: "Dante und Beatrice"
S. 153:   Ripley scroll (siehe Fußnotentext auf jener Seite)
S. 155:   Foto: Gabi
S. 160:   Sandro Botticelli: "Die Geburt der Venus (Ausschnitt)
S. 171:   Foto: Gabi
S. 178:   Atacama-Wüste, Chile, Foto: Albin
S. 179:   Foto: Gabi

Der Limerick. Beispiele einer textkritischen Analyse vom Standpunkt der nautischen Homöopathie

Teil 8: Fische und Menschen

Von Anonymus

Kürzlich begegnete mir ein Limerick, der tatsächlich zu diesem Band passt, da er die Gespaltenheit der conditio humana thematisiert und gleichzeitig die Möglichkeit der Integration in Aussicht stellt:

> *A man, selling prawns in a mall*
> *Fell in love with a nice mermaid`s call.*
> *CLOSE TO HER...!!! was his wish.*
> *Downstairs man, upstairs fish*
> *he fits closely for her...all in all.*

Vom Standpunkt des Limerick-Experten ist zunächst zu sagen, dass dieser Limerick die formalen Kriterien für einen Limerick recht gut erfüllt.
Was mich zunächst negativ berührte, ist, dass hier die englischen Begriffe "downstairs" und "upstairs" verwendet wurden. Hätte man nicht auch "downwards" und "upwards" oder "downside" und "upside" verwenden können? Bei den tatsächlich verwendeten Begriffen schwingt doch, auch wenn sie für "unten" und "oben" verwendet werden können, die Bedeutung von Etagen und Treppen zwischen ihnen mit.
Beim Lesen der Beiträge der Hauptautoren dieses Bandes wurde mir jedoch klar, dass wahrscheinlich eben das beabsichtigt war: Es gibt Etagen und es gibt Treppen zwischen diesen Etagen. Man kann auf- und absteigen. Mir scheint, dass die Autorin / der Autor des Limericks (ich weiß es nicht) ein sehr feines Gefühl für die Symbolisierung der Bewusstseinsstadien entwickelt hat.
Auch Giuliano Montisci scheint diese Dinge intuitiv erfasst zu haben (Frontispiz). Bildende Künstler schütteln oft das aus dem Ärmel, wozu unsereins Jahre braucht, um es einigermaßen zu begreifen (um ehrlich zu sein: Sein Ausgangspunkt war tatsächlich der Limerick).

Aber warum "Prawns"? "Fish" hätte sich doch metrisch genauso geeignet und hätte zum Thema womöglich besser gepasst! Wer jahrelang Fisch verkauft, wird womöglich tatsächlich irgendwann einmal als "Fischkopp" bezeichnet und könnte sich dann noch irgendwann selbst für einen solchen halten.

Da wären wir dann bei Wahnideen. Das Repertorium hält eine gewisse Auswahl hierzu bereit. Im Zentrum steht wohl die Wahnidee, in zwei Teile geteilt zu sein. Man könnte auch an die Wahnidee, ein Tier zu sein, denken auch wenn dort nur vier Mittel stehen. Die alternative Wahnidee, ganz und gar ein Tier zu sein, trifft hingegen nicht zu. Und schließlich die Wahnidee von Fischen. Auch diese trifft eigentlich nicht zu.

Assoziativ fällt mir zum Thema "Prawns" recht wenig ein und nur Verwandtes, gar nichts zu richtigen Prawns (außer, dass sie in Butter gebraten und mit ein wenig Knoblauch vorzüglich schmecken, wenn sie vorher ordentlich gepult wurden, was das Entfernen des Darmes einschließt).

Da ist zunächst das Hummerballett in "Alice im Wunderland". Hummer kann man ja immerhin als nahe Verwandte von Prawns ansehen. Allerdings spielen die Hummer dabei eine recht passive Rolle: Sie werden geworfen[214]. Immerhin sind wir aber an der Grenze zwischen Land und Meer: Vom Land aus werden die Hummer geworfen woraufhin sich die Tänzer ins Meer stürzen, um die Hummer wiederzuholen, allerdings jeweils einen anderen. Damit sind wir im Undinen-Land: An der Grenze.[215]

Die zweite Assoziation bezieht sich auf den Film "The Lobster" von Giorgos LANTHIMOS: Da gibt es vier Orte: Die Stadt, das Hotel, das Schiff und den Wald. In der Stadt müssen alle in einer Beziehung leben, wer das nicht tut, der/die wird zwangsweise ins Hotel verbracht, wo er/sie eine gewisse Zeit die Gelegenheit hat, eine Beziehung anzuknüpfen, die sich dann in der Einsamkeit des Schiffes auf dem Wasser bewähren muss. Gelingt das, darf das Paar in die Stadt zurück. Gelingt es nicht, wird man in ein Tier seiner Wahl verwandelt. Der Protagonist wählt den Lobster und flieht, als der Tag der Verwandlung naht, in den Wald. Hier haben wir gleich mehrere Grenzphänomene. Und für den Protagonisten geht es hin und her.

Homöopathisch würde das Verlangen, sich im Wald aufzuhalten oder ruhelos umherzuwandern nicht stimmen, wohl aber der Versuch zu fliehen. Allerdings kann das zur Deutung des Limericks nicht verwendet werden, denn hier ist keine Rede davon, dass der Prawns-Verkäufer fliehen will – oder doch? Er hört schließlich einen Ruf!

---

[214] Man denke an HEIDEGGER...

[215] Man kann natürlich weiter gehen und stellvertretend die Repertorisation von Lewis Carroll ansehen. Da kommt, wie mir Albin verriet, tatsächlich Stramonium – ein Mittel der Grenze – an erster Stelle. Stramonium hat auch eine ausgeprägte Furcht vor Wasser.

Diese Stelle des Limericks finde ich äußerst interessant:

Fell in love with a nice mermaids call

Stellen wir einmal beiseite, ob sich das "nice" auf die Seejungfrau oder ihre Stimme bezieht. Beides wäre denkbar. Sicher ist aber, dass der Prawns-Verkäufer primär nicht zu der körperlichen Seejungfrau in Liebe fiel, sondern zu ihrem Ruf. Das ist verwunderlich, geht doch die Liebe üblicherweise "von den Augen ins Herz", wie es einer der mittelalterlichen Troubadoure verkündete. Und es dürfte nach der Lektüre dieses Buches klar sein, welche Botschaft der Ruf beinhaltet, nämlich nur eine: Komm! Homöopathisch müsste man, wenn man davon ausgeht, dass es keine Meerjungfrauen im Sinne bürgerlicher Konvention gibt[216], wiederum von einer Wahnidee reden, die in diesem Falle im Repertorium fassbar ist – als Wahnidee, jemand würde rufen oder gröber, Stimmen zu hören..

Wenn ich das Wort "Ruf" ansehe, so fallen mir ein paar Assoziationen ein. Die erste davon ist ziemlich narzisstisch geprägt: Ich bedaure sehr, dass bis jetzt kein Ruf an mich als Professor der literaturwissenschaftlichen Fakultät einer Universität ergangen ist. Aber das ist in diesem Rahmen unerheblich.

Die zweite Assoziation ist der Ruf der Natur oder der Wildnis. Das muss nicht unbedingt eine Mermaid sein. Es kann auch der Wald sein (womit ich nicht das Umarmen von Bäumen meine und sonstige Formen des "Waldbadens", nachdem man mit dem SUV an den Rand des Waldes fuhr, sondern die wirkliche Wildnis und ihren Ruf). Oder es kann das Schiff auf dem Meer sein oder das Meer selbst.

Es rief mich an Bord...

Ja, irgendwie kann ich das alles verstehen, auch wenn es jenseits meines Erfahrungshorizonts ist. Bis zu dieser Stelle ist es auch unwichtig, ob die Mermaid "nice" ist. Ihr Ruf lockt: Komm!

Aber wie soll das mit den beiden gehen? Er mit einem Fischkopf und sie mit einem Fisch-Unterleib...

---

[216] Diese Formulierung stammt von MORGENSTERN, der seine Gestalt Korff als *nicht existent im Sinne bürgerlicher Konvention* bezeichnet.

Da muss ich an JUNG denken, der so ungefähr meinte, die wahre Hochzeit sei kreuzweise: Es heiraten nicht nur Johannes und Margarete, sondern auch das Bewusstsein von Margarete die Anima von Johannes sowie das Bewusstsein von Johannes den Animus von Margarete.

So entsteht in der Verbindung sozusagen ein ganzer Mensch und ein ganzer Fisch auf zwei Menschen verteilt.

Hans[217] und Gretel schaffen das nicht. Sowenig wie Heinrich und Gretchen[218].

Die Repertorisation

Was ich als letztes schrieb, ist natürlich im Repertorium nicht zu finden. Allenfalls gibt es die Rubrik von der sexuellen Erregung von Mädchen beim Gedanken an Heirat, aber das wird nun wirklich nicht im Limerick angesprochen. Insofern sollte man diese Rubrik unbedingt verwenden. Es ergibt sich folgende (nicht eindeutige) Repertorisation des Prawns-Verkäufers.

1	Gemüt - Wahnideen - geteilt - zwei Teile; in	23
2	Gemüt - Wahnideen - Tiere - sie sei ein Tier	4
3	Gemüt - Wahnideen - Fische, Fliegen etc.; sieht	2
4	Gemüt - Fliehen, versucht zu	109
5	Gemüt - Wahnideen - ruft - jemand würde rufen	23
6	Gemüt - Verlangen, Wunsch nach - voller Verlangen - Unerreichbarem, nicht Erhältlichem; Verlangen nach	7
7	Gemüt - Heirat - besessen vom Gedanken an die Heirat; Mädchen sind sexuell erregt und	4

[217] An dieser Stelle muss ich eine Bemerkung loswerden, die mit meinem Thema eigentlich nicht allzuviel zu tun hat und daher in eine Fußnote gehört: Es geht um die Assoziationen, welche die Hauptautoren mit dem Namen "Hans" verbinden. Denen sei eine Assoziation hinzugefügt: Hans könnte durchaus etwas zu tun haben mit der Hanse, zudem Hanse tatsächlich eine Form des Namens Hans ist (entsprechende etymologische Verwandtschaften lassen sich nachweisen). Die Hanse war eine durchaus sykotische Organisation des Schaffens von Sicherheit (ein Thema von Hans). Sicherheit für und durch den Handel. Und die Hanse hatte bekanntlich viel mit der Seefahrt (und dadurch auch mit Undinen) zu tun.
Ob man die weitergehende Wurzel "Han" mit der chinesischen Han-Dynastie in Verbindung bringen kann, ist zweifelhaft, obwohl jene durchaus sehr sykotisch erscheint.
Und ob das Wort "Undine" etymologisch etwas mit "und" zu tun hat, ist ebenfalls nicht eindeutig nachweisbar.
[218] Irgendwie schaffen sie es doch, aber nicht mehr in dieser Welt.

	bell.	stram.	plat.	thuj.	verat.	puls.	hyos.	sep.	anac.	ars.
	5/8	4/6	4/4	3/4	3/4	3/3	2/4	2/4	2/3	2/3
1	1	1	1	1	-	1	-	-	2	-
2	-	-	-	-	-	-	-	-	-	-
3	1	2	-	-	-	-	-	-	-	-
4	4	2	1	2	2	1	3	2	-	2
5	1	1	1	1	1	-	1	2	1	1
6	-	-	-	-	-	1	-	-	-	-
7	1	-	1	-	1	-	-	-	-	-

Mit Belladonna und Stramonium stehen zwei Mittel an der Spitze, die etwas mit der Grenze zwischen Wildnis und Zivilisation zu tun haben, aber auch zwischen Land und Meer, Zivilisation und Wald, Tag und Nacht, Hund und Wolf usw. Um diese Grenze geht es und um ihr Überschreiten. Ich denke, dass Belladonna auch beim Streichen der Nonsens-Rubriken in der engeren Wahl bliebe.

Und eine bella donna ist Undine ganz gewiss.